AF670122

Femorale Revisionsendoprothetik

Bernd Fink

Femorale Revisionsendoprothetik

Mit 425 Abbildungen und 19 Videos

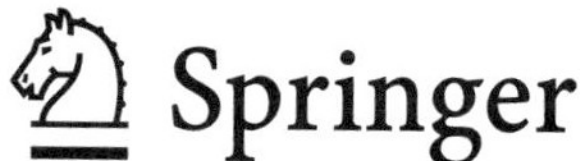

Bernd Fink
Zentrum für Endoprothetik
Orthopädische Universitatsklinik Hamburg-Eppendorf
Markgröningen, Deutschland

Die Online-Version des Buches enthält digitales Zusatzmaterial, das berechtigten Nutzern durch Anklicken der mit einem Playbutton versehenen Abbildungen zur Verfügung steht. Alternativ kann dieses Zusatzmaterial von Lesern des gedruckten Buches mittels der kostenlosen Springer Nature „More Media"-App angesehen werden. Die App ist in den relevanten App-Stores erhältlich und ermöglicht es, das entsprechend gekennzeichnete Zusatzmaterial mit einem mobilen Endgerät zu öffnen.

ISBN 978-3-662-62953-6 ISBN 978-3-662-62954-3 (eBook)
https://doi.org/10.1007/978-3-662-62954-3

Die Deutsche Nationalbibliothek verzeichnet diese Publikation in der Deutschen Nationalbibliografie; detaillierte bibliografische Daten sind im Internet über http://dnb.d-nb.de abrufbar.

Springer ist ein Imprint der eingetragenen Gesellschaft Springer-Verlag GmbH, DE und ist ein Teil von Springer Nature.
Die Anschrift der Gesellschaft ist: Heidelberger Platz 3, 14197 Berlin, Germany

Vorwort

Die Wechselendoprothetik am Hüftgelenk stellt für den Operateur eine hohe Herausforderung dar und zahlreiche Probleme wie festsitzende Implantate, Achsabweichungen und Knochendefekte des Femur müssen adressiert werden. Hierbei gilt es, zwischen den verschiedenen Operationstechniken hinsichtlich des Zuganges, des gewählten Fixationsverfahrens des neuen Prothesenschaftes und des zu wählenden Implantates abzuwägen. Häufig entscheiden Kleinigkeiten zwischen Erfolg und Misserfolg des gewählten Verfahrens und der „Teufel steckt im Detail". Daher ist es essenziell, die einzelnen Details der verschiedenen Operationsverfahren mit ihren möglichen Komplikationen und vor allem die verschiedenen Revisionsschäfte zu kennen. Dieses Buch beschäftigt sich insbesondere mit diesen Details und soll daher eine Hilfe für den Operateur sein, reproduzierbar gute Ergebnisse zu erzielen und Komplikationen zu vermeiden.

Dezember 2020 Bernd Fink

Inhaltsverzeichnis

1 Einleitung

Der künstliche Hüftgelenksersatz ist eine der erfolgreichsten und häufigsten Operationen in der Medizin und wird als „operation of the century" bezeichnet (Learmonth et al. 2007). Aufgrund der stetig alternden Gesellschaft stieg die Zahl der Implantation in den letzten Jahren in Deutschland kontinuierlich an. Derzeit werden in Deutschland etwa 240.000 primäre HTEPs jährlich implantiert und es ist mit einer weiteren Steigerung zu rechnen.

Aufgrund hauptsächlich technischer Fortschritte stieg die 10-Jahres-Überlebensrate im Schwedischen Prothesenregister von 86 % zwischen 1979 und 1981 auf 96 % zwischen 2000 und 2002 (Forster-Horvath et al. 2014). Darüber hinaus wird eine Patientenzufriedenheit von 96 % nach 16 Jahren angegeben (Mariconda et al. 2011). Nichtsdestotrotz nimmt aufgrund der gestiegenen Zahl von jährlich implantierten Hüftendoprothesen und der demographischen Entwicklung die Zahl der Hüftprothesenwechsel ebenfalls zu. So schätzt man, dass in den USA über 50.000 und in Europa jährlich ca. 60.000 Revisionseingriffe von Hüftendoprothesen durchgeführt werden, davon ca. 16.000 allein in Deutschland (Puhl und Kessler 2001; HCUPnet 2009). Für die USA wurde von 2005 auf 2030 ein Anstieg der Wechselendoprothetik am Hüftgelenk um 137 % berechnet (Kurts et al. 2007).

Hierbei stellt die Wechselendoprothetik am Hüftgelenk im Allgemeinen und die des Femur im Speziellen eine hohe Herausforderung für den Operateur dar. Festsitzende Implantate bzw. Zement müssen ggf. entfernt und das neue Implantat ohne Komplikationen solide im häufig geschwächten Knochenbett des Femur fixiert werden.

Die vorrangigen Ziele der Wechselendoprothetik am Hüftgelenk sind die Wiederherstellung eines stabilen Implantates, die Biomechanik des Hüftgelenkes möglichst gut zu rekonstruieren, einen Knochenverlust zu vermeiden bzw. entstandenen Knochenverlust wiederaufzubauen und eine gute Funktion des Hüftgelenkes beim Gang zu rekonstruieren. Es sollten gute Ergebnisse reproduzierbar erzielt werden. Hierfür sind klare Konzepte notwendig, die einen korrekten Umgang mit dem Knochen, der Durchblutung desselben und der Muskulatur erfordern.

Somit müssen schon bei der Planung einer solchen Revisionsoperation mehrere Schlüsselfragen beantwortet werden:

- Welcher Zugang soll genommen werden?
- Wie kann das einliegende Implantat ohne Komplikationen entfernt werden?
- Welches Fixationsprinzip und welcher Implantat-Typ soll bei der Reimplantation verwendet werden?
- Wie kann das neue Implantat solide fixiert werden?
- Wie ist mit den bestehenden Knochendefekten umzugehen?

B. Fink, *Femorale Revisionsendoprothetik*, https://doi.org/10.1007/978-3-662-62954-3_1

In diesem Buch sollen all diese Fragen durch die Darstellung der verschiedenen gängigen Konzepte der femoralen Revisionsendoprothetik beantwortet werden, wobei ein Schwerpunkt auf der zementlosen Revisionsendprothetik des Femur liegt. Zunächst werden die wissenschaftlichen Grundlagen der Konzepte besprochen und anschließend die technische Durchführung im Einzelnen dargestellt. Besonders dargelegt werden die Unterschiede der verschiedenen, sich auf dem Markt befindlichen Schaftsysteme und es werden Tipps zur Vermeidung der gängigen Komplikationen gegeben.

In einer Analyse der Ergebnisse des Schwedischen Prothesenregisters stellten Weiss et al. (2011) fest, dass die Überlebensrate in den ersten drei Jahren postoperativ für den gängigen modularen, distal fixierenden, zementlosen Revisionsschaft MP (Waldemar Link, Hamburg, Deutschland) signifikant schlechter war als für drei gängige zementierte Revisionsschäfte. Im längeren Follow-up kehrte sich der Sachverhalt um. Das Frühversagen der zementlosen Revisionsschäfte ist durch Komplikationen und suboptimale Operationsergebnisse bedingt. Die tiefgründige Beschäftigung mit den Spezifika der einzelnen zementlosen Revisionsschäfte und den Details bei der Operation in diesem Buch soll helfen, die Rate der Frühversager von zementlosen Revisionsschäften zu verringern.

Damit jedes Kapitel für sich abgeschlossen dem Leser verständlich bleibt, sind gelegentliche Wiederholungen von Vor- und Nachteilen einzelner Techniken gewollt. Die Darstellungen dieser Vor- und Nachteile sind zum einen durch Literaturzitate belegt. Zum anderen beruhen sie auf persönlichen Erfahrungen und Vorlieben für bestimmte Konzepte. Daher beinhaltet dieses Buch eine Reihe an persönlichen Meinungen, die als solche kenntlich gemacht werden und nicht den Anspruch der Ausschließlichkeit erheben. Der Autor hat jedoch seine Überlegungen zu den verschiedenen Konzepten sofern möglich begründet.

2 Ursachen für femorale Revisionen

Mehrere Arbeiten konnten herausarbeiten, dass die häufigsten Ursachen für das Versagen von Hüftendoprothesen die aseptische Lockerung, gefolgt von Luxationen, periprothetischen Infektionen und periprothetischen Frakturen darstellen (Tab. 2.1). In einer Literaturrecherche mit 9952 Hüftprothesenrevisionsoperationen zeigten Kenney et al. (2019) als Ursachen für die Wechseloperation aseptische Lockerungen in 23,2 %, Instabilität in 22,4 % und periprothetische Infektion in 22,1 %. Hierbei zeigte sich, dass die Instabilität und die periprothetischen Infektionen die häufigsten Ursachen einer frühen Revision innerhalb von fünf Jahren nach Primärimplantation und die aseptische Lockerung die häufigste Ursache später Revision nach mehr als fünf Jahren waren (Kenney et al. 2019). In einer Analyse der Daten des Schwedischen Prothesenregisters mit 77036 Hüftprothesen-Wechseloperationen waren die Hauptursachen in 55,2 % die aseptische Lockerung, in 11,8 % Instabilitäten, in 7,5 % periprothetische Infektionen und in 6 % periprothetischen Frakturen. Als Risikofaktoren für eine Revisionsoperation der Hüftendoprothese konnten Propopetz et al. (2012) jüngeres Alter (< 60 Jahre), Nebenerkrankungen (höherer Charlson-Comorbidity-Index), aseptische Hüftkopfnekrose als Primärdiagnose (im Vergleich zur Arthrose), kleinere Prothesenköpfe und geringe Operationszahlen des Operateurs herausarbeiten. Zu den spezifischen Ursachen eines Prothesenversagens zählten das männliche Geschlecht als Risikofaktor für die aseptische Lockerung und die Infektion, längere Operationszeiten für die Infektion und kleinere Prothesenköpfe für die Instabilität des Gelenkes (Propopetz et al. 2012).

Aseptische Lockerung
Mehrere Faktoren und Prozesse können zu einer aseptischen Lockerung der Hüftprothese führen. Eine mangelnde Osteointegration eines zementlosen Hüftimplantates führt zur Bildung einer Bindegewebsschicht in dem Knochen-Implantat-Interface und damit zu einem frühen Versagen der Prothese (Mavrogenis et al. 2009). Ursachen für diese mangelnde Osteointegration sind eine geringe Biokompatibilität von Implantaten (bei den heutigen Titan-Implantaten nicht der Fall), ungünstige Oberflächenbeschaffenheit der Prothese und Impantatdesign, inkorrekte Operationstechnik, ungünstige Belastungssituationen und geringe Knochenqualität mit insuffizientem bone turnover (z. B. renale oder hepatische Osteopathie) (Parithimarkalaignan und Padmanabdhan 2013).

Eine hohe Rigidität von zementlosen Prothesenschäften bedingt eine deutliche Differenz in der Steifigkeit des Metalls und des Knochens. Diese führt zu einer ungünstigen Kraftübertragung von dem Metall zum Knochen und resultiert in einem Stress shielding (Oldani und Domingeuz 2012; Niinomi und Nakai 2011). Stress shielding führt zu einer erhöhten Knochenresorption um das Implantat, verminderten

B. Fink, *Femorale Revisionsendoprothetik*, https://doi.org/10.1007/978-3-662-62954-3_2

Tab. 2.1 Ursachen für Hüftprothesen-Wechseloperationen

Autor	Prothesen	Aseptische Lockerung	Instabilität	Periprothetische Infektion	Periprothetische Fraktur	Osteolysen
Fink '14	116	62,4 %		26,7 %	15,5 %	
Sadoghi '13	77036	55,2 %	11,8 %	7,5 %	6,0 %	4,2 %
Ulrich '08	237	51,9 %	16,9 %	15,6 %	5,5 %	
Lachiewicz '05	100	38 %	2 %	10 %	2 %	1 %
Clohisy '04	439	55 %	14 %	7 %	5 %	13 %
Weeden '02	188	82 %	14 %	8 %	5 %	
Lind '02	87	95,4 %		4,6 %		
Ullmak '02	62	95,2 %		4,8 %		
Böhm '01	129	75,2 %		12,4 %	10,1 %	
Kenney '19	9952	23,2 %	22,4 %	22,1 %		
Sandiford '17	104	48 %	7 %	24 %	15 %	2 %

Knochen-Remodelling-Prozessen und einer erhöhten aseptischen Lockerungsrate (Bitar und Parvizi 2015). Ein Stress shielding wird unter den zementlosen Revisionsschäften häufiger bei den regiden Cobalt-Chrom-Schäften mit höherem Elastizitätsmodul als bei elastischeren Titan-Schäften beobachtet.

Die Produktion von Abrieb-Partikeln (Polyethylen der Pfanne bzw. Inlay, Keramik und Metall) in und um die artikulierende Hüftprothese führt zu lokalen Gewebsreaktionen, die letztendlich zur Bildung von Osteolysen führen und in einer aseptischen Prothesenlockerung münden (Abb. 2.1). Jedes artikulierende Kunstgelenk produziert Abrieb-Partikel, unabhängig von dessen Design oder Materialeigenschaften (Holt et al. 2007). In der Regel werden die von einem Implantat produzierten Partikel von den Zellen des Immunsystems eliminiert und es besteht ein Gleichgewicht zwischen ihrer Produktion und Beseitigung. Wenn die Partikel-Last die Eliminierungskapazität des Immunsystems übersteigt, beginnt der Dekompensationsprozess. Dieser Dekompensationsprozess ist individuell und abhängig von vielen Faktoren (Anzahl und Art der Partikel, aber auch von genetischen, prädisponierenden Faktoren des Prothesenträgers) (Wilkinson et al. 2003, 2005). Oparaugo et al. (2001) berichteten, dass Hüftgelenkpfannen aus Polyethylen mit jährlichen Abriebraten von weniger als 80 mm^3 mit sehr geringer Osteolyse assoziiert waren, dass Pfannen mit jährlichen Abriebraten zwischen 80 und 140 mm^3 niedrige bis moderate Osteolysen aufwiesen und Pfannen mit jährlichen Abnutzungsraten von über 140 mm^3 deutlich erhöhte Osteolyseraten aufwiesen.

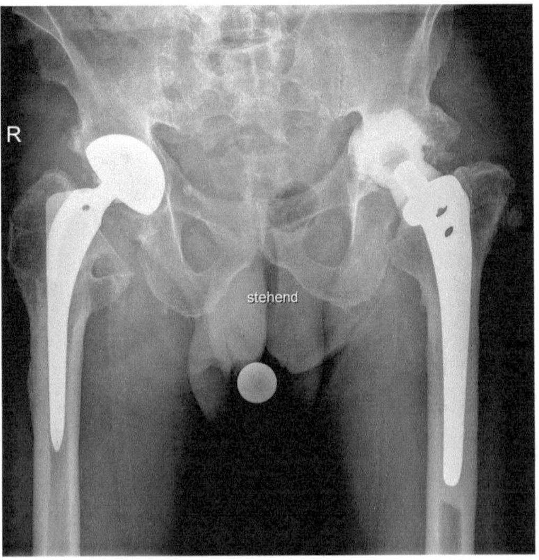

Abb. 2.1 Osteolysen im Bereich des Schaftes rechts aufgrund von Polyethylen-Abrieb mit Lockerung des Schaftes

Die Partikel entstehen durch Verschleiß und Korrosion. Verschleiß ist der Materialverlust von zwei Oberflächen, die bei Belastung unter Last aufeinander gleiten und durch Abrieb, Adhäsion und Ermüdung entstehen können. Hierbei kommt es zur Freisetzung der Partikel aus artikulierenden Oberflächen oder Oberflächen von Grenzschichten, die der Prothesenfixation im Knochen dienen

(Davies et al. 2005). Die Verschleißpartikel können Polyethylen (PE), Knochen, Zement, Metall, metallische Korrosionsprodukte, Keramik oder Hydroxylapatitpartikel sein (Sinha et al. 1998). Unterschiedliche Kombinationen von Typ, Größe und Dichte der Abrieb-Partikel verändern die Immunantwort des Wirts (Davies et al. 2005). Zum Beispiel lösen Partikel, die aus Metall-auf-Metall-(MoM)-Kombinationen hervorgehen, B- und T-Lymphozyten und zellvermittelte Hypersensitivitätsreaktionen vom verzögerten Typ oder Typ-4-Überempfindlichkeitsreaktionen aus, die mit Plasmazellen assoziiert sind (Davies et al. 2005). Korrosion ist die chemische Wechselwirkung zwischen Metallen und ihrer Umgebung und deren nachfolgende elektrochemische Auflösung. Sie wird durch die Freisetzung von Metallionen aus dem Metall des Implantates ins umgebende Gewebe verursacht. Korrosion kann auch aufgrund von sog. Fretting (deutsch Fressen) bei modularen Verbindungen zwischen dem Schaft- und der Kopfkonusoberfläche bzw. zwischen Schaftkomponenten auftreten, wodurch eine weitere konische Grenzfläche als eine Quelle für relative Bewegungen (neben der eigentlichen Artikulation zwischen Prothesenkopf und Pfanne/Inlay) geschaffen wird. Der Einsatz modularer Prothesen, die heute den Standard darstellen, hat somit zur Folge, dass eine konstante Ausscheidung von Metalloxidtrümmern an der Grenzfläche erfolgt (Duisabeau et al. 2004; Schramm et al. 2000; Jauch et al. 2013). Dies gilt sowohl für die Verwendung modularer Metall- als auch Keramikköpfe sowie modularer Schaftzusammensetzungen. Die klinischen und histologischen Befunde in periprothetischen Geweben sind bei periprothetischen Reaktionen von Metall-auf-Metall(MoM)- und Nicht-MoM-Paarungen sehr ähnlich (Jauch et al. 2013). Es gibt allerdings Hinweise, die die These stützen, dass die vom Konus abgeleiteten Partikel biologisch aktiver sein könnten und destruktiver für Weichgewebe sind (Pastides et al. 2013). Eine Vielzahl von lokalen Faktoren, einschließlich der Löslichkeit des Metalls, des pH-Werts und der Eigenschaften der organischen Komponenten, verursachen das Auftreten von verschiedenen Korrosionsprodukten, die lösliche oder unlösliche Salze, Metall-Protein-Komplexe und freie Radikale sein können (Morawietz et al. 2006). Die Abrieb-Partikel führen zu lokalen Entzündungsreaktionen im Gewebe um die Prothese. Die Entzündungsreaktion ist unabhängig von der Art des Teilchens und ihr Ziel ist es, die Fremdsubstanz zu eliminieren (Bitar und Parvizi 2015; Rujitanaroj et al. 2013). Studien haben gezeigt, dass dies eine kumulative und chronisch-entzündliche Reaktion hervorruft, die insbesondere Makrophagen, Fibroblasten, Lymphozyten und Osteoklasten umfasst. Eine dabei entstehende Dekompensation der Immunzellen führt zu einer chronischen Störung des Gleichgewichts zwischen der Bildung von Knochengewebe und Abbau zu Ungunsten ersterer. Für dieses Ungleichgewicht sind drei Hauptmechanismen verantwortlich:

1. Der erste Mechanismus beinhaltet die übertriebene Entzündung, die durch die aktivierten Makrophagen und Osteoklasten induziert wird.
2. Der Zweite ist die Störung der periprothetischen Knochenbildung.
3. Der dritte Mechanismus ist die Unterbrechung der Knochenregeneration als Folge der erhöhten zytotoxischen Reaktion der mesenchymalen Osteoprogenitorzellen (Wataha 1996).

Diese Prozesse, mit Verschiebung des Gleichgewichts von der Osteogenese hin zur Knochenresorption, führen dann zu makroskopisch sichtbaren Osteolysen um das Implantat (Messier et al. 2005). Der Grad des Knochenabbaus ist zumindest teilweise eine Funktion der Anzahl, Größe und Herkunft der Prothesenpartikel (Gallo et al. 2013).

Die Eigenschaften der Partikel, insbesondere Partikel im biologisch aktivsten Submikrometer-Größenbereich, einschließlich ihrer Zusammensetzung, Größe, Form und Anzahl, beeinflussen die Gesamtzell- und Gewebeantworten signifikant (Aspenberg und van der Vis 1998). Diese Partikel verursachen anfänglich eine Entzündung, die die Anzahl von Entzündungszellen und insbesondere die Anzahl von Makrophagen und Fibroblasten in der Gelenkflüssigkeit erhöht. Der intraartikuläre Druck steigt und die Abrieb-Partikel von den Oberflächen der Prothese können, selbst wenn diese festsitzt, aus diesem Bereich wandern und sich schließlich in der Gelenkhöhle ausbreiten (Morawietz et al. 2006; Mert et al. 2013; Berend et al. 2008; Wong et al. 2011). Somit können sich Partikel, die durch Verschleiß oder Korrosion entstehen, lokal oder systemisch ausbreiten (Morawietz et al. 2006).

Jeder Punkt, der in Kontakt mit der Prothese steht, umfasst den effektiven Gelenkraum, und dieser Bereich umfasst die Pfanne, den Schaft und, falls vorhanden, die Schrauben. Die Gelenkflüssigkeit und damit die Partikel wandern in Bereiche mit niedrigerem Druck (Aspenberg und van der Vis 1998). Daher kann sich die Partikelreaktion auf neue Stellen ausdehnen und zur allgemeinen Ausdehnung der Osteolyse sowie zur Schwächung der Knochen-Implantat-Grenzfläche beitragen (Aspenberg und van der Vis 1998). Schraubenlöcher in der Pfanne, Oberflächen um die Schrauben und die Bereiche mit Knochenzementablösungen oder mit Abdeckungsdefekten des Zementmantels sind die Orte, an denen sich am ehesten Partikel ansammeln. Darüber hinaus kann komprimierte Gelenkflüssigkeit auch direkt die Knochenresorption induzieren (Gallo et al. 2008). Wenn die Gelenkflüssigkeit und die Trümmerpartikel zwischen die Knochen und die Prothese eindringen, entwickelt sich in diesem Bereich, der sich aggressiv ausdehnt, eine Synovialis-ähnliche Membran. Diese Grenzflächenmembran ist eine Art von Granulationsgewebe, das reichlich Fibroblasten, Makrophagen, Endothelzellen und Entzündungsmediatoren enthält und auch einen Schutz für zelluläre Aktivitäten und enzymatische Prozesse bietet, die möglicherweise den benachbarten Knochen zerstören (Pap et al. 2001; Goldring et al. 1986; Windisch et al. 2012).

Korrosion führt zu einer vermehrten Bildung von Bindegewebe (Sansone et al. 2013). Hierdurch wird die Bildung von soliden Knochenbrücken durch Osteoblasten bei der Osteointegration des Implantates beeinträchtigt. Darüber hinaus können zytotoxische Metallionen die Osteoblasten direkt schädigen (Sansone et al. 2013).

Instabilität

Rezidivierende Luxationen können einen Prothesenwechsel notwendig machen. Hierbei ist in der Regel die Pfannenpositionierung zu korrigieren. Seltener ist ein malrotierter Schaft die Ursache der Luxation und bedarf daher einer Korrektur. Ein zu geringes Offset der Hüftprothesenschaftes kann allerdings eine Luxationstendenz über ein Impingement durch die Reduzierung des Abstand des Trochanter majors zum Os ileum und der des Trochanter minors zum Os ischium bedingen (Fackler und Poss 1980).

Periprothetischer Infekt

Periprothetischen Infektionen sind mit einer Inzidenz von durchschnittlich 1 % bis 2 % nach primärer Implantation eine seltene, aber ernsthafte Komplikation nach Endoprothesen (Li et al. 2018; Pulido et al. 2008). Nach Wechseloperationen treten Infektionen mit 2 % bis 6 % deutlich häufiger auf (Parvizi et al. 2006; Portillo et al. 2013; Gallo et al. 2003). Aufgrund der Bedeutung für die weitere Therapie sollte bei einer schmerzhaften Hüft-Totalendoprothese immer bis zum Beweis des Gegenteils an einen periprothetischen Infekt gedacht werden.

Es lassen sich, basierend auf der von Coventry (1975) entwickelten Klassifikation und deren Weiterentwicklung, heute vier verschiedene Typen differenzieren (Estrada et al. 1993; Tsukayma et al. 1996):

- positive intraoperative Kulturen,-
- Frühinfektionen,
- Spätinfektionen und
- akute hämatogene Infektionen.

Die Grenze zwischen Früh- und Spätinfektion wird von Estrada et al. (1993) und Tsukayma et al. (1996) bei vier Wochen definiert, wird von anderen Autoren aber auch bis hin zu drei Monaten ausdehnt (Zimmerli et al. 1998; Martínez-Pastor et al. 2009; Berdal et al. 2005; Aboltins et al. 2011; Soriano et al. 2006). Beim Frühinfekt zeigen sich klassische Zeichen einer Infektion. Dies ist bei Spätinfektionen nicht der Fall. Da ein übersehener periprothetischer Infekt als Ursache für die Revision den Erfolg selbiger gefährdet, sollte vor jedem Prothesenwechsel immer die Diagnostik auf einen periprothetischer Infekt durchgeführt werden. Die verschiedenen zur Verfügung stehenden diagnostischen Verfahren zum Nachweis bzw. Ausschluss von periprothetischen Spätinfektionen können unterteilt werden in direkte bzw. spezifische Verfahren, bei denen der Erregernachweis und die Empfindlichkeit für Antibiotika zur Therapie ausgetestet wird, und indirekte bzw. unspezifische Verfahren, bei denen eben dieses nicht gelingt. Indirekte, unspezifische Verfahren geben lediglich einen Hinweis bzw. Nachweis eines Infektes, jedoch lassen sie die Frage des Erregers und dessen Antibiotika-Empfindlichkeit unbeantwortet (Fink und Lass 2016). Somit sollten spezifische Untersuchungsmethoden feste Bestandteile der Diagnostik eines periprothetischen Infektes sein (siehe Tab. 2.2). Da keiner der Tests eine 100 %ige Genauigkeit aufweist, sollten immer mehrere Tests kombiniert werden, um so die Genauigkeit der Diagnostik zu erhöhren. Idealerweise werden direkte und indirekte Diagnoseverfahren kombiniert (Garvin und Hanssen 1995).

Während bei Frühinfekten (Infektionen innerhalb von vier Wochen nach Implantation der Prothese) das Implantat belassen werden kann, bedürfen Spätinfekte (Infekte mehr als vier Wochen nach Primärimplantation) eines Implantatwechsels (Fink und Lass 2016; Cui et al. 2007; Hanssen und Osmon 2002; Mont et al. 2000). Hierbei unterscheidet man zwischen sog. einzeitigen und zweizeitigen Wechseln. Bei einzeitigen Wechseln wird nach der Entfernung allen Fremdmaterials und radikalem Debridement des Gewebes in derselben Operation ein neues Implantat, zumeist mit antibiotikahaltigem Zement, wieder eingesetzt. Bei dem zweizeitigen Wechsel wird in einer ersten Operation alles Fremdmaterial entfernt und für eine Interimsphase von meist sechs bis zwölf Wochen eine Girdlestone-Situation belassen oder ein Zementspacer implantiert, bevor in der zweiten Operation das definitive Implantat eingesetzt wird (siehe Kap. 14). Die Erfolgsrate beider Konzepte liegt im Durchschnitt um die 90 % und scheint diskret, aber nicht signifikant höher bei zweizeitigen Wechseln zu sein (Fink 2009, 2010; George et al. 2016).

Eine Herausforderung bei der Behandlung von periprothetischen Spätinfektionen des Hüftgelenkes ist es, festsitzende infizierte Implantate kontrolliert zu entfernen, ohne suffiziente Muskel- und Knochenstrukturen unnötig zu traumatisieren und devaskularisieren. Entsprechende Techniken werden in diesem Buch in den Kap. 8, 9, und 10 besprochen.

Periprothetische Frakturen

Postoperative periprothetische Frakturen des Femurs werden nach Primärimplantationen unter 1 % und nach Wechseloperationen zwischen 1,5 und 4,2 % angegeben (Morrey und Kavanagh 1992; Kavanagh 1992; Lewallen und Berry 1998; Pivec et al. 2015; Abdel et al. 2016a). Hierbei geben Lewallen und Berry (1998) Inzidenzen nach Primärimplantation von 0,6 % für zemen-

Tab. 2.2 Unterteilung der diagnostischen Verfahren zum Nachweis bzw. Ausschluss von periprothetischen Infektionen

Direkte bzw. spezifische Tests	Indirekte bzw. unspezifische Tests
Labor: bedingt PCR (keine Resistenzbestimmung)	**Labor:** CRP, BSG, IL-6
Punktion: mit Bebrütung	**Punktion:** mit Zellzahl im Punktat und/oder Alpha-Defensin und/oder Leukozytenesterase-Test
Biopsie: mit Bebrütung	**Biopsie:** histologische Untersuchung in normaler Technik oder als frozen section
	Bildgebung: Röntgen, Sonographie, Szintigraphie, Leukozytenszintigraphie, FDG-PET

tierte und von 0,4 % für zementlose Stiele an. Bei Wechseloperationen liegen die Inzidenzen nach Differenzierung der verwendeten Stielendoprothese bei 2,8 % bis 4 % für zementierte und 1,5 % bis 17,6 % für zementlose Stielendoprothesen (Morrey und Kavanagh 1992; Kavanagh 1992; Lewallen und Berry 1998; Abdel et al. 2016b).

Die Hauptursache für postoperative periprothetische Frakturen sind Bagatelltraumen bei gelockerten Stielendoprothesen, bei denen der Lockerungsprozess zu einer Schwächung des Knochens geführt hat. Daher muss eine periprothetische Fraktur aufgrund eines Bagatelltraumas immer an eine Prothesenlockerung denken lassen, auch wenn diese radiologisch nicht eindeutig zu erkennen ist.

Bei den postoperativen Frakturen können die Risikofaktoren in patientenbezogene allgemeine und in lokale unterteilt werden.

Als patientenbezogene allgemeine Risikofaktoren sind bei den postoperativen Frakturen die metabolischen Knochenerkrankungen mit Schwächung der mechanischen Härte des Knochens wie z. B. Osteoporose, Osteomalazie, renale und hepatische Osteopathie anzuführen (Bethea et al. 1982; Partridge 1976; Tower und Beals 1999).

Als lokale Risikofaktoren sind gelockerte Implantate, heterotope Ossifikationen und Stress riser zu nennen (Namba et al. 1991; Sandiford et al. 2017). Heterotope Ossifikationen führen zu einem akuten Stopp der Bewegung und verursachen durch eine Art Hypomochlion in der Regel lange Spiralfrakturen. Als Stress riser fungieren alte Schraubenlöcher, Osteolysen, Perforationen, Knochenfenster (zur Zemententfernung), ausgetretener Zement, das Ende von Osteosyntheseplatten, die Varuspositionierung des Stiels mit Spannungsspitzen an der lateralen Prothesenspitze und das Impingement von lockeren Stielimplantaten gegen die laterale Femurkortikalis (Haddad et al. 2002; Duncan und Masri 1995).

Ein Schaftwechsel bei einer periprothetischen Fraktur ist bei einer gelockerten Endoprothese (Vancouver Typ B2- und B3-Frakturen) und bei gleichzeitig gebrochenen Implantaten notwendig (Abb. 2.2) (Duncan und Masri 1995; Cooke und Newman 1988; Adolphson et al. 1987; Namba et al. 1991). Auch stellen gebrochene Implantate ohne Knochenfraktur eine Revisionsindikation dar, da sie ein hohes Risiko für eine spontane periprothetische Fraktur bedeuten. Nach Bethea et al. (1982) liegen bei 75 % der postoperativen periprothetischen Frakturen und nach Duncan und Masri (1995) bei 82 % der Typ-B-Frakturen gelockerte Implantate vor.

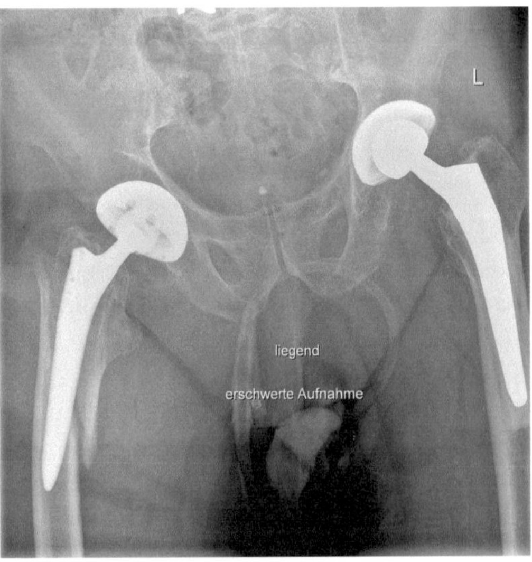

Abb. 2.2 Periprothetische Fraktur mit gelockertem, eingesunkem Schaft rechts (Typ Vancouver B2)

Klassifikationen der femoralen Knochendefekte

3

Für die Planung der Schaftwechseloperation sind viele Klassifikationen der knöchernen Defekte des Femur beschrieben worden. Generell beruhen alle Klassifikationen auf der Beschreibung des volumetrischen Ausmaßes des Knochendefektes in den verschiedenen anatomischen Regionen des Femur bzw. von Achsabweichungen des Femur. Hierzu dient die Analyse der präoperativen Röntgenbilder. Unberücksichtigt dabei bleibt die mechanische Qualität des noch verbleibenden Knochens. So ist nicht immer die Ausdehnung des Knochendefektes für die Wahl des Fixationsverfahrens der neuen Prothese alleine ausschlaggebend, sondern auch die mechanische Stabilität des noch verbliebenen Knochens. So spielt z. B. vorrangig die mechanische Qualität des metaphysären Knochens für eine proximale zementlose Fixation des neuen Revisionsschaftes oder für ein Impaction grafting die entscheidende Rolle. Diese kann dann letztendlich nur intraoperativ festgestellt werden. Dennoch stellt die präoperative Defektanalyse bei der präoperativen Planung das entscheidende Kriterium für die Wahl der Fixationsart und Planung des neu zu implantierenden Prothesenschaftes. Von den zahlreichen beschriebenen Klassifikationen sollen hier die in der Praxis und der wissenschaftlichen Literatur am meisten verwendeten Klassifikationen beschrieben werden.

Paprosky-Klassifikation

Wayne Paprosky beschrieb 1990 eine Klassifikation, die bei den höheren Defekttypen darauf ausgerichtet war, ob der von Paprosky verwendete Revisionsschaft Solution (DePuy Synthes, Warsaw, IN) für eine distale Scratch-fit-Fixation im Isthmus des Femur noch funktioniert (Paprosky et al. 1990; Pak et al. 1993). Er weist vier Defekttypen auf, die ursprünglich beim Defekttyp II und III in Untertypen klassifiziert wurden. Später fasste Paprosky die verschiedenen Untertypen des Typ II zu einem gemeinsamen Typ II zusammen (Paprosky et al. 1999) (Abb. 3.1).

Paprosky Typ-I-Defekt Beim Typ-I-Defekt liegen nur minimale Defekte im Bereich des Kalkar und des metaphysären anteroposterioren Knochens vor. Die Metaphyse und Diaphyse sind für eine knöcherne Abstützung ausreichend intakt (Abb. 3.2).

Paprosky Typ-II-Defekt Beim Typ-II-Defekt zeigen sich deutlichere Defekte in der Metaphyse. Der Kalkar des Femur ist defizitär und es liegen verschieden ausgedehnte Defekte anteroposterior in der Metaphyse vor (Abb. 3.3). Die Diaphyse ist intakt.

In der ursprünglichen Klassifikation wurden hier drei Untertypen differenziert, Typ IIA bis Typ IIC (Paprosky et al. 1990; Pak et al. 1993) (Abb. 3.4). Obwohl diese Unterklassifizierung heute wieder verschwunden ist, soll sie hier aufgeführt werden, da sie eine Entscheidungshilfe

B. Fink, *Femorale Revisionsendoprothetik*, https://doi.org/10.1007/978-3-662-62954-3_3

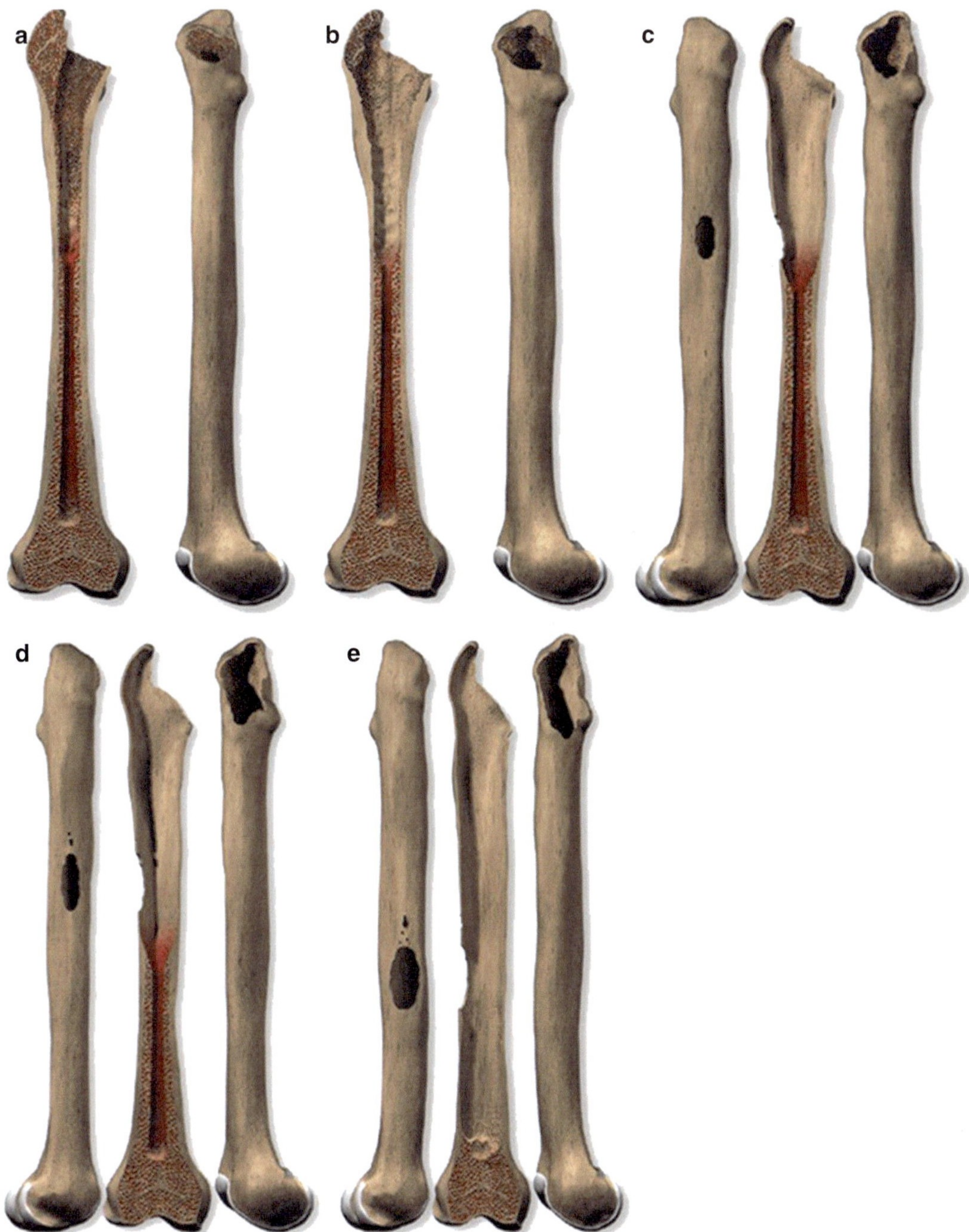

Abb. 3.1 Defektklassifikation nach Paprosky I–IV (**a** = Typ I, **b** = Typ II, **c** = Typ IIIA, **d** = Typ IIIB, **e** = Typ IV). (Mit freundlicher Genehmigung der Firma DePuySynthes, Warsaw, IN, USA)

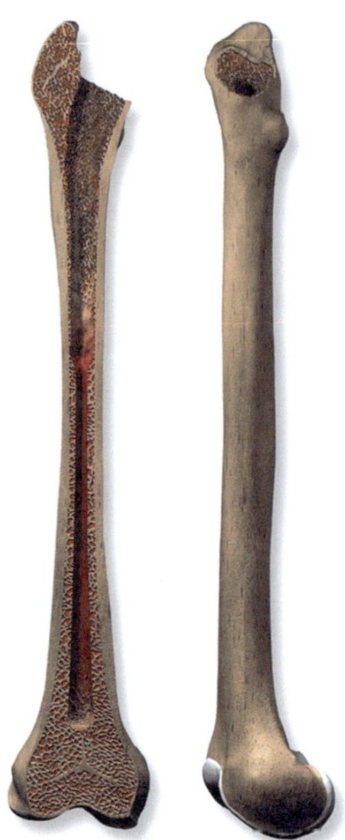

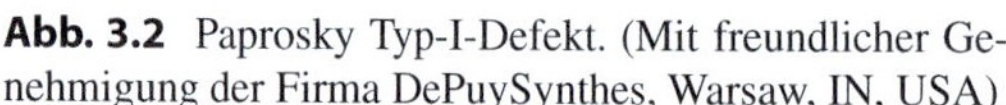

Abb. 3.2 Paprosky Typ-I-Defekt. (Mit freundlicher Genehmigung der Firma DePuySynthes, Warsaw, IN, USA)

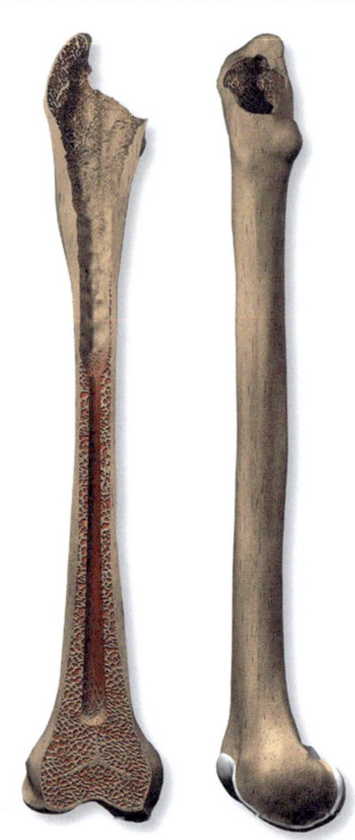

Abb. 3.3 Paprosky Typ-II-Defekt. (Mit freundlicher Genehmigung der Firma DePuySynthes, Warsaw, IN, USA)

für die Verwendung von proximal fixierenden Schäften sein kann (siehe Kap. 5).

Paprosky Typ-IIA-Defekt Beim Typ-IIA-Defekt liegt ein metaphysärer Defekt des medialen Femur im Bereiche des Kalkar vor, der aber nicht die subtrochantäre Region des Femur (Trochanter minor) überschreitet (Abb. 3.4). Obwohl der subtrochantäre Knochen noch unterstützend bei der Stabilität wirkt, bietet der metaphysär noch vorhandene Knochen nur eine geringere proximale Rotationsstabilität, auch aufgrund des mangelnden anteroposterioren Knochens.

Paprosky Typ-IIB-Defekt Hier ist der laterale metaphysäre Bereich des Femur unterhalb des Trochanter major defizitär. Der anteroposteriore Knochenverlust ist deutlich. Der verbleibende metaphysäre Knochen bietet keine ausreichende Rotationsstabilität mehr für einen proximal fixierenden Schaft mit einer Standardlänge eines Primärschaftes (Abb. 3.4). Es werden längere Prothesenstiele notwendig oder der Knochen wird durch ein Impaction grafting wieder aufgebaut.

Paprosky Typ-IIC-Defekt Die mediale metaphysäre Wand ist defizitär und nicht mehr stabil genug für eine Kraftaufnahme bzw. eine Fixation

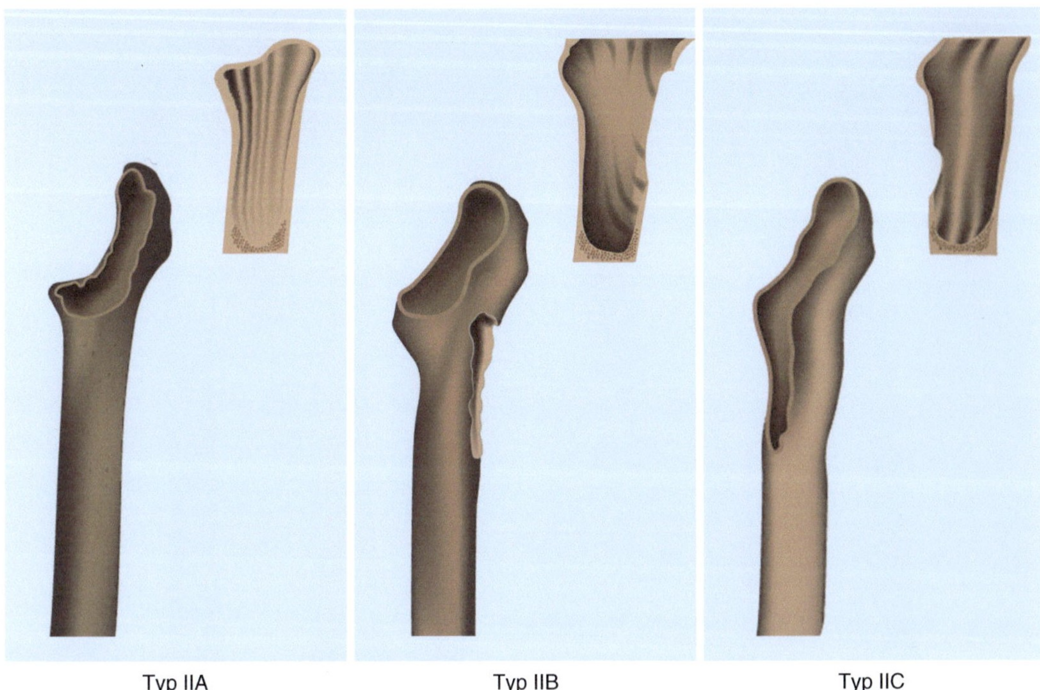

Abb. 3.4 Unterklassifikation des Defektes Paprosky Typ II in die Typen IIA bis IIC

(Abb. 3.4). Es müssen längere Stielprothesen verwendet und ggf. der mediale Knochendefekt bei noch metaphysär verankernden Prothesen durch ein mediales Strutgraft wieder aufgebaut werden.

Paprosky Typ III-Defekt Beim Paprosky Typ III liegen ausgedehnte Defekte der Metaphyse vor, die nicht mehr eine proximale Fixation erlauben. Die Diaphyse ist ebenfalls defizitär. Abhängig von dem noch für eine distale Fixation zur Verfügung stehenden Länge des diaphysären Knochens im Isthmus des Femur werden diese Defekte in Paprosky Typ-IIIA-Defekte (mit noch mindestens 4 cm intaktem Isthmus) (Abb. 3.5) und den Paprosky Typ-IIIB-Defekten (mit weniger als 4 cm intaktem Isthmus) (Abb. 3.6) unterteilt (Paprosky et al. 1999; Paprosky und Aribindi 2000; Della Valle und Paprosky 2003). Hierbei liegt die Grenze zwischen den IIIA- und den IIIB-Defekten bei 4 cm aufgrund der Erfahrung von Paprosky mit seinem verwendeten Solution-Schaft (DePuySynthes, Warsaw, IN, USA), der mittels einem sog. Scratch-fit im distalen Femur fixiert wird (persönliche Mitteilung) (siehe Kap. 4). Der Autor dieses Buches konnte mit seinem Team zeigen, dass eine Mindestfixationsstrecke von 3 cm für eine Konus-in-Konus-Verklemmung eines 2 Grad konischen, distal fixierenden Revisionsschaftes aus Titan ausreicht (Fink et al. 2009). Daher wäre eine Anpassung der Defektklassifikation für distal fixierende konische Revisionsschäfte denkbar.

Paprosky Typ-IV-Defekt Hier liegt ein ausgedehnter metaphysärer und diaphysärer Defekt des Femur vor. Das gesamte Femur ist aufgeweitet und die verbleibende Kortikalis dünn. Der Isthmus des Femur ist nicht mehr vorhanden und für eine normale distale Fixation eines Revisonsschaftes nicht mehr geeignet (Abb. 3.7).

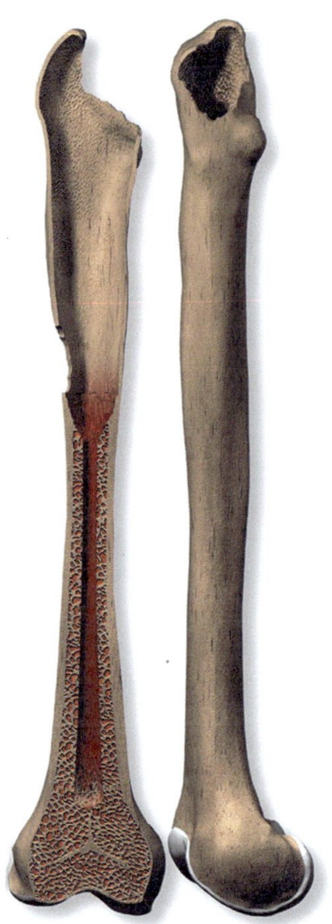

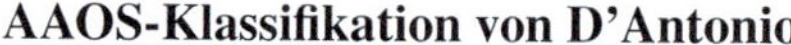

Abb. 3.5 Paprosky Typ-IIIA-Defekt. (Mit freundlicher Genehmigung der Firma DePuySynthes, Warsaw, IN, USA)

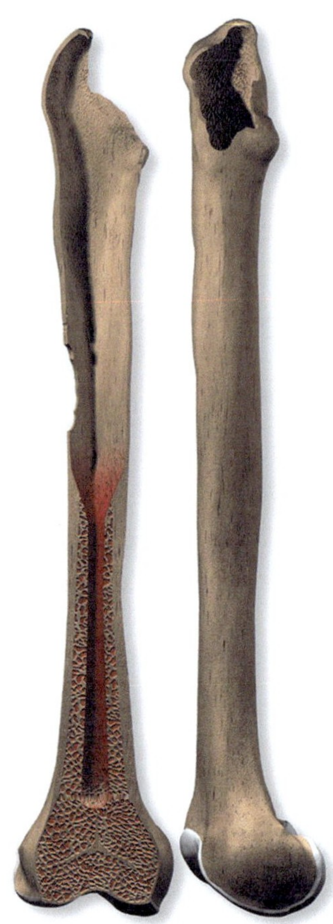

Abb. 3.6 Paprosky Typ-IIIB-Defekt. (Mit freundlicher Genehmigung der Firma DePuySynthes, Warsaw, IN, USA)

AAOS-Klassifikation von D'Antonio

Diese von der amerikanischen Gesellschaft der Orthopädischen Chirurgen veröffentlichte Klassifikation femoraler Defekte unterscheidet zunächst zwischen segmentalen (Typ I) und kavitären Defekten (Typ II) (Abb. 3.8) (D'Antonio et al. 1993). Segmentale Defekte werden danach definiert als solche mit jeglichem Verlust der kortikalen Knochenwand. Segmentale proximale Defekte können weiterhin unterteilt werden in partiell oder komplett. Hinsichtlich ihrer Ausdehnung lassen sich die segmentalen Defekte vom Typ I in drei Level unterteilen:

- Level I liegt oberhalb des Trochanter minor,
- Level II innerhalb von 10 cm unterhalb des distalen Randes des Trochanter minor und
- Level III distal von 10 cm unterhalb der distalen Begrenzung des Trochanter minor (D'Antonio et al. 1993).

Der Trochanter major wird als gesonderter segmentaler Defekt geführt, aufgrund seiner speziellen und schwierig zu adressierenden Probleme bei der femoralen Revisionsendoprothetik. Der kavitäre Defekt vom Typ II stellt eine Ausdünnung der spongiösen und inneren kortikalen Knochenwand

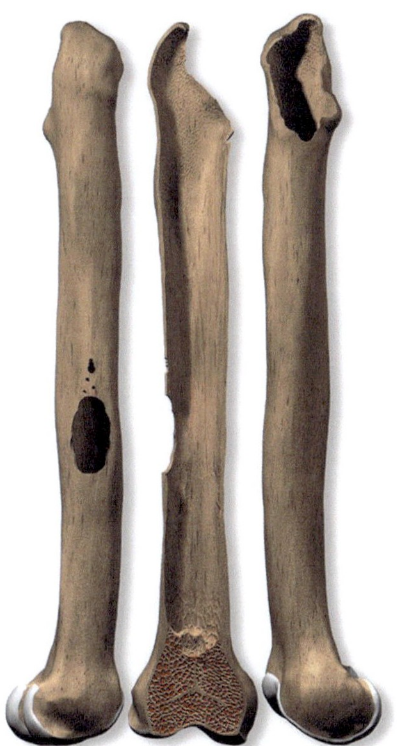

Abb. 3.7 Paprosky Typ-IV-Defekt. (Mit freundlicher Genehmigung der Firma DePuySynthes, Warsaw, IN, USA)

dar, jedoch ohne Unterbrechung oder Verletzung des kortikalen Randes (Abb. 3.8). Entsprechend des Ausmaßes des kavitären Defektes kann zwischen den rein spongiösen Defekten und denen mit gleichzeitiger Ausdünnung der inneren Kortikalis unterschieden werden (Typ IIA). Kommt es zu einer parallelen Aufweitung bzw. Ausbuchtung der Kortikalis des Femur (einer Ektasie), spricht man vom kavitären Typ IIB. Sind kavitäre und segmentale Defekte gleichzeitig vorhanden, wird die Kombination vom Typ I und Typ II als Typ III klassifiziert (Abb. 3.8). Beim Typ-IV-Defekt besteht eine, durch den Lockerungsprozess bedingte, Achsabweichung des Femur, welche in der Regel zusätzlich kavitäre und segmentale Defekte zeigt (Abb. 3.8). Liegt eine femorale Stenose unterhalb der einliegenden Prothese vor, wird dies als Typ V bezeichnet und der Typ VI stellt die Diskontinuität des Femur, also eine periprothetische Fraktur mit Defekt des Femur dar (Abb. 3.8). Auch hier werden für die Lokalisation der Defekte wieder die Level I bis III angegeben (Level I bis oberhalb des Trochanter minor, Level II innerhalb von 10 cm unterhalb des distalen Randes des Trochanter minor und Level III distal von 10 cm unterhalb der distalen Begrenzung des Trochanter minor). Zusätzlich wird eine Schwergrad-Einteilung bei dieser Klassifikation beschrieben, um den/die Chirurgen/in bei der Auswahl des infrage kommenden zementlosen Revisionsimplantates zu unterstützen. Grad I entspricht einer Situation, in der ein kompletter proximaler Kontakt des Revisionsimplantates mit Wirtsknochen möglich und keine zusätzliche Knochentransplantation notwendig ist. Grad II beschreibt einen inkompletten Kontakt des Revisionsimplantates mit dem Wirtsknochen, bei der aber eine ausreichend stabile Verankerung im proximalen Knochen mit dem Wirtsknochen erzielt werden kann und eine eventuell durchgeführte Knochentransplantation nur der Auffüllung der Freiräume zwischen Implantat und Knochen dient. Der Grad III hat nur einen inkompletten und nicht mehr für die proximale Stabilität des Revisionsimplantates ausreichenden Kontakt zum Wirtsknochen. Hier empfehlen D'Antonio et al. (1993) die Verwendung von proximalen femoralen Strut-Allografts zum Aufbau des Defektes.

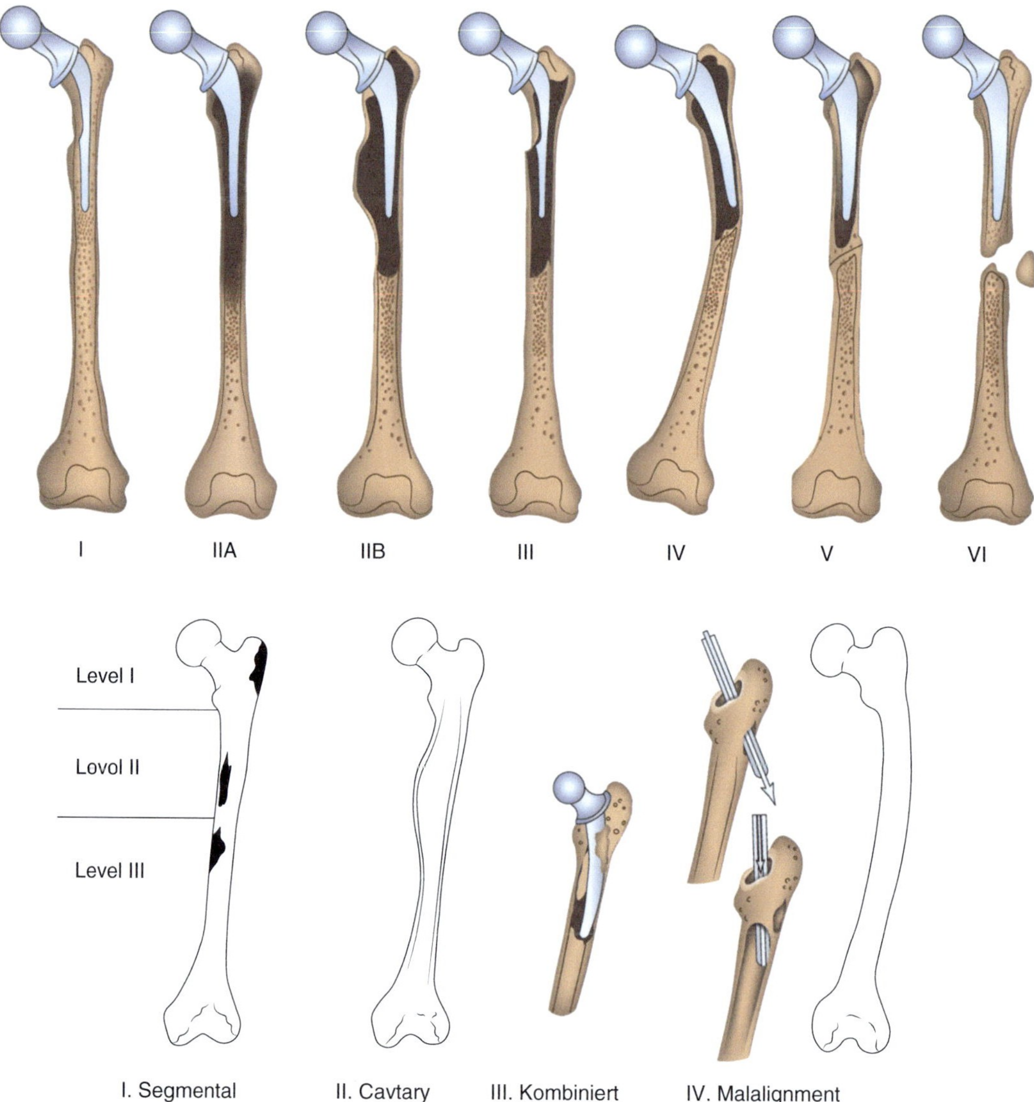

Abb. 3.8 AAOS-Klassifikation der femoralen Defekte

Endoklinik-Klassifikation

Die Endoklinik-Klassifikation wurde von Engelbrecht und Heinert (1987) zur Beurteilung von Knochendefekten bei zementierten, gelockerten Schäften entwickelt (Abb. 3.9). Sie wird häufig in Studien zur Analyse der Ergebnisse von Defektaufbauten mittels Impaction grafting verwendet.

- Der Grad 1 beschreibt radiologische Lockerungssäume in der oberen Hälfte des Zementmantels (Abb. 3.9).
- Der Grad 2 zeigt einen generalisierten Lockerungssaum um den ganzen Prothesenschaft mit endostaler Reaktion und Aufweitung des Markraumes (Abb. 3.9).
- Der Grad 3 beschreibt eine Erweiterung des proximalen Femurs im ganzen Bereich des einliegenden Prothesenschaftes (Abb. 3.9).
- Der Grad 4 entspricht einer ausgedehnten Destruktion mindestens der proximalen 2/3 des Femur (Abb. 3.9).

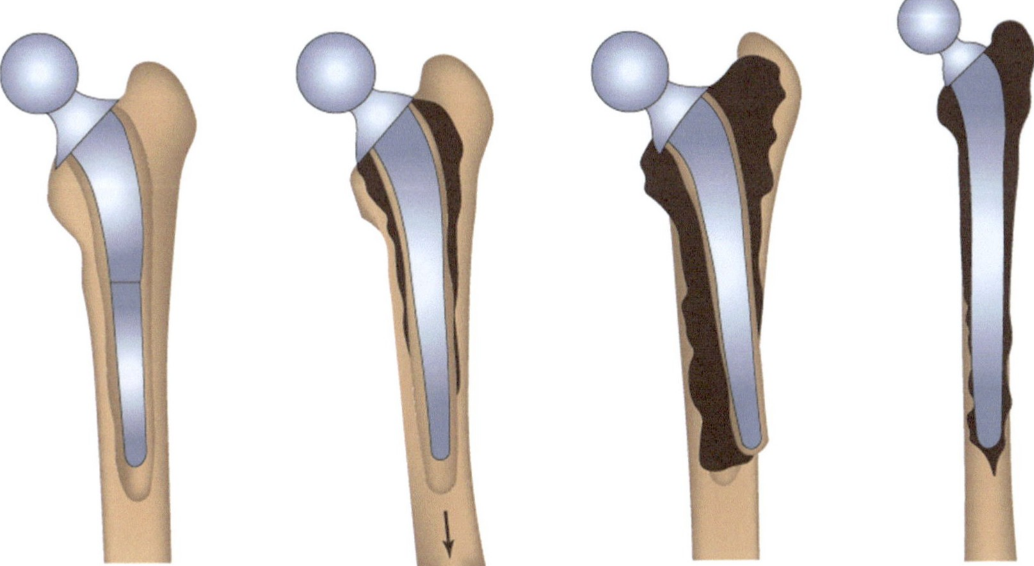

Abb. 3.9 Endoklinik-Klassifikation der femoralen Defekte nach Engelbrecht

Prinzipien der Fixation

4

Inhaltsverzeichnis

Bei der Revisionsendoprothetik des Hüftgelenkes stehen für den Wechsel der femoralen Komponente mehrere Konzepte bzw. Revisionsschaftsysteme zur Verfügung (Abb. 4.1). Bei der Revision einer gelockerten Femurkomponente besteht die Möglichkeit, die Implantatstabilität der neuen Komponente durch Einzementieren oder durch die zementfreie Fixation zu erzielen. Im Folgenden sollen die verschiedenen Prinzipien anhand von Schäften beschrieben werden, die in der internationalen Literatur mehrfach publizierte Ergebnisse haben, ohne dass hier eine vollständige Auflistung der auf dem Markt existierenden Implantate angestrebt wird.

4.1 Zementierte femorale Revision

Bei der zementierten Fixation von Schäften in der Revisionsendoprothetik unterscheidet man drei Prinzipien:

B. Fink, *Femorale Revisionsendoprothetik*, https://doi.org/10.1007/978-3-662-62954-3_4

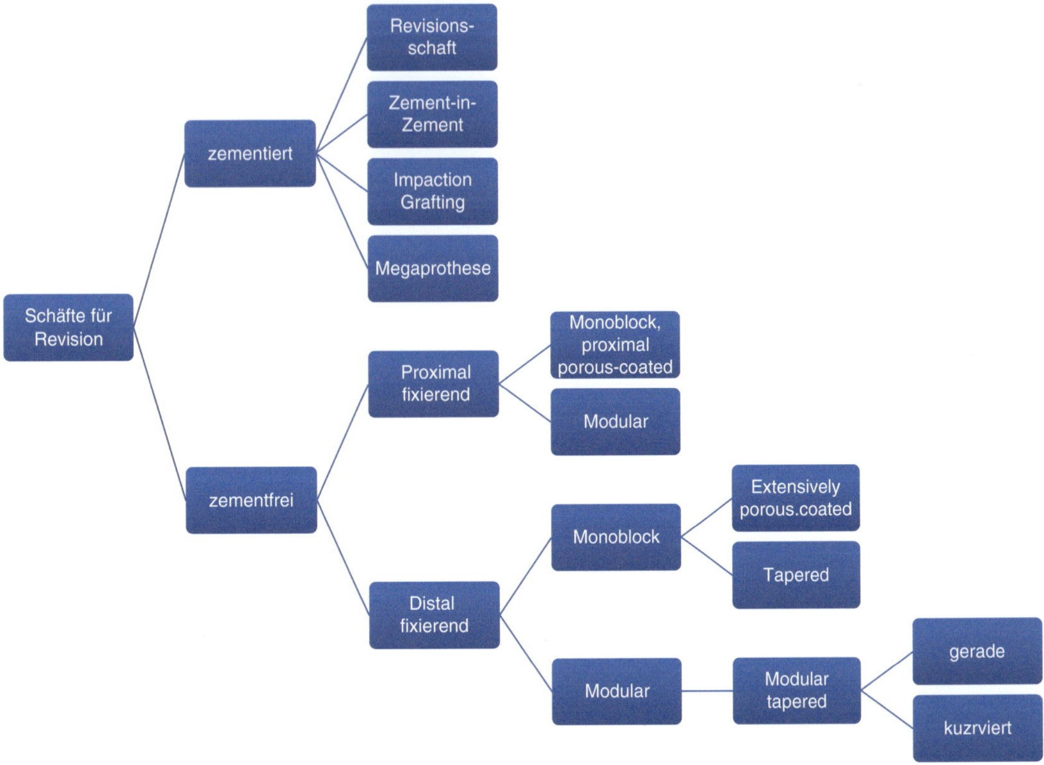

Abb. 4.1 Systematische Darstellung der verschiedenen Schaftrevisionssysteme

I. Zementierte Fixation von Schäften wie in der Primärimplantation (siehe Abschn. 4.1.1)
II. Zement-in-Zement-Revision (siehe Abschn. 4.1.2)
III. Impaction-bone-grafting (siehe Abschn. 4.1.3)

4.1.1 Zementierte Fixation von Schäften wie in der Primärimplantation

Bei diesem Verfahren wird nach der Entfernung des gelockerten alten Schaftes und ggf. allen Zements von der Primärimplantation eine neue Fixation durch Einzementieren eines Standard- oder Revisionsschaftes mit Interdigitation des Zementes in die spongiöse Knochenstruktur erzielt. Bei den zementierten Revisionsschäften handelt es sich in der Regel um verlängerte Standardschäfte in gerader Form (z. B. der Weber-Schaft, Firma ZimmerBiomet GmbH, Winterthur, Schweiz; der Spectron-Schaft, Firma Smith & Nephew, London, UK; der CSL-Schaft, Firma Smith & Nephew) (Abb. 4.2) oder kurvierter Form (z. B. SP-II-Schaft, Firma Waldemar Link, Hamburg, Deutschland) (Abb. 4.3). Diese Schäfte sind mit Ausnahme des Schaftes von Crawford et al. (2000) nicht-modular. Sie erzielen ihre Stabilität durch eine langstreckigere Verbindung des Schaftes mit dem Knochen durch Zement.

Operationstechnik

Zur Implantation dieser zementierten Revisionsprothesen werden entweder die kürzeren Raspeln des entsprechenden Standardschaftes oder spezielle, längere Raspeln verwendet, mit der das neue Prothesenbett präpariert wird. Dies muss mit der entsprechenden Vorsicht geschehen, um periprothetische Frakturen und Perforationen zu vermeiden. Die Raspeln können gleichzeitig als Probeprothesen wie in der Primärendoprothetik verwendet werden. Nach zufriedenstellender Testung wird der entsprechende Schaft mit einer modernen Zementiertechnik der dritten Genera-

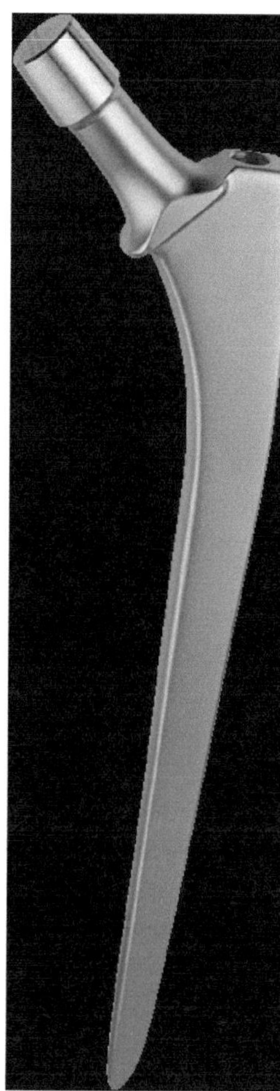

Abb. 4.2 Zementierter gerader Revisionsschaft (CSL, Smith & Nephew, Memphis, TN, USA)

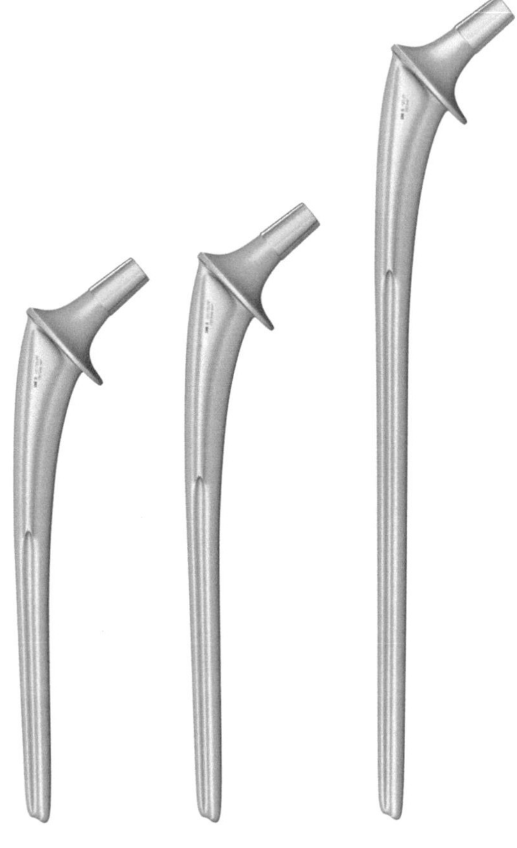

Abb. 4.3 Zementierter kurvierter Revisionsschaft (SPII-Schaft, Waldemar Link, Hamburg, Deutschland)

tion (Pulse-Lavage des Knochens, distaler Zementstopper, retrograde Auffüllung des Femurkanals mit Zement, solide Zementverdichtung [Pressurization]) einzementiert.

Ergebnis

Der Nachteil der zementierten Revisionstechnik besteht darin, dass das knöcherne Prothesenlager durch die Lockerung der Primärprothese aufgeweitet, verdünnt und sklerosiert ist. Hierdurch wird die Interdigitation des Zementes in den Knochen und somit die Haftung des Zementes im Knochen deutlich minimiert. So haben Dohmae et al. (1988) gezeigt, dass die Belastbarkeit der Knochen-Zement-Verbindung für Scherkräfte bei zementierten Revisionen um 79 % im Vergleich zu einer zementierten Primärimplantation reduziert ist. Dies erklärt die relativ hohen Lockerungs- und Re-Revisionsraten zementierter Revisionsschäfte (Tab. 4.1, Abb. 4.4). Diese ist deutlich höher als bei zementfreien Revisionskomponenten, bei Wirtz und Niethard (1997) in einer Übersichtsarbeit 4,8-fach höher. Auch im Schwedischen Prothesenregister zeigt sich für zementierte Revisionsschäfte im Langzeitverlauf eine signifikant höhere Lockerungsrate als für einen zementlosen Revisionsschaft (Link-MP) (Weiss et al. 2011). Te Stroet et al. (2016) konnten jedoch bei 92 und So et al. (2013) bei 34 Schaftwechseln zeigen, dass sich bei einem geringem Knochenverlust und einer modernen Zementiertechnik der dritten Generation zufriedenstellende Ergebnisse mit 10-Jahresüberlebensraten von 92 % erzielen lassen. Entscheidend ist hierbei, dass eine suffiziente Interdigitation des Zemen-

Tab. 4.1 Ergebnisse der nicht-modularen zementierten Revisionsschäfte

Autor	Anzahl	Follow-up	Revision	Sub-sidence	Lockerung	Luxation	Infektion	Fraktur
	n	(Jahre)	(%)	(%)	(%)	(%)	(%)	(%)
Estok und Harris 1994	38	11,7	10,5 %		21 %	2,6 %	2,6 %	2,6 %
Haentjens et al. 1996	16	5	0 %	0 %		43,7 %	12,5 %	25 %
Iorio et al. 1995	107	7,7	7,5 %		12 %	5 %	0,9 %	
Izquierdo und Northmore-Ball 1994	148	10	3,4 %		8,8 %		2,7 %	
Katz et al. 1995	79	10	5,4 %		16,3 %	6,3 %	4,2 %	
Katz et al. 1997	81	10	5,4 %		16,3 %	25,9 %	2,5 %	
Kershaw et al. 1991	191	6,2	9,4 %	25 %	8,4 %	16,2 %	1,1 %	6,8 %
Meding et al. 1997	34	2,5	6 %	38 %	6 %	2,9 %		17,6 %
Mulroy und Harris 1996	43	15,1	16,3 %		26 %	4,6 %		
Pierson und Harris 1994	29	8,5	10,3 %	3,4 %	14 %	14 %	3,4 %	
Raut et al. 1996	399	7,4	6 %		8 %	1,7 %	0,5 %	0,8 %
Gramkow et al. 2001	84	11,4	22 %		19 %			4,9 %
Haydon et al. 2004	97	10,3	13 %		9 %	3,1 %		2,1 %
Howie et al. 2007	219	6			7 %	13,7 %	3,2 %	1,4 %
So et al. 2013	34	11,3	0 %		13 %	11,7 %		2,9 %
Te Stroet et al. 2016	92	10,7	15,2 %		5,4 %	13,0 %	14,1 %	3,3 %

CRI = Calcar Replacement Implant, tt = transtrochantär, pl = posterolateral, p = posterior

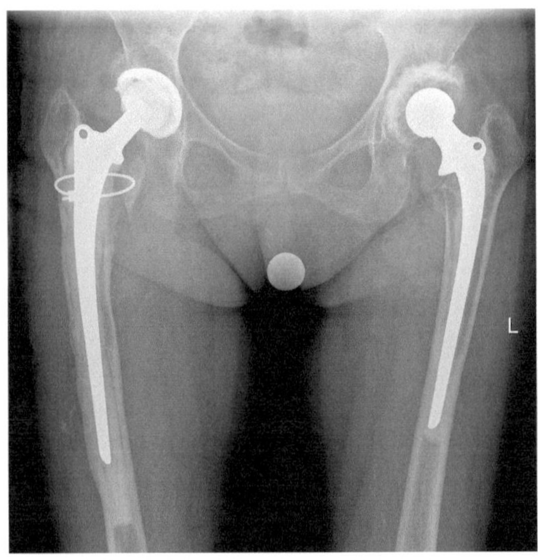

Abb. 4.4 Zementierter Revisionsschaft rechts zwei Jahre nach Implantation mit bereits radiologisch sichtbaren Lockerungssäumen bei einem Konchendefekt vom Typ Paprosky IIIB; zementierte Hüfttotalendoprothese links

tes aufgrund nur eines geringes Knochenverlustes und somit noch ausreichend verbleibendem spongiösen Knochen stattfinden kann. Zu bedenken ist allerdings, dass die zementierte Revisionstechnik beim erneuten Versagen zu einem weiteren Knochenverlust führen kann, was konträr zum Ziel der Revisionsoperation ist, weiteren Knochenverlust zu vermeiden bzw. den bestehenden Knochenverlust wieder aufzubauen. Somit ist für die Entscheidung für eine zementierte Fixationstechnik des neuen Schaftes die präoperative Analyse des Röntgenbildes und intraoperative Beurteilung des verbleibendes Knochenbettes nach Entfernung der alten Prothese und ggf. des alten Zementes ausschlaggebend.

4.1.2 Zement-in-Zement-Revision

Für diese Operationstechnik ist ein noch intakter Zementmantel (zumindest unterhalb des Trochanter minor) Voraussetzung. Daher wird diese Technik gerne angewendet, wenn ein zementierter Schaft aus dem intakten Zementköcher entfernt wird, z. B. um bei einem isolierten Pfannenwechsel einen besseren Zugang zur Pfanne zu bekommen oder um das Offset des Schaftes zu ändern (Cross und Boström 2009). In den alten Zementköcher wird ein meist dünnerer und ggf. kürzerer zementierter Schaft einzementiert (Holt et al. 2011). Greenwald et al. (1978) und Weinrauch et al. (2007) zeigten, dass die Scherkraft-Belastung an der neuen Zement-Zement-Grenzschicht 84 % bis 94 % der eines soliden Zementblocks ist, wenn diese Kontaktfläche getrocknet wird und keine Blutspuren aufweist. Hierbei ist diese Scherkraftbelastbarkeit am größten, wenn der neue Zement früh nach der Anmischung in den alten Zementköcher eingefüllt wird. Dies wird der erhöhten Verfügbarkeit von freiem Monomer zugeschrieben, das die Polymerisation mit dem existierenden Zementmantel erhöht (Holt et al. 2011; Greenwald et al. 1978). Ein Blutfilm im Zement-Zement-Interface führt allerdings zu einer Senkung der Scherkraft-Belastbarkeit auf 37 % (Greenwald et al. 1978). In den akuten Scher- und Zugversuchen von Li et al. (1996) fand sich bei einer Interposition von Blut und Knochendebris im Interface eine Reduktion der Belastbarkeit um 80 bis 85 %. Eine Interposition von Blut und Knochendebris sollte somit in der intraoperativen Anwendung dieser Technik möglichst vermieden werden, was allerdings nicht immer garantiert werden kann.

Das Aufraspeln des alten Zementmantels hilft, die Oberfläche zu reinigen, kann ggf. verbliebene Restaktivatoren/Monomere freilegen und eine bessere Oberfläche für die mechanische Verbindung der Zementschichten bereitstellen (Holt et al. 2011). Holsgrove et al. (2015) fanden bei biomechanischen Testungen verschiedener Zementkombinationen für diese Technik einen positiven Effekt für die Aufrauhung des alten Zementmantels auf die Scherkraftbelastung. Weiterhin sahen sie bessere Scherkraftbelastungen für den Simplex-Zement mit Tobramycin-Zusatz im Vergleich zu Palacos-Zement mit Gentamycin-Zusatz als Füllzement in den alten Zementköcher. In biomechanischen Testungen stellten Rudol et al. (2011) allerdings fest, dass der Effekt der Trocknung wichtiger zu sein scheint als die Aufrauhung des alten Zementköchers und dass Letzteres nur beim Verbleib von viskösen Flüssigkeiten hilfreich zu sein scheint (wahrscheinlich über den Trocknungsprozess beim Aufrauen). Das Aufrauen darf aber nicht zur Schädigung des alten Zementmantels mit Brüchen führen. Die Bearbeitung des alten Prothesenbettes mit einem Ultraschallt-Zemententfernung hat keinen positiven Effekt auf die Scherkraftbelastung am Zement-Zement-Interface (Liddle et al. 2019). Rosenstein et al. (1992) konnten zeigen, dass bei richtiger Technik die Scherkraftbelastung um 30 % höher in dem Zement-Zement-Interface als in dem Zement-Knochen-Interface war. Ein Alterungsprozess des ursprünglichen Zementmantels scheint hierbei keinen negativen Effekt für die Scherkraftbelastung am Interface zu haben (Keeling et al. 2012).

Operationstechnik

Bei der Operation mit dieser Zement-In-Zement-Technik wird zunächst der Zement um die Schulter des zu wechselnden Prothesenschaftes entfernt (Abb. 4.5). Nach Entfernung des einliegenden Schaftes wird der Zementmantel auf seine Intaktheit hin überprüft. Lockere Zementfragmente oberhalb des Trochanter minor werden entfernt und der Schenkelhals ggf. 2 bis 3 mm reosteotomiert. Das alte Prothesenbett kann nun mit einer Kugelfräse oder einer Raspel aufgeraut werden (Abb. 4.5). Es ist wie beschrieben wichtig, mit und ohne Aufrauung, vor der Rezementierung des neuen Schaftes für ein möglichst sauberes, aber unbedingt trockenes Prothesenbett durch z. B. temporäres Einbringen von Kompressen zu sorgen. Eine Probeprothese kann noch einmal zur Probereposition eingesetzt werden, wonach das Prothesenbett wieder gesäubert und getrocknet wird. Der in Vakuum angerührte frische Zement wird frühzeitig mittels einer dünnen Zementpistole von retrograd in den Zementköcher eingefüllt und komprimiert (pressurized) (Abb. 4.6). Ein dünnerer und ggf. kürzerer (bevorzugt glatt polierter) Schaft der gleichen Form wie der alte Schaft wird dann eingesetzt und bis zum Aushärten des Zements in Position gehalten (Holt et al. 2011).

Kontraindikationen: Eine Zement-In-Zement-Revision kommt nicht infrage, wenn eine bindegewebige Schicht in dem Knochen-Zement-Interface unterhalb des Trochanter minor vorliegt, der Zementmantel unterhalb des Trochanter minor locker ist oder hier eine Knochendefekt vorliegt (Holt et al. 2011; Duncan et al. 2009).

Ergebnis

In den wenigen bisher publizierten Studien zeigen sich bei korrekter Indikationsstellung durchweg gute Ergebnisse und Standzeiten dieser Operationstechnik (Tab. 4.2). Lieberman et al. (1993)

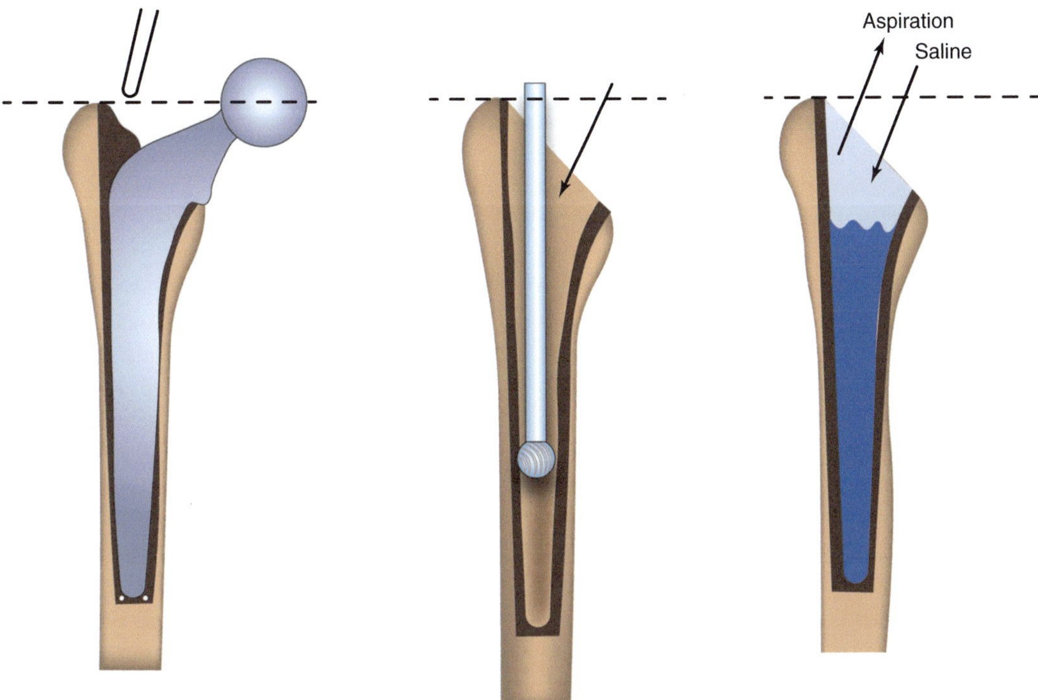

Abb. 4.5 Links: Entfernung des Zementes um die Schulter des Prothesenschaftes. Mitte: Aufrauung des alten Zementmantels mit einer Kugelfräse. Rechts: Säuberung und Trocknung des alten Zementbettes

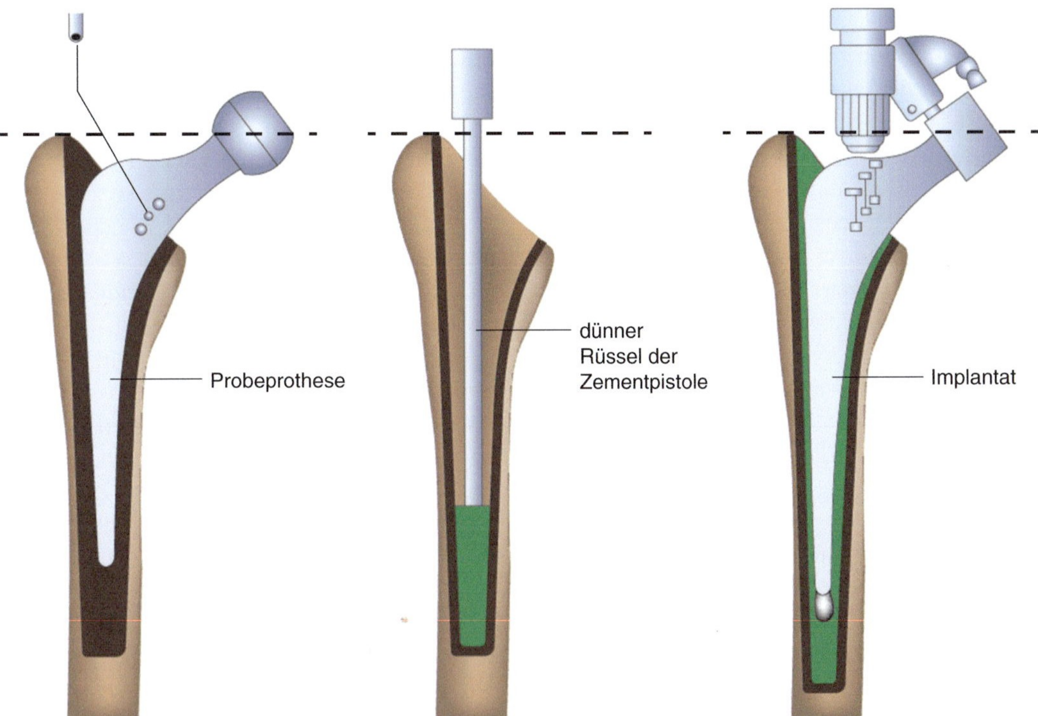

Abb. 4.6 Links: Einsatz des Probeschaftes zur Probereposition. Mitte: Retrograde Auffüllung des Prothesenbettes mit Zement. Rechts: Einsetzen des neuen Schaftes

berichten über 19 revidierte Femurendoprothesen, bei denen in einem Nachuntersuchungszeitraum von 59 Monaten keine Lockerungen auftraten und Archibald et al. (1985) über sieben Fälle ohne Lockerung in einem Beobachtungszeitraum von drei Jahren. McCallum und Hozack (1995) fanden bei 15 Patienten nach einem Follow-up von bis zu zwei Jahren, bei denen sie mittels einem sog. Ultraschall-Zemententfernungssystem (Ultra-Drive) den bestehenden Zementköcher graduell erweiterten, damit der explantierte Prothesenstiel wieder rezementiert werden konnte, ebenfalls keine Komponentenlockerung. Marcos et al. (2009) fanden auch keine aseptischen Lockerungen bei 37 aseptischen Zement-in-Zement-Revisionen nach durchschnittlich 46 Monaten. Duncan et al. (2009) berichteten über 136 Zement-In-Zement-Revisionen mit einem durchschnittlichen Nachuntersuchungszeitraum von acht Jahren (5 bis 15 Jahren), die zwischen 1989 und 1999 in Exeter durchgeführt wurden. Bei 102 war es die Erstrevision (75 %), bei 24 die Zweitrevision (17,6 %), bei 4 die dritte (2,9 %) und bei einem die fünfte (0,7 %) Revision sowie bei fünf (3,7 %) der zweite Eingriff bei einem zweizeitigen septischen Wechsel. In dem Nachuntersuchungszeitraum musste keiner der Schäfte wegen einer Lockerung gewechselt werden und die Überlebensrate lag bei 92,0 %. Die späteren Publikationen bestätigten diese bisherigen guten Ergebnisse (Tab. 4.2). Cnudde et al. (2017) analysierten 1179 Zement-in-Zement-Revisionen aus dem Schwedischen Prothesenregister mit einem Exeter- oder einem Lubinus-Schaft zwischen Januar 1999 und Dezember 2015 und fanden bessere Ergebnisse für den glatt polierten Exeter-Schaft im Vergleich zum Lubinus-Schaft mit rauerer Oberflächenstruktur. Sandiford et al. (2017) berichteten über 24 Patienten mit sogar wiederholten Zement-in-Zement-Revisionen aufgrund von Pfannenwechseln und fanden nach einem Follow-up von 81,7 Monaten (64 bis 240 Monaten) keine aseptische Lockerung.

4.1.3 Impaction-bone-grafting

Eine Möglichkeit, dem Problem des Knochenverlustes bei der zementierten Schaftrevision zu begegnen, ist das sog. Impaction grafting, bei dem der Knochendefekt durch homologe Knochenspongiosachips aufgefüllt und in dieses Knochenlager wieder ein zementierter Schaft (in der Regel normaler Länge) einzementiert wird. Diese erstmalig 1987 in Exeter, England beschriebene Technik kreiert für den neuen zementierten Schaft ein endostales knöchernes Bett aus komprimierten homologen Knochenchips (Gie et al. 1993). Es wird im Femur ein dreilagiger Verbund aus Implantat, Zement und Knochen gebildet. Diese Technik hat den Vorteil, dass ein Knochenstock wiederaufgebaut werden kann, was für ggf. notwendige weitere Revisionen wünschenswert ist (Gie et al. 1993; Nelissen et al. 1995). Entscheidend für den Erfolg der technisch anspruchsvollen Technik ist die Schaffung eines stabilen Knochentransplantatlagers. Instabile Transplantatlager würden nachgeben und einsinken. Ein Transplantateinbau bzw. eine knöcherne Inkorporation mit dem Wirtsknochen würde nicht stattfinden.

Ein impaktiertes Knochentransplantat verhält sich wie ein Aggregat und die Eigenschaftes als solches können mit der Mohr-Coulomb-Gleichung beschrieben werden:

$$\tau = I + \sigma \tan \varphi$$

τ ist die Scherfestigkeit des Aggregats, I die Konstante für das Ineinandergreifen von Partikeln, σ die normale Stressbelastung und φ der Winkel der internen Friktion. Diese mathematische Darstellung lässt erkennen, dass die Widerstandsfähigkeit gegen die Scherkraftbelastung proportional zur Interdigitation zwischen den Knochenpartikeln und der Kraft ist, die das Aggregat komprimiert. Da im Femur die meisten Kräfte entlang der Achse des Implantates wirken und nur geringe Umfangsspannungen (hoop stresses) zur normalen Belastung beitragen, bedarf es einer hohen Verzahnung (Interlocking) der Partikel, um eine entsprechend notwendige Scherfestigkeit des Aggregates zu erreichen. Somit erklärt sich die Bedeutung der Verzahnung zwischen den Knochenpartikeln (Board et al. 2006).

Nach den ersten Wochen postoperativ findet aufgrund der langsamen Gewichtsbelastung und Krafteinwirkung auf das Aggregat ein Remodeling und über die Monate eine schrittweise In-

Tab. 4.2 Ergebnisse der Zement-in-Zement-Revision

Autor	Hüften	Follow-up (Jahre)	Revisionen/asept. Lock.	Periprothetische Frakturen	Perforationen
Archibald 1985	7	3,0	0 %		
Lieberman 1993	19	4,9	0 %		
McCallum 1995	15	<2	0 %		
Young 2008	36	4,1 (1–7)	5,5 %		
Goto 2008	44	5,1 (2–10,1)	0 %	20,4 %	2,3 %
Marcos 2009	37	3,8	0 %		
Duncan 2009	136	8 (5–15)	8 %/0 %	0,7 %	1,5 %
Te Stroet 2014	125	6 (5–7)	8 %/0 %		
Stefanovich-Lawbzary 2014	44	5,3	4,8 %		
Mounsey 2015	28	5,8 (2,1–10,3)	0 %	3,5 %	3,5 %
Okuzu 2016	62	10,8 (5-	4,8 %/3,2 %		
Cnudde 2017	1179	4,5	2,3 %	0,7 %	
Sandiford 2017	24	6,8 (5,3–20)	0 %		
Amanatullah 2017	63	5,5	21 %/2 %		
Kumar 2019	79	1,3 (1–3,8)	6,3 %/0 %	1,3 %	1,3 %
Woodbridge 2019	166	8,1 (5–11,7)	9,6 %/0 %	1,8 %	
Berg 2020	50	5,1	6 %/0 %		

korporation mit dem Wirtsknochen statt (Wang und Aspenberg 2000; Te Stroet et al. 2015). So wurde histologisch 2 Jahre postoperativ ein Mix aus Graft und Osteoneogenese mit Remodeling (neue Knochentrabekel) gefunden (Ullmark und Obrant 2002). Da diese Inkorportation für die Standzeit des Gesamtkonstrukts entscheidend scheint, wird von vielen Autoren eine sehr lange Zeit der Teilbelastung des operierten Beines von 4 bis 6 Monaten gefordert (Te Stroet et al. 2015).

Bezüglich der optimalen Partikelgröße gibt es zwei verschiedene Meinungen. In der Gruppe aus Nijmegen werden größere Knochenchips von mindestens 4,5 mm Größe bevorzugt, da sie eine bis zu 25 %ige größere Stabilität in vitro für das Acetabulum und das Femur zeigten (Bolder et al. 2003; Eldridge et al. 1997; Wallace et al. 1997). In der zweiten Schule wird eine abgestufte, gut sortierte Mischung von Chips unterschiedlicher Größe bevorzugt, da sie eine höhere Scherfestigkeit erzielt als eine unsortierte Mischung. Die ideale Mischung ist hiernach eine Kombination von größeren Chips um die 4 mm und kleineren Partikeln, die die Räume zwischen den größeren füllen (Brewster et al. 1999). Da die Zementierung bei der Implantation der Prothese in das neue Knochenbett dazu führt, dass eine solide Knochenschicht am Graft-Zement-Interface entsteht, die die Konstante I in der Mohr-Coulombschen Gleichung erhöht, scheint die Partikelgröße nicht so entscheidend zu sein. (Craig 2004). Darüber hinaus fehlt es bisher an klinischen Vergleichsstudien mit verschiedenen Partikelgrößen.

Einig ist man sich dagegen über die Bedeutung der Waschung der Knochenchips für die Scherfestigkeit (Dunlop et al. 2003). Hierbei wird das Fett des Markraums und die Markraumflüssigkeit ausgespült, was die Schmierung der Partikel reduziert und somit deren Reibungswiderstand erhöht. Zudem führt die Entfernung des Fetts vor der Kompression der Graftchips zu einer besseren Kompremierbarkeit des Grafts und damit zu einer besseren Interdigitation der Partikel (Dunlop et al. 2003; Hostner et al. 2001). In der klinischen Anwendung zeigte sich eine statistisch signifikante Reduzierung des Schaftsubsidence, wenn gewaschene Knochenchips genommen wurden gegenüber ungewaschenen Chips (Hostner et al. 2001). Darüber hinaus entfernt das Waschen das meiste Knochenmark aus dem Knochen und damit die immunologisch aktiven Zellen. Dadurch wird die immunologische Belastung für den Patienten reduziert und das Risiko einer Krankheitsübertragung minimiert (Bos et al. 1985; Burchardt 1983; Czitrom et al. 1985). Weiterhin muss der Knochenbank-Hüftkopf vor der Zerkleinerung (besser noch vor der ersten Bearbeitung nach der Entnahme) entknorpelt werden, da Knorpel aufgrund seiner elastischen Eigenschaft die Impaktierung der Chips und deren Interdigitation beeinträchtigt (Bavedekar et al. 2001).

Die Menge an notwendigem Transplantat scheint ebenfalls eine Rolle zu spielen. Je größer die Menge an notwendigem Knochentransplantat, umso geringer scheint der Remodeling-Prozess und so höher das Risiko des Subsidence zu sein (Ten Have et al. 2012). Van der Donk et al. (2002) und Linder (2000) fanden bei histologischen Untersuchungen von Transplantatproben von größeren Transplantaten zwei bis zehn Jahren postoperativ nekrotische Areale im Transplantat.

Operationstechnik

Nach Entfernung der alten Stielprothese und ggf. des alten Zementmantels wird zunächst eine Zementstopper in den Schaft gebracht. Dieser muss solide sitzen, um den bei der Impaktierung des Knochentransplantates entstehenden Drücken zu widerstehen und nicht nach distal zu wandern. In aseptischen Situationen können distal des geplanten neuen Schaftes in korrekter Lage sitzender alter Zement oder ein Zementstopper belassen werden (Morgan et al. 2004). Diese dienen quasi als distale Begrenzung bzw. neuer Zementstopper. Die entfetteten Knochenchips werden mit entweder konischen Stößeln steigender Größe oder zunächst mit zylindrischen Stößeln in den Femurschaft eingebracht (Abb. 4.7). Die Impaktierung der Allograft-Chips im Femurkanal erfolgt mit einer Probeprothese gleicher Größe wie der nachher zu implantierende Schaft, die über einen Zentrierdraht eingetrieben wird (Gehrke et al. 2013) (Abb. 4.8). Alternativ kann eine Probeprothese steigender Größe verwendet werden

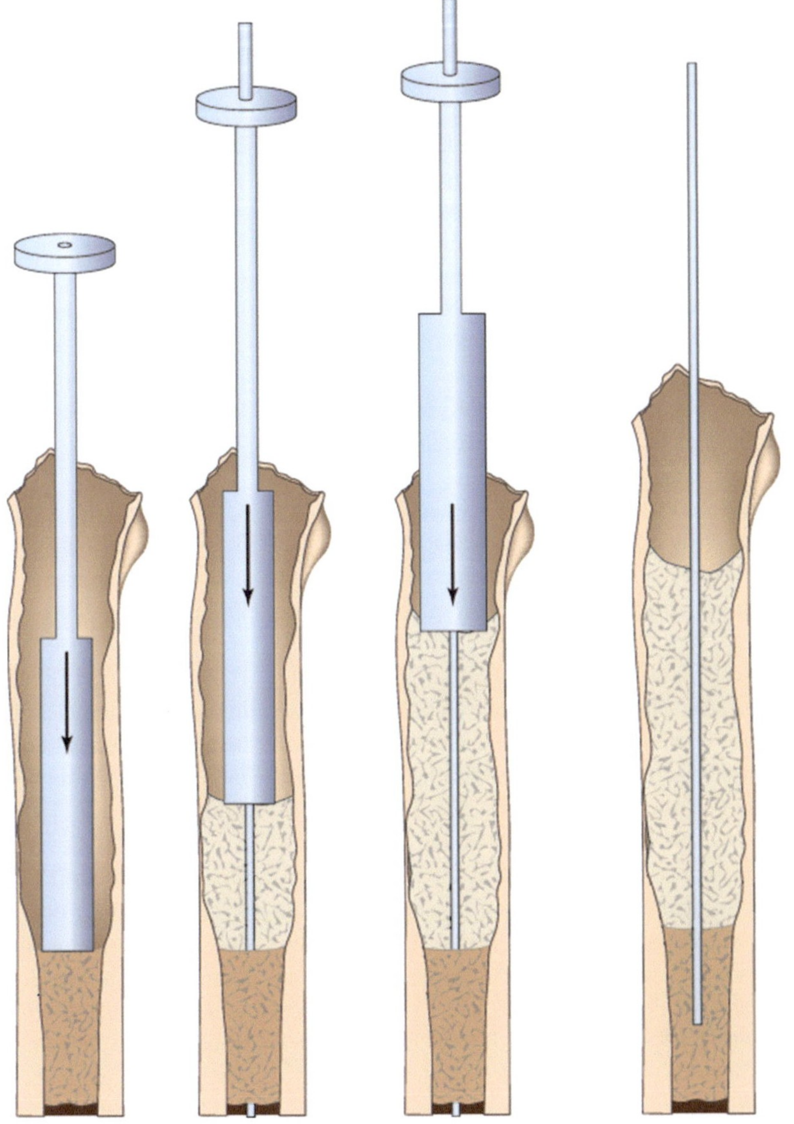

Abb. 4.7 Schrittweises Einbringen der Knochenchips mit zylindrischen Stößeln steigender Größe

(Abb. 4.8). Hierbei hilft der Zentrierdraht eine Malpositionierung des neuen Prothesenbettes und damit der Prothese zu verhindern. Das Eintreiben der Probeprothesen wird mehrfach wiederholt, wobei die Steifigkeit des Grafts logarithmisch bis ca. zum 30sten Impaktierungsvorgang steigt, danach aber nicht mehr (Bavedekar et al. 2001). Alternativ können auch Schaftraspeln aufsteigender Größe genommen werden, wobei es von manchen Autoren bevorzugt wird, die letzte Raspel bzw. Probeprothese eine Nummer größer als die zu implantierende Prothese zu nehmen, damit bei der Schaftzementierung ein ausreichend dicker Zementmantel von 2 mm entsteht (Masterson et al. 1997). Mit der letzten Probeprothese bzw. -raspel kann eine Probereposition vor der dann erfolgenden Einzementierung des Schaftes durchgeführt werden, um die Beweglichkeit und Stabilität des Hüftgelenkes zu prüfen. Anfänglich wurde die Technik ohne spezielle Instrumente durchgeführt und die Impaktierung erfolgte durch Probeprothesen zwei Nummern größer als das finale Implantat. 1991 wurden dann in Exeter die ersten kannulierten Instrumente und 1998 Instrumente

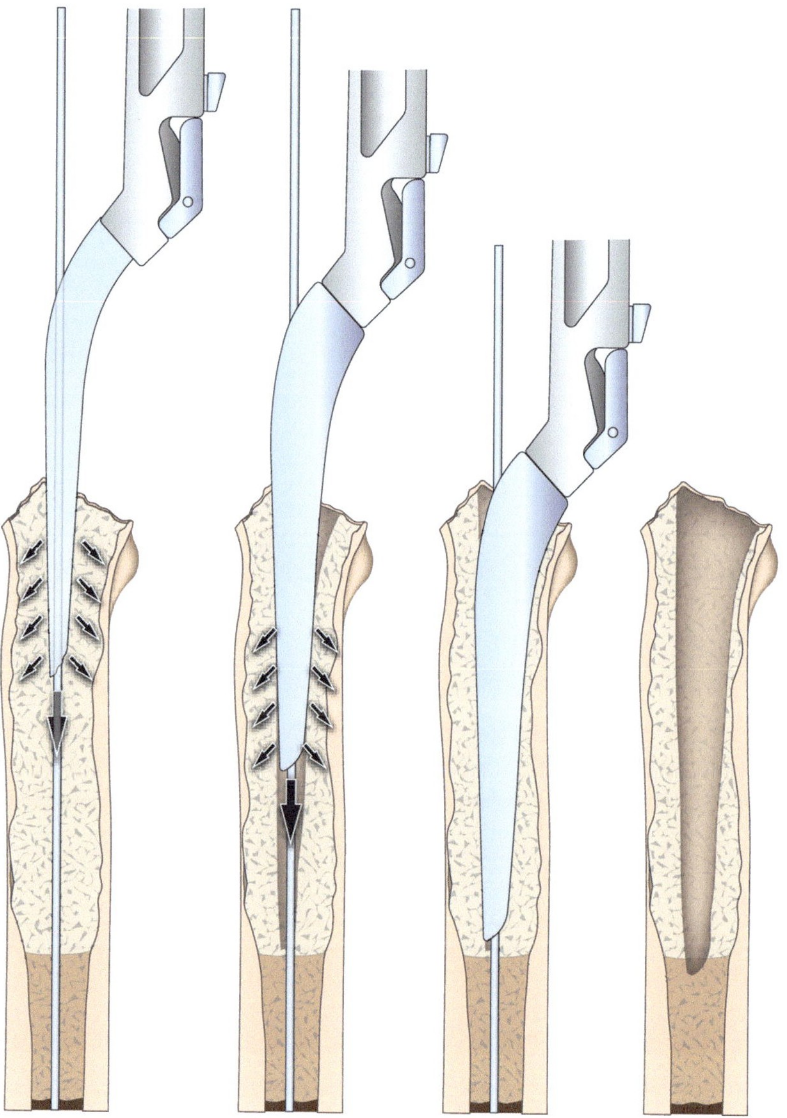

Abb. 4.8 Schrittweises Eintreiben von Probeprothesen steigender Größe mit Erschaffen des neuen Prothesenbettes (rechts), in das der neue Schaft einzementiert wird

der zweiten Generation eingeführt, durch die die Ergebnisse verbessert und die Komplikationen reduzieret wurden (Lamberton et al. 2011; Wilson et al. 2016).

Der Impaktierungsvorgang bedarf Erfahrung. Die Qualität der Impaktierung entscheidet über die Standzeiten der Prothese und damit den Erfolg der Methode. Auf der einen Seite muss die Impaktierung ausreichend kräftig erfolgen, auf der anderen Seite führt eine übermäßige Impaktierung zu intraoperativen Frakturen (Board et al. 2006; Gehrke et al. 2013). So werden Raten intraoperativer Frakturen in der Literatur zwischen 5 und 24 % angegeben (Morgan et al. 2004) (Tab. 4.3 und 4.4). In dieses neu geschaffene solide Graftbett wird der neue Schaft mit niedrigviskösem Zement in Vakuumzementiertechnik einzementiert (Abb. 4.8) (Gehrke et al. 2013). Im Gegensatz zur herkömmlichen Zementierung von Schäften sollte der Zement in einem weniger viskösen Zustand (also früher) mit einer Zementpistole in den Schaft gegeben werden und dieser retrograd aufgefüllt werden, um so eine bessere Zementpenetration in das Neoendosteum aus

Tab. 4.3 Ergebnisse der Impaction-bone-grafting-Technik mit einem glatten polierten Schaft

Autor	N	Follow-up	Fraktur	Subsidence	Lockerung	Luxation
Gie et al. 1993	58	30 Mo	7 %	79 %	5 %	5 %
Elting et al. 1995	67	31 Mo	5 %	48 %	5 %	3 %
Eldridge et al. 1997	79	13 Mo		23 % 11 % > 10 mm	10 %	
Flugsrud et al. 2000	10	52 Mo	0 %	80 %	0 %	
Knight und Helming 2000	31	31 Mo	16 %	50 %	0 %	13 %
Lind et al. 2002	87	42 Mo	2 %	2 %	0 %	6 %
Masterson 1999	35		17 %	20 %		6 %
Meding et al. 1997	34	30 Mo	24 %	44 %	6 %	3 %
Mikhail et al. 1999	43	>60 Mo	5 %	86 %	3 %	8 %
Pekkarinen et al. 2000	36	1–72 Mo	25 %	86 %	6 %	3 %
	21	1–72 Mo	33 %	90 %	5 %	14 %
	11	1–72 Mo	64 %	100 %	9 %	0 %
van Biezen et al. 2000	21	60 Mo	10 %	81 %	0 %	5 %
Francés et al. 2007	54	60 (19–152) Mo	14,8 %	38,9 % 13 % > 10 mm	18,5 %	3,7 %
Wraighte und Howard 2008	75	10,5 Ja (6,3–14,1 Ja)	9,3 %	6,6 % > 10 mm		4 %
Garcia-Cimrelo 2011	81	10,4 (5–17) Ja	50,6 %	70,4 % 14,8 % > 10 mm		
Lamberton et al. 2011	540	6,7 (2–15) Ja	19,8 %	2,2 % > 10 mm	2 %	4,1 %
Ten Have et al. 2012	31	10–14,7 Ja	12,9 %	67,7 % 12,9 % > 10 mm	22,6 %	3,2 %
Garvin et al. 2013	69	10,6 (2–19) Ja	8,6 %		2 %	2,8 %
te Stroet et al. 2015	208	10,6 Ja (4,7–20,9 Ja)	12,1 %	10,1 %	5,8 %	5,8 %
Wilson et al. 2016	116 318 271	14,7 (9,8–28,3) Ja	12,1 % 22,0 % 5,5 %	43, 9 % 6,9 % > 10 mm 38,4 % 8,5 % > 10 mm 25,8 % 1,1 % > 10 mm	1,7 % 1,3 % 0,4 %	

Mo = Monate, Ja = Jahre

Tab. 4.4 Ergebnisse der Impaction-bone-grafting-Technik mit einem alternativen Schaft-Desings mit Kragen und verschieden rauen Oberflächen

Autor	N	Follow-up [Mo]	Fraktur	Subsidence	Lockerung	Luxation
Boldt et al. 2001	79	48	1,2 %	9 %	1,2 %	10 %
				3 % > 10 mm		
Fetzer et al. 2001	39	67	12 %	4 %	0 %	12 %
Hostner et al. 2001	24	3		0,19 %		
Karrholm et al. 1999	22	30		0,4 %	0 %	
Leopold et al. 1999	29	63	24 %	8 %	12 %	4 %
Piccaluga et al. 2002	59	56,7 (24–144) Mo	18,7 %	3,5 % > 10 mm	7 %	5 %

komprimiertem Knochentransplantat zu erreichen (Morgan et al. 2004).

Insgesamt ist diese Technik technisch anspruchsvoll, nicht selten zeitaufwendig und hat eine erhebliche Lernkurve (Ornstein et al. 2002, 2009; Morgan et al. 2004). Unter anderem daran dürfte es liegen, dass sie nur in wenigen Zentren in Deutschland und auch weltweit durchgeführt wird.

Ergebnis

In zahlreichen Publikationen werden zufriedenstellende Lockerungsraten bzw. Standzeiten von über 90 % nach zehn Jahren berichtet (Garcia-Cimbrelo et al. 2011; Garvin et al. 2013; Wraighte und Howard 2008; Ten Have et al. 2012; Ornstein et al. 2009; Lamberton et al. 2011; te Stroet et al. 2015) (Tab. 4.3). Dem Prinzip der Fixation entsprechend sieht man in der initialen Phase in einem hohen Maße ein Einsinken (Subsidence) des Schaftes im Zement (Leopold et al. 1999) (Tab. 4.3 und 4.4). Diese Subsidence ist meistens nicht progressiv, wird mit einem Kaltfluss des Zementes erklärt und hat daher keine klinische Konsequenz (Morgan et al. 2004). Von den Inauguratoren der Technik wird sogar behauptet, dass die Subsidence des glattpolierten, kragenlosen, doppelt-konischen Schaftes über die Erhöhung der Druckkräfte des Schaftes auf das Knochentransplantat beim Einsinken zu einer Verbesserung der Inkorporation und Einheilung des Transplantates führen würde (Gie et al. 1993; Ling et al. 1993). Im Widerspruch zu diesen theoretischen Überlegungen wurden aber durch die Subsidence bedingte Frakturen im Zementmantel beschrieben (Masterton et al. 1999). Darüber hinaus fanden van Doorn et al. (2002) in radiostereometischen Analysen keinen Zusammenhang zwischen dem Ausmaß des Subsidence und der radiologischen Veränderung im proximalen Knochen. Die Autoren schlossen, dass osteoinduktive Eigenschaften von Wachstumsfaktoren im Transplantat neben den osteokonduktiven Eigenschaften der Knochenmatrix für den Prozess des Remodelings des Transplantates mindestens genauso wichtig sind, wie die Kompressionskräfte durch die Subsidence des Schaftes (van Doorn et al. 2002). Aber es entsteht auch eine Subsidence des gesamten Konstruktes durch Verdichtung oder Resorption des Transplantates (Francés et al. 2007). Solange es nicht progressiv ist, hat es ebenso keine klinische Relevanz. Progressive Subsidence (>10 mm) wurde bei Eldridge et al. (1997) in 11 % und bei Francés et al. (2007) in 13 % gesehen und war mit einer signifikant höheren Versager- und Revisionsrate verbunden. Die Autorengruppen fanden auch eine signifikante Beziehung zwischen Transplantatresorption und Revision (Francés et al. 2007).

Wraighte und Howard (2008) sahen einen signifikanten Zusammenhang zwischen dem präoperativen Knochendefektgröße und dem postoperativen Ausmaß der Subsidence. Als weiterer signifikanter Einflussfaktor auf die Revisonsrate wurde von Francés et al. (2007) die Qualität bzw. Dicke des Zementmantels genannt. Ein insuffizienter Zementmantel (unter 2 mm), vor allem distal, war mit einer signifikant höheren Versager- und Revisionsrate verbunden. Darüber hinaus fanden Francés et al. (2007) einen klaren Zusammenhang zwischen Revision und Malalignment des Schaftes. Im Gegensatz zu der ursprünglich beschriebenen Technik hatten Francés et al. (2007) weder einen kannulierten Impaktor, noch einen distalen Centraliser für den Schaft benutzt, was deren Bedeutung unterstreicht.

Ein Hauptproblem des Impaction graftings stellen intra- und postoperative periprothetische Frakturen dar. In der Literatur werden Raten zwischen 5 und 24 % (Perforationen eingeschlossen sogar bis 50,1 %) für intraoperative und zwischen 1,8 und 20 % für postoperativen Frakturen angegeben (Garcia-Cimbrelo et al. 2011; Francés et al. 2007; Morgan et al. 2004) (Tab. 4.3 und 4.4). Auch die Verwendung von längeren zementierten Schäften (≥ 220 mm Länge) führt zu keiner signifikanter Reduktion des Frakturrisikos (Sierra et al. 2008). Frakturen treten mit größer werdenden Knochendefekten (also höherem Defekttyp) zunehmend häufiger auf (Morgan et al. 2004).

Als weitere Komplikationen werden periprothetische Infektionen zwischen 3 und 6 % und Luxationen zwischen 0 % und 13 % beobachtet (Morgan et al. 2004) (Tab. 4.3 und 4.4). Pseudarthrosen des Tochanter major treten nach transtrochantären Zugängen in 33 % bis 50 % auf, sodass der transtrochantäre Zugang für das Impaction grafting nicht empfohlen wird (Morgan et al. 2004). Auch der transfemorale Zugang empfiehlt sich für das Impaction grafting nicht, da hierdurch das femorale Graftlager kompromitiert ist und Zement in der Osteotomie deren Heilung unsicher macht (Morgan et al. 2004).

Insgesamt sind die Ergebnisse des Impaction graftings abhängig von dem Ausmaß des Knochendefektes. So konnten Garcia-Cibrelo et al. (2011) zeigen, dass eine Überlebensrate von 100 % nach 14 Jahren für Knochendefekte vom Typ 2 der Endoklinik-Klassifikation, von 81,2 %

für Typ-3-Defekte und von 70,8 % für Typ-4-Defekte erzielt werden konnten. Die durchschnittliche Subsidence lag bei 2,3 ± 3,7 mm beim Typ-2-Defekt, bei 4,3 ± 7,2 mm beim Typ-3-Defekt und bei 9,6 ± 10,8 mm beim Typ-4-Defekt. Hierbei war eine progressive Subsidence signifikant häufiger bei Typ-4-Defekten zu sehen. Auch die klinischen Ergebnisse hinsichtlich Schmerz, Funktion, Hinken und Bewegungsausmaß waren beim Typ-4-Defekt signifikant schlechter als bei den anderen Typen. Intraoperative Frakturen und Perforationen des Femur wurden bei Typ-2-Defekten in 30 %, bei Typ-3-Defekten in 42,5 % und bei Typ-4-Defekten in 95 % der Fälle gesehen.

Zusammenfassend kann aus Sicht des Autors festgestellt werden, dass die Technik des Impaction graftings bei kavitären Defekten mit noch ausreichend stabiler Kortikalis (Paprosky Typ I und II bzw. Endoklinik-Klassifikation Typ 1 bis 3) mit reproduzierbar guten Ergebnissen bei entsprechender Erfahrung des/der Operateurs/in funktioniert (Gehrke et al. 2013; Garcia-Cimbrelo et al. 2011; Ten Have et al. 2012; Maurer et al. 2000). Bei segmentalen Defekten und dünner Kortikalis (Paprosky Typ IIIA, Typ IIIB mit dünner Kortikalis und Paprosky Typ IV bzw. Endoklinik-Klassifikation Typ 4) sind die Ergebnisse nicht mehr reproduzierbar gut zu erzielen und zudem besteht ein deutlich gesteigertes Frakturrisiko (Pekkarinen et al. 2000; Garcia-Cimbrelo et al. 2011; Ten Have et al. 2012). Einige Autoren propagieren die Verwendung von Metallnetzen (mesh), die bei segmentalen Defekten zur Stabilisierung um das Femur gebunden werden (Ten Have et al. 2012; Te Stroet et al. 2015). Der Nachteil dieser Technik besteht in der Denudierung des Femur von der Muskulatur, um diese Meshs anbringen zu können.

4.2 Zementfreie Revisionsschäfte

Die zementfreien Revisionsschäfte lassen sich einteilen in proximal und in distal fixierende Schäfte, die jeweils entweder als Monoblock- oder als modulare Varianten vorliegen (Abb. 4.1).

4.2.1 Zementfreie proximal fixierende, nicht-modulare Revisionsschäfte

Zu den zementfreien nicht-modularen, proximal fixierenden Revisionsschäften zählen vor allem die sog. „proximally porous coated stems" oder „Calcar Replacement Stems". Dieses sind Langschäfte aus Cobalt-Chrom (historisch) oder Titan (z. B. Mallory-Head Calcar Monoblock-Prosthesis, Biomet, Warsaw IN, USA) (Abb. 4.9). Sie sind proximal grob strukturiert und in gerader Form (z. B. Mallory-Head, Biomet, Warsaw, IN, USA) oder kurvierter Form vorhanden. Vier verschiedene, häufig synergistisch wirkende Konzepte sollen eine proximale Fixation der Schaftsysteme realisieren. Erstens wird eine proximale, mediale, kortikale Abstützung über einen Kragen (z. B. Corail Revisionsschaft, DePuySynthes, Warsaw, IN, USA) oder bei den sog. Calcar-Prothesen direkt über die proximale Plattform der Prothese auf den medialen und postero-medialen

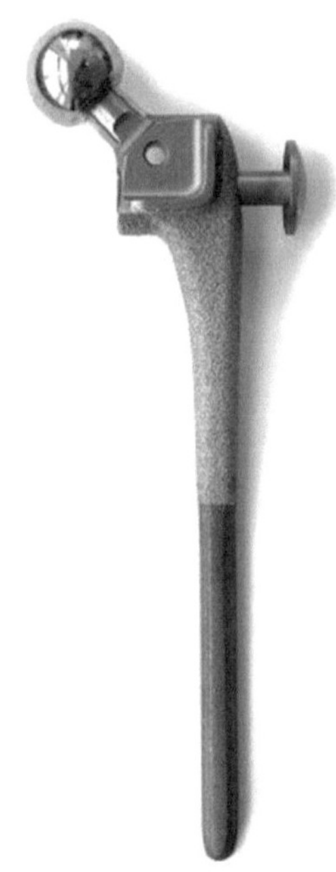

Abb. 4.9 Zementloser nicht-modularer Revisionsschaft mit proximaler Fixation Mallory-Head-Monoblock, Biomet, Warsaw, IN, USA (Firma ZimmerBiomet, Warsaw, IN, USA)

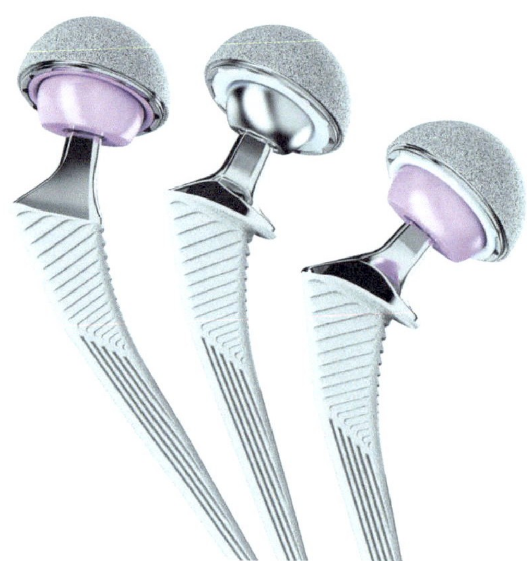

Abb. 4.10 Zementloser nicht-modularer Revisionsschaft mit proximaler Fixation Corail (DePuySynthes, Warsaw, IN, USA) aus Titan mit Hydroxylapatit-Beschichtung

Knochen des proximalen Femurs erzeugt (Abb. 4.9 und 4.10). Zweitens erfolgt die Fixation durch die konische Form des proximalen Drittels der Prothese. Drittens führt die zylindrische Form im distalen Bereich der Prothese (bei den Calcar-Prothesen) zu einer Stabilisation des Systems und viertens kann eine weitere proximale Fixation bei den Calcar-Prothesen über die Trochanterplatte oder -klammer erfolgen, die eine Kompressionskraft am Trochanter erzeugt (Abb. 4.9). Die proximale Fixation wird hierbei anhand der theoretischen Überlegung der proximalen Krafteinleitung auf das Femur umgesetzt. Ziel soll es sein, die distale Krafteinleitung mit dem dadurch bedingten Stress shielding zu vermeiden. Einige Schaftsysteme verfügen über eine proximale oder durchgehende Hydroxylapatit-Beschichtung(z. B. Corail Revisionschaft, DePuy Synthes, Warsaw, IN), die eine proximale knöcherne Osteointegration beschleunigen und verbessern soll (Abb. 4.10).

Operationstechnik

Für die Implantation dieser Schaftsysteme werden entweder längere Raspeln verwendet, die wie bei Primärschäften eingesetzt werden, oder der Markraum zunächst distal aufgefräst und anschließend proximale mit Raspeln präpariert (Abb. 4.11a,b). Bei der Calcar-Prothese wird der mediale, proximale Knochen für die proximale Prothesenauflage reseziert (Abb. 4.12a). Anschließend erfolgt die distale Auffräsung mit einer zylindrischen flexiblen Markraumfräse oder Reibahle, die bei einer proximalen Fixation 0,5 mm bis 1 mm größer als die zu wählende Prothesengröße (Dicke des distalen Abschnittes der Prothese) ausfällt (Abb. 4.12b). Das proximale Fixationsbett wird mit einer Raspel präpariert, die auch als Probeprothese für die Probereposition verwendet werden kann (Abb. 4.12c). Anschließend erfolgt die Implantation der Originalprothese.

Ergebnis

Für die Präparation des Prothesenbettes und der Verklemmung des neuen Schaftes im proximalen Femur bedarf es eines ausreichend stabilen Knochens. Daher sind kavitäre Defekte im proximalen Femur für diese Schäfte besser geeignet als segmentale. Zum Aufbau kleinerer segmentaler Defekte und zur additiven Fixation des Schaftes lagern einige Autoren im proximalen Femurbereich Strutgrafts an (Head et al. 1993, 1994, 2000, 2001). Trotzdem scheint die Fixationsqualität dort nicht regelhaft reproduzierbar gut zu sein, da die Stabilität und Fixation des Schaftes in dem durch die Lockerung des alten Schaftes geschwächten proximalen Knochen gesucht wird. Dieser Knochen ist durch den Lockerungsprozess aber häufig dünn, sklerotisch, aufgeweitet, defizient und manchmal schlechter durchblutet. Daher werden vor allem für Femura mit segmentalen und diaphysäre Defekten höhere Lockerungs- und Nachsinkraten für diese Schaftsysteme beschrieben (Tab. 4.5). Wohl aufgrund der Schwierigkeit, mit den proximal coated Calcar-Replacement-Systemen gute Langzeitergebnisse zu erzielen, wurden diese in den letzten Jahren größtenteils vom Markt genommen und bei den Firmen durch fully porous-coated, distal fixierende Systeme ersetzt (z. B. Mallory-Head-System durch Arcos One-Piece, ZimmerBiomet, Warsaw, IN, USA) (Tab. 4.5).

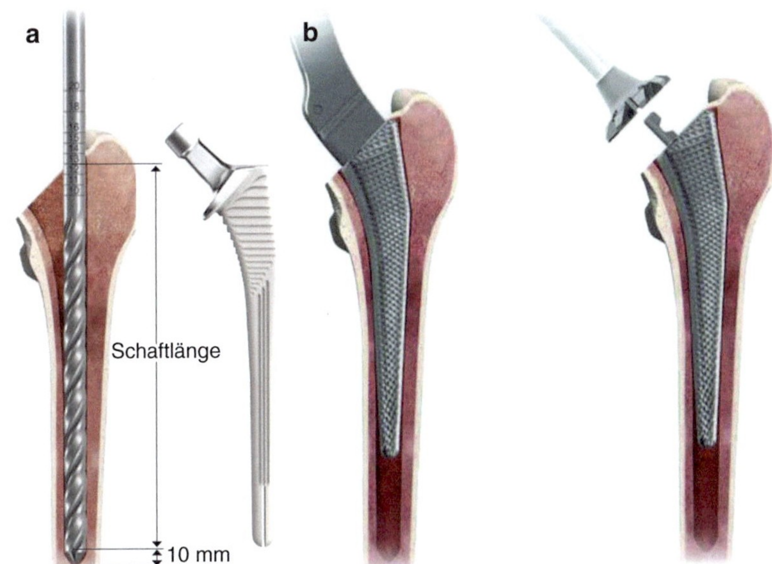

Abb. 4.11 **a,b:** Präparation des Fixationsbettes für den Corail-Revisionsschaft (DePuySynthes, Warsaw, IN, USA). **a:** Auffräsung des Markraumes mit einer starren Reibahle. **b**: Präparätion des proximalen Fixationsbettes mit Raspeln und des proximalen Kragenaufsitzes mit einer Tellerfräse (mit freundlicher Genehmigung von DePuySynthes, Warsaw, IN, USA)

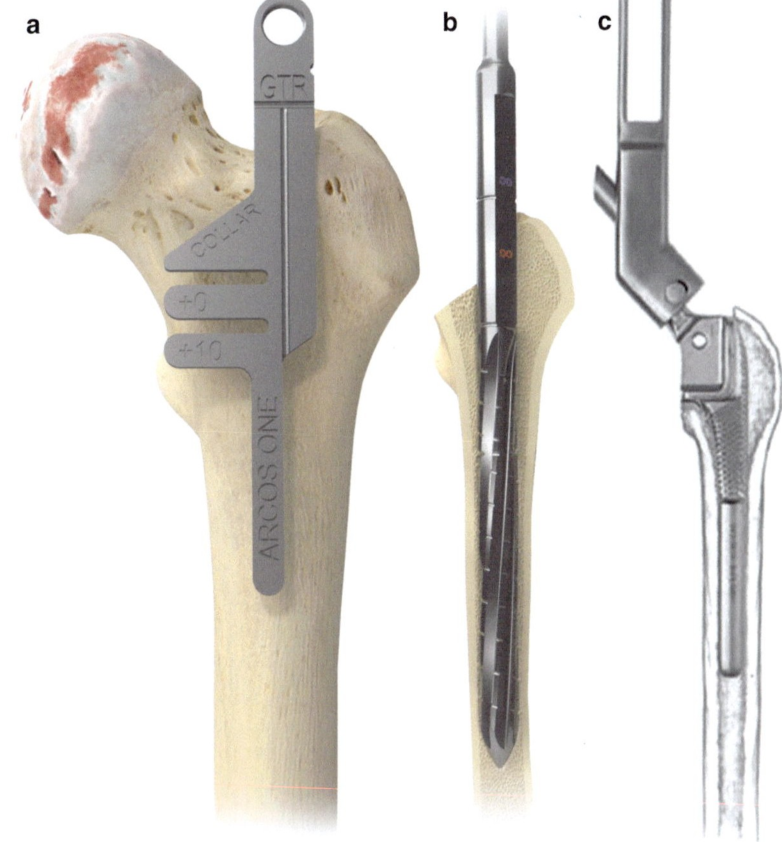

Abb. 4.12 **a-c:** Präparation des Fixationbettes für einen proximal coated Calcar-Prosthesis-Schaft. **a:** Proximale mediale Resektion des femoralen Knochens für die Auflage der Calcar-Prothese (aus der Arcos Operationstechnik (ZimmerBiomet, Warsaw, IN, USA) zur Veranschaulichung dieses Operationsschrittes). **b:** Auffräsung der Diaphyse des Femur mit einer zylindrischen Reibahle (aus der Arcos Operationstechnik (ZimmerBiomet, Warsaw, IN, USA) zur Veranschaulichung dieses Operationsschrittes). **c:** Präpartion des proximalen Fixationsbettes mit einer Form-Raspel (mit freundlicher Genehmigung von ZimmerBiomet, Warsaw, IN, USA)

Tab. 4.5 Ergebnisse des Zementfreie nicht-modulare Schäfte (proximally porous coated); Defekt-Klassifikation nach Paprosky (außer AAOS)

Autor	Anzahl	Prothese	Defekt	Follow-up	Zugang	Revision	Subsidence	Lockerung	Luxation	Infektion	Fraktur
	n		meist	(Jahre)		(%)	(%)	(%)	(%)	(%)	(%)
Berry et al. 1995	375	Verschiedene	I–IIIA	4,7		20,8 %	55 %	15,7 %		4 %	26 %
Buoncristiani et al. 1997	66	APR		4,7	p	6 %	3 %	3 %			15,1 %
Head et al. 1993	177	Mallory-Head	I–IIIA	2,8	al, strutgrafts	3,3 %					
Head et al. 1994	177	Mallory-Head	I–IIIA	3	al, strutgrafts	3 %	2,8 %				
Head et al. 2000	304	Mallory-Head	I–IIIA	10–13	strutgrafts	3 %	0,3 %	0 %	1 %		0 %
Head et al. 2001	1179	Mallory-Head	I–IIIA	6,2	al, strutgrafts	1 %			0,6 %		0,1 %
Hussamy und Lachiewicz 1994	41	BIAS		5	tt	0 %	32 %		7 %	0 %	12,2 %
Gosens und van Langelaan 2005	48	Mallory-Head	I, II	6,1	tg	0 %			8,3 %		
Kim 2004	36	IPS + Strutgraft	IIC–IIIB	6,5	pl	3 %	3 %	8,3 %		6 %	
Malkani et al. 1996	69	Oste-onics	I, II	2,8	tg,al,p,tt	8,7 %	57 %	20 %	2. %		46 %
Mulliken et al. 1996	52	Mallory-Head	I–IIIA	4,6	tg	10 %	10 %	24 %			38,5 %
Peters et al. 1995	49	BIAS	I–III AAOS	5,4	tg,tt	4 %	57 %	4 %	4,1 %	2 %	22,4 %
Woolson und Delaney 1995	25	Harris-Galante	I,II	5,5	tt,p, tg	20 %	48 %	40 %			24 %
Wood et al. 2019	20	Corail	I–IIIA	1		0 %	0 %	0 %	5 %	5 %	5 %

4.2.2 Zementfreie proximal fixierende, modulare Revisionsschäfte

Da die Monoblockimplantate nicht immer eine optimale Anpassung der Prothese an das proximale Femur erlauben, wurden modulare Schäfte für die zementfreien, proximal porous coated stems mit proximaler Fixation erstmalig 1967 von Konstantin Sivash eingeführt (Mehran et al. 2013). Weiterentwicklungen dieses Schaftsystems sind z. B. der S-ROM-Schaft (DePuy, Warsaw, IN, USA) (Abb. 4.13) oder das Mallory-Head-Modular-Calcar-Revision-System (Biomet, Warsaw, IL) (Abb. 4.14) bzw. deren Nachfolger als Broach und Calcar Proximal Bodies-Variante des Arcos Modular Femoral Revision-System mit distal geschlitzter Komponente (ZimmerBiomet, Warsaw, IN, USA) (Abb. 4.15). Hierdurch konnte das Prinzip des „maximal fit and fill" für die proximale Schaftverankerung durch die individuelle Anpassung vor allem der proximalen Schaftkomponente an die Femuranatomie verbessert werden. Die Modularität erlaubt dabei die proximale Fixation des Schaftes durch die Sleeves bei der S.ROM-Prothese von der Einstellung der biomechanischen Parameter (Beinlänge bzw. Höhe des Prothesenkopfes, Version des proximalen Femurs und Offset) zu separieren und unabhängig voneinander einstellen zu können. Die proximalen Sleeves sind in porous-coated und Hydroxylapaptit-Beschichtung erhältlich.

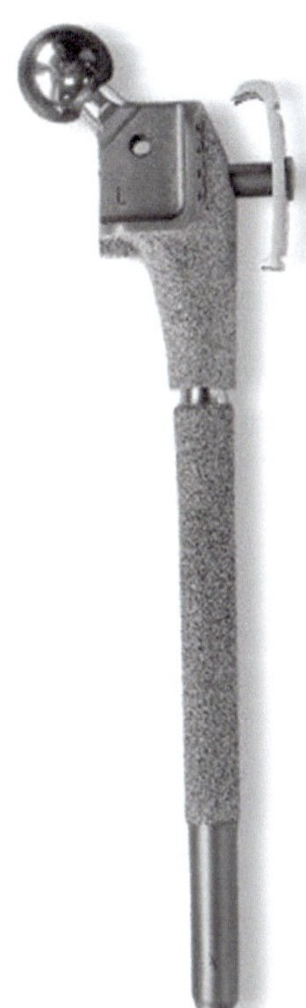

Abb. 4.14 Modulare proximal fixierender Revisionsschaft Mallory-Head Modular Calcar Revision System (Biomet, Warsaw, IN, USA)

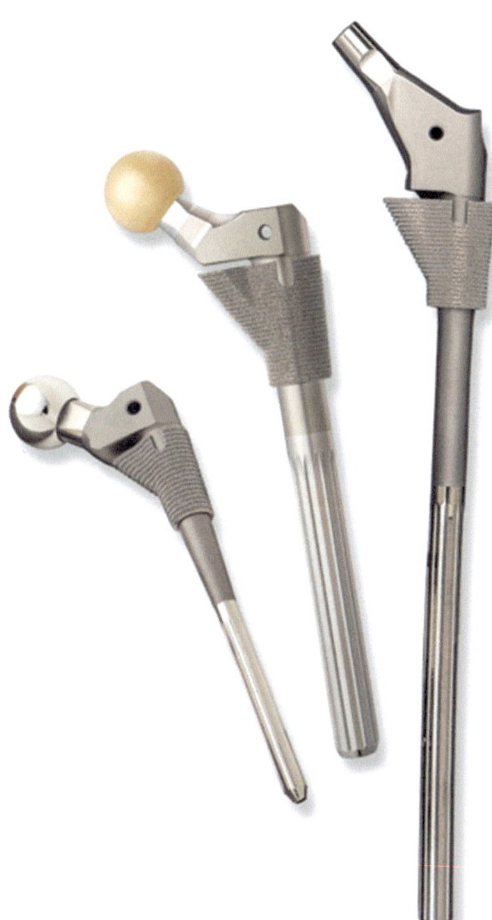

Abb. 4.13 Modulare proximal fixierender Revisionsschaft S-ROM (DePuySynthes, Warsaw, IN, USA)

Operationstechnik

Bei diesen modularen Revisionsschäften mit proximaler Fixation wird zunächst die distale Femurdiaphyse aufgefräst, je nach System zunächst mit einer flexiblen Markraumfräse (Abb. 4.16) und dann

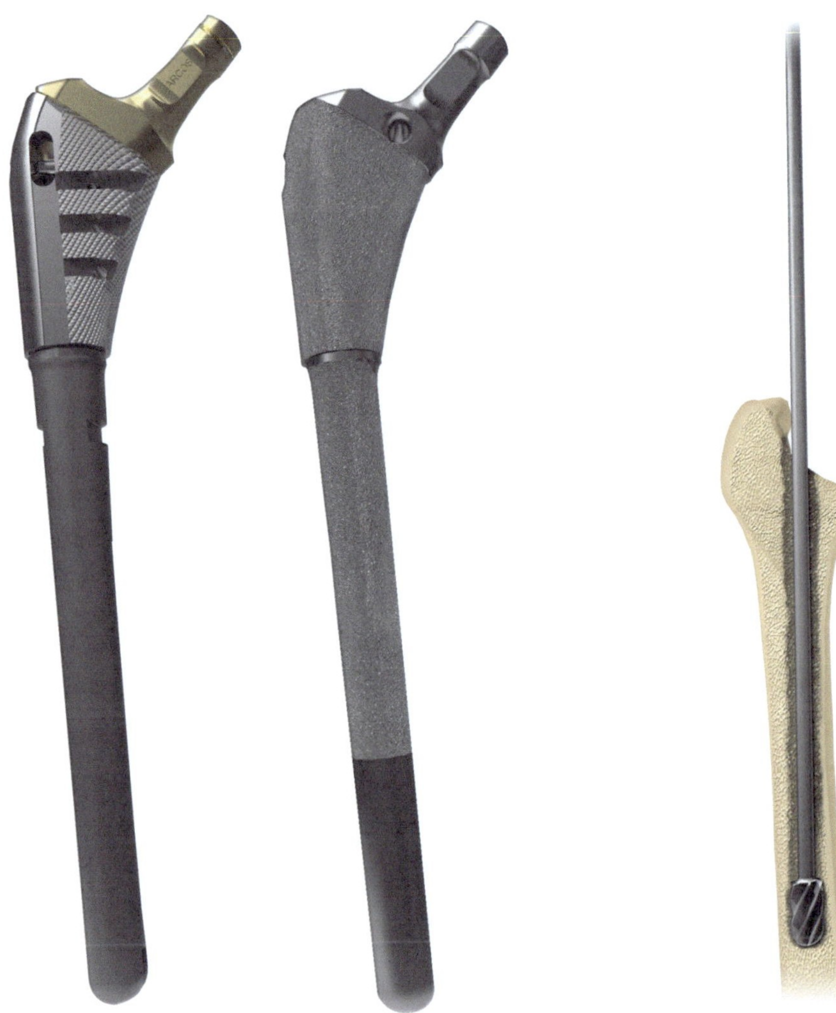

Abb. 4.15 Probeprothese und Prothese des modularen Arcos-Systems (ZimmerBiomet, Warsaw, IN, USA) mit proximaler Fixation

Abb. 4.16 Auffräsen der distalen Femurdiaphyse mit einer flexiblen Markraumfräse bei der proximal fixierenden Variante des Arcos-Schaftes (Firma ZimmerBiomet, Warsaw, IN, USA)

mit einer starren Reibahle oder direkt mit letzterer (Abb. 4.17a). Hierbei wird der Schaft je nach System und Knochenqualität entweder genauso weit wie die Dicke oder meist 0,5 mm bzw. 1 mm weiter ausgefräst als der Durchmesser der distalen Komponente des zu implantierten Schaftes (Abb. 4.17a) (Imbuldeniya et al. 2014; Moreta et al. 2018).

Anschließend wird mit einem proximalen Fräsen- oder Raspelsystem (je nach Schaft) das proximale Fixationsbett des Schaftes präpariert. Bei der S-ROM-Prothese wird zunächst der konische Anteil der Sleeve proximal mit einer konischen Fräse und anschließend über eine aufgesteckte Frässchablone die Passform für den medialen Sleeveausläufer präpariert (Abb. 4.17b,c). Anschließend erfolgt die Implantation des gewählten Probe-Sleeve (Abb. 4.17d), durch die der zentrale Probeschaft implantiert wird (Abb. 4.17e). Nach der Probereposition mit der zusammengesteckten Probeprothese erfolgt die Implantation der auf dem Operationstisch zusammengesetzten Orginalkomponenten (z. B. Arcos Broach-Variante) bzw. des originalen Sleeves bei der S-ROM-Prothese (Abb. 4.17g). Hierdurch kann bei der S-ROM-Prothese noch einmal der zentrale Probeschaft geführt werden, bevor das zentrale S-ROM-Schaftteil implantiert wird (Abb. 4.17g,h).

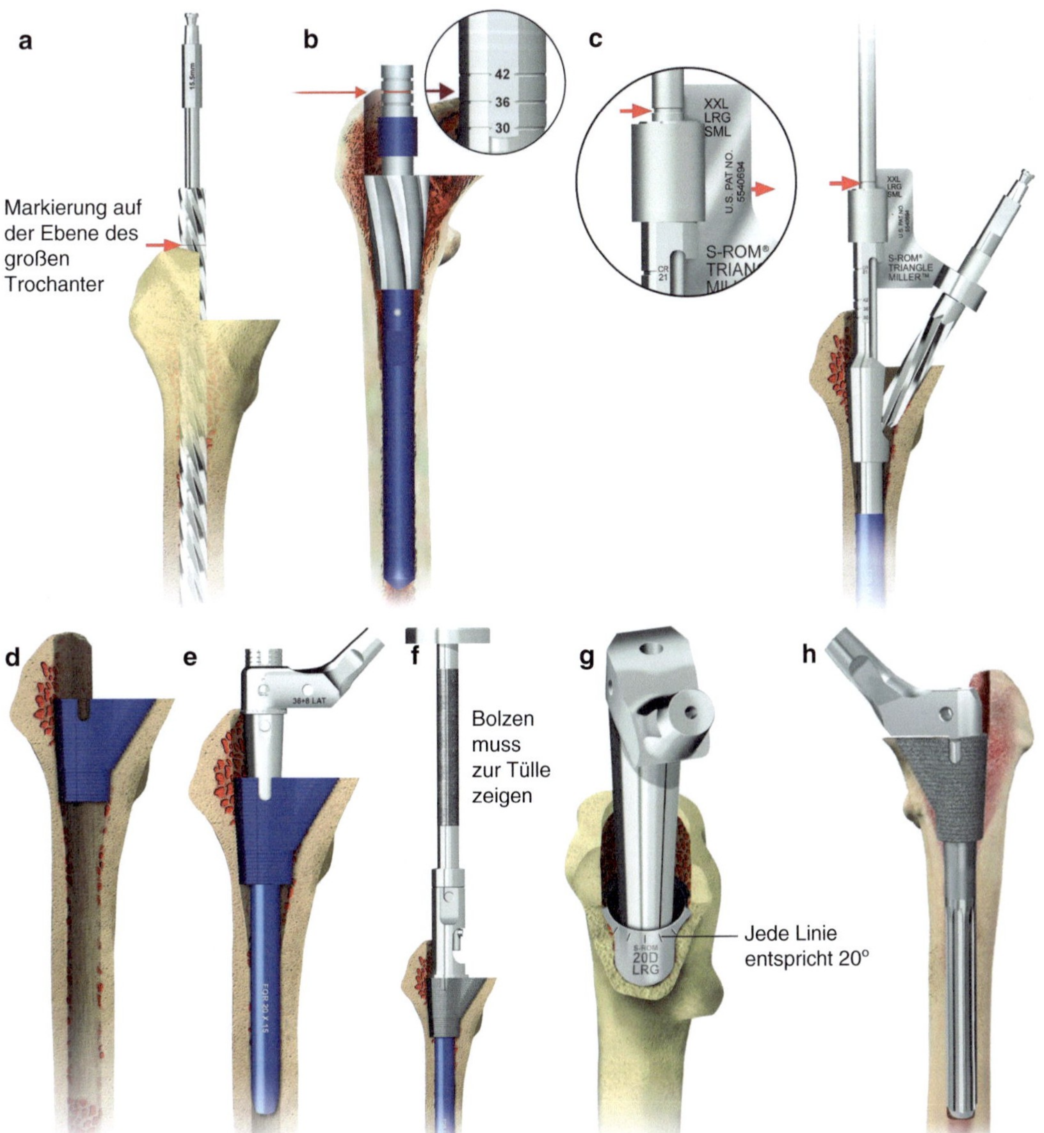

Abb. 4.17 **a-h:** Präparation des Fixationsbettes und Implantation des modularen proximal fixierenden S-ROM-Schaftsystem (DePuySynthes, Warsaw, IN, USA). **a:** Auffräsen der distalen Femurdiaphyse mit der starren Reibahle. **b:** Auffräsung des proximalen Femurs für den konischen Sleeveanteil mit einem konischen Fräser. **c:** Ausfräsung des proximal medialen Sleeve-Ausläuers durch die aufgesteckte Frässchablone. **d:** Implantation des Probesleeve. **e:** Implantation des Probeschaftes durch den Probesleeve. **f:** Implantation des gewählten Orignialsleeve. **g:** Implantation des gewählen Originalschaftes durch den Orginalsleeve. **h:** Implantierter S-ROM-Schaft

Ergebnis

Die individuelle modulare Anpassung der Prothese an die proximale Knochenanatomie lässt eine proximale Fixation der modularen Prothesen reproduzierbar besser realisieren als mit den fully-porous coated Monoblockprothesen. Daher konnte mit diesen modularen proximal-fixierenden Revisionsschäften die Lockerungs- und Subsidence-Raten im Vergleich zu den nicht-modularen Schäften gesenkt werden (Tab. 4.6). Li et al. (2016) konnten zeigen, dass bei Paprosky Typ-IIIA- und -IIIB-Defekten die modulare proximale S-ROM-Prothese mit 89,5 %

Tab. 4.6 Ergebnisse des modularen proximal fixierenden Revisionsschaftes S-ROM (DePuy Synthes, Warsaw, IN), Defekt-Klassifikation nach Paprosky (ausser AAOS bei Bono et a. 2000)

Autor	Anzahl	Defekt	Follow-up	Zugang	Revision	Subsidence	Lockerung	Luxation	Infektion	Fraktur
	n	Meistens	(Jahre)		(%)	(%)	(%)	(%)	(%)	(%)
Bolognesi 2004	43	I–IIIB	4	p + tt	5 %	1,9 %	1,9 %	3,8 %		25,6 %
Bono 2000	62	II+III AAOS	5,9	p	14 %	6,4 %	6,4 %			0 %
Cameron 1994	62		3,9		16,1 %			1,6 %	4,8 %	4,8 %
Cameron 2001	157		2		6,4 %	3,2 %	1,3 %	4,5 %	3,2 %	7 %
Chandler 1994	30		1,8	tt+allogr	10 %			16,7 %	3,3 %	
Chandler 1995	52		3	ts,vs+allogr	25 %		9,6 %	23,1 %	6 %	28 %
Christie 2000	129	I–IIIA	6,2		0,8 %	2,9 %	2,9 %			0 %
Imbuldeniya 2014	221	I–IIIA	12,9	p + tg	7,8 %		1 %	7,3 %	2 %	10,5 %
McCarthy 2007	67	II–IV	8	pl, tf			9 %		10 %	
Moreta 2018	51	I–IIIA	5,7	tg, pl			0 %	5,9 %	7,8 %	5,9 %
Park 2010	28	I–IIIA	9,8	pl	11 %	17,8 %	11 %	3,6 %		28,6 %
Piao 2017	21	II–IIIA			4,8 %		0 %	0 %	0 %	28,6 %
Smith 1997	66		3,4	p	3 %		7,6 %	7,6 %	3 %	27,3 %
Walter 2006	62	I, II	6	tg	1,6 %	3,2 %	5 %	2 %	2 %	2 %
Wei-Li 2011	21	I–III	4,5	pl	0 %		19,1 %	0 %		9,5 %

p = posterolateral, tt = transtrochantär, tg = transgluteal, ef = endofemoral, tf = transfemoral, ts= trochanteric slide, vs = vastus slide signifikant bessere 5-Jahres-Überlebensraten aufwies als die Monoblock-Revisionsprothese SLR-Plus (Smith & Nephew, Baar, Schweiz) mit 42,1 %. Die Sleeves der S-ROM-Prothese werden in einer Weiterentwicklung nun auch mit Hydroxylapatit-Beschichtung angeboten (Imbuldeniya et al. 2014). Bolognesi et al. (2004) konnten zeigen, dass die Wahrscheinlichkeit einer knöchernen Integration bei Paprosky Typ-III-Defekten mit den Hydroxylapatit-beschichteten Sleeves 2,6-fach höher war als mit den porous-coated Titansleeves. Bei Paprosky Typ-I- und -II-Defekten zeigte sich kein Unterschied. Auch Park und Lim (2010) fanden bei Paprosky Typ-I- und -II-Defekten keinen Unterschied hinsichtlich der Überlebens- und Lockerungsraten zwischen porous-coated und Hydroxylapatit-beschichteten Sleeves. Insgesamt zeigen sich bei den Typ-I- und -II-Defekten signifikant bessere Standzeiten als bei den Paprosky Typ-III-Defekten (Bolognesi et al. 2004; Park und Lim 2010). Bolognesi et al. (2004) fanden in ihren Untersuchung eine 2,7-fach geringere Wahrscheinlichkeit der knöchernen Integration der proximalen Sleeves bei Paprosky Typ-III-Defekten als bei Typ-I- oder -II-Defekten. Für die Verwendung dieser Schäfte bei Typ-III-Defekten bedarf es in dem aufgeweiteten und defizitären proximalen Femur einer noch guten Restknochenqualität, die für eine Press-fit-Verklemmung der Sleeves ohne erhöhtes Frakturrisiko geeignet ist (Bolognesi et al. 2004). Dies ist sicherlich nicht regelhaft prä- und intraoperativ abschätzbar. So berichten einige Autoren über gehäuft auftretende Femurfrakturen mit diesen proximal-fixierenden modularen Revisionsprothesen vor allem bei Typ-III-Defekten (Bolognesi et al. 2004; Chandler et al. 1995; Smith et al. 1997; Piao et al. 2017). Somit stellen die Hauptindikation der proximal fixierenden modularen Revisionsschäfte Femura mit Knochendefekten vom Typ Paprosky I und II dar (Bolognesi et al. 2004; Moreta et al. 2018; Piao et al. 2017; Park und Lim 2010). Transfemorale Zugänge führen zu einer nicht adäquaten Rotationsstabilität der proximal fixierenden Schäfte und daher sollten diese Schäfte bei einem transfemoralen Zugang nicht angewendet werden (Bhagia et al. 2001). Von Nachteil sind bei diesen modularen Prothesen mögliche Mikrobewegungen am Schaft-Sleeve/-Übergang und eine dadurch resultierende Korrosion und ein sog. Fretting (Fresser) (Bono et al. 2000; Christie et al. 2000). Weiterhin werden Schaftschmerzen zwischen 6,2 % und 18 % beschrieben und zeigen einen Zusammenhang mit der Schaftdicke (Chandler et al. 1995; Christie et al. 2000; Cameron 2001; Walter et al. 2006; Imbuldeniya et al. 2014; Wei-Li et al. 2011). Schäfte von mehr als 17 mm Durchmesser in ihrem zylindrischen distalen Anteil neigen häufiger zu Schaftschmerzen (Moreta et al. 2018; Walter et al. 2006). Die Einführung des Längsschlitztes in die distale Komponente bedingt, dass diese weniger steif wird, was wiederum die Häufigkeit von distalen Schaftschmerzen verringert (Spitzer 2005).

Durch die Kombination eines modularen proximal voluminösen Segmentes und einer geschlitzten oder kurvierten distalen Komponente mit grober Strukturierung beider Komponenten, sollte eine Kombination aus distaler und proximaler Fixation erreicht werden, um zum einen die Fixation zu verbessern und das Auftreten von Stress shielding und Schaftschmerzen zu reduzieren (Dyreborg et al. 2020). Mit einer Variante des Arcos-Schaftes (ZimmerBiomet, Warsaw, IN, USA) als Weiterentwicklung des modularen Mallory-Head-Schaftes konnten relativ gute Kurzzeitergebnisse erzielt werden (Tab. 4.7).

4.2.3 Zementfreie distal fixierende, nicht-modulare Revisionsschäfte

Ein anderes Fixationsprinzip verfolgen die zementfreien nicht-modularen, distal fixierenden Revisionsschäfte. Sie überbrücken das durch die Lockerung geschwächte und häufig ausgeweitete proximale Femur und suchen ihre Fixation in der Diaphyse des Femur, häufig unterhalb des alten Prothesenlagers in dem Isthmus des Femur. Diese Gruppe von Schäften lässt sich in die sog. „extensively porous coated stems" und die korundgestrahlten konischen Titanschäfte unterteilen.

Tab. 4.7 Ergebnisse des modularen proximal fixierenden Revisionsschaftes Mallory-Head und Arcos (ZimmerBiomet, Warsaw, IN)

Autor	Anzahl	Schaft	Follow-up	Zu gang	Revision	Subsidence	Lockerung	Luxation	Infektion	Fraktur
	n		(Jahre)		(%)	(%)	(%)	(%)	(%)	(%)
Lombardi et al. 2007	123	Mallory-Head	3,7	al	4,9 %		0 %		4 %	0,8 %
Pelt et al. 2019	62	Arcos	2,9		14,5 %	6,4 %	6,8 %	4,8 %	12,9 %	3 %

al = anterolateral

4.2.3.1 Extensively porous coated-Schäfte

Die „exensively porous coated stems" sind lange, distal zylindrische Geradschäfte mit komplett grobporöser Oberflächenstruktur aus Cobalt-Chrom (z. B. AML-Schaft oder Solution-Schaft, DePuySynthes, Warsaw, IN, USA (Abb. 4.18)) oder bei den neueren Modellen aus Titanlegierungen (z. B. Arcos One-Piece, ZimmerBiomet, Warsaw, IN, USA (Abb. 4.19) oder Echelon-Schaft, Smith&Nephew, Memphis, TN) (Abb. 4.20). Durch die grobporöse Oberfläche erzielen sie im Isthmus des Femur nach Aufbohrung mit Markraumfräsen ihre Fixation, wobei der Schaftdurchmesser meist 0,5 mm dicker als die zuletzt verwendete Markraumfräse gewählt wird (Engh et al. 1990; Lawrence et al. 1993). Paprosky et al.

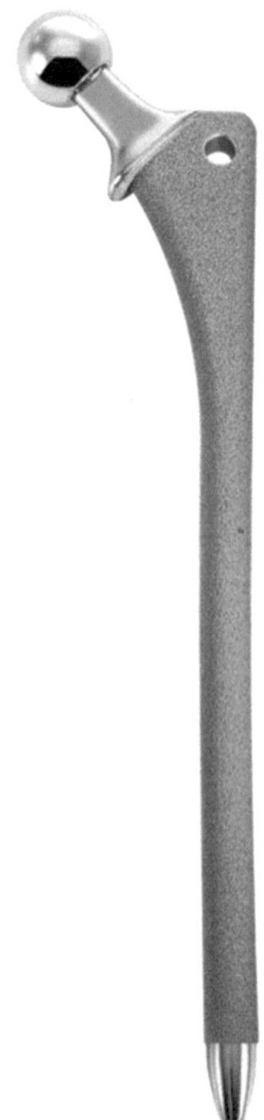

Abb. 4.18 Solution-Revisionsschaft (DePuySynthes, Warsaw, IN, USA)

Abb. 4.19 Arcos-One-Piece-Revisionsschaft (ZimmerBiomet, Warsaw, IN, USA)

(1999) nennen diese Art der Fixierung „Scratchfit", die über 4–6 cm Fixationsstrecke im Isthmus des Femur eine Zylinder-in-Zylinder-Fixation (zylindrischer Schaft in zylindrischem Fixationsbett des Knochens) erzeugt (Weeden und Paprosky 2002). Die Rotationsstabilität des Schaftes wird hierbei durch die Form und vor allem durch die raue Oberfläche über die entsprechende Länge von 4 bis 6 cm erzeugt. Daher legte Paprosky die Grenze der Knochendefekte zwischen Typ-IIIA- und IIIB-Defekten bei 4 cm fest (persönliche Mitteilung), da die zylindrischen Revisionsschäfte mit einem Scratch-fit unter 4 cm Fixationsstrecke (Paprosky IIIB-Defekte) nicht mehr funktionieren und somit nicht indiziert sind (Weeden und Paprosky 2002). Auch wenn Kim et al. (2015) mit diesem Schafttypen bei gleich-

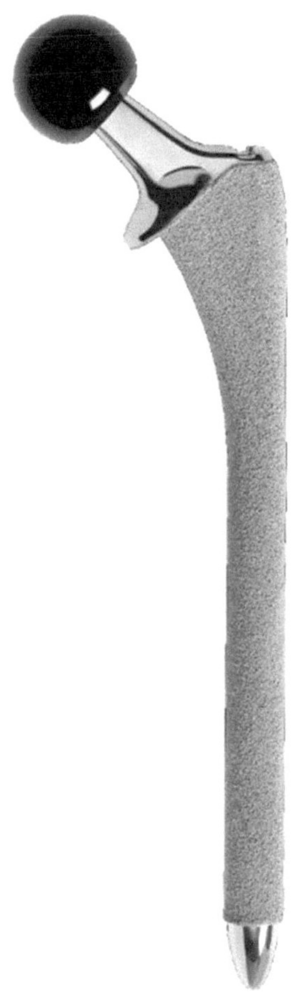

Abb. 4.20 Echelon-Revisionsschaft (Smith&Nephew, Memphis, TN, USA)

zeitiger Verwendung von proximalen Strutgrafts auch bei Paprosky Typ-IIIB- und -IV-Defekten zufriedenstellende Ergebnisse erzielen konnten, werden diese Schaftsysteme mit distalem Scratch-fit allgemein nur bei Knochendefekten vom Typ II und IIIA empfohlen.

Operationstechnik

Das Fixationsbett im Isthmus des Femur wird mit Markraumfräsen aufgebohrt, bis ein guter Kortikaliskontakt von 4 bis 6 cm entsteht (Abb. 4.21a). Bei der Verwendung von Geradschäften wird dies mit einer geraden, zylindrischen Reibahle und für kurvierte Schäfte mit einer flexiblen Markraumfräse durchgeführt. Gerade Schäfte werden eher bei Paprosky I- und II-Defekten und kurvierte Schäfte eher bei Paprosky Typ-III-Defekten verwendet, da Geradschäfte bei Typ-III-Defekten die Gefahr der anterioren Kortexperforation des Femur und unkontrollierter Frakturen mit sich bringen. Hierbei erfolgt die Auffräsung, bis ein guter endostaler Kortikaliskontakt erzeugt wurde. Abhängig von dem Knochendefekt erfolgt die Wahl für die Relation zwischen dem Durchmesser der Auffräsung und der Dicke des zu verwendenden Schaftes. Bei Paprosky I-Defekten wird eher 0,5 mm weiter aufgefräst als der distale Durchmesser des Schaftes, da so eine eher proximale Fixation erzeugt werden kann. Bei Paprosky II-Defekten wird eher auf den gleichen Durchmesser wie der distale Durchmesser des Schaftes aufgefräst und bei Paprosky III-Defekten für das klassische distale Scratch-fit 0,5 mm dünner als der distale Durchmesser des zu wählenden Schaftes.

Bei Paprosky Typ-I- und -II-Defekten muss das proximale Femur noch für die Passform der Prothese präpariert werden (Abb. 4.21b). Hierzu dienen Raspeln. Gegebenenfalls muss vor dem Gebrauch der Raspeln proximal noch mit z. B. einer Hochgeschwindigkeitsfräse Knochen entfernt werden, der beim Gebrauch der Raspel stören und eine unkontrollierte proximale Fraktur verursachen könnte. Die Raspeln können dann auch gleichzeitig als Probeprothese zur Probereposition verwendet werden. Nach zufriedenstellender Probereposition erfolgt die Implantation des Schaftes (Abb. 4.21c).

Ergebnis

Mit dieser Technik lassen sich reproduzierbar gute Ergebnisse erzielen (Tab. 4.8). Ein Nachteil dieser Schafttypen liegt durch ihre Rigidität in einem Stress shielding des proximalen Femurknochens, das zwischen 18 % und 33 % der Fälle bei den Cobalt-Chrom-Schäften beobachtet wird und vor allem bei osteoporotischem Knochen auftritt (Head et al. 1993; Aribinidi et al. 1998; Engh et al. 1990; Krishnamurthy et al. 1997; Moreland und Bernstein 1995; Moreland und Moreno 2001; Woolson und Delaney 1995). Aufgrund ihrer groben Oberflächenbeschichtung ist es schwierig, diese Schäfte wenn notwendig (z. B. bei einer periprothetischen Infektion) wieder zu entfernen (Engh et al. 1990; Woolson

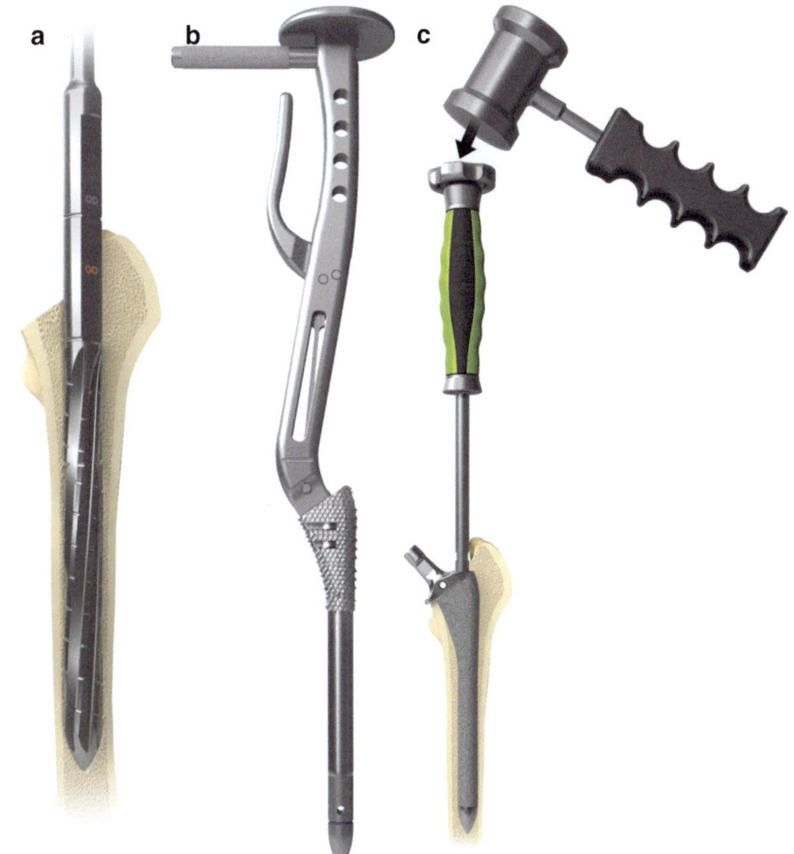

Abb. 4.21 Präparation des Fixationsbettes und der Implantation eines fully porous-coated Revisionsschaftes mit Scratch-fit am Beispiel des Arcos-One-Piece-Revisionsschaftes (ZimmerBiomet, Warsaw, IN. USA). **a:** Auffräsung des Fixationsbettes im Femur mit einer starren zylindrischen Reibahle. **b:** Raspeln des proximalen Femur. **c:** Implantation des Schaftes

und Delaney 1995). Ein weiteres Problem dieser Schäfte stellt der nicht selten von Patienten beklagte Schaftschmerz dar, der bei Paprosky et al. (1999) in 31 % der Fälle zu beobachten war und bei Moreland und Bernstein (1995) in 36 % der Fälle auftrat. Bei Ahmet et al. (2018) wurde ein Schaftschmerz in 10 % der Fälle gesehen. Hierfür macht man ebenfalls die rigiden Eigenschaften der Cobalt-Chrom-Schäfte mit verantwortlich. Für die heutigen Schäfte aus Titan wird dieses Phänomen seltener beobachtet. Mahoney et al. (2010) fanden bei einem flexibleren voll Hydroxylapatit-beschichteten Schaft aus Titan in nur 2,5 % der Fälle einen Schaftschmerz.

4.2.3.2 Korund-gestrahlte, konische Titanschäfte

Ein anderes Prinzip der distalen Schaftfixierung ist das Press-Fit-Prinzip, welches als erstes von Heinz Wanger 1986 für seinen Wagner-SL-Schaft eingeführt wurde (Wagner 1987) (Abb. 4.22 und 4.23). Hierbei wird ein konisches Prothesenbett mit Reibahlen geformt, in welches eine Prothese mit konischen distalen Stiel (2 Grad bei dem Wagner SL-Schaft) eingeschlagen wird. Hierdurch kommt es zu einer Konus-in-Konus-Verklemmung. Diese realisiert die axiale Stabilität. Das Einschneiden der acht Längsrippen des Wagner SL-Schaftes in

Tab. 4.8 Ergebnisse der zementfreie nicht-modulare Schäfte (extensively porous coated)

Autor	Schaft	Anzahl	Follow-up	Zugang	Revision	Subsidence	Lockerung	Luxation	Infektion	Fraktur
		n	(Jahre)		%	%	%	%	%	%
Ahmet et al. 2018	Echelon	70	7,8	tg + eto			1,4 %	2,8 %	0 %	
Aribindi 1998	Solution	71	5,8	p + tf	4,2 %		0 %	6 %		1,4 %
Chen et al. 2000	Solution	42	3,6	pl+eto	7 %	0 %	0 %	11 %	2,4 %	
Ding et al. 2020	Solution + graft	44**								
Engh et al. 1998	AML	21	6,3	p	0 %		0 %	4,8 %	0 %	9,5 %
Engh et al. 1990	AML	204	4,5	p + eto	4,9 %		4 %			0,5 %
Glassman und Engh 1995	AML	154	9,2 (5–15)		4,5 %		6,6 %	0,6 %	0,6 %	
Krishnamurthy et al. 1997	AML	297	8,3 (5–13)	pl	1,7 %		2,4 %	2,6 %	0,7 %	
Lawrence et al. 1994	*2	83	9 (5–13)	p	10 %		11 %	3,6 %	1,2 %	2,4 %
Lawrence et al. 1993	AML+Solution	174	7,4	tg + tt	5,7 %		1,1 %	3,4 %	2,9 %	0,6 %
Kim et al. 2015	Solution + graft	130	16,1	p + eto	9 %		9 %	3 %	5 %	3 %
Miner et al. 2001	Solution	166	3,9	eto	10,2 %		0,6 %	10 %	2,4 %	10,8 %
Moreland und Bernstein 1995	AML+Solution	175	5 (2–10)	tt	4 %	12,6 %	1,7 %	2,9 %	0,6 %	0,6 %
Moreland und Moreno 2001	AML	137	9,3 (5–16)	tt	7 %		4 %	4,4 %	3,6 %	1,5 %
Paprosky et al. 1999	AML+Solution	170	13,2 (10–16)	p	3,5 %	16 %	4,1 %	7,1 %	1,8 %	14,7 %
Paprosky et al. 2001	Solution	193	5	p + tf	0 %			9 %	3 %	5 %
Sugimura und Tohkura 1998	AML	32	4 (2–6,5)		3,1 %	28,1 %	0 %			3,1 %
Weeden und Paprosky 2002	Solution	170	14,2 (11–16)	p, tf	3,5 %	16 %	4,1 %	7,1 %	1,8 %	14,7 %
Mahoney et al. 2010	Restoration	40	10,2	p,tg,tf	25 %		2,5 %	32,5 %	2,5 %	2,5 %

*2 = New England Baptist, Custom P-10, AML; ** = nur Paprosky III + IV-Defekte, graft = strutgraft, p = posterior, pl = posterolateral, tt = transtrochanteric, tf = transfemoral, eto = extended trochanteric osteotomy. Subsidence (sek. Einsinken) bei >5 mm

die Kortikalis des Femur erzeugt die Rotationsstabilität der Prothesenverankerung (Abb. 4.24). Diesem Prinzip folgen andere, später entwickelte, konische, nicht-modulare Revisionsschäfte, wie z. B. der Radapt (Smith&Nephew,

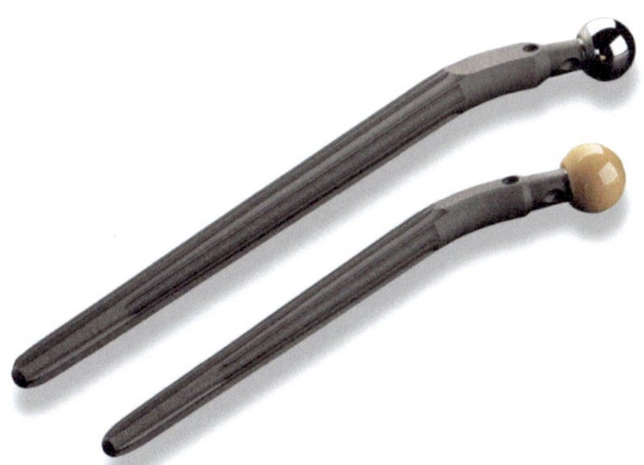

Abb. 4.22 Wagner-Schaft in der älteren Version. (Firma ZimmerBiomet, Winterthur, Schweiz)

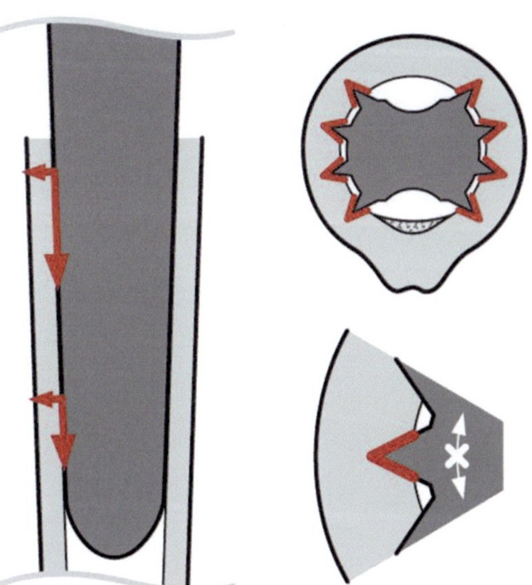

Abb. 4.24 Prinzip der konischen Verklemmung des Schaftes im Isthmus des Femur mit Einschneiden der Schaftrippen in die Kortikalis. (Firma ZimmerBiomet, Winterthur, Schweiz)

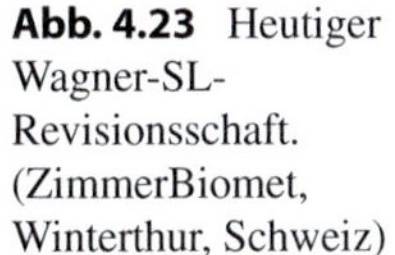

Abb. 4.23 Heutiger Wagner-SL-Revisionsschaft. (ZimmerBiomet, Winterthur, Schweiz)

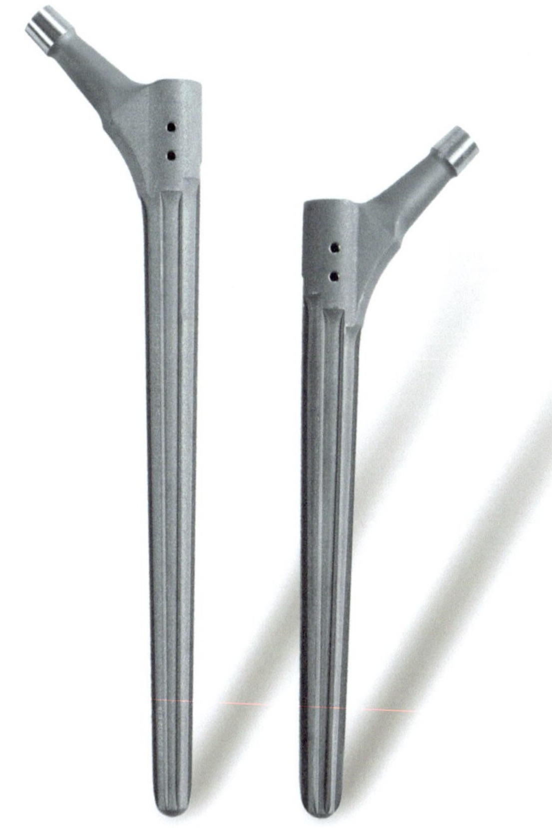

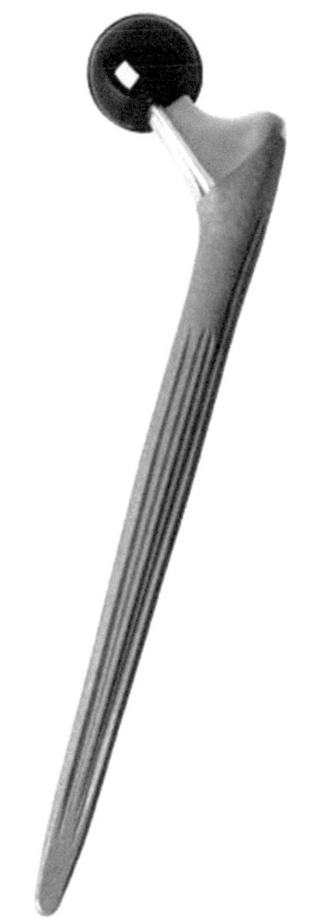

Abb. 4.25 Redapt-Revisionsschaft. (Smith & Nephew, Memphis, TN, USA)

Memphis, TN, USA), der sich durch einen höheren Konuswinkel von 3 Grad auszeichnet (Abb. 4.25).

Operationstechnik

Das distale Fixationsbett des Schaftes wird mit einer konischen Reibahle aufgefräst, bis ein solider Kortikaliskontakt und ein konisches Fixationsbett präpariert wurde (Abb. 4.26a,b). Hierbei können anfänglich die ersten, dünneren Reibahlen maschinell eingebracht werden. Die letzten Fräsungen mit den das konische Fixationsbett kreierenden Reibahlen sollte aber per Hand mit Aufsatz des T-Hand-Griffes durchgeführt werden, um das Frakturrisiko zu reduzieren. An der proximalen Markierung der Reibahle kann abgelesen werden, welche Prothesenlänge zu implantieren ist (Abb. 4.26c). Hierbei sollte versucht werden, kürzere Prothesen zu implantieren, um das Risiko unkontrollierter Frakturen bei der Implantation von langen Geradschäften in das kurvierte Femur zu vermeiden. Daher sollte kürzeren dicken Schäften der Vorzug vor langen dünnen gegeben und bei der Präparation überprüft werden, ob die nächst dickere Reibahle eingebracht werden kann.

Anschließend wird die Probeprothese eingesetzt. Diese kann modular zusammengesetzt werden, bestehend aus der distalen Komponente mit der Dicke der letzten Reibahle und der proximalen Komponente, deren Länge an der letzten Reibahle am Trochanter major abgelesen wurde (Abb. 4.26d,e). Nach zufriedenstellender Probereposition wird die Originalprothese der entsprechenden Dicke und Länge implantiert (Abb. 4.26f,g).

Ergebnis

Die Herausforderung bei distal fixierenden nicht-modularen, konischen Revisionsprothesen ist es, die verschiedenen Ziele bei dem Schaftwechsel, nämlich die solide Fixation der neuen Prothese, die korrekte Einstellung der Beinlänge, der Antetorsion und des Offsets in einem Schritt (der Implantation des Schaftes) zu erreichen. Die Erzeugung einer soliden Konus-in-Konus-Verklemmung ist endofemoral technisch nicht einfach. Nicht selten werden lange und zu dünne Schäfte implantiert, die anstatt einer Konus-in-Konus-Verklemmung nur eine Drei-Punkte-Fixation erfahren. Dies wiederum führte zum Teil zu hohen Raten einer Subsidence des Wagner-SL-Schaftes (Tab. 4.9). Zudem wiesen die ersten beiden Generationen des Wagner-Schaftes herstellungsbedingt einen CCD-Winkel von 145 Grad auf, was regelhaft eine Abnahme des Offsets auf 36 mm bedeutete. Das Auftreten einer Subsidence und der verringerte Offset führten wiederum bis zu

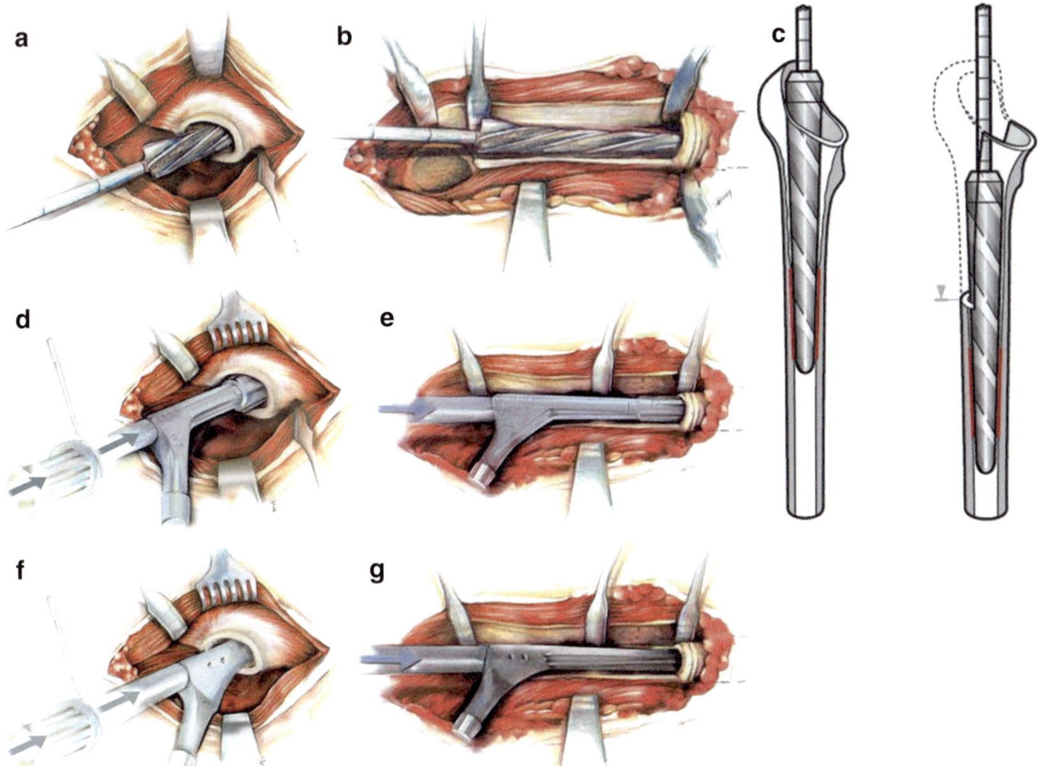

Abb. 4.26 **a-g:** Präparation des Fixationsbettes und Implantation einer konischen, distal fixierenden Monoblockprothese am Beispiel des Wagner SL-Revisionsschaftes (ZimmerBiomet, Winterthur, Schweiz). **a:** Endofemorales Einbringen der konischen Reibahlen und Präparation des Fixationsbettes. **b:** Transfemorales Einbringen der konischen Reibahlen und Präparation des Fixationsbettes. **c:** Ablesen der zu erwartenden Prothesenlänge an der Markierung der Reibahle. **d:** Endofemorales Einsetzen der modularen Probeprothese. **e:** Transfemorales Einsetzen der modularen Probeprothese. **f:** Endofemorale Implantation des Orginal-Wagner-SL-Schaftes. **g:** Transfemorale Implantatation des Orginal-Wagner-SL-Schaftes

zweistelligen Luxationsraten (Tab. 4.9). Die heutige Generation des Wagner-SL-Schaftes hat einen CCD-Winkel von 135 Grad mit verbessertem Offset von 42 bis 46 mm (je nach Schaftgröße). Die Herausforderung bleibt jedoch, die verschiedenen Ziele der Revision mit dem einen Schritt des Einsetzens der Originalkomponente zu erreichen. Andere Schäfte folgen dem Prinhip des Wagner-Schaftes, weisen wie z. B. der Redapt-Schaft (Smith & Nephew, London, UK) eine andere Konizität von 3 Grad auf. Auch hiermit lassen sich reproduzierbar gute Ergebnisse erzielen (Tab. 4.10).

4.2.3.3 Zementfreie distal fixierende, modulare Revisionsschäfte

Modulare distal fixierende Revisionsschäfte bestehen aus zwei (distale Fixationskomponente und proximale Komponente) oder drei Schaftteilen (zusätzliches Zwischenstück) und eine Sicherungsschraube oder -mutter (Abb. 4.27a,b und 4.28). Der Vorteil der Modularität bei distal fixierenden Schäften besteht darin, dass die Operationsziele, die es bei der Wechseloperation zu erreichen gilt, voneinander getrennt und schrittweise, separat voneinander erreicht werden kön-

Tab. 4.9 Ergebnisse des nicht-modularen distal fixierten Revisionsschaftes Wagner SL (ZimmerBiomet, Winterthur, Schweiz)

Autor	Anzahl	Follow-up	Zugang	Revision	Subsidence	Lockerung	Luxation	Infektion	Fraktur
	n	(Jahre)		(%)	(%)	(%)	(%)	(%)	(%)
Baktir et al. 2015	64	14,4	p + tf	6,2 %	29,7 %	1,6 %	9,3 %	6,2 %	3,1 %
Bircher et al. 2001	99	5	tg, tf	6,1 %	6,1 %*		4 %	0 %	
Böhm 2001	128	5,4	tf,tg,tt,ve	4,7 %	34,1 %	3,1 %	5 %	2,3 %	4,7 %
Böhm 2001	129	4,8	tf,tg,tt,a	4,6 %	34,1 %		5,4 %	2,3 %	4,6 %
Böhm und Bischel 2004	129	8,1	tf, tg, tt, a	4,6 %	34,1 %	0 %	5,4 %	2,3 %	5,4 %
Boisgard et al. 2001	52	3,7		3,9 %	0 %*		4,3 %		
Ferruzzi et al. 2003	350	6,8		0,6 %	11,4 %	0,6 %*	4 %		
Gutiérrez del Alalmo et al. 2007	79	8,4	tg, tf, tt	6,3 %	20,3 % 1,3 %*	1,3 %	13,9 %	2,5 %	10,1 %
Grünig et al. 1997	40	3,9	l, tf, tg	10 %	47,5 % 20 %*	10 %	5 %	2,5 %	22,5 %
Hartwig et al. 1996	37	2,3	tf, tg	2,7 %	18,9 %	2,7 %		2,7 %	
Hellman 2017	68	3,5	p + tf	23,5 %	3,0 %	4,4 %	7,4 %	11,7 %	4,4 %
Isacson et al. 2000	43	2,1	tf	19,6 %	27,9 %*	0 %	20,9 %		
Kolstad et al. 1996	31	3	tf	16,1 %	19,3 %*		16,1 %	3,2 %	
Lyu 2003	22	7,1		9,1 %	13,6 %*		4,5 %		
Mandellos et al. 2001	93	4,2		0 %	0 %*	0 %	4,3 %		
Mantelos et al. 2008	95	9		2,1 %	1,1 %*		5,3 %		
Regis et al. 2011	41	13,9	al + tf	12,2 %	19,5 %*	3,4 %	12,2 %	4,9 %	17,7 %
Sandiford et al. 2017	104	2,6	p + tf	3 %	6 %	0 %	5 %	3 %	1 %
Singh und Bhalodiya 2013	53	5,5	p + tf	2 %	4,2 %		5,6 %	13,2 %	0 %
Wagner 1987	20	<3	p + tf	0 %		0 %			
Wagner 1989	38	<3	p + tf	5,3 %	5,3 %	0 %	0 %	0 %	0 %
Wagner und Wagner 1993	150	2–7	p + tf	2,6 %	6 %	0 %	2 %	1,3 %	0 %
Warren et al. 2002	17	0,5–1,5	tf	0 %	23 %	0 %	17,6 %		17 %
Weber et al. 2002	38	5,4	tf,tt,tg,al	5,3 %	21 % 12,5 %*	5,3 %	13,2 %	10,5 %	31,6 %
Wehrli 1991	25	<4	p + tf	4 %	0 %*	4 %	16 %	0 %	4 %
Wilkes et al. 1994	24	1,5	tf	8,3 %	12,5 %	0 %	12 %		12 %
Zang et al. 2019	40	15,7	p + tt	15 %	25 %	5 %	5 %	5 %	25 %

tg = transgluteal, tf = transfemoral, tt = transtrochantär, a = anterior, al = anterolateral, ve = ventral, Subsidence bei >5 mm, * = Subsidence über 10 mm

Tab. 4.10 Ergebnisse des distal fixierten Revisionsschaftes Redapt (Smith & Nephew, London, UK) als Monoblock bzw.Monoblock mit proximalem modularem Sleeve

Autor	Anzahl	Follow-up	Zugang	Revision	Subsidence	Lockerung	Luxation	Infektion	Fraktur
	n	(Jahre)		(%)	(%)	(%)	(%)	(%)	(%)
Ngu et al. 2019	23	5,9	p	0	4	0	4 %		0
Gabor et al. 2020	157	1	ef, tf	3,7 %	11,8 %	0	1,9 %	0,6 %	3,8 %

ef = endofemoral, tg = transgluteal, tf = transfemoral, tt = transtrochantär, a = anterior, al = anterolateral, ve = ventral, Subsidence bei >5 mm, * = Subsidence über 10 mm

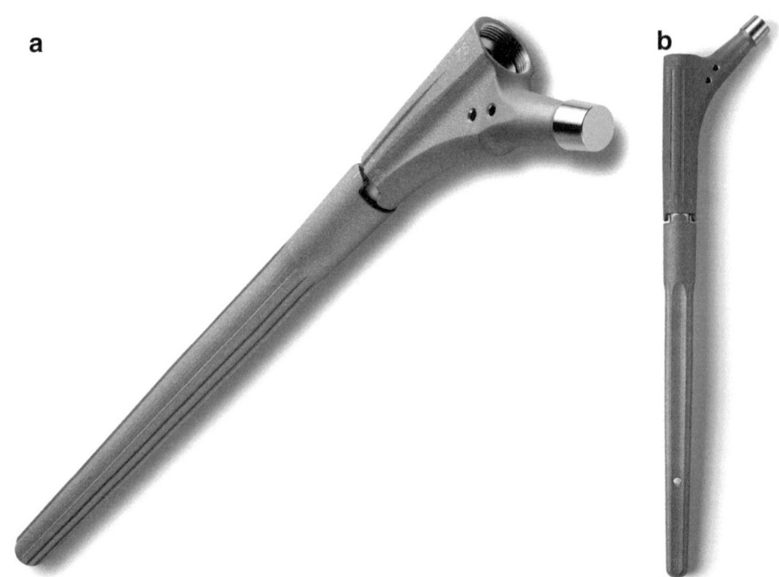

Abb. 4.27 a,b: Darstellung des konischen distal fixierenden, modularen Schaftrevisionsschaftes Revitan (ZimmerBiomet, Winterthur, Schweiz); Revitan Gerade **a:** und Revitan Kurviert **b:**

nen. Mit der distalen Komponente wird zuerst die sichere distale Fixation des Schaftes erzielt und dann anschließend mit der proximalen Probekomponente die richtige Beinlänge und die richtige, frei wählbare Antetorsion und ggf. auch das Offset eingestellt (Abb. 4.29a). Wenn bei der Probereposition ein zufriedenstellender Test erfolgt ist, werden die modularen Komponenten in situ kombiniert (Abb. 4.29b). Restrepo et al. (2011) konnten bei Verwendung des modularen distal fixierenden Revisionsschafts Restoration (Stryker, Kalamazoo, MG, USA) in 77 % die Beinlänge innerhalb von 5 mm rekonstruieren und das Offset innerhalb von 2 mm in 65 %.

Bei diesen Schaftsystemen gibt es distal gerade, distal gerade mit einem Knick und distal kurvierte Komponenten (Abb. 4.28, 4.30, 4.31, 4.32, 4.33 und 4.34). Manche Schaftsysteme bieten neben der distalen konischen Verklemmung auch eine Fixation über ein Scratch-fit (Zylinder-in-Zylinder-Verklemmung) an, so z. B. das Arcos-System, das ZMR-System (ZimmerBiomet, Warsaw, IN, USA) oder Restoration (Stryker, Kalamazoo, MG, USA) (Abb. 4.32, 4.33 und 4.34).

Für die modularen, distal fixierenden Schaftsysteme gelten die gleichen, o. g. Fixationsprinzipien der konischen Verklemmung bzw. des Scratch-fits, wie für die nicht-modularen Revisionssysteme (z. B. Wagner SL-Schaft [ZimmerBiomet, Winterthur, Schweiz] für die konische Verklemmung oder Solution-Schaft [DePuySynthes, Warsaw, IN, USA bzw. Arcos OnePiece, ZimmerBiomet, Warsaw, IN, USA] für das Scratch-fit). Somit sind die hohen Subsidence-Raten des PMF-R-Schaftes (der modularen Weiterentwicklung des Wagner SL-Schaftes) bei Kessler et al. (2002) und McInnis et al. (2006) durch die nahezu ausschließliche Erzielung einer zu vermeidenden Drei-Punkte-Fixation erklärbar (s. u. Ergebnisse).

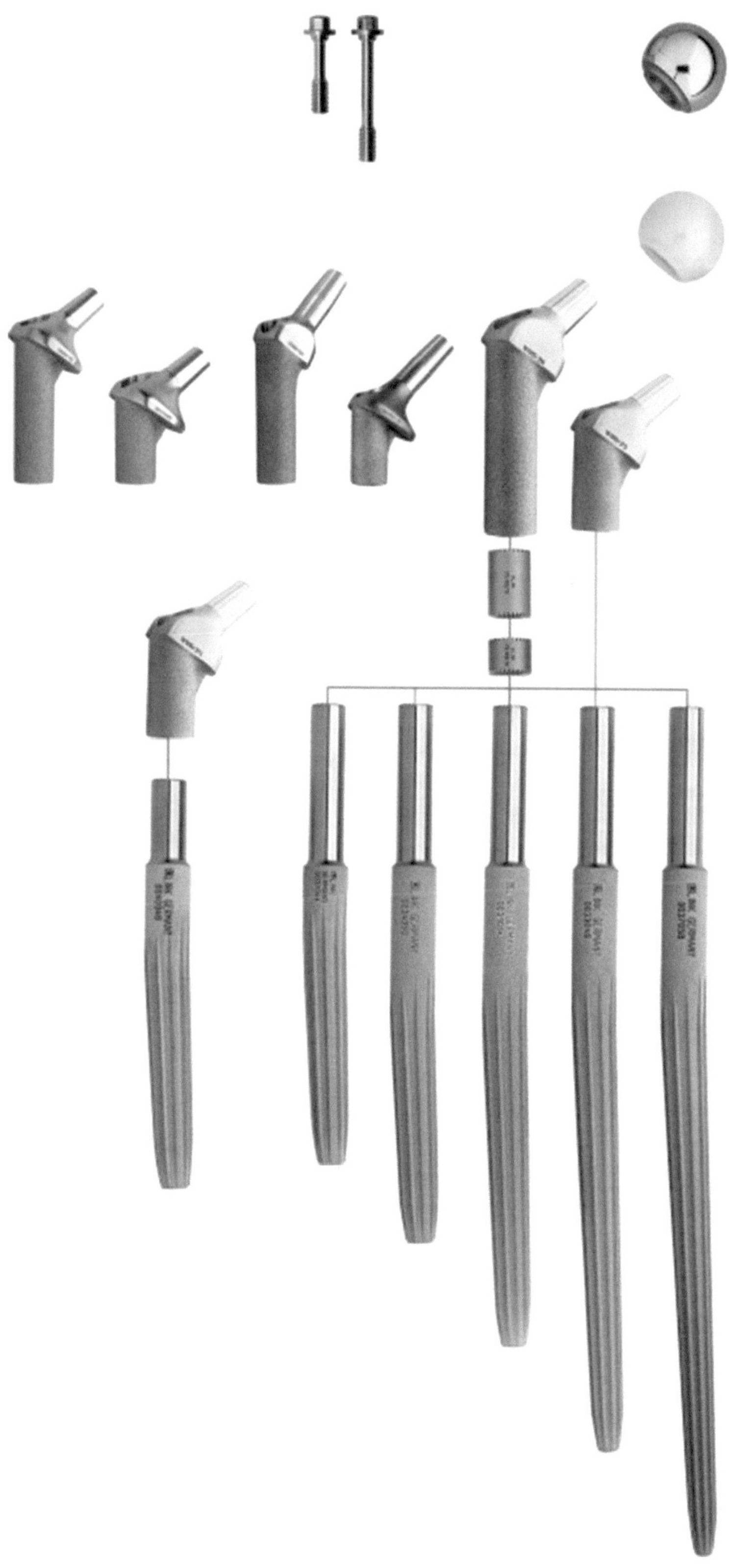

Abb. 4.28 Darstellung des Link-MP-Revisionsschaft-Systems (Waldemar Link, Hamburg, Deutschland). Die distalen Komponenten weisen einen Knick von 3 Grad auf

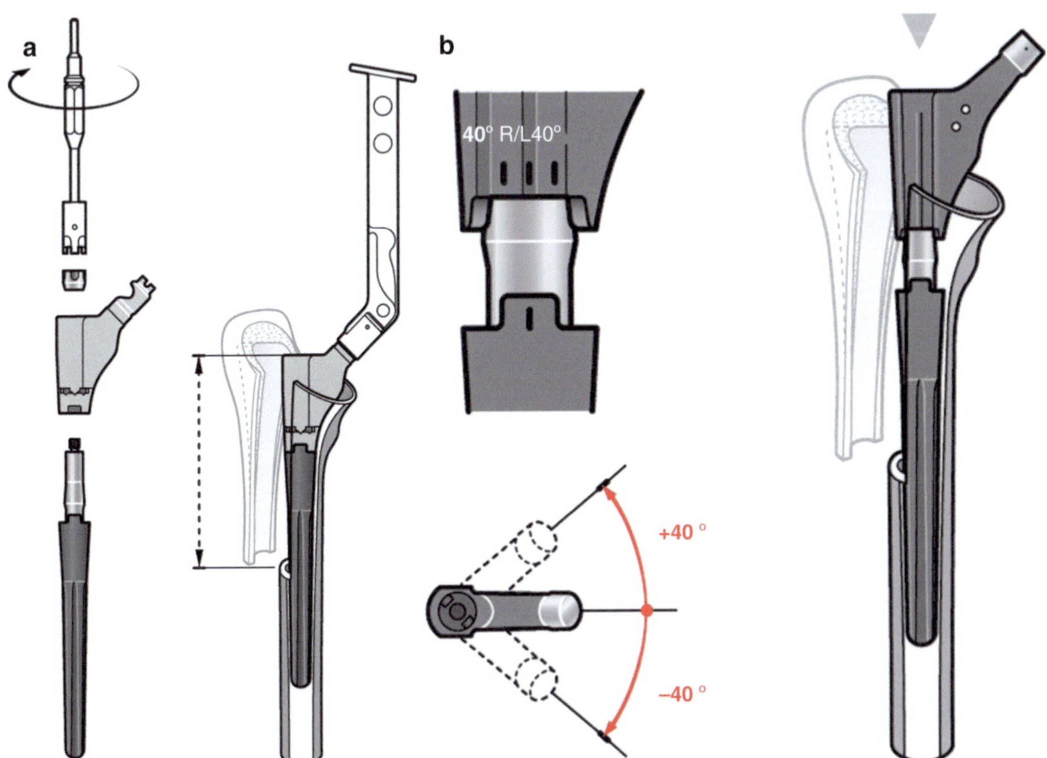

Abb. 4.29 Prinzip der Implantation eines modularen, distal fixierenden Schaftes am Beispiel des Revitan Gerade (ZimmerBiomet, Winterthur, Schweiz). **a:** Aufsetzen der proximalen Probeprothese auf die bereits implantierte distale Orginalkomponente. **b:** In-situ-Montage der proximalen Orginalkomponente auf die distale Orginalkomponente nach zufriedenstellender Probereposition

Für modulare, konisch distal fixierende, kurvierte Schaftsysteme konnte der Autor dieses Buches in einer Kadaverstudie zeigen, dass für die endofemorale und transfemorale Implantationstechnik unterschiedliche Fixationsprinzipien realisiert werden (Fink et al. 2005). Der transfemoral implantierte kurvierte Revitan-Schaft (Zimmer, Winterthur, Schweiz) wies wie der gerade eine distale Press-Fit-Fixation (Abb. 4.26c) und damit eine anderes Fixationsprinzip auf als der endofemoral implantierte kurvierte Schaft, der seine Primärstabilität über eine Dreiflächenfixation erzielte (Abb. 4.35a,b) (siehe Abschn. 4.3). Bei Letzterem waren die beiden unteren Kontaktflächen durch das Einschneiden von drei der vier Kanten der oktogonalen Oberfläche in den Knochen für die Fixation des Schaftes verantwortlich, während die obere Kontaktfläche lediglich eine Anlagerung des Schaftes an den Knochen darstellte (Fink et al. 2005). Werden diese Fixationsprinzipien bei der Implantation solcher Schäfte berücksichtigt und korrekt umgesetzt werden niedrige Lockerungs- und Subsidence-Raten der Schäfte realisiert (s. u. Ergebnisse).

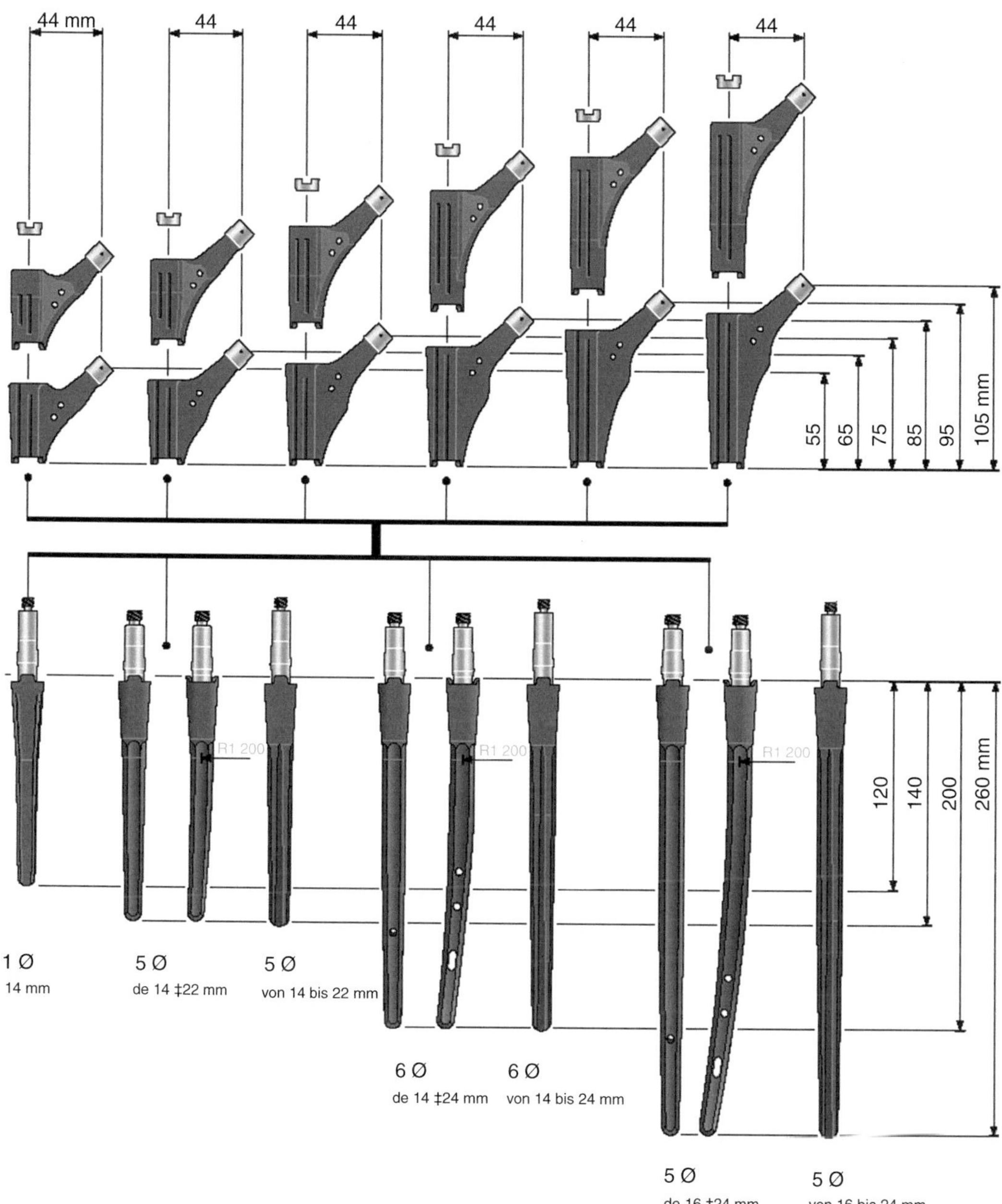

Abb. 4.30 Darstellung des konischen distal fixierenden, modularen Schaftrevisionssystems Revitan. (ZimmerBiomet, Winterthur, Schweiz)

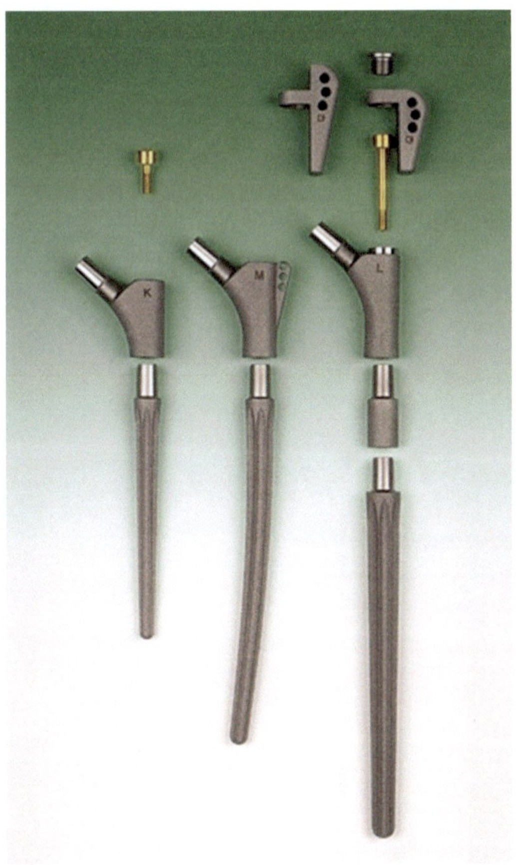

Abb. 4.31 Darstellung des modularen Revisionssystems MRP. (Peter Brehm, Weisendorf, Deutschland)

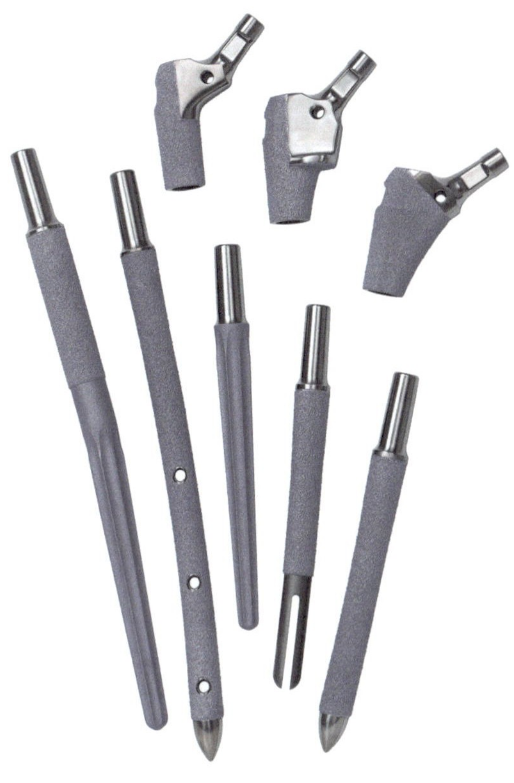

Abb. 4.32 Darstellung des modularen Revisionssystems Arcos. (ZimmerBiomet, Warsaw, IN, USA)

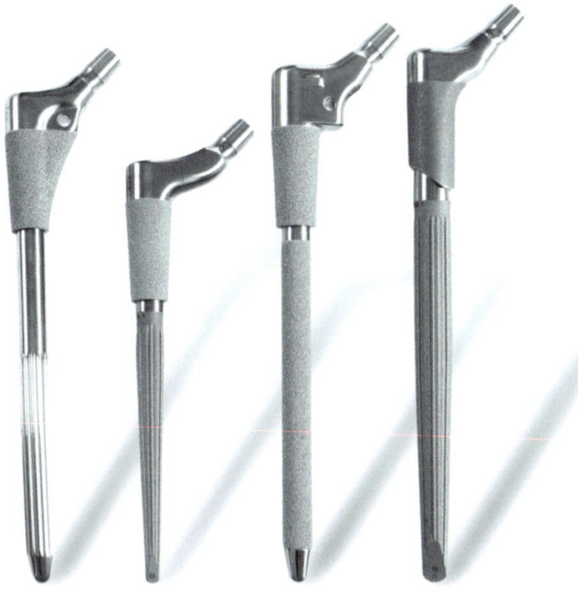

Abb. 4.33 Darstellung des modularen Revisionssystems ZMR. (ZimmerBiomet, Warsaw, IN, USA)

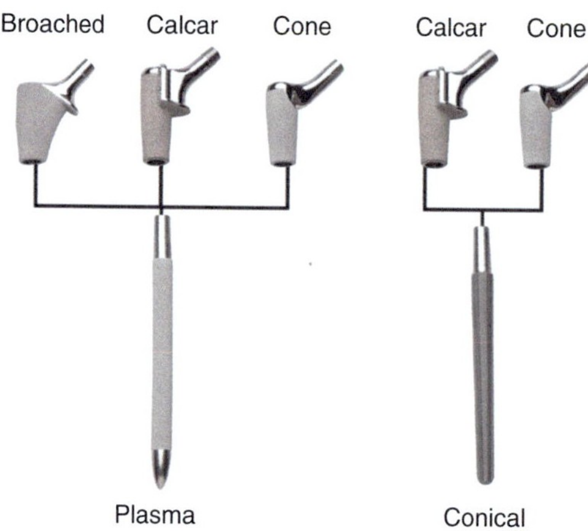

Abb. 4.34 Darstellung des modularen Revisionssystems Restoration. (Stryker, Kalamazoo, MG, USA)

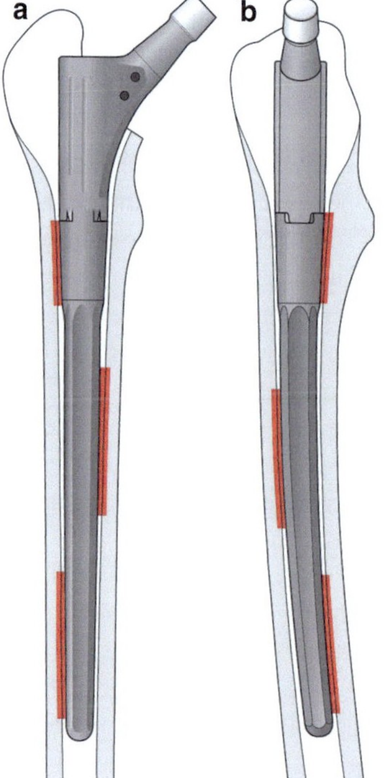

Abb. 4.35 **a,b:** Prinzip der Dreiflächenfixation bei endofemoral implantiertem zementfreien, kurvierten Revisionsschaft. **a:** a.p.-Ansicht, **b:** seitliche Ansicht. (Firma ZimmerBiomet, Winterthur, Schweiz)

Hierbei konnten wir zeigen, dass für transfemoral implantierte kurvierte Revitan-Schäfte eine distale Press-Fit-Fixation im Isthmus des Femur von 3 cm ausreicht (Fink et al. 2007).

Bei den verschiedenen distal fixierenden modularen Revisionsschäften gibt es Unterschiede im Detail, die jeweils für die Erzielung reproduzierbarer Ergebnisse berücksichtigt werden müssen (siehe Abschn. 4.3.). Auch die unterschiedlich angegebenen benötigten Fixationsstrecken im Isthmus des Femur lassen sich durch die schaftspezifischen Design- bzw. Implantationsunterschiede erklären. Zum einen ist die Konizität der Schäfte unterschiedlich. Diese reicht von 1,5 Grad (Mutars Revisionsschaft, Implantcast, Buxtehude, Deutschland) (Abb. 4.36) bis 3,5 Grad (ZMR-Schaft, ZimmerBiomet, Warsaw, IN, USA) (Abb. 4.33). Darüber hinaus werden einige Schäfte nach dem Auffräsen des Markraumes durch flexible Markraumfräser direkt implantiert (z. B. MRP-Schaft, Peter Brehm, Weisendorf, Deutschland) (Abb. 4.31). Bei anderen wiederum wird das Fixationsbett wie bei den Monoblock-

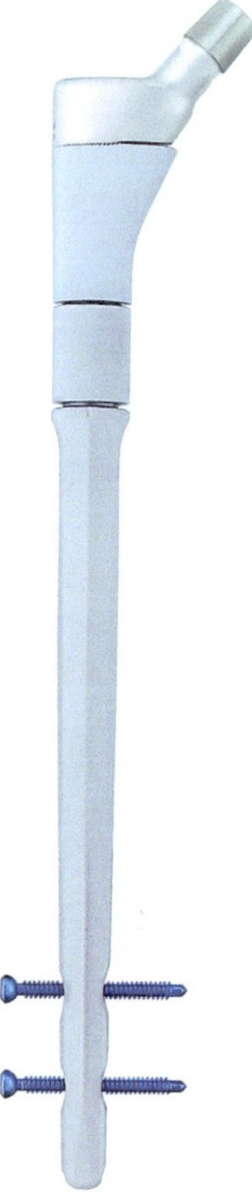

Abb. 4.36 Darstellung des modularen Revisionssystems Mutars,RS (Implantcast, Buxtehude, Deutschland)

prothesen durch Reibahlen (z. B. Revitan gerade, Arcos, ZMR, ZimmerBiomet, Warsaw, IN, USA oder Reclaim, DepuySynthes, Warsaw, IN, USA) oder Raspeln (Revitan Kurviert, Zimmer) konisch vorbereitet, sodass eine Konus-in-Konus-Verklemmung erzielt wird (Abb. 4.24). Gemeinsam ist allen distal fixierenden Schäften, dass ein suffizienter flächiger Knochenkontakt mit möglichst dicken Schäften erzielt werden muss und in einer essenziellen präoperativen Planung die Notwendigkeit von Korrekturosteotomien zur Erlangung dieses Zieles überprüft werden muss. Ein Subsidence von diesen Schäften liegt in der Wahl von zu dünnen Schäften mit unzureichendem Knochenkontakt bis hin zu einer Drei-Punkte-Fixation begründet, die regelhaft versagt.

Einige Schäfte erlauben eine zusätzlich distale Verriegelung, die nur dann notwendig und als zusätzliche Fixation sinnvoll ist, wenn der Isthmus des Femur defizitär und eine solide Fixation nicht gesichert ist (Fink et al. 2009). Neben dem Revitan Kurviert (ZimmerBiomet, Winterthur, Schweiz) (Abb. 4.31b), dem MRP-Schaft (Peter Brehm, Weisendorf, Deutschland) (Abb. 4.33c), dem Mutars RS-Schaft (Implantcast, Buxtehude, Deutschland) gilt dies für den Prevision-Schaft (Aesculap, Tuttlingen, Deutschland) und den Reef-Schaft (DePuySynthes, Warsaw, IN, USA). Hierbei stellen distale Verriegelungsschrauben ein „Salvage-procedure" zur additiven Stabilität bei Femura mit defizitärem Isthmus dar, bei denen die distale Fixationsstrecke unter 3 bis 4 cm (je nach verwendetem Schaft) liegt. Die Verriegelungsschrauben helfen vorübergehend die Schaftfixation zu verbessern, bis eine biologische Osteointegration soweit stattgefunden hat, dass diese additive Stabilität nicht mehr vonnöten ist (Abb. 4.37a-c). Kommt es allerdings zu einem unzureichenden Prothesen-Knochenkontakt und/oder zu einer unzureichenden Osteointegration werden diese Verriegelungsschrauben zu stark der Belastung ausgesetzt und brechen. Ein anderes Verriegelungskonzept wird bei der zylindrischen kurvierten grobstrukturierten Arcos-Variante verfolgt, bei der über die ganze Länge der distalen Schaftkomponente zusätzliche Verriegelungsschrauben zur Verbesserung der Stabilität der zylindrischen distalen Komponente eingesetzt werden (Abb. 4.34a).

Operationstechnik

Da in diesem Buch ein Schwerpunkt auf die modularen distal fixierenden Revisionsschäfte gelegt wird, ist ein eigenes Kapitel den Operationstechniken dieser Schäfte gewidmet (siehe Kap. 11). Es soll aber bereits hier kurz auf den richtigen Umgang mit der Modularität solcher Revisionsprothesen hingewiesen und das Operationsprinzip anhand eines der Vertreter (Reclaim, DePuySynthes, Warsaw, IN, USA). dieser Revisionssysteme dargestellt werden. Zunächst wird das Fixationsbett distal im Femur präpariert (je nach Fixationsart durch eine zylindrische oder konische Reibahle – hier konisch – (Abb. 4.38a) oder durch eine zylindrische Markraumfräse beim Revitan Kurviert gefolgt von einer konischen Raspel). In dieses Fixationsbett wird die distale Komponente eingebracht, bis sie fest sitzt (Abb. 4.38b). Für die proximale Komponente muss ggf. etwas Platz durch Fräsen geschaffen werden. Sie muss vorsichtig mit der Hand geführt werden, um unkontrollierte Frakturen des Trochanter zu vermeiden (Abb. 4.38c). Auf die distale Komponente wird eine proximale Probekomponente aufgesetzt, mit der eine Probereposition erfolgt. Bei zufriedenstellender Testung wird die proximale Originalkomponente implantiert (Abb. 4.38d). Die beiden Komponenten werden in situ miteinander verbunden (Abb. 4.38e).

Wenn man die Vorteile der Modularität nutzen möchte, zwingt dies zur Montage der Komponenten im Patienten bzw. umgekehrt formuliert, schließt dies eine Tischmontage der modularen Komponenten (auf dem Operationstisch) aus. Eine Tischmontage sollte somit bei modularen Revisionsschäften nicht durchgeführt werden. Sie macht aus einem modularen Revisionsschaft einen nicht-modularen Revisionsschaft, für den man nur einen hohen Einkaufspreis zahlt. Zudem verliert man durch die Tischmontage die Vorteile der Modularität. Darüber hinaus können sogar

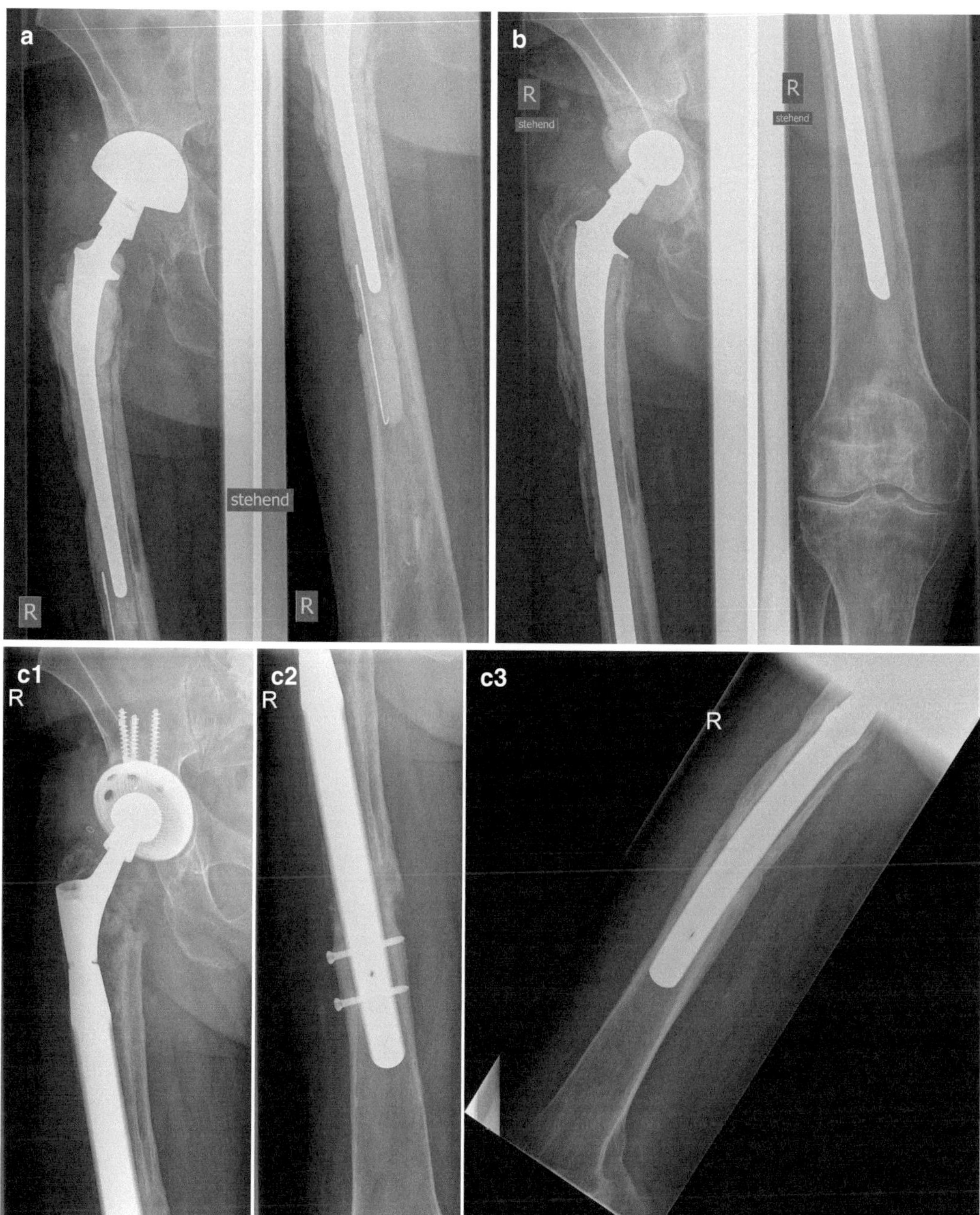

Abb. 4.37 **a-c: a:** Periprothetischer Infekt nach mehrfachen auswärtig durchgeführten Prothesenwechseln mit zementiertem Schaft und Duokopf mit Knochendefekt vom Typ Paprosky IIIB. **b:** Interimsprothese nach transfemoralem Prothesenausbau mit langer zementummantelter Schaftprothese als Interimsprothese bei zweizeitigem septischen Wechsel. **c1–3:** Röntgenbilder zwölf Monate postoperativ nach Reimplantation eines modularen Revisionsschaftes Revitan Kurviert mit distaler Verriegelung und Allofit-S-Pressfit-Pfanne (ZimmerBiomet, Winterthur, Schweiz)

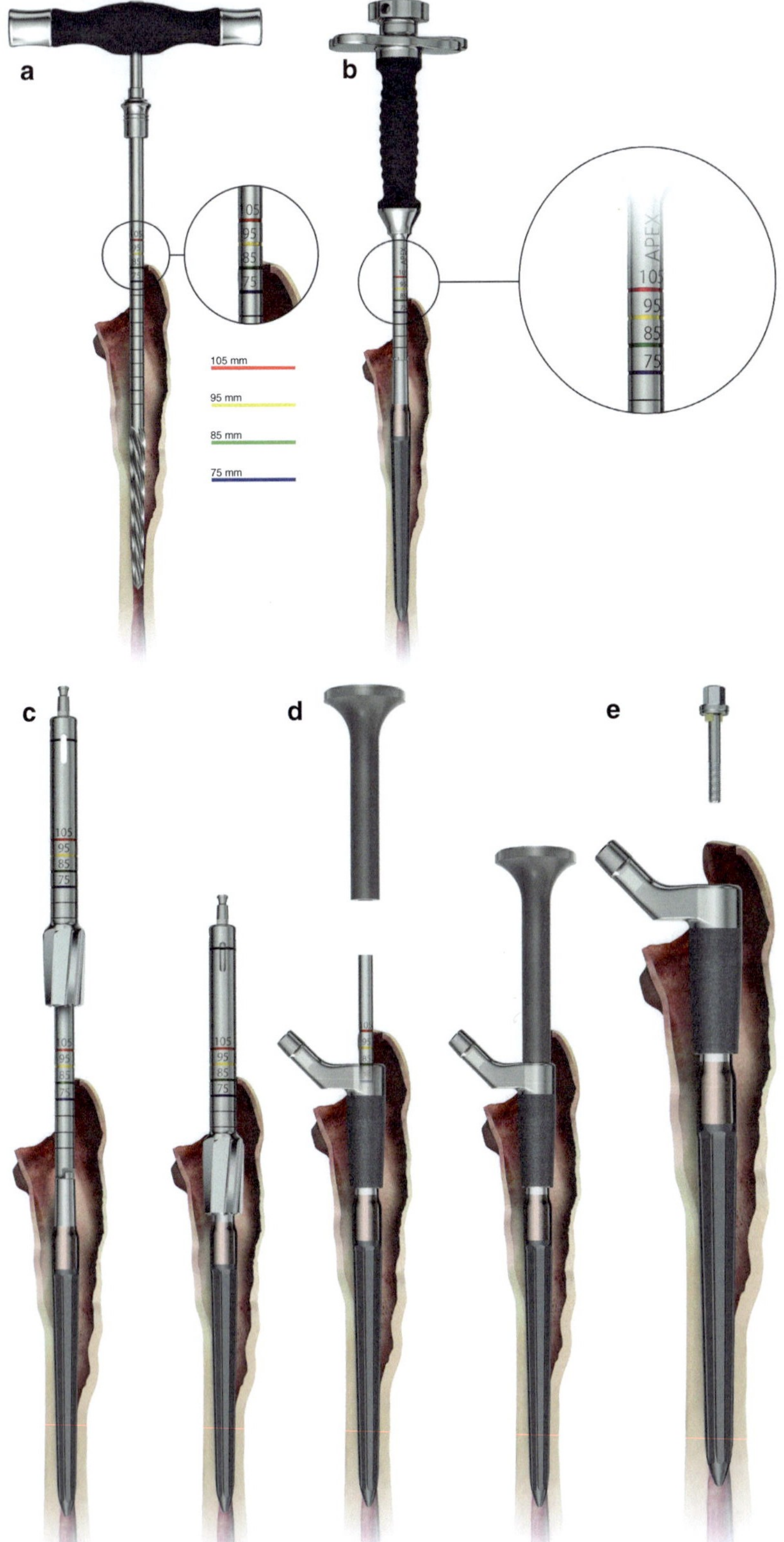

Abb. 4.38 a-e: Prinzip der Präparation des distalen Fixationsbettes und der Implantation eines distal fixierenden modularen Revisionsschaftes am Beispiel des modularen Reclaim-Schaftes (DePuySynthes, Warsaw, IN, USA). **a:** Präparation des distalen Fixationsbettes durch eine konische Reibahle. **b:** Implantation der distalen Schaftkomponente in das präparierte, distale Fixationsbett. **c:** Schaffen von Platz für die proximale Komponente mit Fräsen. **d:** Implantation der proximalen Komponente. **e:** Konnektierung der beiden Komponenten in situ

beim endofemoralen Vorgehen unkontrollierte Frakturen des Trochanter major durch die auf dem Tisch zusammengesetzte Prothese entstehen bzw. der distale Sitz der Prothese verändert werden. Mit den Reibahlen oder Raspeln wurden nur die distalen Bereiche präpariert und der proximale Sitz der proximalen Komponente nicht zwingend vorbereitet. Wenn nun die auf dem Tisch zusammengesetzte Probeprothese oder später Originalkomponenten implantiert werden, kann proximal am Trochanter major Knochen vorliegen, der durch die proximale Komponente entweder unter Druck gerät oder das Einlaufen der Prothese und damit deren distalen Sitz kompromittiert. Dieser, wenn auch in der Regel nur geringe, störende Knochen muss durch z. B. eine Hohlfräse nach dem Setzen der distalen Originalkomponente entfernt werden, damit die proximale Testkomponente (und spätere Originalkomponente) ungestört aufgesetzt werden kann.

Ergebnis

Mit modularen, distal fixierenden konischen Revisionsschäften lassen sich reproduzierbar gute Ergebnisse erzielen (Tab. 4.11, 4.12, 4.13 und 4.14). Beim Vergleich von nicht-modularen zylindrischen extensively-coated Cobalt-Chrom-Schaften als auch zylindrischen modularen Revisionsschäften (die mit einem Scratch-fit fixiert werden) mit modularen konischen Revisionsschäfte mit einer Konus-in-Konus-Verklemmung, schneiden letztere besser ab. In einer retrospektiven Gegenüberstellung von 61 konischen und 44 zylindrischen Schäften mit Paprosky Typ-III- und -IV-Defekten, wobei in der Gruppe konischer Schäfte mit 51 % mehr Typ-IIIB- und -IV-Defekte als mit 20 % in der Gruppe zylindrischer Schäfte waren, zeigten die konischen Schäfte signifikant geringere Re-Revisionsraten (4,9 % versus 22,7 %) und Versager der Osteointegration (1,6 % versus 15,9 %) (Revision Total Hip Arthroplasty Study Group 2013). Richards et al. (2010) fanden beim Vergleich von 105 zylindrischen extensively porous-coated Cobalt-Chrom-Schäften mit 95 konischen Titanschäften, mit signifikant mehr Typ-IIIB- und -IV-Defekten in der Gruppe konischer Schäfte, für diese signifikant bessere klinische Scores mit seltener auftretendem Schaftschmerz, eine geringere Frakturrate und eine bessere Knochenregeneration des proximalen Femurs. Letzteres ist durch das geringere Elastizitätsmodul der Titanschäfte bedingt, die somit weniger steif sind und daher im Gegensatz zu den Cobalt-Chrom-Schäften keine Tendenz zum Stress shielding haben. In eigenen Studien konnte gezeigt werden, dass es sogar im Durchschnitt zu einer proximalen Knochenzunahme bei modularen, distal fixierenden Titan-Revisionsschäften kommt (Fink et al. 2011, 2014). Hierbei konnte bei den transfemoral implantierten Schäften aufgrund der Kallusbildung eine signifikant größere Knochenzunahme im proximalen Femur im Vergleich zu den endofemoral implantierten Schäften beobachtet werden (Fink et al. 2014). Bei der Analyse der Einflussfaktoren auf die Knochenregeneration war diese nur durch den präoperative Knochendefekt und die Kortikalisdicke beeinflusst und nicht durch die Schaftdicke oder -länge (Fink et al. 2011).

Die Ergebnisse hinsichtlich solcher Schäfte hängen aber von der korrekten Anwendung der Operationstechnik ab. McInnis et al. (2006) berichteten über schlechte Ergebnisse mit dem modularen, distal fixierenden, konischen Titanschaft (PFMR, SulzerAG, Winterthur, Schweiz), der der Vorläufer des jetzigen Revitan-Systems ist. Er hatte 70 Schäfte ausschließlich endofemoral implantiert und musste in 24,2 % der Fälle eine periprothetische Fraktur, in 55,7 % eine Subsidence (sekundäres Einsinken) des Schaftes und in 12,8 % eine Lockerung des Schaftes hinnehmen. Sie schlussfolgerten selber in der Arbeit, dass dies an der ausschließlich endofemoralen Vorgehensweise liegt. In einer eigenen Arbeit untersuchten wir 116 kurvierten Revitan-Schäften (ZimmerBiomet, Winterthur, Schweiz) mit einem Mindest-Nachuntersuchungszeitraum von 5,3 Jahren und Durchschnitts-Follow-up von 7,5 Jahren, die alle nach einem klaren Konzept implantiert worden waren (Fink et al. 2014):

Tab. 4.11 Modulare distale zylindrisch porous-coated Schäfte

Autor	Schaft	N	Follow-up	Zugang	Revision	Subsidence	Lockerung	Luxation	Infektion	Fraktur
			[Jahre]		[%]	[%]	[%]	[%]	[%]	[%]
Lakstein et al. 2010	ZMR	72	7	tf, ts	5,5	11	2,8	4,2	2,8	2,8
Jibodh et al. 2013	ZMR	54	7	p, tf		0	0	9		7
RTHASG 2013	ZMR	44*	5		22,7	9,1**				11,4

Al= anterlolateral, p = posterior, tf = transfemoral, ef = endofemoral, ts = trochanteric slide, * = nur Typ III + IV-Defekte, Subsidence bei >5 mm, ** >10 mm

Tab. 4.12 Modulare distal konische Geradschäfte

Autor	Schaft	N	Follow-up [Jahre]	Zugang	Revision [%]	Subsidence [%]	Lockerung [%]	Luxation [%]	Infektion [%]	Fraktur [%]
Holt et al. 2011	Restoration	46	3,5	p, tf			0	7		2,2
Desai et al. 2012	Restoration	52	3,8	ef, tf	5,7			5,7	3,8	15,3
Dzaja et al. 2014	Restoration	55*	2,7	tf	4	3	2	5	3	4
Restrepo et al. 2011	Restoration	122	4	al, tf	8	2	0	3	2	2
Stimac et al. 2014	Restoration	86	4,3	p	11,6		0	2,3	4,6	4,6
Palumbo et al. 2013	Restoration	18*	4,5	ef, tf	5,5	11,1	5,5		5,5	
Riesgo et al. 2015	Restoration	161	5,9	p	14,9		2	4,3	6,2	
Smith et al. 2016	Restoration	115	>2	p, tf	13	6	0,9	0,9	3,4	5
Picado et al. 2019	Restoration	41	5,1	tg, tf	17	12,2	4,8	7,3	4,9	7,3
Park et al. 2007	Lima-Lto	62	4,2	p, tf	4,8	6,5	0	5	2	12,9
Kessler et al. 2002	PFMR	50	1	tg		24				
McInnis et al. 2006	PFMR	70	3,9	p, (efo*)	4,3	55,7	12,8	10	2,9	24,2
Ovesen et al. 2010	ZMR	125	4,2	p, tf	3,2	8				5,6
Canella et al. 2010	ZMR	30	2	p, tf		0		3,3	6,6	0
Munro et al. 2012	ZMR	109	3,1		6	5,5	0		0,9	
Van Houwelingen et al. 2013	ZMR	48*	7	tg, p, tf	10,4	12,5	0	10	0/25	16
RTHASG 2013	ZMR + Restoration	61*	5		4,9	8,2**				13,1
Rieger et al. 2018	Revitan gerade	70	4,3	tf	6	14,7	1,5	8,6	0	3
Wronka und Cnudde 2016	Revi-tan gerade	47	4,7	p, tf	4,2	6,3	4,2	4,2	0	0

Al= anterlolateral, p = posterior, tf = transfemoral, ef = endofemoral, ts = trochanteric slide, * = nur Paprosky Typ III + IV-Defekte, Subsidence bei >5 mm

Tab. 4.13 Modulare Revisionsschäfte gerade mit Knick

Autor	Schaft	N	Follow-up [Jahre]	Zugang	Revision (%)	Subsidence (%)	Lockerung (%)	Luxation (%)	Infektion (%)	Fraktur (%)
Kwong et al. 2003	Link MP	143	3,3	ef,tf	2,8		0	2,1	4,9	2,1
Murphy und Rodriguez 2004	Link MP	35	3,6	ef, tf	2,9			17,1		
Tamvakopoulos et al. 2007	Link MP	40	5,7	l, tf	7,5	5	0	12,5	10	0
Rodriguez 2009	Link MP	93	3,2	p,tf	5	3		1,1	1	5,4
Rodriguez et al. 2011	Link MP	64	6,2	p, tf		3,1		4,7		3,1
Park und Lim 2010	Link MP	59	8,2	ef,tf	8,4	8,4	5			10,2
Schofer et al. 2010	Link MP	81	1,4	p, l	4,9	23	1,3	14,8	6,2	9,8
Weiss et al. 2011	Link MP	63	6	ef,tf	10	15	2	19	3,3	2,2
Skyttä et al. 2012	Link MP	408	9		19,1		3	6,4	2,2	1,5
Klauser et al. 2013	Link MP	63	8,5	p	4,7			3,2	1,6	17
Wang et al. 2013	Link MP	58	4,3	ef; (tf)	3,5	9	2	3	1,7	17
Amanatullalh 2015	Link MP	92	6,4	ef, tf	4,3	7	1	19	7	12
Zhang et al. 2015	Link MP	246	5,7			1,6*		2	2,8	11,7
Wronka und Cnudde 2016	Link MP	57	4,7	p, tf	3,5	3,5	1,7	1,7	1,7	1,7
Hashem et al. 2018	Link MP	132	4,4	p (tf)	22		0,8	8	5,5	5
Hancock et al. 2019	Reclaim	48	1	al, p, tf	8,3	8	2,1	4,2	10,4	

al= anterlolateral, p = posterior, tf = transfemoral, ef = endofemoral, ts = trochanteric slide, l = lateral, Subsidence bei >5 mm

Tab. 4.14 Modulare kurvierte Schäfte

Autor	Schaft	N	Follow-up	Zugang	Revision	Subsidence	Lockerung	Luxation	Infektion	Fraktur
			[Jahre]		[%]	[%]	[%]	[%]	[%]	[%]
Fink et al. 2007	Revitan Kurviert	68	2,6	tf	4,4 %	5,9 %	2,9 %	4,4 %	0 %	0 %
Fink et al. 2009	Revitan Kurviert	120	3,2	p,tf	1,7 %	7,5 %	1,7 %	4,2 %	0 %	0 %
Fink et al. 2014	Revitan Kurviert	116	7,5 (5–9)	p, tf	4,3 %	2,9 %	0 %	4,3 %	2,3 %	0 %
Köster et al. 2008	Profemur-R	73	6,2	tg, tf	4,1 %	2,7 %	2,7 %	1,3 %	1,3 %	9,5 %
Artiaco et al. 2011	Profemur-R	35	4,7	ef	5,7 %	17,1 %	11,4 %	0 %	5,7 %	5,7 %
Pattyn et al. 2012	Profemur-R	68	5,2	p, tf	7,3 %	1.4 %	1,4 %	4,4 %	1,4 %	11,7 %
Wirtz et al. 2000	MRP	142	2,3	ef, tf	4,9 %	4 %	1,4 %	11,3 %	1,4 %	1,4 %
Schuh et al. 2004	MRP	79	4	ef, tf	3,8 %	2,5 %	0 %	5,1 %	2,5 %	6,3 %
Schuh et al. 2004	MRP	130	2,9	ef, tf	4,6 %	0,8 %	0,8 %	3,8 %	2,3 %	1,5 %
Mumme et al. 2007	MRP	48	4,7	tg	2,1 %	2,1 %	2,1 %	12,5 %	2,1 %	2,1 %
Wimmer et al. 2013	MRP	243	4,4		4,5 %	2,1 %	2,4 %	6,1 %	1,6 %	5,3 %
Wirtz et al. 2014	MRP	163	5–16		6,1 %	4,3 %	4,9 %	12,3 %	2,5 %	7,3 %
Hoberg et al. 2015	MRP	89	4,6	lat	6,8 %	0 %		2,2 %	3,3 %	

Al= anterlolateral, p = posterior, tf = transfemoral, ef = endofemoral, ts = trochanteric slide, Subsidence bei >5 mm

- Eine präoperative Planung legte u. a. die Indikation zum transfemoralen Zugang (77 Fälle) fest.
- Die modularen Komponenten wurden immer in situ montiert.
- Die Revisionsschäfte wurden bei intaktem Isthmus so kurz wie möglich mit der Fixation an der Spitze des Schaftes im Isthmus des Femur gewählt.
- Bei knöchernen Defekten vom Typ Paprosky IIIB und IV mit einer Fixationsstrecke von unter 3 cm im Isthmus des Femur wurde eine additive distale Verrriegelung durchgeführt.

Mit diesem klaren Konzept konnten wir eine Überlebensrate von 95,7 % nach neun Jahren für alle schaftbedingten Revisionen erzielen, wobei für aseptische Lockerungen eine Überlebensrate von sogar 100 % erreicht wurde (Abb. 4.39). Es wurde nur aufgrund von periprothetischen Infektionen in 2,3 % eine Revision des Schaftes notwendig. Eine Subsidence des Schaftes von mehr als 5 mm wurde in 2,9 % und eine Luxation in 4,3 % gesehen. Es trat keine periprothetische Fraktur auf (0 %). Der Harris-Hip-Score war von präoperativ 46,7 ± 16,0 Punkte auf 88,2 ± 13,5 Punkte 5 Jahre postoperativ gestiegen.

4.3 Prinzipien der distalen Fixation

Für die Erzielung von reproduzierbar guten Ergebnissen bei der Verwendung von distal fixierenden Revisionsschäften ist es für den/die Chirurgen/in wichtig, die Prinzipien der Fixation des von ihm/ihr verwendeten Revisionsschaftsystems zu verstehen und die Fixationsstrecke des Schaftes unter seiner/ihrer Kontrolle zu kreieren.

Generell kann man drei verschiedene distale Fixationsprinzipien unterscheiden:

1. das „Scratch-fit“ (Zylinder-in-Zylinder-Fixation),
2. die Konus-in-Zylinder-Fixation,
3. die Konus-in-Konus-Fixation.

4.3.1 „Scratch-fit“ (Zylinder-in-Zylinder-Fixation)

Der wohl bekannteste Revisionsschaft mit einer der sog. Scratch-fit-Fixation ist der von Wayne Paprosky entwickelte Solution-Schaft (DePuy Synthes, Warsaw, IN, USA). Hier wird das Fixationsbett durch eine zylindrische Markraumfräse oder Reibahle in der Diaphyse des Femur präpariert. Bei Geradschäften wird eher mit starren, geraden

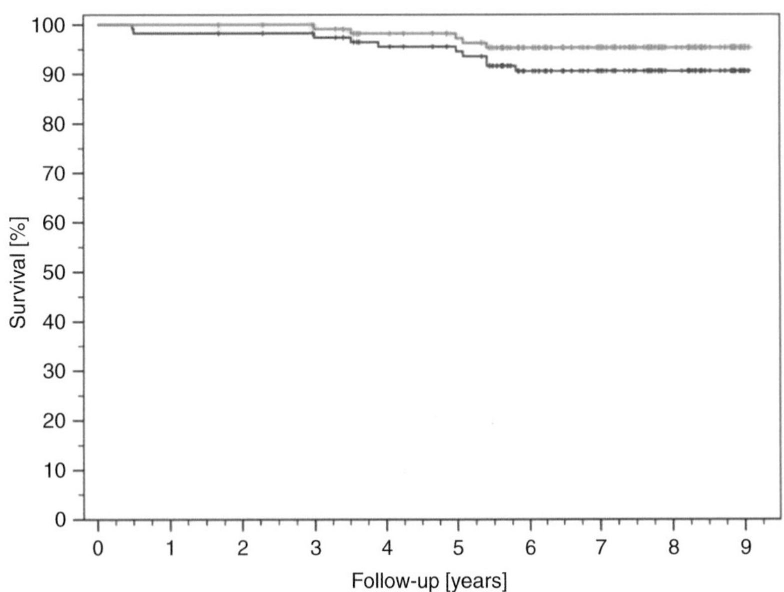

Abb. 4.39 Kaplan-Maier-Kurve der Überlebensrate von 116 modularen kurvierten Revisionsschäften Revitan Kurviert (ZimmerBiomet, Winterthur, Schweiz). Grüne Kurve = Schaftbedingte Revisionen, Blaue Kurve = Revision aus jeglichem Grund

Reibahlen gearbeitet, während bei der Verwendung von kurvierten Schäften eine flexible Markraumfräse zum Einsatz kommt. Die Auffräsung erfolgt bis ein distaler, solider Knochenkontakt von etwa 4 bis 6 cm erreicht wird. Bei einer distalen „Scratch-fit-Fixation" wird ein in der Regel 0,5 mm dickerer distal zylindrischer Schaft mit grober Oberflächenstruktur in dieses präparierte Fixationsbett im Isthmus des Femur eingesetzt (Abb. 4.40). Durch seine Oberflächenstruktur erzielt er die notwendige Rotationsstabilität. Eine Fixationsstrecke von mindestens 4 cm im Isthmus des Femur ist hierfür notwendig (Paprosky et al. 1999; Weeden und Paprosky 2002). Diese Mindestfixationsstrecke von 4 cm für den von ihm verwendeten Schaft (Solution, DePuySynthes, Warsaw, IN, USA) veranlasste Paprosky, die Grenze zwischen den Paprosky IIIA- und -IIIB-Defekten bei eben diesen 4 cm zu setzen (persönliche Mitteilung). War eine Fixationsstrecke im Isthmus von mindestens 4 cm vorhanden (Paprosky IIIA-Defekt), funktionierte der Solution-Schaft mit dem Scratch-fit, bei einer Fixationsstrecke im Isthmus unterhalb von 4 cm jedoch nicht (Paprosky IIIB-Defekt) (persönliche Mitteilung). Diesem Fixationsprinzip folgend weisen einige modulare Revisionsschäfte distale Komponenten mit Scratch-fit-Fixation auf, so z. B. das Arcos- oder ZMR-System (ZimmerBiomet, Warsaw, IN, USA) sowie das Restoration-Schaftsystem (Stryker, Kalamazoo, MI, USA).

4.3.2 Konus-in-Zylinder-Fixation

Hier werden kurvierte, distal konische Titanschäfte in ein zylindrisch vorpräpariertes Fixationsbett des Femur gesetzt. Das Fixationsbett wird mit flexiblen Markraumfräsen bis zu einem sicheren Kortikaliskontakt über mehrere Zentimeter präpariert und anschließend ein konischer kurvierter distal fixierender Revisionsschaft eingesetzt. Dieser weist eine den konischen Geradschäften nachempfundene Sternform mit längsverlaufenden Rippen auf, die sich in die Kortikalis einschneiden (Abb. 4.40). Je nach Höhe der von dem Hersteller festgelegten Nominierung für die Schaftdicke wird ein dem Namen nach 2 bis 3 mm dickerer Schaft als die letzte Markraumfräse als distale Schaftkomponente eingesetzt. So wird dies für die kurvierte Variante des modularen MRP-Schaftes (Peter Brehm GmbH, Deutschland) empfohlen, wobei ein Knochenkontakt von 7 bis 10 cm erzielt werden soll (Mumme et al. 2007; Wimmer et al. 2013). Da hier kein konisches Fixationsbett in

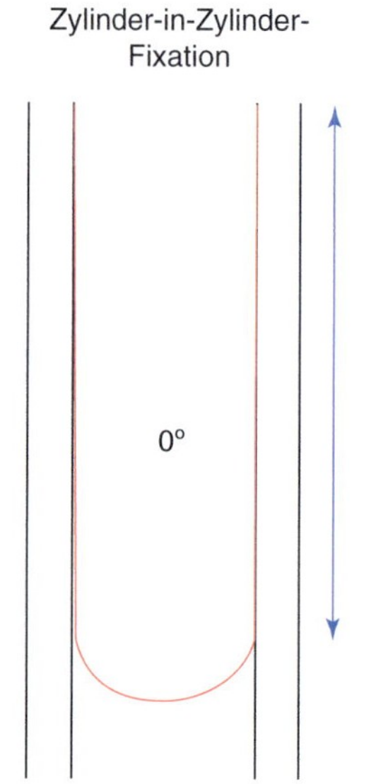

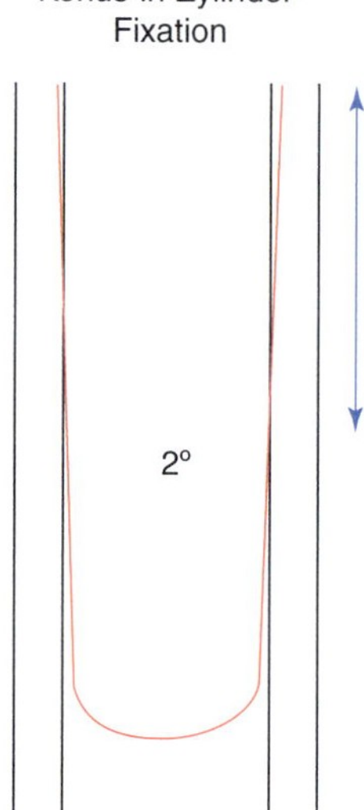

Abb. 4.40 Darstellung des Prinzips der Zylinder-in-Zylinder-Fixation, d. h. des Scratch-fits links und der Konus-in-Zylinder-Fixation rechts mit den entsprechenden Längen der Fixationsstrecke

die Kortikalis des Femur präpariert wird, muss sich der konische Schaft beim Einschlagen in das zylindrische Fixationsbett einschneiden. Es ist davon auszugehen, dass die zu wählende Schaftdicke dünner sein dürfte als bei einer Konus-in-Konus-Verklemmung (s. u.), da ein weniger tiefes Einschneiden eines Schaftes in die Kortikalis anzunehmen ist, wenn keine vorherige Präparation mit konischen Reibahlen oder Raspeln stattgefunden hat.

4.3.3 Konus-in Konus-Fixation

Diese Fixation basiert auf dem von Heinz Wagner für seinen Revisionsschaft entwickelten Fixationsprinzip. Mit konischen Reibahlen wird ein konisches Fixationsbett in der Diaphyse des Femur kreiert, in das ein konischer Titanschaft mit längsverlaufenden Rippen eingesetzt wird, die in die Kortikalis einschneiden (Wagner 1989; Wagner und Wagner 1993) (Abb. 4.41). Bei dem Originalschaft von Wagner und seinem direkten Nachfolger Wagner-SL-Revisionsschaft (ZimmerBiomet, Winterthur, Schweiz) beträgt die konische Steigung 2 Grad, die die axiale Stabilität des Schafts erzeugt. Die acht Längsrippen des Schaftes erzielen die Rotationsstabilität durch Einschneiden in die Kortikalis (Abb. 4.42). Die modulare Version des Wagner-Schaftes, der

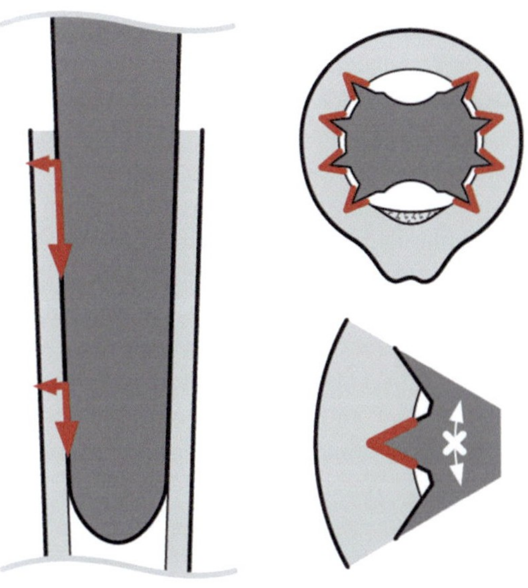

Abb. 4.42 Darstellung der Konus-in-Konus-Verklemmung mit dem Wagner-SL-Schaft bzw. der modularen Variante Revitan Gerade (ZimmerBiomet, Winterthur, Schweiz)

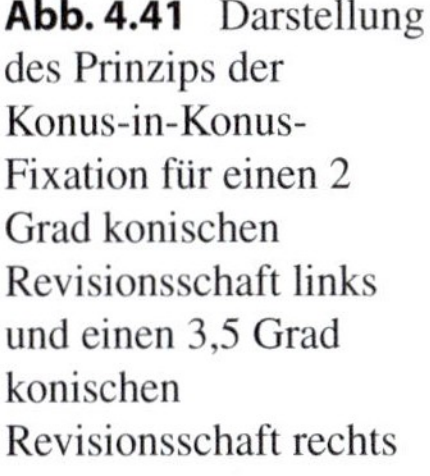

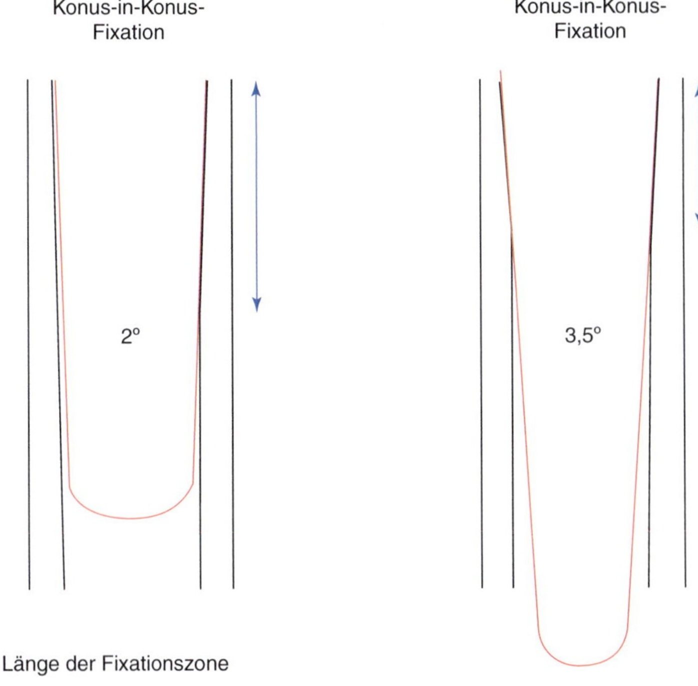

Abb. 4.41 Darstellung des Prinzips der Konus-in-Konus-Fixation für einen 2 Grad konischen Revisionsschaft links und einen 3,5 Grad konischen Revisionsschaft rechts

Revitan Gerade (ZimmerBiomet, Winterthur, Schweiz), ist im Querschnitt der Längsrippen rund, die „Seele" des Schaftes in der Frontalebene jedoch abgeflacht, um eine bessere Elastizität zu gewährleisten (Abb. 4.42). Bircher et al. (2001) konnten anhand pathologischer und histologischer Präparate zeigen, dass Knochen suffizient auf die Rippen des Sternprofiles des Schaftes anwächst.

Die Konus-in-Konus-Verklemmung ist eine aus der Technik bekannte solide Fixation. Sie funktioniert bei der femoralen Revisionsendoprothetik solide über eine Fixationsstrecke von 3 bis 5 cm (Fink et al. 2009). Es ist nicht möglich, ein längeres konisches Fixationsbett in die Kortikalis des Femur zu präparieren, ohne die Kortikalis in ihrer Dicke signifikant zu schwächen. Kirk et al. (2007) und Russell et al. (2016) konnten in einer biomechanischen Studie nachweisen, dass ein konischer Schaft mit Rippen (Link MP, Waldemar Link, Hamburg, Deutschland bei Kirk et al, und Wanger SL-Schaft, ZimmerBiomet, Warsaw, IN. USA bei Russell et al. 2016) mit einer Konus-in-Konus-Verklemmung im Isthmus eine höhere Stabilität erzeugt als ein zylindrischer vollbeschichteter, grobstrukturierter Schaft mit einer Scratch-fit-Fixation (Solution, DePuySynthes, Warsaw, IN, USA bei Kirk et al. und VerSys, ZimmerBiomet, Warsaw, IN, USA bei Russell et al. 2016).

Dem Prinzip des originalen Wagner-Revisionsschaftes folgend sind viele Revisionsschäfte entwickelt worden, die zum Teil dieselbe Konizität von 2 Grad verwenden (Revitan, ZimmerBiomet Winterthur, Schweiz; MRP-Schaft, Peter Brehm Deutschland; MP-Schaft, Waldemar Link, Hamburg, Deutschland) oder andere Steigungen (2,5 Grad beim Reclaim-Schaft, DepuySynthes, Warsaw, IN; 3 Grad beim Arcos-Schaft, ZimmerBiomet, Warsaw, IN, USA; 3,5 Grad beim ZMR-Schaft, ZimmerBiomet, Warsaw, IN, USA) (Abb. 4.41). Auf die Einzelheiten der Unterschiede wird im nächsten Abschnitt (Abschn. 4.4) näher eingegangen.

Es existieren auch konische, kurvierte modulare Schäfte, bei denen das Fixationsbett zunächst zylindrisch mit flexiblen Markraumfräsen und dann konisch mit aufsteigenden konischen Raspeln präpariert wird. Hierzu zählt der Revitan Kurviert (ZimmerBiomet, Winterthur, Schweiz). Hier ist die kurvierte distale Komponente im Querschnitt oktogonal und weist ebenfalls eine konische Steigung von 2 Grad auf. Ihre Rotationsstabilität wird durch die Ecken (Längsrippen) des oktogonalen Querschnitts erzielt.

Für die Implantation der Revisionsschäfte bieten sich 2 Prinzipien an: die endofemorale und die Implantation über einen transfemoralen Zugang. Längere Geradschäfte von in der Regel mehr als 225 mm Länge müssen über einen transfemoralen Zugang implantiert werden, um eine ventrale Perforation des Femur zu vermeiden (Bircher et al. 2001; Wagner und Wagner 1993). Kurvierte Schäfte können hingegen bei fehlender Deformität des Femur auch mit höheren Längen endofemoral implantiert werden.

Bei der transfemoralen und der endofemoralen Implantation ergeben sich unterschiedliche Konus-in-Konus-Verklemmungen, wie eigene Kadaver-Studien mit Kontaktradiographien zeigen konnten (Fink et al. 2005). Bei dem transfemoralen Einsatz des Revisionsschaftes Revitan Gerade (ZimmerBiomet, Winterthur, Schweiz) zeigte sich eine zirkuläre Konus-In-Konus-Verklemmung aller Rippen in die Kortikalis des Isthmus als solide Press-Fit-Fixation (Abb. 4.43). Eine gleichartige distale Press-Fit-Fixation wurde mit dem Revitan Kurviert (ZimmerBiomet Winterthur, Schweiz) bei der transfemoralen Implantation beobachtet, wobei die Präparation des Fixationsbettes im Isthmus des Femur durch Raspeln erfolgte. Hier zeigte sich ein gleichartiges zirkuläres Einschneiden aller Kanten des oktogonalen Aufbaues des Schaftes in die Kortikalis des Isthmus (Abb. 4.44). Bei der endofemoralen Implantation des Revitan Kurviert auf der jeweils anderen Seite des Kadavers (wie beim transfemoralen Einsatz des Revitan Kurviert) zeigte sich eine andere Konus-in-Konus-Verklemmung, die wir Drei-Flächen-Fixation genannt haben (Fink et al. 2005). Hier kommt es zu einem distalen Einschneiden von 3 Kanten des oktogonalen Aufbaus des Schaftes über mehrere Zentimeter (3 bis 4 cm) und weiter proximal in der Diaphyse bzw. im meta-diaphysären Übergang zu dem Einschneiden 3 anderer

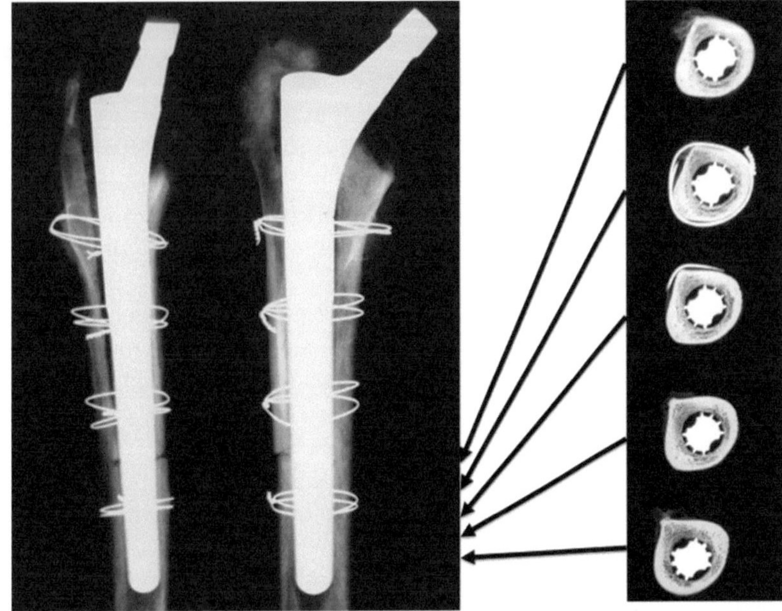

Abb. 4.43 Kontaktradiographie der distalen Konus-in-Konus-Fixation beim Revitan Gerade

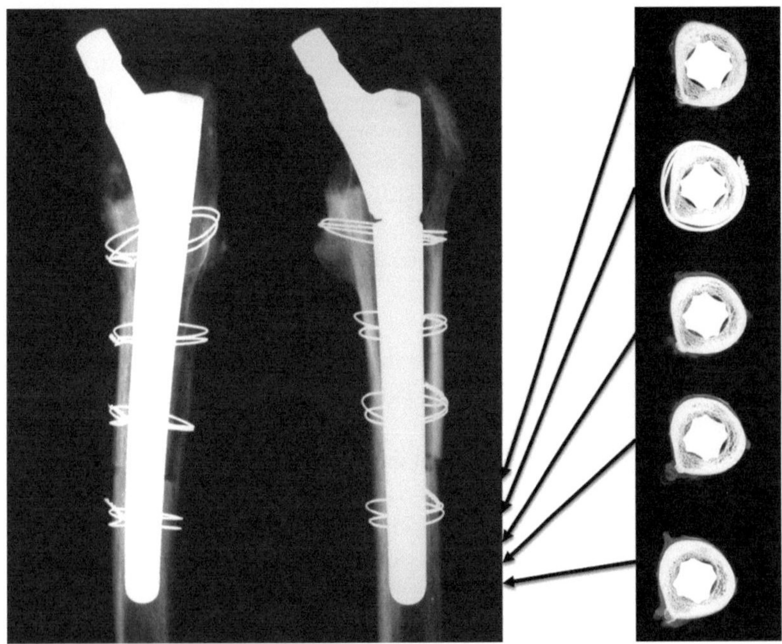

Abb. 4.44 Kontaktradiographie der distalen Konus-in-Konus-Fixation beim Revitan Kurviert

Kanten über mehrere Zentimeter (3 bis 4 cm) (Abb. 4.45). Weiter proximal in der Metaphyse kommt es nur zum Anliegen von 2 Kanten des oktogonalen Aufbaus, die nicht mehr an der Rotationsstabilität des Schaftes und somit der Primärfixation desselbigen teilhaben. Sie dienen nur der sekundären Osteointegration und somit der Sekundärstabilität des Schaftes (Abb. 4.45). Es entsteht somit nicht wie bei der transfemoralen Implantation eine zirkuläre Konus-in-Konus-Verklemmung von 3 bis 5 cm (Abb. 4.46), sondern quasi eine zweimalige ¾ der Zirkumferenz umfassende Konus-in-Konus-Verklemmung von je 3 bis 4 cm (Abb. 4.47). Somit entsteht insge-

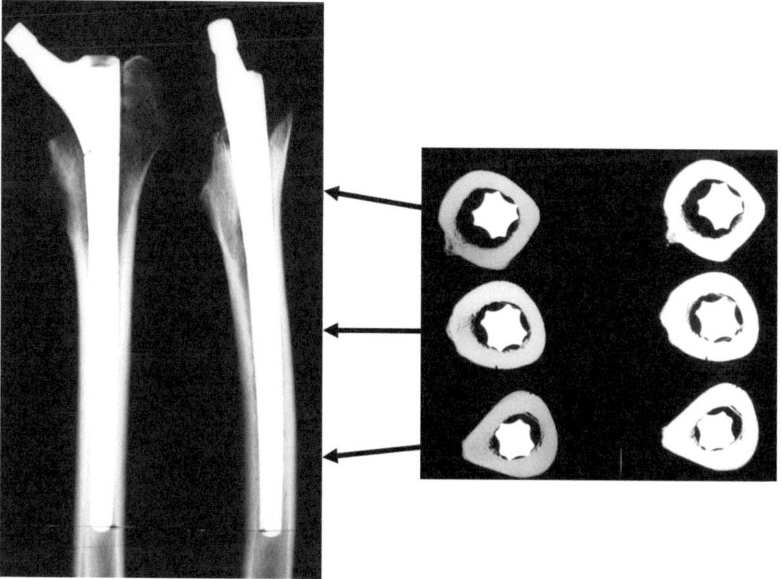

Abb. 4.45 Kontaktradiographie aus den Fixationszonen der Drei-Flächen-Fixation beim endofemoral implantierten Revitan Kurviert

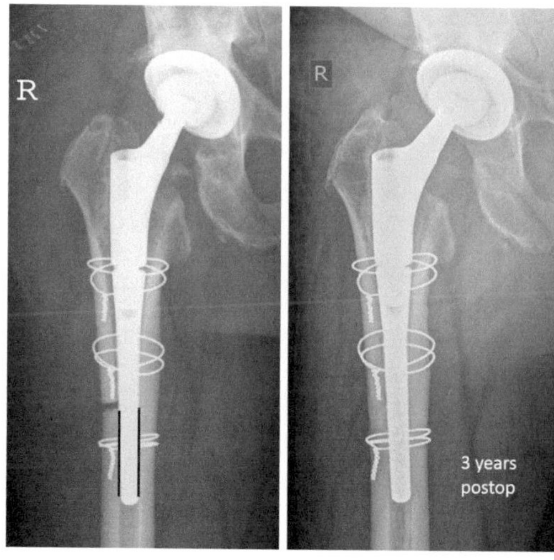

Abb. 4.46 Darstellung der distalen Fixationszone bei einem transfemoral implantierten Revitan Kurviert (links) mit Verlaufs-Röntgenbild drei Jahre postoperativ (rechts)

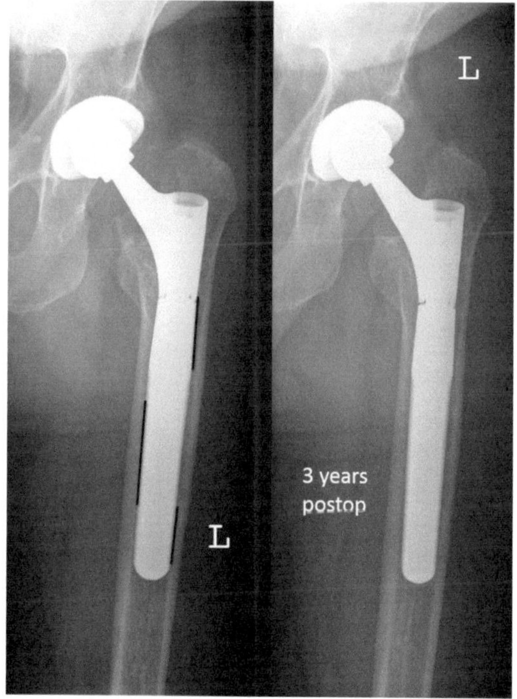

Abb. 4.47 Darstellung der Drei-Flächen-Fixation bei einem endofemoral implantierten Revitan Kurviert (links) mit Verlaufs-Röntgenbild drei Jahre postoperativ (rechts)

samt eine Konus-in-Konus-Verklemmung auf 6 bis 8 cm und ¾ Zirkumferenz, über die der Schaft seine axiale Verklemmung und Rotationsstabilität erfährt. Ein zirkuläres Einschneiden aller vier Kanten des oktogonalen Schaftes Revitan Kurviert bei der endofemoralen Implantation wäre nur dann möglich, wenn der Radius der Antekurvation des Femur exakt der des Revisionsschaftes (1,2 m beim Revitan Kurviert) entsprechen würde. Dies ist aber nie bzw. nur selten anzunehmen. Die unterschiedlichen Fixationsstrecken der Dreiflächenfixation und die unterschiedliche Differenz der Implantatdicken zum transfemoral implantierten Schaft der Gegenseite waren hierbei durch die unterschiedlichen Antekurvationen und Querschnitte der Femura bedingt (Fink et al. 2005).

Vergleicht man diese beiden Konus-in-Konus-Fixationen (zirkulär bei der transfemoralen und Drei-Flächen-Fixation bei der endofemoralen Implantation) zeigt sich, dass andere Prothesenkomponenten-Kombinationen für das gleiche Femur gewählt werden müssen. Bei der endofemoralen Implantation ergeben sich dünnere und etwas längere Komponentenkombinationen als bei der transfemoralen Implantation, wie dies für den Revitan Kurviert in der Kadaverstudie dargestellt wurde (Fink et al. 2005) (Abb. 4.44 und 4.45). Dies zeigt sich auch intraoperativ bei der Implantation des Revitan Kurviert. Bei einem transfemoralen Zugang wird nach dem zylindrischen Auffräsen des Isthmus mit einer flexiblen Markraumfräse eine schrittweise konische Aufraspelung des Fixationsbettes durchgeführt. Dabei hat die letztendliche Raspel, die eine konische Verklemmung an der Spitze des Schaftes erzeugt, einen Nenndurchmesser von 4 mm höher als die Dicke der letzten Markraumfräse. Dies bedeutet aber keineswegs ein Press-Fit von 4 mm. Die 4 mm Differenz ergeben sich daraus, dass die nominale Dicke des Revitan-Schaftes 11 cm oberhalb der Spitze des Schaftes festgelegt wurde. Bei einer Konizität von 2 Grad führt dies zu der passenden Größe an der Spitze des Schaftes für eine Konus-in-Konus-Verklemmung. Bei dem endofemoralen Vorgehen ergibt sich aber nie eine Differenz von 4 mm, sondern – je nach Radius der Kurvatur – eine Differenz zwischen Markraumfräsendicke einerseits und Raspel- bzw. Dicke der distalen Komponente andererseits von 2 oder 3 mm.

Wie die Kadaverstudien zeigen konnten, liegt bei der endofemoralen Implantation des Revitan Kurviert auch eine distale Fixation in der Diaphyse des Schaftes vor, bei der die beiden distalen Flächen der Drei-Flächen-Fixation für die distale Konus-in-Konus-Verklemmung verantwortlich sind. Diese Kenntnis kann bei der endofemoralen Implantation dieser Schafttypen genutzt werden, sodass eine In-situ-Montage der modularen Komponenten nach sicherer Fixation der distalen Komponente und Probereposition mit proximaler Probekomponente erfolgen kann. Hierauf wird im Kap. 11 näher eingegangen.

Die dargestellte Drei-Flächen-Fixation, die eine Konus-in-Konus-Verklemmung des Schaftes in den beiden distalen Flächen beinhaltet, darf nicht mit der Drei-Punkt-Fixation eines Geradschaftes verwechselt werden. Letzteres bedeutet einen nur kurzstreckigen Knochenkontakt eines zu dünnen und meistens zu langen Geradschaftes im kurvierten Femur, der nur eine insuffiziente Fixation des Schaftes bedingt und zur Subsidence (sekundärem Einsinken) des Schaftes führt.

Länge der Fixationsstrecke Wie eigene klinische Studien und Röntgenbildauswertungen an 120 Wechseloperationen mit dem Revitan Kurviert ergaben, ist eine zirkuläre Konus-in-Konus-Verklemmung von 3 cm Länge im Isthmus des Femur bei der transfemoralen Implantation ausreichend, um eine suffiziente Verklemmung ohne Subsidence des 2 Grad konischen Schaftes zu erzeugen (Fink et al. 2009). Die fünf der 78 transfemoral implantierten Schäfte, die eine Subsidence aufwiesen, hatten alle aufgrund von Defekten oder Frakturen im Isthmus des Femur nur eine Fixationsstrecke von weniger als 3 cm. Alle transfemoral implantierten Schäfte mit einer Fixationsstrecke von 3 cm oder mehr wiesen keine Subsidence auf (Fink et al. 2009). Somit ist bei einer distalen Konus-in-Konus-Verklemmung eines 2-Grad-konischen Revisionsschaftes eine Fixationsstrecke von 3 cm im Isthmus des Schaftes ausreichend. Bei einem Scratch-fit (Zylinder-in-Zylinder-Fixation) bedarf es hingegen mindestens 4 cm (Weeden und Paprosky 2002).

Die Länge der notwendigen Fixationsstrecke bei distaler Konus-in-Konus-Verklemmung richtet sich nach der Dicke der Kortikalis des Isth-

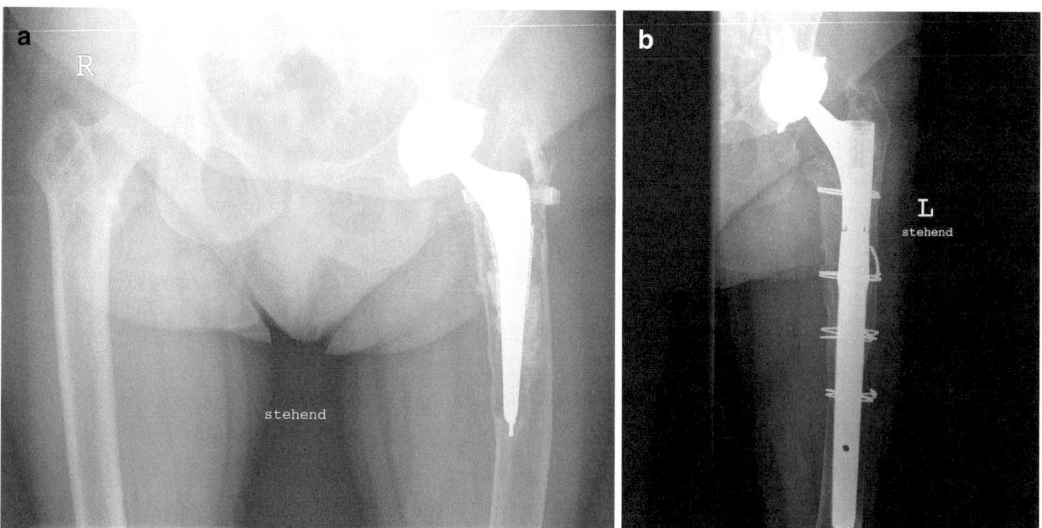

Abb. 4.48 **a,b: a** Schaftlockerung links mit Varisation des Femur und dünner Kortikalis im Isthmus des Femur. **b:** Röntgenbild zwei Jahre postoperativ nach transfemoralem Schaftwechsel auf Revitan Kurviert. Die Kontaktfläche im distalen Femur ist aufgrund der dünnen Kortikalis länger als im Beispiel der Abb. 4.46. Hier wurde aufgrund der dünnen Kortikalis eine Differenz zwischen letzter Markraumfräse und nominaler Schaftdicke von 3 mm gewählt

mus. Eine dicke Kortikalis erlaubt das stärkere Einschneiden der Rippen bzw. Kanten des Schaftes und bedarf daher nur einer kurzen Fixationsstrecke. Eine dünnere Kortikalis erlaubt aufgrund einer Frakturgefahr ein nicht so starkes Einschneiden, sodass die Fixation über eine längere Kontaktstrecke des Schaftes im Isthmus erzielt wird (Abb. 4.46 und 4.48a,b). Dies kann bei dem 2 Grad konischen Schaft bei der transfemoralen Implantation erreicht werden, dass die Differenz zwischen der letzten Markraumfräsen-Dicke und dem implantierten Schaft 3 mm anstatt (wie oben aufgeführt) 4 mm beträgt.

Die Länge der notwendigen Fixationsstrecke hängt zudem von dem Grad der Konizität des distalen Schaftes ab. Pierson et al. (2015) konnten in einer biomechanischen Studie nachweisen, dass die axiale Stabilität des konischen Schaftes mit zunehmender Konizität steigt, da eine stärkere Einschneidung der Rippen auf kürzerer Strecke der Kortikalis stattfindet. Dazu passend arbeiteten Tangsataporn et al. (2015) heraus, dass für den ZMR-Schaft (ZimmerBiomet, Warsaw, IN, USA) mit einer Konizität von 3,5 Grad als Risikofaktor für eine Subsidence eine Fixationsstrecke von weniger als 2 cm bestand. Somit ergibt sich mit steigendem Konus eine kürzere Mindestfixationsstrecke (Abb. 4.41). Hierfür bedarf es allerdings einer suffizient dicken Kortikalis.

Die Fixationsstrecke bei einem 2-Grad-konischen Schaft muss nach eigenen Untersuchungen, wie bereits ausgeführt, mindestens 3 cm sein (Fink et al. 2009). Diese kann bei den 2-Grad-konischen Schäften mit distaler Konus-in-Konus-Verklemmung im Isthmus des Femur an der Spitze des Schaftes sein. Die Fixationsstrecke im Isthmus wurde durch die Reibahlen (beim Geradschaft) oder die Raspeln (beim Revitan Kurviert) präpariert und damit festgelegt. In diese festgelegte Fixationsstrecke wird nun der konische Schaft mit einer definierten Länge verklemmt. Dies kann an der Spitze des Schaftes sein (bei einer Konizität von 2 Grad). Ein längerer Schaft bzw. distale Komponente erzielt keine längere Fixationsstrecke, sondern die gleiche Fixationsstrecke, nur oberhalb der Spitze des Schaftes bzw. der distalen Komponente (Abb. 4.49). Längere Schäfte erzielen somit keine längere Fixationsstrecke, sondern ggf. sogar eine schlechtere, dann nämlich, wenn sie aus der zirkulären Press-Fit-Fixation wieder mehr in einer Drei-Punkte-Fixation im Isthmus des Femur kommt (De Mene-

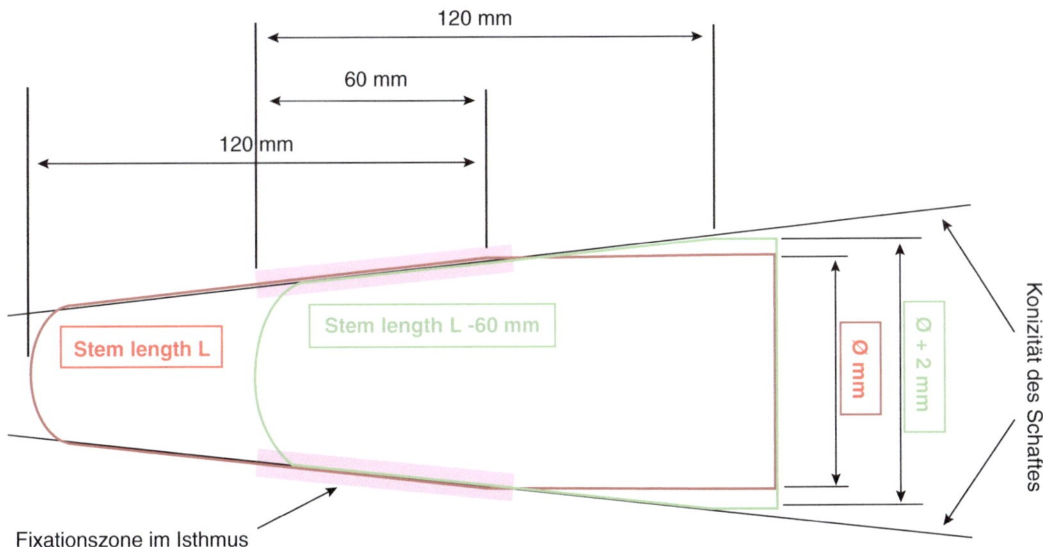

Abb. 4.49 Schematische Darstellung der Lokalisation der Fixationszone bei einem dickeren (grün) und dünneren längeren (rot) konischen Schaft

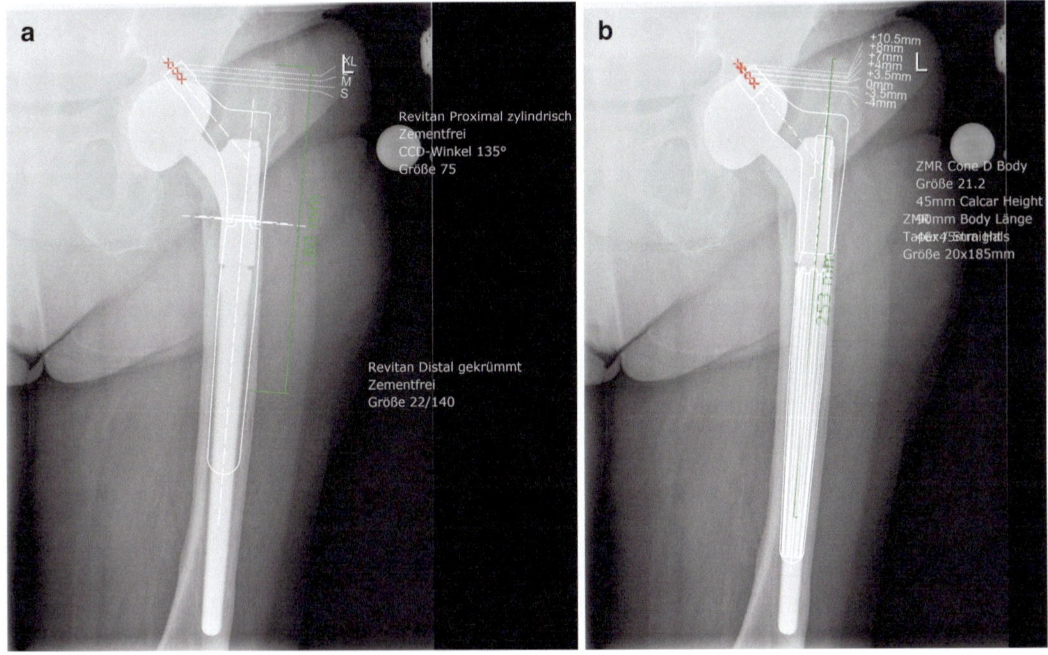

Abb. 4.50 **a,b: a:** Planung eines transfemoralen Schaftwechsels auf den 2-Grad-konischen modularen Revisionsschaft Revitan Kurviert. **b:** Planung der Komponenten bei Verwendung des 3,5-Grad-konischen modulare Revisionsschaft ZMR (ZimmerBiomet, Warsaw, IN, USA), der ebenfalls transfemoral implantiert wird. Aufgrund der höheren Konizität befindet sich die Fixationszone hier proximaler an der distalen Komponente, sodass eine längere Schaftkombination resultiert als bei Abb. 4.50a

zes et al. 2012). De Menezes et al. (2012) konnten anhand einer Auswertung von 100 transfemoral implantierten Revitan Gerade zeigen, dass kurze Schäfte mit einer Fixation an der Spitze des Schaftes im Isthmus eine geringere Nachsinterungsrate aufwiesen als längere Schäfte.

Die Höhe der Fixationsstrecke am Schaft (also die Stellen am Schaft, die sich in die distale Kortikalis einschneiden) hängt von dem Grad der Konizität des Schaftes ab. Zwei Grad konische Schäfte können wie beschrieben die Fixation an der Spitze, d. h. am distalen Ende erzeugen. Bei höhergradig konischen Schäften liegt diese Zone weiter proximal, wobei gilt, dass je größer der Winkel der Konizität ist, umso höher liegt die Stelle am Schaft, die sich in die distale Kortikalis (Isthmus beim transfemoralen Zugang) einschneidet (Abb. 4.50a,b).

Distale Verriegelung Liegt aufgrund eines Defektes oder eines Frakturverlaufes bei einer periprothetischen Fraktur vom Typ Vancouver B3 eine geringere Fixationsstrecke als 3 cm im Isthmus des Femur vor, so ist nach den obigen Ausführungen der Isthmus weder geeignet für eine suffiziente „Scratch-fit"-Fixierung (mindestens 4 cm) noch für eine alleinige Konus-in-Konus-Fixierung eines 2 Grad konischen Schaftes. Nach dem zuvor ausgeführten Überlegungen würde in dieser kürzeren Strecke bis zu einer Mindestfixationsstrecke von 2 cm bei guter Kortikalisdicke noch ein distal fixierender Schaft mit höherer Konizität (3,5 Grad) funktionieren (Tangsataporn et al. 2015). Alternativ bedarf es bei der Verwendung eines 2-Grad-konischen Schaftes einer additiven Fixationsunterstützung in Form von distalen Verriegelungsschrauben (Abb. 4.51a-c). Mohamed et al. (1993) konnte in biomechanischen Studien nachweisen, dass die axiale und Rotationsstabilität von distal fixierenden Schäften durch distale Verriegelungsschrauben signifikant erhöht werden kann. Die Fixierung basiert aber weiterhin auf und bedarf einer Konus-in-Konus-Verklemmung, dann von unter 3 cm, die nach dem gleichen Prinzip über einen transfemoralen Zugang erzeugt wird (zylindrisches Auffräsen mit Markraumfräsen, gefolgt von Präparation des Fixationsbettes durch konische, formgebende Raspeln). Nach vorsichtigem Setzen des Schaftes mit einer Konus-in-Konus-Verklemmung von unter 3 cm im defizitären Isthmus wird dann unterhalb des Isthmus eine additive Fixation mit Verriegelungsschrauben erzeugt (Abb. 4.51b,c). Diese geben eine zusätzliche Stabilität, bis durch die Kallusbildung beim transfemoralen Zugang Knochen auf die proximalen Anteile des neu implantierten Schaftes gewachsen ist. Diese Art der Verriegelung stellt eine unterstützende Fixation der kurzstreckigen Konus-in-Konus-Verklemmung im defizitären Isthmus dar. Sie darf nicht mit der multiplen Verriegelung über eine lange Strecke eines zylindrischen Revisionsschaftes (z. B. Huckstep-Schaft, Downs Surgical, Chapletown, UK oder einer Variante des Acros-Schaftes, ZimmerBiomet, Warsaw, IN, USA) verwechselt werden. Letzteres empfiehle ich aufgrund der deutlich höheren Traumatisierung der Weichteile und der schlechteren Rückzugsmöglichkeiten bzw. Revisionsfreundlichkeit z. B. bei einem periprothetischen Infekt nicht.

Bei einer Nachuntersuchung von 15 Fällen, in denen eine Verriegelung aufgrund von Defekten oder Frakturen im Isthmus notwendig war, zeigte sich in 14 Fällen eine stabile Fixation ohne Subsidence des Schaftes, Röntgensäumen um den Verriegelungsschrauben oder gar Brüchen derselben (Fink et al. 2010) (Abb. 4.51a-c). Nur in einem Fall, bei dem die Fixation nur auf den Verriegelungsschrauben beruhte und keine kurzstreckige Konus-In-Konus-Verklemmung erzielt werden konnte, kam es zum Versagen der Fixation mit Bruch der Verriegelungsschrauben (Fink et al. 2010). Eine Fixation allein durch die Verriegelungsschrauben ist nicht ausreichend, um reproduzierbar gute Ergebnisse zu erzielen. Dies bestätigen die Ergebnisse von Eingärtner et al. (2007), die bei 41 periprothetischen Frakturen (2 Vancouver Typ A, 14 B1, 8 B2 und 13 Vancouver B3-Frakturen) mit dem damals geringkonischen Revisionsschaft Bicontact Revision (Aesculap, Tuttlingen, Deutschland) (0,6 Grad Konizität) und zusätzlicher Verriegelung ein Versagen des Systems in über 12 % (5 Fällen) sahen. Aufgrund der geringen Konizität dieses Schaftes von 0,6° beruhte die Fixation zu einem großen Anteil auf den Verriegelungsschrauben. Darüber hinaus werden auch schlechtere Ergebnisse für multiple Verriegelungen beim zylindrischen Huckstep-Schaft angegeben. Aspinall et al. (2004) berichten über Kurzzeitergebnissen des Huckstep-Schaftes bei 57 Patienten in schwierigen Primärimplantationen und Revisionen mit femoralen Defekten. Es waren in 19,3 % Revisionen notwendig, 7 % erlitten Schraubenbrüche

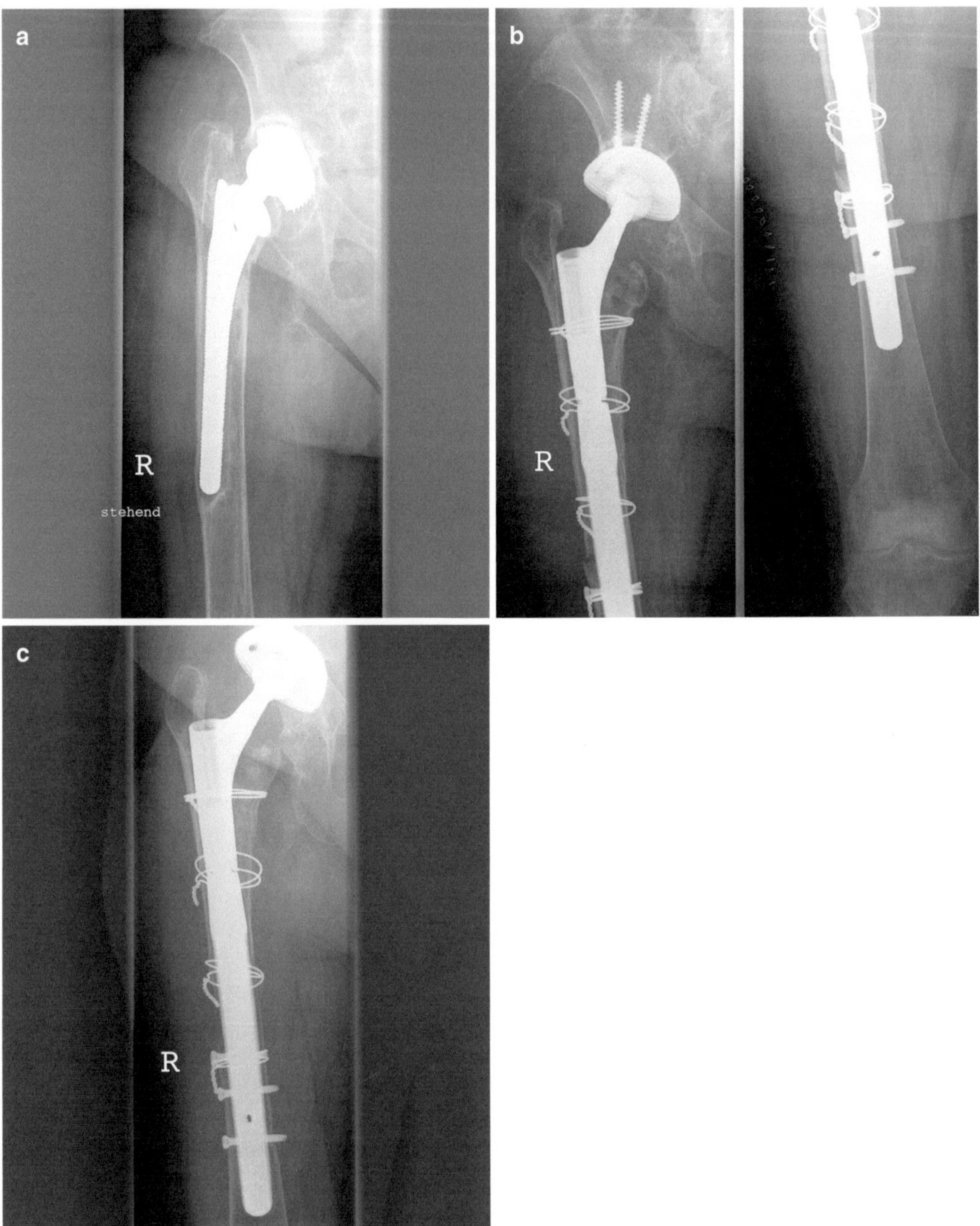

Abb. 4.51 a-c: a: Prothesenlockerung rechts mit femoralem Knochendefekt vom Typ Paprosky IV mit fehlendem Isthmus. b: Transfemoraler Prothesenwechsel auf modularen Revisionsschaft Revitan Kurviert und Pressfit-Pfanne Allofit-S. Es zeigt sich eine kurzstreckige Konus-in-Konus-Verklemmung des Schaftes oberhalb der additiven distalen Verriegelung. c: Röntgenbild acht Jahre postoperativ mit unveränderter Position der Implantate

als Zeichen der Instabilität des Schaftes, 3,5 % periprothetische Frakturen und 8,8 % periprothetische Infektionen.

Einige modulare Revisionsschaftsysteme (z. B. Restoration [Stryker, Kalmazoo, MI, USA], Arcos [ZimmerBiomet, Warsaw, IN, USA]) bieten mehrere distale Komponenten mit verschiedenen Fixationsprinzipien (Scratch-fit, Konus-in-Konus) an, die mit mehreren proximalen Komponenten verschiedenen Designs und Prinzipien (zylindrisch, konisch, Calcar) kombiniert werden können. Das Bestreben der Firmen, dem Chirurgen/in alle Möglichkeiten anzubieten, macht es für ihn/sie jedoch nicht einfacher das Richtige auszuwählen. Es erfordert umso mehr das hohe Verständnis des/der Chirurgen/in für die verschiedene Fixationsprinzipien. Empfehlenswert ist hier entweder die Wahl eines der distalen Fixationsprinzipien, damit die Lernkurve mit dem Umgang dieses Systems möglichst kurz und steil verläuft, oder eines klaren, Defekt-orientierten Konzeptes bei der Auswahl der Schäfte bzw. Fixationsprinzipien. Hier macht es keinen Sinn, verschiedene Prinzipien miteinander zu vermischen. Hat man sich z. B. aufgrund des Defekttyps für ein distal fixierendes modulares Revisionssystem entschieden und die distale, zum Beispiel konisch verankernde distale Komponente in situ solide fixiert, dient die proximale Komponente ausschließlich der korrekten Einstellung der Beinlänge und Antetorsion sowie Rekonstruktion des Drehzentrums sowie Offsets. Daher braucht es keiner volumigen proximalen Komponente, mit dem Ziel, noch eine zusätzliche proximale Fixation zu erzielen. Beides funktioniert nicht: eine distale und proximale Fixation – entweder distal oder proximal. Durch eine proximale voluminöse Komponente riskiert der Behandler vor allem bei einer konischen Form einen unnötigen Druck auf den Trochanter major mit hieraus resultierendem Risiko einer Trochanter-major-Fraktur.

Manche distale Komponenten einiger variantenreicher modularer Revisionssysteme sollen dazu beitragen, durch die Kombination verschiedener Prinzipien die Fixation im Femur zu verbessern. So weist das modulare Revisionssystem Arcos (ZimmerBiomet, Warsaw, IN) eine zylindrische, grob strukturierte, kurvierte Komponente auf, die der ganzen Länge nach zusätzlich an 3 Stellen verriegelt werden kann (Abb. 4.32). Aus Sicht des Autors ist es sehr schwierig für den Chirurgen, präoperativ zu planen und intraoperativ zu ermessen, wann er zusätzliche Verriegelungsschrauben bei diesem Konzept braucht. Bei dem konisch kurvierten Revisionsschaft Revitan ist dies anders. Hier kann präoperativ gemessen werden, ob eine Fixationsstrecke im Isthmus von noch 3 cm vorliegt (keine Verriegelung) oder nicht (Verriegelung). Bei einem defizitären Isthmus kommt ein Scratch-fit nicht mehr infrage und die Fixation eines nicht suffizient verklemmten Schaftes nur durch Verriegelungsschrauben verspricht, wie beschrieben, keine reproduzierbar erreichbar guten Ergebnisse. Zudem ist die zusätzliche Verriegelung der ganzen Länge des Schaftes nach mit einer zusätzlichen Traumatisierung der für die Durchblutung des Schaftes wichtigen Muskulatur verbunden.

4.4 Differenzierung der verschiedenen distal fixierenden, modularen Revisionsschäfte

Die einzelnen Schaftsysteme mit distaler Fixation haben unterschiedliche Spezifitäten, die der/die Chirurg/in kennen sollte. Z. B. ist bei den verschiedenen Schaftsystemen die Länge des konisch zulaufenden Anteils der konischen distalen Komponenten unterschiedlich. Zum anderen können diese bei den verschiedenen Längen der distalen Komponenten eines Systems unterschiedlich sein. So ist bei dem Revitan-System (ZimmerBiomet, Winterthur, Schweiz) die konische Strecke bei der kürzeren distalen Komponente 10 cm, bei den längeren distalen Komponenten 12 cm lang (Abb. 4.52). Ähnlich lange konische Strecken existieren für den ZMR-Schaft (ZimmerBiomet, Warsaw, IN, USA), dem Redapt (Smith&Nephew, Memphis, TN; USA), dem Profemur R (MicroPort Orthopedics, Arlington, TN, USA) und dem Prevision (Aesculap, Tuttlingen, Deutschland) (Tab. 4.15). Bei dem Link MP-Schaft (Waldemar Link, Hamburg, Deutschland)

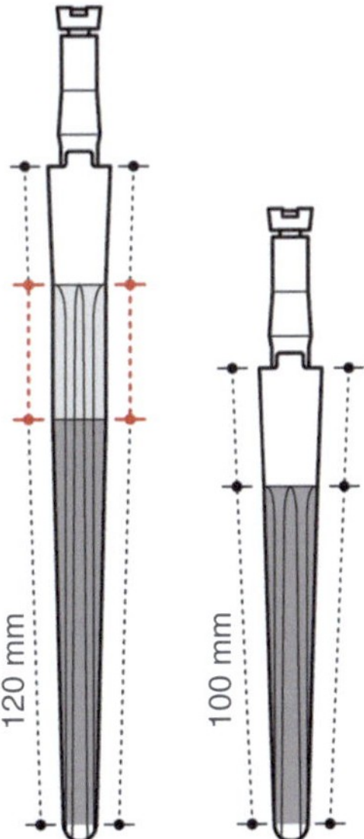

Abb. 4.52 Darstellung der konischen Anteile der distalen Komponenten des Revitan-Systems. (Firma Zimmer-Biomet, Winterthur, Schweiz)

ist die konische Strecke 83 mm für die 3 Längen 160 mm, 180 mm und 210 mm und steigt dann an mit zunehmender Länge der distalen Komponente (Tab. 4.15). Andere Schäfte, wie der MRP-Schaft (Peter Brehm, Weisendorf, Deutschland), der Arcos-Schaft (Zimmer-Biomet, Warsaw, IN, USA) oder der Prevision-Schaft (Stryker, Kalamazoo, MI, USA), haben über die ganze Länge der jeweils distalen Komponente bei allen Längen einen konischen Verlauf.

Weiterhin ist die Nomenklatur der Schaftdicke nicht einheitlich. Die Höhe, die beim Monoblockschaft bzw. an der distalen Komponente des modularen Systems die Bezeichnung der Schaftdicke festlegt, ist bei den Schäften unterschiedlich. Aufgrund stattgefundener Firmenzusammenlegungen ist dies selbst innerhalb einer Firma für verschiedene Schäfte nicht einheitlich. Beim Revitan-Schaftsystem z. B. wird die Dicke des Schaftes durch den Durchmesser auf einer Höhe von 11 cm oberhalb der Spitze des Schaftes definiert. Da die kurze distale Komponente des Revitansystems mit 140 mm Länge nur eine konische Strecke von 10 cm aufweist, erreicht diese paradoxerweise nicht die Dicke ihres Namens. Bei den längeren distalen Komponenten beträgt die Strecke der konischen Strecke 12 cm. Bei dem Arcos-System (ZimmerBiomet, Warsaw, IN. USA) liegt die Dickenbezeichnung 10,3 cm oberhalb der Spitze bei der kürzeren konischen distalen Komponente (150 mm) und der ETO-Variante (250mm), bei der 190 mm langen distalen Komponente 14,3 cm oberhalb der Spitze. Bei dem Restoration-Schaft (Stryker, Kalamazoo, MI, USA) wird die Dicke 12 cm oberhalb der Spitze gemessen, bei dem Prevision-Schaft (Aesculap, Tuttlingen, Deutschland) bei 4 cm und bei dem Profemur-R (MicroPort Orthopedics, Arlington, TN, USA) bei 3 cm oberhalb der Spitze. Bei dem Link-MP-Schaft (Waldemar Link, Hamburg, Deutschland) wird der Durchmesser des Schaftes auf einer Höhe von 84,5 mm von distal für die 3 distalen Komponenten der Länge 160 mm, 180 mm und 210 mm festgelegt. Mit zunehmender Länge der dann folgenden distalen Komponenten ist die Dicke weiter proximal festgelegt (Tab. 4.15). Bei dem MRP-Schaft (Peter Brehm, Weisendorf, Deutschland) ändert sich die Höhe des Nenndurchmessers ebenfalls mit der Länge der distalen Komponente, allerdings nur bei den ersten 3 Längen, da die Distanz hier von proximal konstant bleibt. Der Nenndurchmesser liegt von der distalen Spitze der 80 mm langen Komponente aus gesehen bei 5,5 cm, bei 9,5 cm für die 140 mm lange Komponente und bei 13,5 cm bei der 200 mm langen Komponente. Bei den distalen Komponenten der Länge 260 mm und 320 mm wird die Dicke des Schaftes an der distalen Prothesenspitze direkt festgelegt (Tab. 4.15). Ein ähnliches Prinzip verfolgen der Reclaim-Schaft (DePuySynthes, Warsaw, IN, USA) und der Mutars-Revisionsschaft (Implantcast, Buxtehude, Deutschland). Hier ändert sich ebenfalls die Distanz von der distalen Prothesenspitze bis zur Höhe des Nenndurchmessers mit der Länge der distalen Komponente. Allerdings bleibt hier der Distanzzuwachs konstant zum Längenzuwachs der distalen Komponente. Somit können die verschiedenen Schäfte nicht zwangsläufig hinsichtlich ihrer Dickenbezeichnung miteinander gleichgesetzt werden (Tab. 4.15).

Aus dem oben Aufgeführten ergibt sich, dass ein Unterschied hinsichtlich der Nenndurchmesser-Bestimmung für die verschiedenen Länge darin besteht, ob die Distanz bis zum Punkt der

Tab. 4.15 Spezifitäten der konischen distalen Komponenten modularer bzw. der konischen nicht-modularen Revisionsschäfte

Schaft	Firma	Modularität	Gerade/ Kurviert	Grad der Konizität	Länge der konischen Strecke	Höhe der Dickenbestimmung ab Spitze	Differenz Nominaldurchmesser und Durchmesser an dem distalem Beginn des Konus
Arcos	Zimmer-Biomet	Modular	Gerade	3°	Über jeweils ganze Länge des konischen Anteils der DK	103 mm bei 150er DK und ETO-Version; 143 mm bei 190er DK	150er DK: 4,17 mm bei ND 12 bis 3,70 mm abnehmende bei ND 30 190er DK: 6,32 mm bei ND 12 bis 5,85 mm abnehmende bei ND 30 250er ETO-DK: 4,20 mm bei ND 12 bis 3,74 mm abnehmende bei ND 30
MRP	Peter Brehm	Modular	Ganz kurz u. kurz gerade mittel u. lang kurviert	2°	Über jeweils ganze Länge des konischen Anteils der DK	5,5 cm bei 80er DK 9,5 cm bei 140er DK 13,5 cm bei 200er DK 0 cm bei 260er u. 300er DK	4 mm bei 80er, 140er und 200er DK; 0 mm bei 260er und 320 DK
MP	Waldemar Link	Modular	3° gewinkelt	2°	83 mm für 160er, 180er, 210er DK 123 mm für 250er DK, 163 für 290er DK, 203 für 330er DK	84,5 mm für 160er, 180er, 210er DK 124,5 mm für 250er DK; 164,5 mm für 290er DK; 204,5 mm für 330er DK	2,5 mm
Mutars R	Implantcast	Modular	Kurviert	1,5°	150 mm (davon 70 mm mit Finnen) bei 150er und 200er DK 190 mm (davon 140 mm mit Finnen) bei 250er DK	14 cm beim 150er DK 19 cm bei 200er DK	4 mm bei 150er und 200er DK 6 mm bei 250er DK
Prevision	Aesculap	Modular	Gerade kurviert	2° 0,6°	100 mm für 180 er DK 110 mm für die längeren geraden DK	4 cm	1 mm

(Fortsetzung)

Tab. 4.15 (Fortsetzung)

Schaft	Firma	Modularität	Gerade/ Kurviert	Grad der Konizität	Länge der konischen Strecke	Höhe der Dickenbestimmung ab Spitze	Differenz Nominaldurchmesser und Durchmesser an dem distalem Beginn des Konus
Profemur R	MicroPort	Modular	135 mm gerade 175 u. 215 mm kurviert	2°	105 mm bei 135er DK	3 cm	0 mm
Reclaim	DePuy Synthes	Modular	140 mm gerade 190 mm gerade u. 3° gewinkelt 240 u. 290 mm 3° gewinkelt	2,5°	105 mm bei 140er DK, 155 mm bei 190er DK, 205 mm bei 240er DK, 255 mm bei 290er DK	112 mm bei 140er DK, 162 mm bei 190er DK, 212 mm bei 240er DK, 262 mm bei 290er DK	4 mm bei 140er DK, 6 mm bei 190er DK, 8 mm bei 240er DK, 10 mm bei 290er DK
Redapt	Smith&Nephew	Monoblock + mit Sleeve	Gerade	3°	100 mm	12,5 cm	3 mm bei 190er DK 5 mm bei 240er und 300er DK
Restor-ation	Stryker	Modular	Gerade	3° Kern 2° Rippen	Über jeweils ganze Länge der DK	12 cm	4 mm
Revitan	Zimmer-Biomet	Modular	Gerade Serie kuvierte Serie	2°	100 mm bei 140er DK 120 mm bei 200er und 260er DK	11 cm	3,8 mm
Wagner	Zimmer-Biomet	Monoblock	Gerade	2°	107,7 mm bei 190er DK, 143,7 mm bei 225er DK, 183,7 mm bei 285er DK, 223,7 mm bei 305er DK	11,9 cm	3,8 mm
ZMR	Zimmer-Biomet	Modular	Gerade	3,5°	99,7 mm bei Nominaldurchmesser 17 – 19 98,2 mm bei Nominaldurchmesser ab 20	105 mm bei 135er DK, 155 mm bei 185er DK, 205 mm bei 235er DK	6,1 mm bei ND 17 – 19 6,0 mm bei ND ab 20

DK = distale Komponente, ND = Nominaldurchmesser

Nenndurchmesser-Bestimmung von distal oder proximal gemessen wird und ob diese für die verschiedenen Längen konstant bleibt. Es existieren einerseits Schäfte, bei denen die Dicke an einer definierten Stelle des Schaftes von der distalen Spitze aus gemessen wird und dies bei allen Längen der distalen Komponenten gleich bleibt. Beim Revitan-Schaft (ZimmerBiomet, Winterthur, Schweiz) ist wie beschrieben die Dicke immer 11 cm von der distalen Spitze entfernt, beim Profemur-R (MicroPort Orthopedics, Arlington, TN, USA) hingegen bei 3 cm von der Spitze aus. Andererseits gibt es Schäfte, bei denen die Dicke von dem proximalen Ende aus immer an einer definierten Stelle für alle Längen gemessen wird. So befindet sich der Messpunkt beim Reclaim-Schaft (DePuySynthes, Warsaw, IN, USA) immer bei 3,8 cm distal der Junction, beim ZMR-Schaft (ZimmerBiomet, Warsaw, IN, USA) immer 3,0 cm (Tab. 4.15). Dies wiederum bedeutet, dass beim Reclaim-Schaft der 140 mm langen distalen Komponente von distal gesehen die Dicke bei 11,2 cm festgelegt ist, bei der nächsten Größe 190 mm aber bei 16,2 cm, usw. Ähnlich verhält es sich bei den distalen Komponenten des ZMR-Schaftes (105 mm, 155 mm und 205 mm für die Längen der distalen Komponente 135 mm, 185 mm und 235 mm) (Tab. 4.15). Dieser Unterschied und das Wissen hierum, ist vor allem wichtig bei dem intraoperativen Wechsel von einer distalen Komponentenlänge auf eine andere, um z. B. die Beinlänge korrekt zu rekonstruieren. Bei einem Schaft, bei dem von distal gesehen bei allen Längen die Dicke an der gleichen Distanz gemessen wird, kann bei diesem Wechsel von einer kürzeren auf eine längere distale Komponente die gleiche Dicke genommen werden, um so die Junction weiter nach proximal zu bringen (Abb. 4.53). Bei einem Schaft, wie dem Reclaim-Schaft oder dem Mutars-RS (Implantcast, Buxtehude, Deutschland), bei dem die Distanz der Dickenmessung von proximal bei den verschiedenen distalen Komponentenlängen konstant bleibt, muss bei diesem beschriebenen Wechsel eine dickere längere distale Komponente genommen werden, um die Junction nach proximal zu bringen. Umgekehrt wird beim Wechsel von einer längeren auf eine kürzere distale Komponente bei den ersten Schafttypen (Festlegung der Dicken-Nominierung von distal) eine dickere distale Komponente benötigt, damit die Junction nur ein wenig tiefer tritt (Abb. 4.53). Bei den Schäften mit Festlegung der Dicken-Nominierung von proximal tritt bei gleicher Dicke die Junction um die Differenz der Längenunterschiede zwischen längerer und kürzerer distaler Komponente beim Wechsel auf die Kürzere nach distal.

Ein weiterer entscheidender Unterschied liegt bei den verschiedenen konischen Schäften in der Konizität, also der Gradzahl der konischen Strecke. Der Gradzahl des ursprünglichen Wagner-Schaftes von 2 Grad Konus folgend haben seine Nachfolger Wagner-SL und Revitan (Gerade und Kurviert) (ZimmerBiomet, Winterthur, Schweiz, ehemals Sulzer GmbH) ebenfalls einen Konus von 2 Grad. Der Link-MP-Schaft (Waldemar Link, Hamburg, Deutschland) und der MRP-Schaft

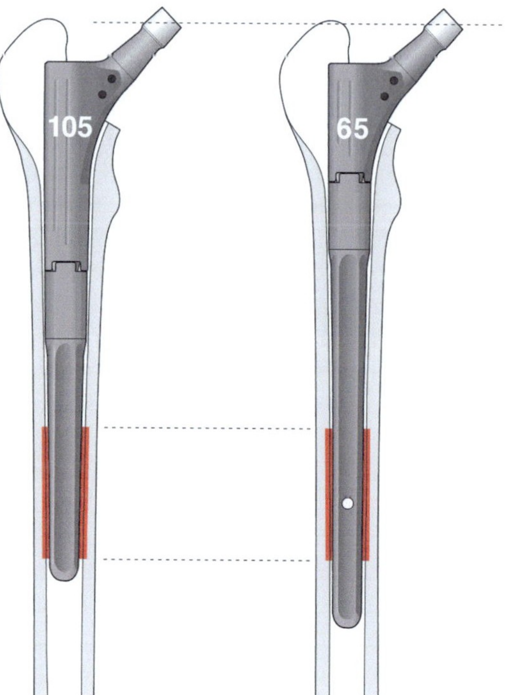

Abb. 4.53 Wechsel von einer distal kürzeren auf eine distal längere Komponente. Bei einem Schaft mit Festlegung des Durchmessers des Schaftes von distal wird hierbei die gleiche Dicke genommen, um die Junction nach proximal zu bringen. (Firma ZimmerBiomet, Winterthur, Schweiz)

(Peter Brehm GmbH, Weisendorf, Deutschland) haben diese Steigung der Konizität von 2 Grad ebenfalls übernommen. Beim Prevision-Schaft (Aesculap, Tuttlingen, Deutschland) wurde die Konizität von 0,6 Grad auf 2 Grad in der neueren geraden Version geändert, sicherlich um die distale Verklemmung im Isthmus des Femur zu verbessern. Die ältere Version mit 0,6 Grad Konizität (Bicontact Revision) konnte kein suffizientes Press-Fit im Isthmus erzeugen und war daher regelmäßig auf die zusätzliche Fixation mit Verriegelungsschrauben angewiesen, was aber auch keine reproduzierbar guten Ergebnisse erbrachte (Eingärtner et al. 2007). Eingärtner et al. (2007) mussten in über 12 % derart implantierte Schäfte aufgrund einer Frühlockerung wieder revidieren. Die kurvierte distale Version des Prevision-Schafts hat weiterhin eine Konizität von 0,6 Grad beibehalten. Wahrscheinlich zum Teil auch aus patentrechtlichen Gründen bzw. dem Wunsch nach Spezifizierung und Differenzierung weisen andere Schaftsysteme andere Konizitäten auf. Der Reclaim-Schaft (DePuy, Warswaw, IN) hat eine Konizität von 2,5 Grad, der Arcos-Schaft (ZimmerBiomet, Warwaw, IN ehemals Biomet) eine von 3 Grad in der geraden Version und der ZMR-Schaft (ZimmerBiomet, Warwaw, IN, ehemals Zimmer) eine Konizität von 3,5 Grad (Tab. 4.15). Somit ergibt sich eine Verteilung der Konizität von 0,6 bis 3,5 Grad (Tab. 4.15). Diese unterschiedlichen Konizitäten führen zu einer anderen Höhe des Schaftes bzw. der distalen Komponente, an der die Konus-In-Konus-Verklemmung im Isthmus des Schaftes erzeugt werden kann. Je größer der Grad der Konizität ist, umso weiter proximal der Spitze liegt die Verankerungszone (Abb. 4.41, 4.54 und 4.55a-c). Während bei 2-Grad-konischen Schäften die Fixationszone an der Spitze des Schaftes realisiert werden kann, liegt sie z. B. beim ZMR-Schaft deutlich höher (Abb. 4.41 und 4.55a-c). Dies führt bei höherer Konizität des Schaftes zu der Notwendigkeit längere Schäfte bzw. distale Komponenten zu implantieren. Mit den 2 Grad-konischen Schäften kann eine Fixation im Isthmus des Femur an der Spitze der kürzesten distalen Komponenten erfolgen, sodass der Isthmus nicht passiert wird. Mit Schäften höherer Konizität wird der Isthmus

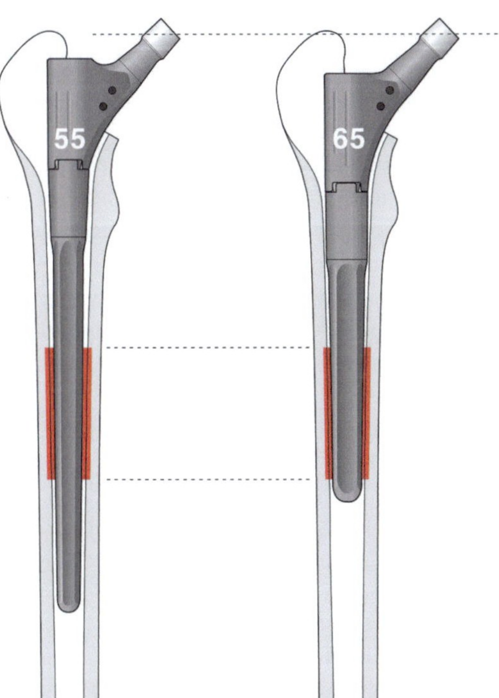

Abb. 4.54 Wechsel von einer distal längeren auf eine distal kürzere Komponente bei einem Schaftsystem mit von distal festgelegter Dickenbestimmung. Bei gleicher Fixationsstrecke wird eine dickere distale Komponente benötigt, um die Junction bei diesem System etwas nach distal zu bringen. (Firma ZimmerBiomet, Winterthur, Schweiz)

des Femur durch die höher gelegene Fixationsstrecke hingegen passiert. Letzteres führt dann vor allem bei Geradschäften zu einem höheren Risiko einer ventralen Perforation des Femur bzw. einer periprothetischen Fraktur. So beobachteten van Houwelingen (2013) in 16 % bei 48 Schaftwechseln mit dem ZMR-System eine periprothetische Fraktur. Huddleston et al. (2016) sahen darüber hinaus in einer Multicenterstudie beim Vergleich modularer Revisionsschäfte (zumeist ZMR-Schäfte mit 3,5 Grad Konizität) und nicht-modulare Revisionsschäfte (mit 2 Grad Konizität) bei Knochendefekten von Paprosky I bis IIIA eine höheres Risiko intraoperativer Frakturen für die modularen Revisionsschäfte (11 % versus 7 %). Dies liegt aber nicht an der Modularität, sondern an der unterschiedlichen Konizität. Ein weiterer Grund der zunehmenden Frakturraten bei zunehmenden Schaftkonizitäten, wie sie Swanson (2009) beobachteten, liegt nach der

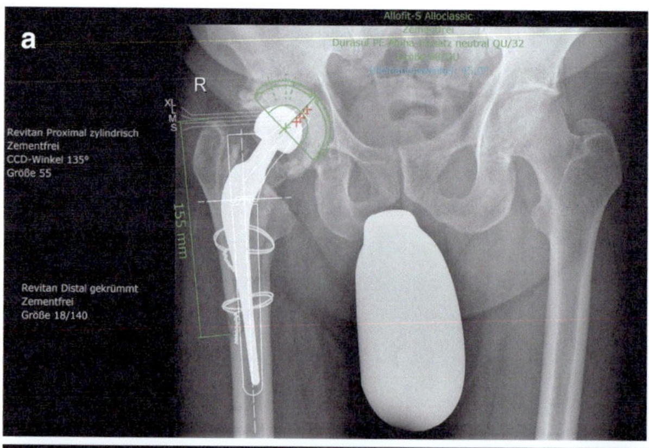

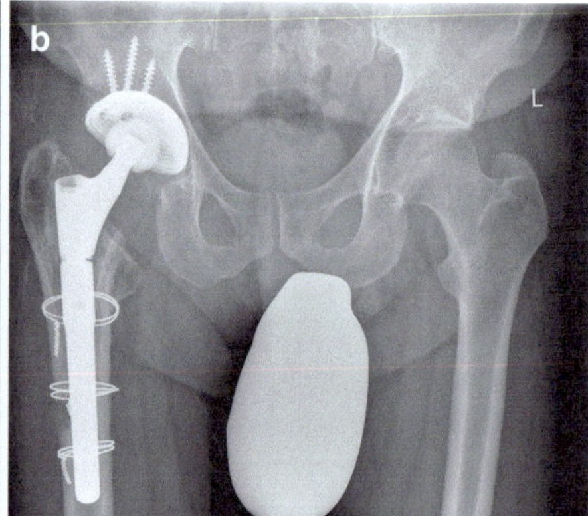

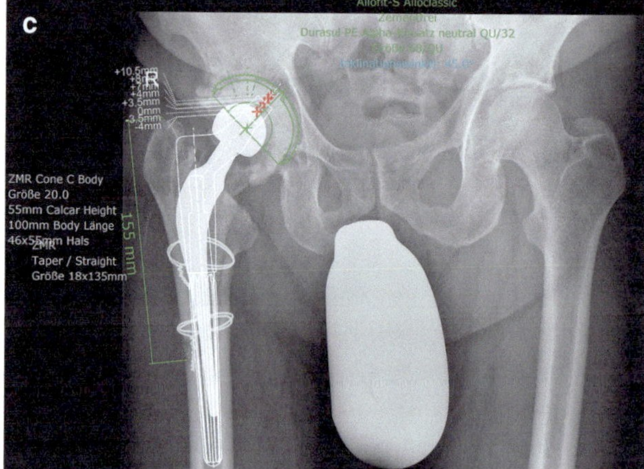

Abb. 4.55 **a-c: a:** Planung eines transfemoralen Schaftwechsels mit einem 2 Grad konischen Revitan-Schaft mit Fixation an der Spitze der distalen Komponente beim zweiten Schritt eines zweizeitigen septischen Prothesenwechsels. **b:** Röntgenbild sechs Monate postoperativ mit Umsetzung der Planung. **c:** Planung eines transfemoralen Schaftwechsels mit einem 3,5 Grad konischen ZMR-Schaft mit Fixation proximal der Spitze der distalen Komponente

biomechanischen Studie von Pierson et al. (2015) in der höheren Krafteinwirkung auf kürzerer Knochenstrecke bei höherer Konizität. Höher konische Schäfte verklemmen auf kürzerer Strecke. Die axiale Stabilität wird mit zunehmender Konizität verbessert (Pierson et al. 2015). Ist der kortikale Knochen dick, in dem der Schaft verklemmt, können höher konische Schäfte auch bei kurzen intakten Fixationsstrecken im Isthmus des Femur verklemmen. Daher sind diese Schäfte bei Paprosky IIIB-Defekte mit guter Kortikalis im noch intakten Isthmus indiziert. Weist die kurze intakte Isthmusstrecke allerdings nur eine dünne Kortikalisstrecke auf, führt die höhere Krafteinwirkung auf kurzer Strecke zu einer höheren Frakturgefahr.

Umgekehrt wird die notwendige Fixationsstrecke im Isthmus des Schaftes umso länger, je geringer die Konizität wird. Hier dürfte es auch eine Mindestkonizität geben, die für eine suffiziente Konus-in-Konus-Verklemmung notwendig ist. Genaue Berechnungen oder Erfahrungen gibt es hierüber nicht, nur das Wissen, dass für die ältere Version des Previsions-Schaftes (Bicontact Revision) mit einer Konizität von 0,6 Grad immer eine zusätzliche distale Verriegelung notwendig war (Eingärtner et al. 2007).

Die distal fixierenden Schäfte liegen in gerader und in kurvierter Form vor. Zum Teil werden beide Formen in allen Längen in einem System angeboten (z. B. Revitan und Arcos, Zimmer-Biomet, Warsaw, IN, USA), sodass sich der/die

Chirurg/in prinzipiell zwischen einem dieser beiden Systeme entscheiden muss (Abb. 4.30). Bei anderen modularen Systemen wiederum sind die distalen Komponenten in den kürzeren Ausführungen gerade, in den längeren kurviert (Reclaim, DePuy, Warwaw, IN; MRP-Schaft, Peter Brehm GmbH, Weisendorf) (Abb. 4.31). Der Radius der Antekurvation des Schaftes ist bei den verschiedenen Schaftsystemen ebenfalls different. Beim Revitan Kurviert und beim Profemur-R beträgt der Radius 1,2 Meter, beim Prevision-Schaft kurviert 1,0 Meter und beim MRP-Schaft 1,35 Meter für alle distalen Komponentenlängen (Tab. 4.15). Beim Mutars-RS ändert er sich mit der Länge der distalen Komponenten: bei der Länge 120 und 150 mm liegt er bei 1,6 Meter und bei den Längen der distalen Komponenten 200 und 250 mm bei 1,1 Meter (Tab. 4.15).

Manche Systeme sind zusätzlich mit Hydroxylapatit beschichtet, bei manchen nur als eine Variante der proximalen Komponente (z. B. Restoration, Stryker, Memphis, TN), bei anderen ist der komplette Schaft Hydroxylapatit beschichtet (z. B. Reef-Schaft, DePuySynthes, Warwaw, IN, USA oder Mutars-R, Implantcast, Buxtehude, Deutschland). Bei den voll Hydroxylapatit-beschichteten Schäften mit Beschichtung auch der distalen Komponente des Schaftsystems weisen die Schäfte nur eine geringe Konizität auf, sodass über eine zusätzliche distale Verriegelungsmöglichkeit eine additive Fixation und über die Hydroxylapatitbeschichtung eine schnellere Osteointegration des Schaftes erzielt werden soll (Abb. 4.36, Tab. 4.15).

Weiterhin ist es wichtig, für das jeweilige System die Spezifitäten der Präparation des Fixationsbettes zu kennen. Bei den meisten geraden konischen Systemen wird das konische Bett mit konischen Reibahlen kreiert, sodass eine Konus-in-Konus-Verklemmung entsteht. Nur beim Profemur-R (MicroPort Orthopedics, Arlington, MI, USA) wird eine zylindrische Reibahle verwendet, sodass bei diesem geraden Schaftsystem eine Konus-in-Zylinder-Verklemmung entsteht.

Die Präparation des Fixationsbettes bei den kurvierten Varianten unterscheidet sich bei den verschiedenen Systemen. Der Revitan Kurviert (ZimmerBiomet, Winterthur Schweiz) ist der einzige kurvierte Schaft, der ein konisches Fixationsbett mit einer konischen Raspel (nach dem zylindrischen Auffräsen mit Markraumfräsen) kreiert und somit auch bei der kurvierten Variante eine Konus-in-Konus-Verklemmung realisiert. Bei anderen kurvierten Schäften (MRP) wird ein zylindrisches Bett mit einer Markraumfräse kreiert, sodass mit dem konischen Schaft eine Konus-in-Zylinder-Fixation erzeugt wird. Bei dem Prevision-Schaft (Aesculap, Tuttlingen, Deutschland) wird das Fixationsbett der konischen kurvierten distalen Komponente mit einer konischen, geraden Reibahle und bei dem Profemur-R-Schaft (MicroPort Orthopedics, Arlington, MI, USA) mit einer zylindrischen geraden Reibahle präpariert. Hier kann das präparierte Fixationsbett nicht genau mit der Form des Schaftes übereinstimmen, sodass eine kontrollierte, von dem/der Chirurgen/in vorherbestimmte distale Fixation der kurvierten Schäfte schwieriger zu realisieren sein dürfte. In einer biomechanischen Studie konnten Heinecke et al. (2019) zeigen, dass eine formschlüssige Präparation des Fixationsbettes bei dem 3 Grad abgewinkelten Link-MP-Schaft mit entsprechend abgewinkelten Reibahlen zu einer signifikant höheren axialen Festigkeit führte als die Präparation mit einer nicht formschlüssigen geraden Reibahle ohne Knick.

Beim Arcos-System (ZimmerBiomet, Warsaw, IN, USA) werden die geraden distalen Komponenten nach Präparation des Fixationsbettes mit Reibahlen konisch verklemmt (Abb. 4.32). Die kurvierten distalen Komponenten sind jedoch zylindrisch und werden mit einem Scratch-fit nach zylindrischer Auffräsung des Femur fixiert. Dies ergibt unterschiedliche Fixationsstrecken bei gleichem Durchmesser und unterschiedliche Mindestfixationsstrecken (länger bei dem Schaft mit Zylinder-in-Zylinder-Fixation).

Eine Variante der Geradschaftfixierung stellen der Link-MP-Schaft (Waldemar Link, Hamburg, Deutschland) und eine Form des Reclaim-Schaftes (DePuySynthes, Warsaw, IN, USA) dar, deren distale Komponenten einen Knick von 3 Grad aufweisen (Abb. 4.28, Tab. 4.15). Dies soll das Auftreten ventraler Perforationen des Femur bzw. periprothetischer Frakturen durch längere distale Komponenten reduzieren helfen. Mit diesem System sind sehr gute Ergebnisse mit geringen Frakturraten erzielt worden (Tab. 4.13). Klauser et al. (2013) und Wang et al. (2013) hatten jedoch in 17 % intraoperativ Frakturen und Ammanatullah et al. (2015) in 12 % feststellen müssen. Bei dem Reclaim-Revisionssystem (DePuy-Synthes, Warsaw, IN, USA) gibt es eine gerade Version für die kürzere 140 mm lange und die mittlere 190 mm lange distale Komponente sowie für die mittlere Länge auch eine Version mit einem 3-Grad-Knick. Die 240 mm langen distale Komponente existiert nur mit einem 3-Grad-Knick. Ein ähnliches Konzept existiert für das Arcos-Schaft-System (ZimmerBiomet, Warsaw, IN, USA). Die beiden kürzeren Längen der konischen distalen Komponente (150 mm und 190 mm) sind gerade und die sog. ETO-Version von 250 mm (weist einen Knick oberhalb des konischen Anteils auf und geht dann nach proximal in einen zylindrischen grobstrukturierten Anteil über) (Abb. 4.32, linke distale Komponente). Hier dient der Knick auch zur Adaptation an die anatomische Kurvatur des Femur und dem damit besseren Verschluss der Osteotomie.

Eine weitere Besonderheit des Link-MP-Systems (Waldemar Link, Hamburg, Deutschland) stellen distal zementierbare Komponenten dar, sodass ein modulares System aus distal zementierbaren Komponenten und proximal zementlosen Komponenten entsteht (Abb. 4.56).

Als weitere Differenzierung zwischen den verschiedenen distal fixierenden Schaftsystemen mit doppelkonischer Verklemmung gibt es welche, die in 1-mm-Schritten in ihrer Dicke zunehmen (ZMR, Arcos, Reclaim, Wagner SL, MRP, Mutars) und welche, die in 2-mm-Schritten steigen (Revitan, Link MP-Schaft). Bei den beiden dicksten distalen Schaftkomponenten des Link-MP-Systems (22,5 mm und 25 mm) findet sogar ein Sprung von 2,5 mm statt. Da es sich um eine Konus-in-Konus-Verklemmung dieser Schäfte handelt, bringt die 2-mm-Abstufung keine Nachteile. Die 1-mm-Abstufung hat aber den Vorteil der etwas feineren Unterteilung. Die Systeme, die auf einer Scratch-fit-Fixierung beruhen, bedürfen hingegen einer 1-mm-Abstufung, da sonst die Frakturgefahr erhöht wäre.

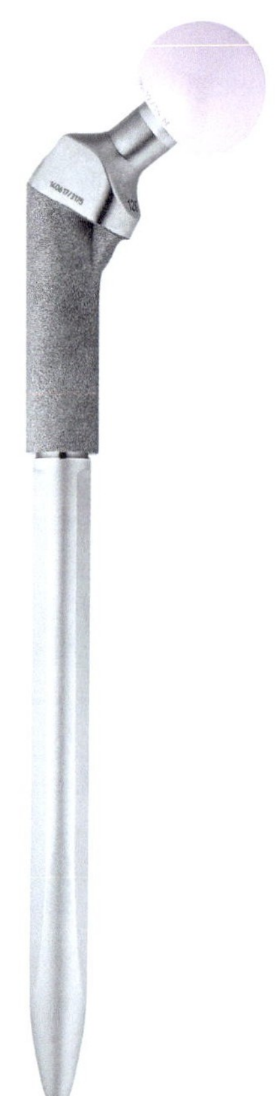

Abb. 4.56 Darstellung des modularen Link MP-Schaftes mit distal zementierbarer Komponente. (Waldemar Link, Hamburg, Deutschland)

4.5 Allograft-Prosthesis-Composite (APC) und Megaprothesen

4.5.1 Allograft-Prosthesis-Composite (APC)

Bei einem Allograft-Prosthesis-Composite (APC) wird das proximale Femur durch ein Allograft ersetzt und in dieses eine Prothese einzementiert, die mit ihrer Spitze im Wirtsknochen verankert wird. Das APC ist indiziert bei ausgedehnter Zerstörung des proximalen Femurs, wie z. B. bei einer periprothetischen Fraktur vom Typ Vancouver B3 und gleichzeitig bestehendem ausgedehnten segmentalen Knochendefekten, die mindestens 8 cm in die Diaphyse hineinragen (Kellett et al. 2007). Diese Technik empfiehlt sich nur bei jüngeren Patienten (<75 Jahren), da eine ausreichende Potenz einer Osteoneogenese für die Osteointegration bzw. Einheilung des Allografts am Wirtsknochen vorhanden sein muss (Rasouli et al. 2012). Der Vorteil der APC ist die potenzielle biologische Rekonstruktion des Defektes, der Weichteilanschluss an das Konstrukt, die biologische Einheilung des Trochanter major des Wirts sowie die mechanische Eigenschaft des Allografts ähnlich die des Wirtsknochens (Sakellariou und Babis 2014). Die Nachteile der APC liegen in der Möglichkeit der Krankheitsübertragung, der Resorption des Allografts, der theoretischen Immunantwort des Patienten und in der Schwierigkeit, solche Allografts zu erhalten.

Operationstechnik

Bei dieser Operationstechnik wird zunächst bei einem bestrahlten, „fresh frozen" (−70 °C) Allograft des proximalen Femurs, das in seinem Durchmesser kleiner ist als das des Patienten nach seiner Auftauung, der Kopf ca. 1 cm proximal des Trochanter minor reseziert. Am distalen Ende des Allografts wird eine Stufenosteotomie in der entsprechend der Planung festgelegten Höhe durchgeführt, um die Rotationsstabilität des späteren Konstruktes zu erhöhen (Abb. 4.57a). Wenn ein Trochanter major mit inserierender Muskulatur vom Patienten vorhanden ist, sollte er osteotomiert und erhalten werden. Das distale Femur des Patienten wird über einen transfemoralen Zugang oder sog. trochanteric slide eröffnet. Beide Zugänge haben den Vorteil, sowohl die vastogluteale Muskelschlinge, als auch die Insertion der Glutealmuskulatur am Trochanter major zu erhalten und zu schonen. Diese beiden Zugänge lassen daher höhere Raten der knöchernen Trochantereinheilung erzielen als der transgluteale Zugang (Lakstein et al. 2010). Das proximale Femur wird im Septum intermusculare laterale dargestellt und von dort aus der Musculus vastus lateralis etwas nach anterior unterminiert. Der defizitäre proximale femorale Knochenanteil wird oberhalb der Osteotomie gespalten bzw. wie beim transfemoralen Zugang halbiert, wobei die Muskulatur mög-

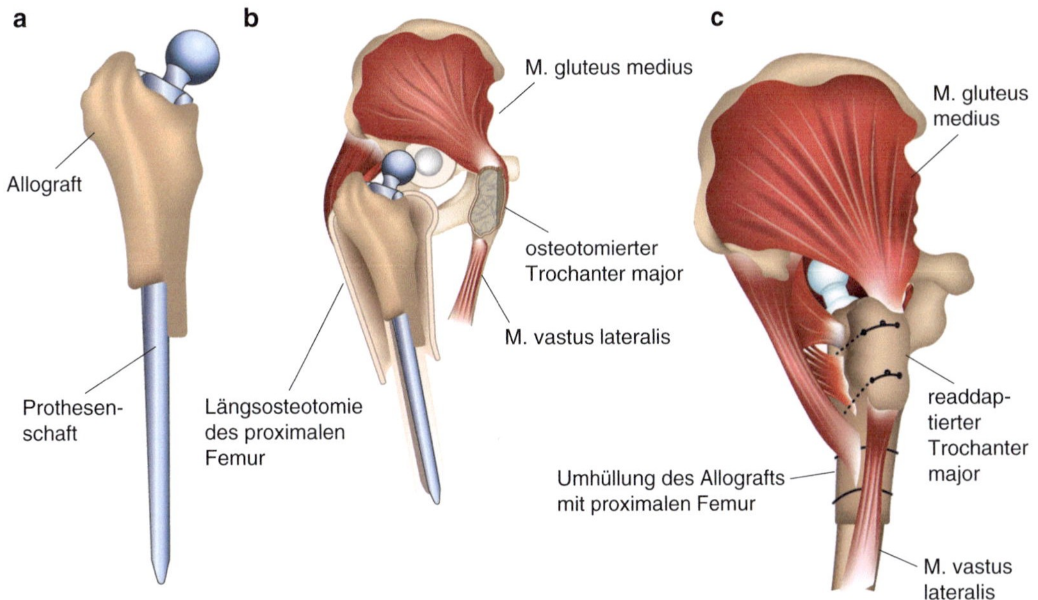

Abb. 4.57 **a-c: a:** Implantation des Revisionsschaftes in das proximale Allograft. **b:** Implantation des Allograft-Prosthesis-Composites in den distalen erhalten Femur. Proximal ist das Femur längs gespalten und der Trochanter major mit dem musklären Ansatz der vastoglutealen Schlinge durch einen sog. Trochanteric slide nach ventral weggeklappt. **c:** Das proximale Femur wird um das Allograft-Proshesis-Composite gebunden sowie der Trochanter major zurückgeklappt und mit Cerclagen befestigt

lichst unbeschädigt auf den Knochendeckeln verbleiben soll (Abb. 4.57b). Dies erhält die Vaskularität der Knochendeckel und fördert später die Osteointegration des Allografts. Das Femur des Patienten sollte entsprechend der Länge des Allografts im gesunden Knochen mit einem zum Allograft korrespondierenden Stufenschnitt präpariert werden. Alternativ kann auch eine schräg verlaufende Osteotomie gewählt werden. Reine Querosteotomien empfehlen sich aufgrund der geringen Rotationstabilität und der geringen Kontaktfläche für die knöcherne Einheilung nicht. Vor der Osteotomie macht es, zur zusätzlichen Bestimmung der Länge, Sinn einen Steinmann-Nagel ins Os ilium als Referenz-Messpunkt zu setzen, von wo aus die Distanz zur Osteotomie gemessen wird. Nach der Osteotomie wird das Femur des Patienten bei einer zementlosen distalen Fixation mit entsprechenden Reibahlen oder zylindrischen Markraumfräsen (je nach Prothesenschaft) vorbereitet. Es kann eine Testprothese eingesetzt werden, um mit dieser die korrekte Beinlänge zu überprüfen und die notwendige Allograft-Länge zu bestimmen. Anschließend wird das Allograft mit aufsteigenden Raspeln bearbeitet und ein entsprechend der distalen Größenbestimmung festgelegter Prothesenschaft in das Allograft in korrekter Antetorsion einzementiert (Abb. 4.57b). Ein Zementmantel von 2 mm ist das Ziel (Graham und Stockley 2004; Maury et al. 2006; Vastel et al. 2007). Das APC sollte ca. 1 bis 2 cm in das Femur des Patienten eingeschoben und hierfür entsprechend zurechtgetrimmt werden. Die Implantation des Prothesenstiels in das Femur kann zementiert oder zementfrei erfolgen (Haddad et al. 2000; Maury et al. 2006). Bei der zementlosen Implantation bedarf es für die suffiziente Fixation einer ausreichend langen Strecke des Prothesenschaftes im distalen Femur. Maury et al. (2006) empfehlen vier Schaftdurchmesser. Der proximale restliche Wirtsknochen wird um das implantierte Konstrukt mit Cerclagen oder Kabeln gebunden (Abb. 4.57c). Vor allem an der Verbindung zwischen Allograft und Wirtsknochen fördert diese Umhüllung der Verbindung durch den Restknochen als quasi vaskularisierten Autograft die Knocheneinheilung des Allografts. Der Trochanter major wird nun mittels einer Zuggurtung oder Cerlagen an das proximale Allograft angebracht (Abb. 4.57c).

Die postoperative Nachbehandlung hängt von der Art der Fixation des Allograft im Wirtsknochen ab:

- Bei einer zementlosen Implantation sollte eine Teilbelastung von ca. 20 kg erfolgen, bis erste Zeichen der Inkorporation des Allograft radiologisch sichtbar sind. Manche Autoren empfehlen eine geringe Teilbelastung von drei Monaten (Maury et al. 2006).
- Bei einer zementierten Implantation kann eine Vollbelastung erlaubt werden.
- Eine aktive Abduktion und aggressive Physiotherapie mit Krafttraining sollte die ersten drei Monate unterbleiben.

Ergebnis

Die APC ist mit einer hohen Komplikationsrate behaftet (Tab. 4.16). So berichten Babis et al. (2010) über eine Rate von 26,5 % (Allograft-Pseudarthrose, Allograft-Fraktur, Allograft-Resorption, aseptische Lockerung, Schaftfraktur, Infektion) sowie eine Rate an notwendigen Reoperationen von 33,4 %. Head et al. (1993) berichten sogar in 2 Studien über Komplikationsraten von 67 % bzw. 53 %. Wang und Wang (2004) untersuchten 15 Patienten mit APC und fanden eine Anschluss-Pseudarthrosenrate des Allografts von 13 %, in 6,7 % eine Fraktur des Allografts, eine Trochanter-Dislokation in 26,7 %, eine Infektion in 20 % und eine Lockerung der Pfanne in 6,7 %. Darüber hinaus zeigen sich Resorptionen des Allografts, in 25 % mild bis moderat bei Blackley et al. (2001), in 11,4 % bei Vastel et al. (2007),

4.5.2 Proximaler Femurersatz (Megaprothesen)

Der proximale Femurersatz durch Prothesenkomponenten ist technisch deutlich einfacher als die APC-Technik und hat den Vorteil (bei zementierter Verankerung) der sofortigen Belastbarkeit (Abb. 4.58a,b). Daher werden bei der Differenzialindikation von APC und Megaprothese bei aus-

Tab. 4.16 Allograft prosthesis composites bei Prothesenwechseln aufgrund Prothesenlockerung, Infektion oder periprothetischer Fraktur

Autor	Anzahl	Alter	Follow-up	Revision	Pseudarthrose	Lockerung	Luxation	Infektion	Fraktur	Survival
	n	(Jahre)	(Jahre)	(%)	(%)	(%)	(%)	(%)	(%)	a = Jahre
Head et al. 1987	22	51	2,3	40,9	18,2		27,3	6	4,5	73 %, 2a
Head et al. 1993	70	58	2,5		20		16	4	6	
Zmolek und Dorr 1993	15	59	4	26,7	18	13,3*	55	6,7		73 %, 2a
Chandler et al. 1994	30	62	2	10	13,6/10T	13,3*	16,7	3,3		90 %, 2a
Gross et al. 1995	130		4,8							85 %; 4,8a
Haddad et al. 2000	40		8,8	10	8/46T	10	10	5		85 %; 8,8a
Blackley et al. 2001	48	62,5	11	21	6,3/22T	6,3	8,3	10,4		77 %, 11a
Babis 2004	72	59,9	12	33,4		5,5	11,1	6,9	5,5	69 %, 10a
Graham und Stockley 2004	25	64	4,5	8	20/36T	8*	0	4		92 %, 4,5a
Wang und Wang 2004	15	58,7	7,6	33,4	13,3	6,7	6,7	20	6,7	67 %; 5a
Maury et al. 2006	25	70,2	5,1	16	16/24T	12	8	0		84 %; 5,1a
Vastel et al. 2007	44	60,2	7,1	9,1	56,8T	4,5	13,6	2,3	4,5	91 %, 7a
Safir et al. 2009	50	63	16,2	6	24	12	8	4		82,2 %: 15a
Lee et al. 2009	15	60,9	4,2	20	6,7	13,3	6,7	6,7		87 %, 4,2a
Babis et al. 2010	72	59,9	12	26,4	2,7	5,5	11,1	6,9	5,5	66 %, 12a
Sternheim et al. 2012	30	58,1	15	20						75,5 %, 15a
Sternheim et al. 2014	21	64	8		9,5	4,8				83,5 %, 10a

T = Trochanter-Pseudarthrose

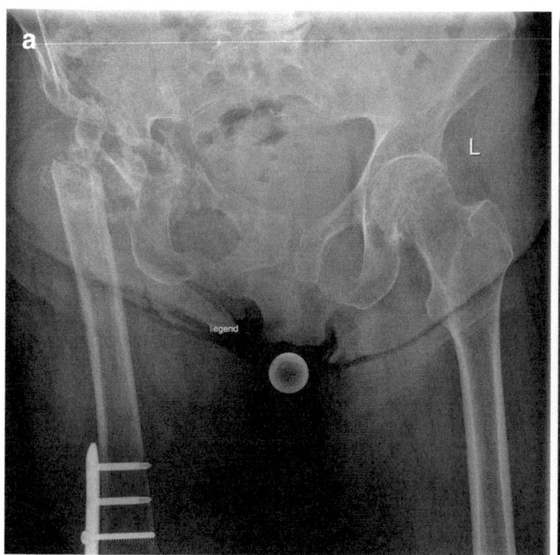

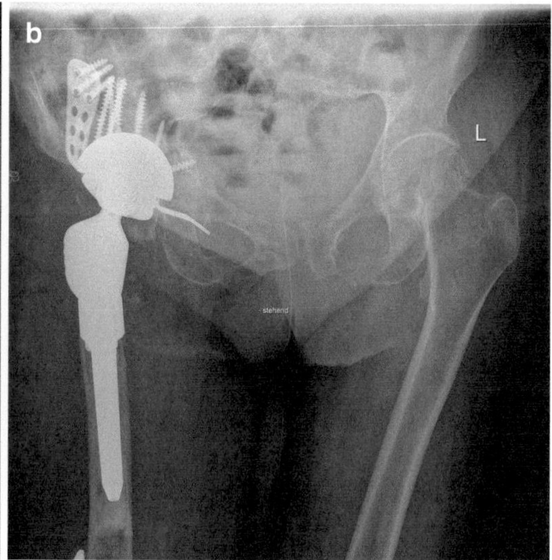

Abb. 4.58 a,b: a: Girdlestone-Situation mit erheblicher Beinverkürzung sowie Beckendiskontinuität nach auswärtig durchgeführter Entfernung einer infizierten festsitzenden Hüft-Totalendoprothese. **b:** Postoperatives Röntgenbild nach Implantation eines proximalen Femurersatzes (Waldemar Link, Hamburg, Deutschland) und eines Cup-and-Cage-Systems mit Duo-Mobility-Cup (ZimmerBiomet, Warsaw, IN, USA)

geprägten Femurdefekten letztere vor allem bei älteren Patienten angewendet.

Beim proximalen Femurersatz wird distal des defizitären proximalen Femurknochens eine distale Komponente fixiert (abhängig vom Alter und der Knochenstruktur zementlos oder zementiert) und darauf aufbauend modulare proximale Prothesenkomponenten gesetzt, die das proximale Femur ersetzen und die Beinlänge wiederherstellen. Der Trochanter major mit der anhängenden Glutealmuskulatur sollte erhalten bleiben und an das Prothesenkonstrukt fixiert werden. Ein proximaler Femurersatz kann nicht verwendet werden, wenn eine Infektion vorliegt und der distale Femurknochen für eine suffiziente Verankerung nicht geeignet ist. Der proximale Femurersatz hat die Nachteile, dass durch die große Metalloberfläche die Infektionsgefahr und -rate im Vergleich zu Revisionsprothesen deutlich höher ist (siehe Ergebnisse unten). Zur Reduzierung der Infektgefahr werden von manchen Firmen spezielle, anti-infektiöse Oberflächenbeschichtungen angeboten, so z. B. Silber-Beschichtungen (Mutars, Implantcast, Buxtehude, Deutschland). Darüber hinaus ist die Fixation dieser Megaprothesen im distalen Knochen nicht besser als bei den Revisionsprothesen. Im Gegenteil bedarf es für das rigidere und schwerere Konstrukt des proximalen Femurersatzes eine langstreckigere Fixation im distalen Knochen als für die flexibleren Revisionsschäfte. So wird nach zementiertem proximalen Femurersatz eine höhere Rate von Röntgensäumen gesehen als bei proximal coated oder extensively coated Revisionsschäften (Parvizi und Sim 2004). Bei distal insuffizientem Knochen (Paprosky Typ IV-Defekte) bleibt häufig in der Revisionsendoprothetik nur die langstreckige zementierte Verankerung, die bei den Megaprothesen im Vergleich zu Revisionsendoprothesen mit der Möglichkeit der distalen zementierten Verankerung (z. B. Link-MP-Schaft, Waldemar Link GmbH, Hamburg, Deutschland) keine Vorteile bietet bzw. die gleichen Nachteile mit sich bringt. Aufgrund dieser gleichwertigen Fixationsqualität, aber der höheren Komplikationsraten versuchen wir in der Revisionsendoprothetik die Verwendung vom proximalen Femurersatz zugunsten von Revisionsendoprothesen zu vermeiden (Abb. 4.59a-c).

Operationstechnik

Das Femur wird über einen erweiterten Zugang (Vastus-Slide, Trochanteric-Slide oder extended trochanteric osteotomie = tranfemoral) dargestellt.

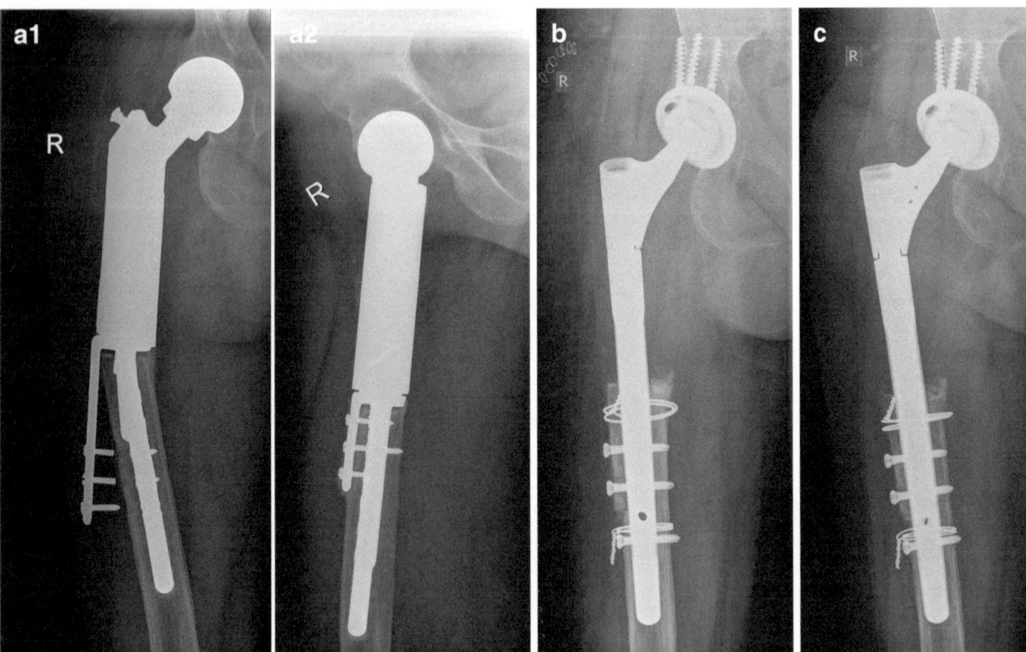

Abb. 4.59 **a-c:** Gebrochene Kotz-Tumor-Prothese (Howmedica) 18 Jahre nach Implantation aufgrund eines Chondrosarkoms. **a1:** Röntgenbild a.p., **a2:** seitliches Röntgenbild. **b:** Postoperatives Röntgenbild nach „transfemoralem" Vorgehen mit distalem Deckel und Implantation eine modularen Revisionsendoprothetik (Revitan Kurviert, ZimmerBiomet, Winterthur, Schweiz) mit distaler Verriegelung und Nutzung selbiger für den Verschluss des Deckels. Die proximale Prothese ist frei. **c:** Röntgenbild zwölf Monate postoperativ. Der Deckel ist knöchern konsolidiert

Falls der proximale Femurteil intakt ist, sollte eine Längsosteotomie durchgeführt werden (bevorzugt als transfemoraler Zugang), um die noch einliegende Prothese zu entfernen. Anschließend erfolgt die quere Osteotomie des distalen Femurs. Ziel sollte es sein, den noch belassenen distalen Femurteil so lang wie möglich zu erhalten, da die Ergebnisse des proximalen Femurersatzes von dieser Länge abhängen (Parvizi und Sim 2004). Die distale Komponente wird dann in den noch verbleibenden distalen Restfemur fixiert. Je nach Knochenqualität wird dieser einzementiert oder mit einer zementlosen Fixation implantiert. In der Revisionsendoprothetik und den Fällen, die für einen proximalen Femurersatz infrage kommen, ist bei der meist schlechten Knochenqualität in der Regel die zementierte Implantation zu empfehlen. Die Fixationslänge der Megaprothese im distalen Femur sollte mindestens 6 cm betragen (Maury et al. 2006). Anschließend werden die proximalen Probeteile des modularen Systems aufgesetzt und eine Probereposition durchgeführt. Besonderes Augenmerk muss auf die Einstellung der korrekten Rotation und Beinlänge gerichtet werden, um Instabilitäten auf der einen Seite und Überdehnungen des Nervus ischiadicus auf der anderen Seite zu vermeiden. Für die korrekte Einstellung der Beinlänge ist es hilfreich, vor der queren distalen Osteotomie einen Steinmann-Nagel ins Os ilium als Referenzpunkt zu platzieren und die Distanz von diesem zur geplanten queren Osteotomie zu messen. Diese Distanz gilt es dann mit dem proximalen Teil der Megaprothese wiederherzustellen. Nach erfolgreicher Testung werden die Originalimplantate auf die distale Komponente gesetzt. Alternativ können zunächst nur Testprothesenkomponenten in das distale Femur gesetzt werden und die erfolgreich getestete Kombination der modularen Komponenten auf dem Operationstisch zusammengesetzt und anschließend komplett implantiert werden. Aus Sicht des Autors ist das erste Verfahren etwas einfacher, vor allem wenn eine zementlose distale Fixation gewählt werden sollte. So können auch die Vorteile des modularen Systems mit Separation der distalen Fixation und der korrekten Einstellung von Beinlänge, Offset und Antetorsion genutzt werden.

Ein Problem der Megaprothesen besteht in der hohen Luxationsgefahr, u. a. aufgrund der Alteration der Abduktorenmuskulatur durch vorangegangene Operationen. Daher sollte der proximale Femuranteil mit der daran integrierten Muskulatur (vor allem Trochanter major mit Glutealmuskulatur) so gut wie möglich erhalten werden und (egal wie defizitär) um den letztendlich implantierten proximalen Femurersatz mit Cerclagen gebunden werden. Zur weiteren Verbesserung der Stabilität können Dual-Mobility-Pfannen-Systeme verwendet werden.

Ergebnis

Mit proximalen Femurersatz-Prothesen können zufriedenstellende klinische Ergebnisse erzielt werden, wenn auch Al-Taki et al. (2011) und Muhyeddine et al. (2011) in einem Vergleich mit Revisionsprothesen für letztere signifikant bessere WOMAC-Funktions-Scores und Oxford-Hip-Scores erzielen konnten. Das Hauptproblem stellen die Instabilitäten und Infektionen dar. Luxationsraten von 18 % bis 50 % wurden in einer Zusammenstellung von Rasouli et al. (2012) berichtet, was sich auch in der Auflistung der Studien in Tab. 4.17 wiederspiegelt. Mitursächlich ist die Schwächung der Abduktorenmuskulatur durch die Schwierigkeit der Reinsertion des Trochanter major bzw. der Muskulatur an die Prothese. So werden von den meisten Autoren regelhaft positive Trendelenburg-Zeichen berichtet (Haentjens et al. 1996; Rasouli et al. 2012).

4.5.3 Totaler Femurersatz

Ist der Defekt des Femur derart ausgeprägt, dass bei einem Paprosky Typ-IV-Defekt keinerlei Knochensubstanz mehr vorhanden ist, in die eine Prothese mit distalem Stiel zementiert oder zementfrei fixiert werden kann, bleibt nur noch die Möglichkeit, das gesamte Femur mit einer Endoprothese als Durchsteckprothese (intramedullärem Femurersatz) oder totalem Femurersatz (extramedullärem Femurersatz) zu ersetzen (Abb. 4.60). Hierbei dienen diese aufwendigen und teuren Endoprothesenkonstruktionen der Vermeidung einer Amputation und damit dem Extremitätenerhalt. Indikationen können erheblicher Knochenverlust durch Osteolysen oder notwendigem Debridement bei periprothetischen Infektionen sowie interprothetische Frakturen zwischen 2 länger geschafteten Prothesen sein (Abb. 4.61a-c und 4.62a,b).

Der Unterschied zwischen der Durchsteckprothese und dem totalen Femurersatz liegt darin, dass bei der Durchsteckprothese die femorale knöcherne Diaphyse soweit wie möglich mit ihren ansetzenden Muskeln noch erhalten bleibt, in die die femorale Endoprothese eingesetzt wird. Beide Formen werden dann mithilfe einer gekoppelten, achsgeführten Knieprothese in der Tibia fixiert. Die Differenzialindikation ergibt sich aus dem Umfang des noch vorhandenen und erhaltenswerten Knochens. Ist der Trochanter major, der diaphysäre Knochen und genugend distales Femur für die Fixation einer femoralen Komponente und einer Rotating-Hinge-Prothese (ggf. mit Augmentaten) vorhanden, sollte nach unserer Meinung eine Durchsteckprothese indiziert werden. Ist ein diaphysärer Knochen mit anhängender Muskulatur nur unter 12 cm existent und das distale Femur nicht mehr für eine Fixation einer femoralen Rotating-Hinge-Komponente geeignet, sollte dem totalen Femurersatz der Vorzug gegeben werden. Sofern der Trochanter major noch vorhanden ist, sollte er ebenfalls erhalten werden.

Operationstechnik

Bei der Implantation beider Formen des totalen Femurersatzes muss zum einen Zugang zum proximalen und zum anderen zum distalen Femur und dem Kniegelenk geschaffen werden. Bei der Durchsteckprothese kann dies über 2 separate Zugänge (einer der erweiterten femoralen Zugänge in Kombination mit einem medialen Payr-Zugang) zum Kniegelenk erfolgen. Hierbei kann der Patient in Rücklage oder Seitenlage operiert werden (abhängig von dem gewählten erweiterten femoralen Zugang). Alternativ erfolgt die Implantation über einen er-

Tab. 4.17 Proximale Femurersätze bei Prothesenwechseln aufgrund nicht-tumoröser Indikationen (Prothesenlockerung, Infektion oder periprothetischer Fraktur)

Autor	Anzahl	Alter	Follow-up	Revision	Lockerung	Luxation	Infektion	Fraktur	Survival
	n	(Jahre)	(Jahre)	(%)	(%)	(%)	(%)	(%)	
Sim 1981	21	59,3	2–7	19	5	14	5	5	90 %, 6a
Malkani et al. 1995	50	60,6	11,1	32	8	22	6,3	0	64 %, 12a
Haentjens et al. 1996	19	78	5	47,4	5	37	16	0	
Klein et al. 2005	21	78,3	3,2	14,3	0	9,5	9,5	4,8	
Parvizi et al. 2007	48	73,8	3	20,8	4,2	16,7	2,1	0	73 %, 5a
Shih et al. 2007	12	59	5,7	41,7	8,3	41,7	33,3	0	
Schoenfeld et al. 2008	19	76	3,7	15,8	0	16	5	5	
Bertani et al. 2009	10	65	5,4	40	0	30	10	10	
Gebert et al. 2010	45	62	3,2	17,8	4	2	11	0	
Sewell et al. 2010	15	67	5	13,3	0	13	13	0	
Al-Taki et al. 2011	63	73	3,2	9,5	0	6	2	0	
Muhyeddine et al. 2011	36	73	3,2		3	8,3	3		
Dean et al. 2012	8	67,5	1,5	0	0	0	0	0	
McLean et al. 2012	20	72	4	30	0	15	5	10	
Colman 2013	21	75	1,3	38	0	19	19	0	
Lundh 2013	5	56	4	40	0	40	20	0	
Korim et al. 2014	356	69,6	3,8	24	2,5	16	7,6	1	83 %
Artiaco et al. 2015	5 inf					33	20		
Grammato-Pulos 2016	80	69	5	11,3		3,8	11,3		87 %, 5a
Curtin et al. 2016	16	75	1,6			12,5			
Viste et al. 2017	44	79	6	4,5	2,3	13,6	2,3	9,1	66 %, 10a

Abb. 4.60 Mutars-Totaler-Femurersatz-System als extramedulläres und intramedulläres System (Durchstecker) (Implantcast, Buxtehude, Deutschland)

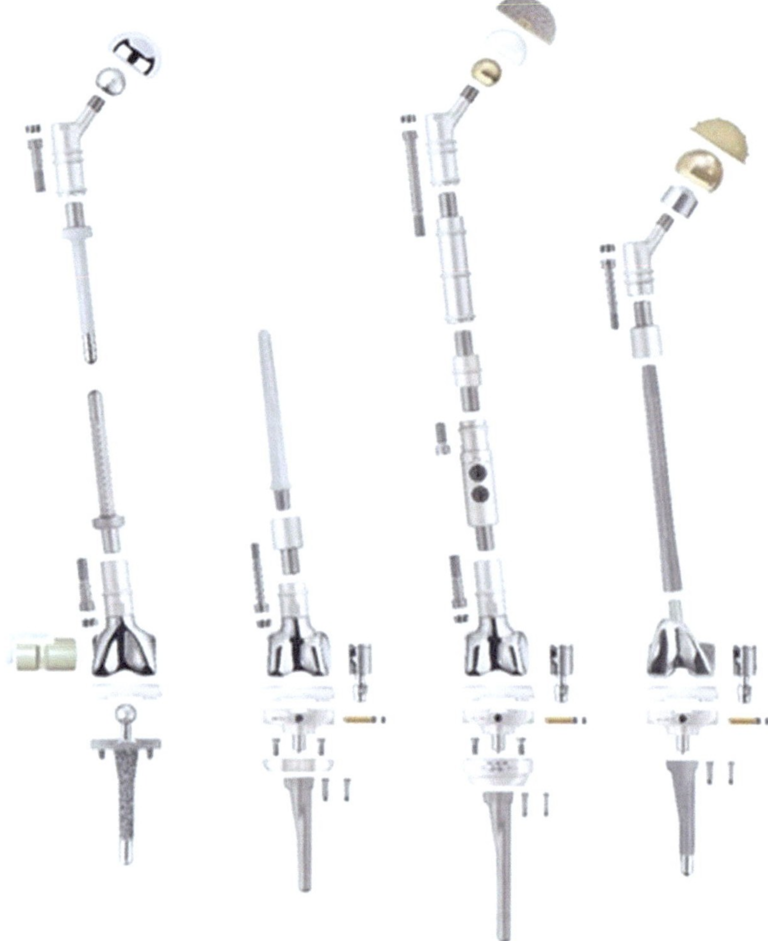

weiterten transfemoralen Zugang, der distal in einen lateralen Payr-Zugang zum Kniegelenk mündet. Nach Entfernung der alten einliegenden Prothesen, entweder proximal von endofemoral oder transfemoral, wird die tibiale Komponente entsprechend vorbereitet und eine tibiale Testprothese eingesetzt. Auf diese aufbauend wird dann die femorale Testprothese mit ggf. femoralen, kondylären Augmentaten mit einem Teststiel durch die distale Femurdiaphyse geführt und proximal mit den proximalen modularen Komponenten kombiniert. Mit diesem Gesamtkonstrukt wird dann eine Probereposition durchgeführt und vor allem die Beinlänge und die Stabilität des Gelenkes getestet. Je nach Weichteilsituation im Bereich des Kniegelenkes kann es sinnvoll sein, zuerst die femorale und dann die tibiale Komponenten einzusetzen und anschließend für den Testlauf zu koppeln. Wenn dieser Test zufriedenstellend verläuft, werden die Originalkomponenten in der gleichen Reihenfolge kombiniert. Es erfolgt die Einzementierung der distalen femoralen Originalkomponente mit aufgesetztem Stiel und anschließend die proximale In-situ-Koppelung der proximalen Komponente mit Reposition des Hüftgelenkes. Nach Einzementierung der, auf dem Operationstisch zusammengesetzten tibialen Komponente wird das Kniegelenk mit der entsprechenden Achsvorrichtung gekoppelt. Alternativ können auch zuerst die tibialen und dann die femorale Komponenten implantiert werden. Wurde ein transfemoraler Zugang durchgeführt, kann proximal die Prothese mit Zement ummantelt werden und dann der Deckel durch das Anziehen vorgelegter Cerclagen verschlossen werden (Abb. 4.61b1).

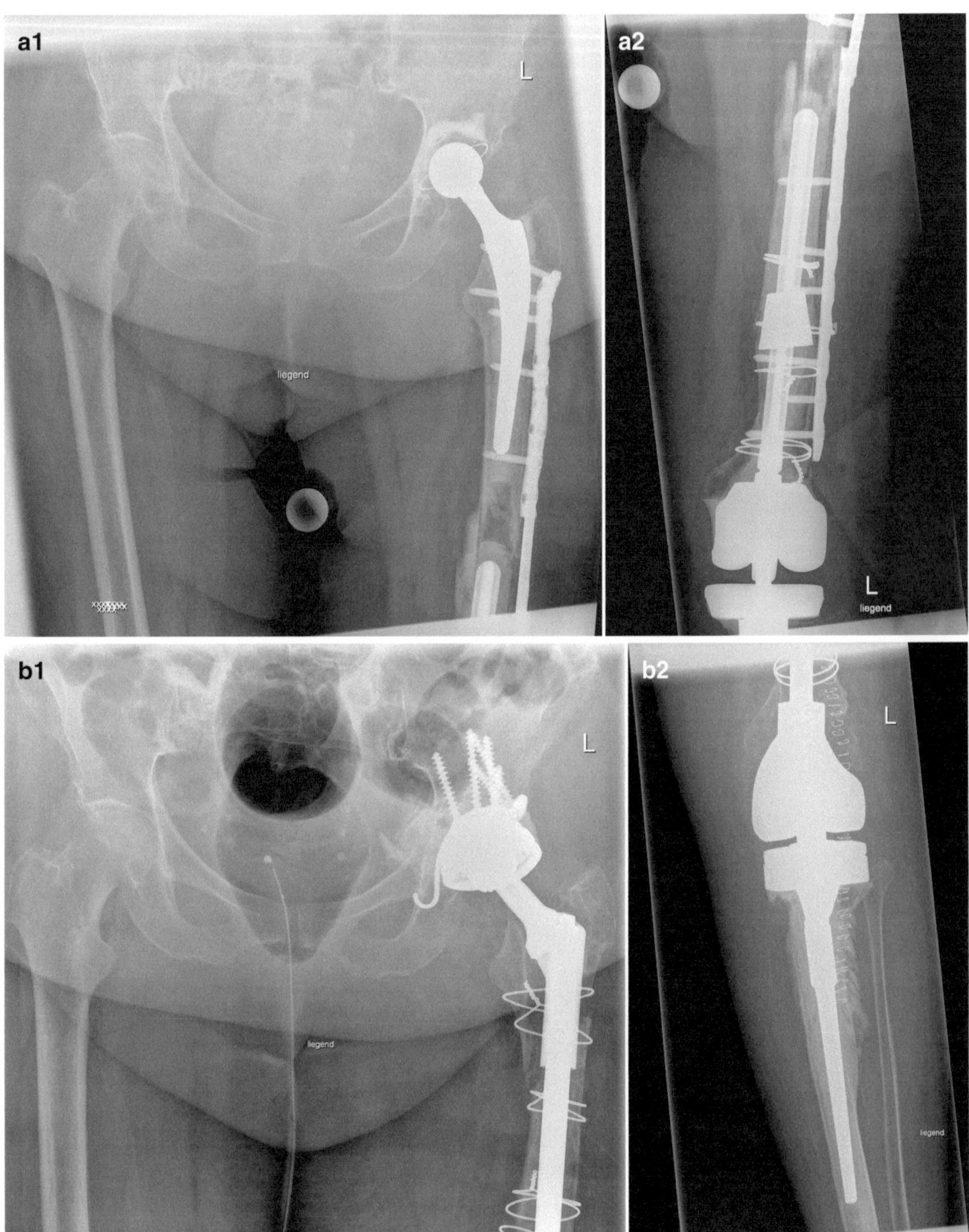

Abb. 4.61 **a,b: a1/a2:** Interprothetische Fraktur mit Bruch einer Osteosyntheseplatte. **b1/b2:** Postoperative Röntgenbilder nach Wechsel auf eine Durchsteckprothese

Beim totalen Femurersatz wird der diaphysäre Knochen nicht erhalten und aus seinem Weichteilverbund ausgelöst. Hierzu sind verschiedene erweiternde Zugänge möglich. Der Trochanter major mit der ansetzenden Glutealmuskulatur sollte, z. B. durch einen Trochanteric Slide-Zugang, erhalten und später durch z. B. Klemmvorrichtungen an die proximale Komponente

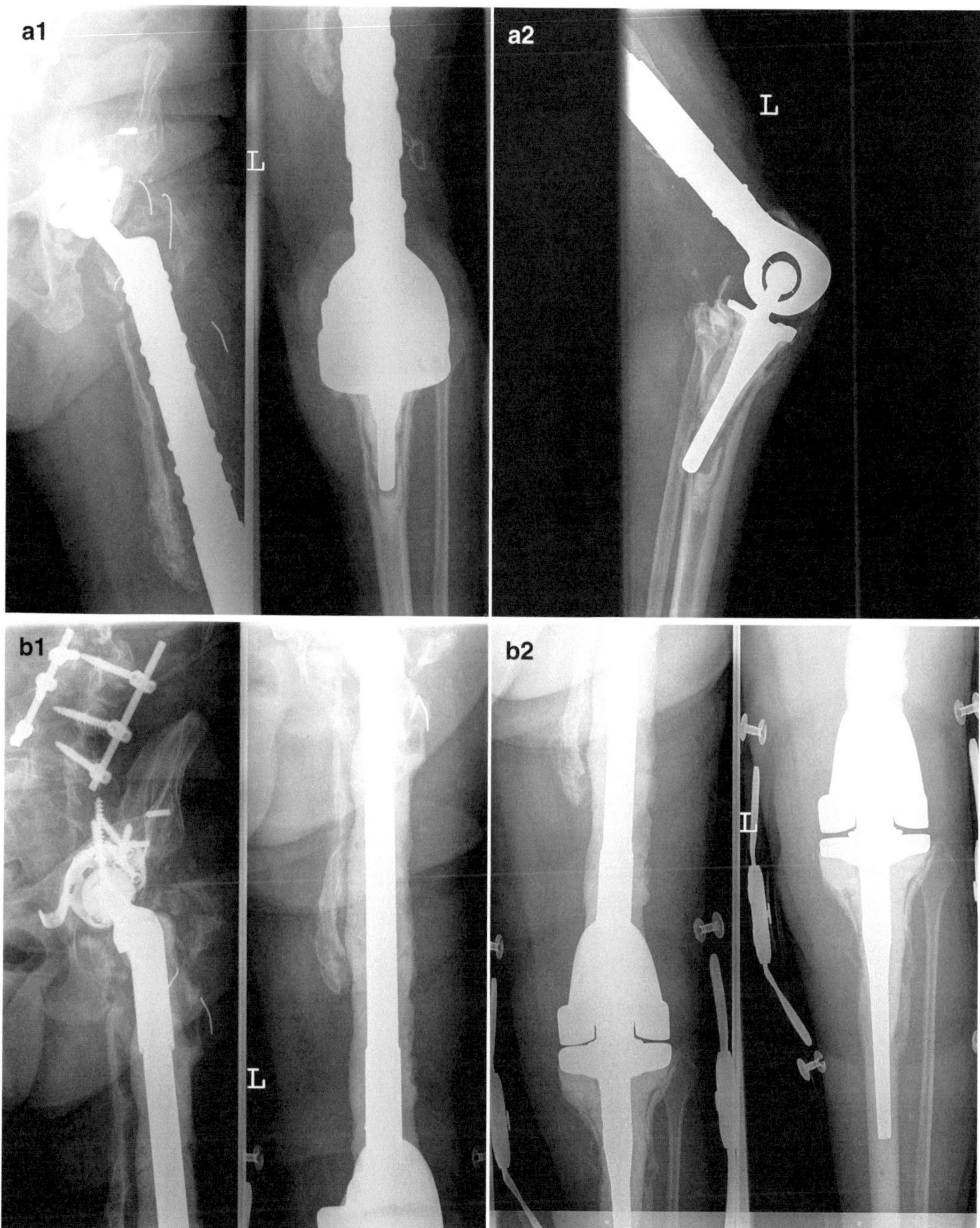

Abb. 4.62 **a,b: a1/a2:** Infizierter totaler Femurersatz mit Candida albicans nach auswärtig vorangegangenen zwei septischen und einer aseptischen Revisionsoperation. **b1/b2:** Postoperative Röntgenbilder nach einzeitigem septischen Wechsel eines totalen Femurersatzes (Waldemar Link, Hamburg, Deutschland)

des totalen Femurersatzes angebracht werden. Die Implantation der Test- und Originalkomponenten erfolgt entsprechend der Durchsteckprothese, jedoch ohne Durchführung der Prothese durch den diaphysären Knochen. Da das distale Femur nicht mehr vorhanden ist, ist es bei dem totalen Femursatz schwieriger, die korrekte Rotation der distalen Femurkomponente einzu-

Tab. 4.18 Totaler Femurersatz bei Prothesenwechseln aufgrund Prothesenlockerung, Infektion oder periprothetischer Fraktur

Autor	Anzahl	Alter	Follow-up	Revision	Lockerung	Luxation	Infektion	Survival
	n	(Jahre)	(Jahre)	(%)	(%)	(%)	(%)	a = Jahre
Amanatullah et al. 2014	20	65	6,1	30		25	35	70 %, 5a
Berend et al. 2004	58	74	4,8	30,5	3,4	12,1	13,8	65 %, 5a
Fontain et al. 2007	14	63	7,5	35		41,6	25	
Friesecke et al. 2005	100	68	4,9	21		9,8	14,8	
Lombardi und Berend 2006	50	73	3,5	30,7	4	14	22	
Töpfer et al. 2016	18	78	6,6	72		11,1	44,4	56 %, 5a

stellen. Rotationsfehler müssen auch bei dieser Prothese vermieden werden. Zur Verbesserung der Funktion und Schutz der Prothese ist es sinnvoll, die abgehängte Muskulatur so gut wie möglich an diese Prothese anzunähen. Hierbei helfen spezielle Schlauchsysteme (z. B. Dakron- oder Trevira-Schlauch), die um die Prothese gelegt und mit dieser mit Tabaksbeutelnähten verbunden werden. Zur Verbesserung der Stabilität des Hüftgelenkes werden heutzutage im Pfannenbereich Dual-Mobility-Pfannensysteme bevorzugt (Abb. 4.58b und 4.61b1).

Ergebnis

Generell weisen beide Formen des totalen Femurersatzes hohe Komplikationsraten auf. Die Implantation einer Durchsteckprothese ist technisch sicherlich aufwendiger und operationstechnisch bedingte Probleme sind häufiger. Dies erklärt wahrscheinlich die höhere Komplikationsrate von 33 % bei 15 Durchsteckprothesen im Vergleich zu 4 % bei zwölf totalen Femurersätzen. Dies steht allerdings im Gegensatz zu allen anderen publizierten Daten über die Ergebnisse von totalen Femurersätzen (Tab. 4.18). Der große Nachteil ist die große, nicht von Knochen und Muskulatur geschützte Metalloberfläche, die eine hohe Infektgefahr mit sich bringt. So werden Infektionsraten von 14 % bis 44 % berichtet. In den wenigen Publikationen werden für die Durchsteckprothese geringere Infektionszahlen angegeben. Peters et al. (2006) sahen bei 22 Durchsteckprothesen in je zwei Fällen eine Infektion und eine Luxation (9,1 %). Wegen der hohen Komplikationsrate sind beide Arten des totalen Femurersatzes in der Revisionsendoprothetik nur als letzte Erhaltungsmöglichkeit der Extremität indiziert.

Wahl des Implantates in Abhängigkeit des Defekttyps

5

Inhaltsverzeichnis

Vor der Wahl des Implantates bedarf es einer Beurteilung des Knochens hinsichtlich der Ausdehnung von Defekten, seiner zu erwartenden Qualität bzw. Stabilität (vor allem in dem Fixationsbett des gewählten Schaftes) und hinsichtlich seiner Form (Achsabweichungen, die eine Korrekturosteotomie notwendig machen). Abhängig von dieser Analyse und des daraus zu wählenden Fixationsbereiches (proximal oder distal) ergibt sich die Wahl des Implantates. Diese Analyse ist essenziell, da nicht alle Schaftsysteme gleich gut geeignet sind für alle Defekte. Somit ergibt sich aus der Defektanalyse die Wahl der infrage kommenden Schaftsysteme und deren genauer Fixationsbereich. Dies und die Größenwahl des Implantates werden in der präoperativen Planung bestimmt (siehe auch Kap. 6). Obwohl Wayne Paprosky (Paprosky et al. 1999, 2001) bei seiner Klassifikation die Unterklassifizierung des Typ II wieder aufhob, soll sie hier zur Veranschaulichung der Implantatwahl beibehalten werden.

5.1 Paprosky Typ-I-Defekte

Der metaphysäre Defekt ist gering und die proximale Rotationsstabilität ist im Vergleich zur primären Implantation eines Prothesenschaftes nicht signifikant reduziert. Bei älteren Patienten und nur geringen ossären Defekten ist der Einsatz zementierter Prothesenschäfte möglich (Wirtz et al. 2000). Ansonsten sind zementlose meta- bzw. metadiaphysäre verankernde Primärschäfte die Implantate der Wahl (Abb. 5.1a-c). Zur Erzielung einer Rotationsstabilität werden rechteckige Prothesen oder an den Defekt angepasste Prothesengeometrien verwendet. In einer systematischen Literaturrecherche konnten

B. Fink, *Femorale Revisionsendoprothetik*, https://doi.org/10.1007/978-3-662-62954-3_5

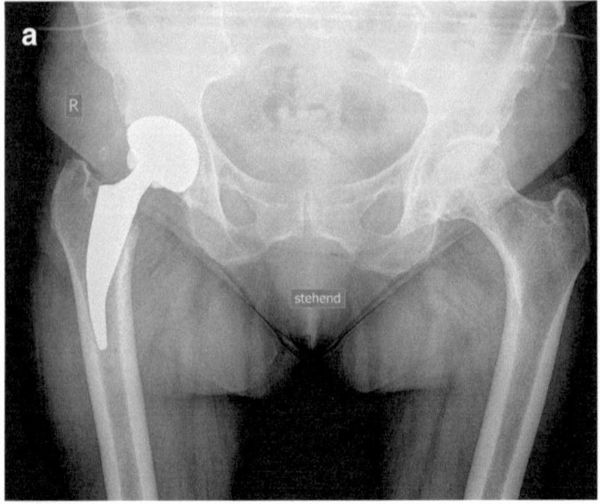

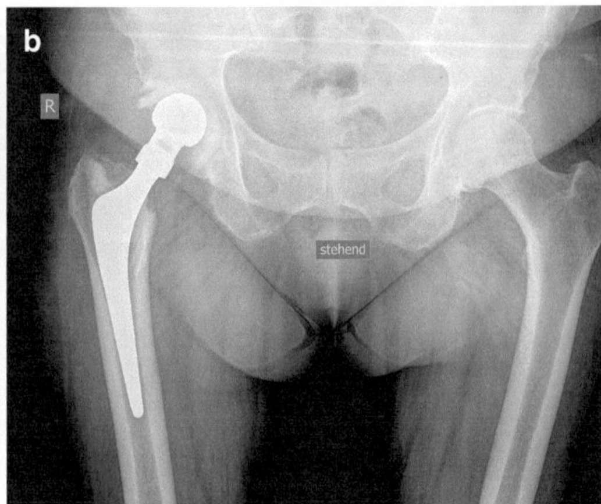

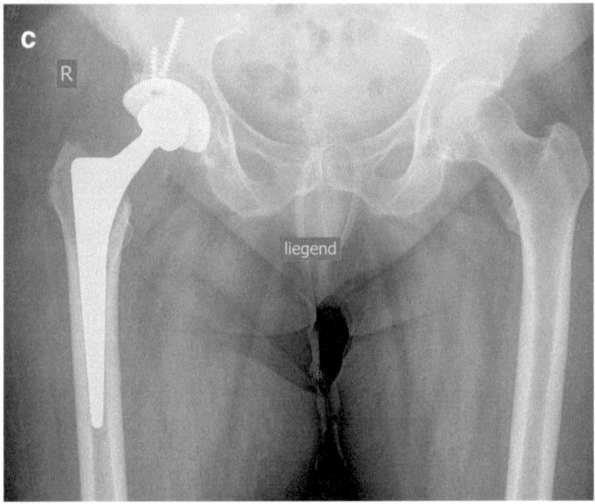

Abb. 5.1 a-c **a:** Periprothetischer Infekt bei einliegender Hüft-Totalendoprothese rechts. **b:** Interimsprothese (Spacer) nach Ausbau der infizierten Hüftprothese mit femoralem Defekt Paprosky Typ I. **c:** Reimplantation einer zementfreien Standardprothese (CLS-Schaft und Allofit-S-Pfanne, ZimmerBiomet, Winterthur, Schweiz)

Cavagnaro et al. (2018) acht Publikationen mit 454 Schaftwechseln bei Paprosky Typ-I- und -II-Defekten auswerten und fanden für zementlose Primärschäfte eine schaftbedingte Überlebensrate von 95,6 % nach durchschnittlich 4,7 Jahren Beobachtungszeit. Iorio et al. (2008) verglichen zementierte Schäfte mit modularen metaphysär fixierenden zementlosen Revisionsschäften (S-ROM, DePuySynthes, Warwaw, IN, USA) bei Paprosky I- und -II-Defekten und fanden keine Unterschiede bei den klinischen Ergebnissen und der 5-Jahres-Überlebensrate (94 % zementlos versus 92 % zementiert).

5.2 Paprosky Typ-IIA-Defekte

Eine proximale Rotationsstabilität des noch vorhandenen metaphysären Knochens ist gegeben, aber im Vergleich zu den Paprosky Typ-I-Defekten reduziert. Primärschäfte mit proximaler Fixierung und meist grobstrukturierter Oberfläche und/oder Hydroxylapatit-Beschichtung können noch verwendet werden, wenn eine ausreichende Rotationsstabilität gewährleistet ist (Abb. 5.2a,b). Dies hängt von der mechanischen Qualität des verbleibenden metaphysären Knochen ab und muss vorsichtig mit der Testprothese bzw. der

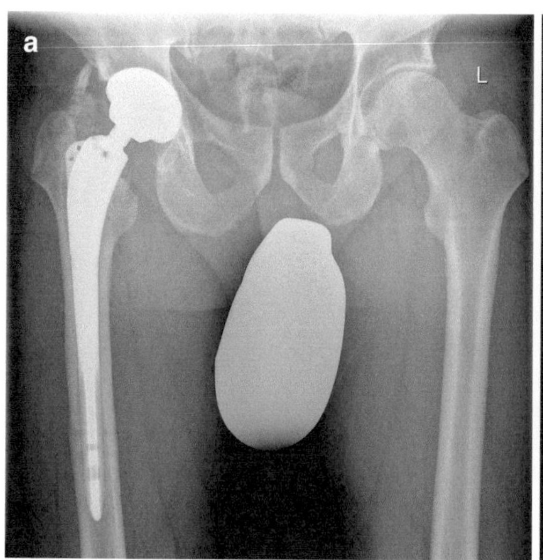

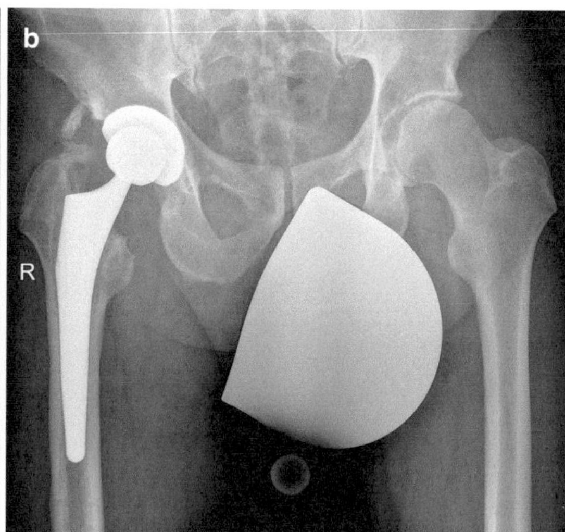

Abb. 5.2 **a,b** **a:** Schaftlockerung mit Subsidence eines distal verriegelt gewesenen Revisionsschaftes mit Knochendefekt vom Typ Paprosky IIA. **b:** Revision auf einen Hydroxylapatit-beschichteten Standardschaft. (Exception, ZimmerBiomet, Winterthur, Schweiz)

Raspel intraoperativ überprüft werden. Auch längere Primärprothesen, die als Revisionsprothesen dienen, können verwendet werden (z. B. Zweymüller Alloclassic SLL, ZimmerBiomet, Winterthur, Schweiz oder CoreHip Extended, Aesculap, Tuttlingen, Deutschland). Artiaco et al. (2019) fanden bei 32 Schaftwechseln mit einem Zweymüller SLL-Schaft (verlängerter Primärschaft) eine Überlebensrate von 100 % nach 12,25 Jahren. Als Revisionsschäfte kommen proximal fixierende Schäfte infrage, welche in der Regel im proximalen Anteil grobstrukturiert oder/und Hydroxylapatit-beschichtet sind. Sie können auch eine direkte Auflage im Bereich des Kalkar aufweisen, die in der Operation formgerecht ausgesägt werden muss. Ein Impaction grafting ist alternativ in diesen Defekten dann möglich, wenn der mediale Knochen zwar ausgedünnt, aber noch ausreichend stabil vorhanden ist, sodass die eingebrachten Knochenchips bei der Impaktierung stabil vor Ort bleiben. Verfechter des Impaction graftings unterstützen nicht selten den medialen Knochenbereich im Kalkar in seiner Stabilität durch ein medial angelegtes Metallnetz, welches durch um das Femur gelegte Cerclagen fixiert wird.

5.3 Paprosky Typ-IIB-Defekte

Hier liegt ein anterolateraler Defekt des subtrochantären Anteils der Metaphyse vor. Das laterale Femur ist unterhalb des Trochanter major defizitär. Eine Rotationsstabilität wird durch diesen proximalen metaphysären Knochen nur noch eingeschränkt gewährleistet und ist für proximal fixierende Primärschäfte nicht mehr geeignet. Hier kommen proximal verankernde Revisionsprothesen in Form von Monoblock-Prothesen (z. B. Corail oder Mallory-Head) mit grober Strukturierung proximal, Hydroxylapatit-Beschichtung und/oder Kalkar-Replacement-Variante infrage. Alternativ können modulare proximal fixierende Revisionsschäfte (S-ROM, Arcos proximal fixierend) verwendet werden. Li et al. (2016) fanden bei einem Vergleich vom modularen S-ROM-Schaft (DePuySynthes, Warsaw, IN, USA) und einem zementlosen längeren Monoblock-Schaft (SLR-Plus,

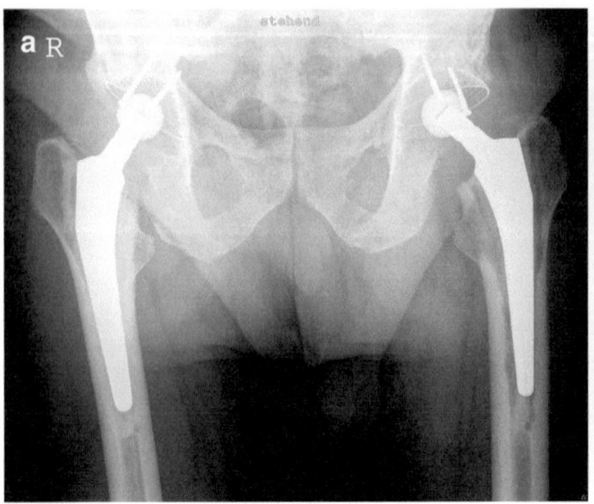

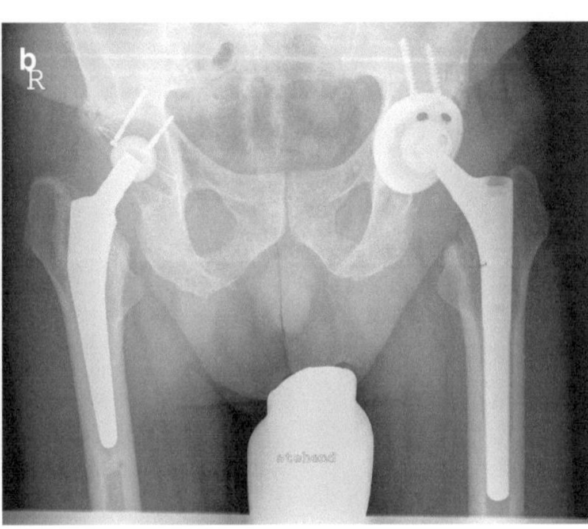

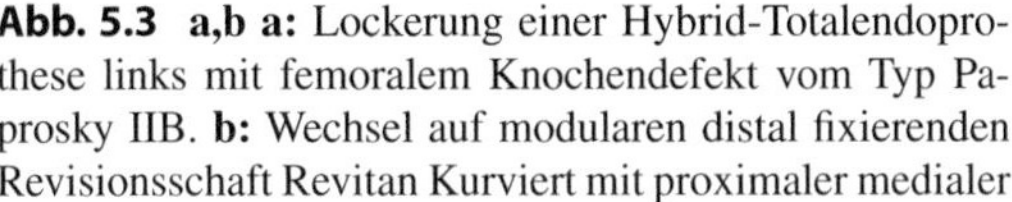

Abb. 5.3 **a,b** **a:** Lockerung einer Hybrid-Totalendoprothese links mit femoralem Knochendefekt vom Typ Paprosky IIB. **b:** Wechsel auf modularen distal fixierenden Revisionsschaft Revitan Kurviert mit proximaler medialer Knochentransplantation im Kalkarbereich und zementloser Press-fit-Pfanne Allofit-S. (ZimmerBiomet, Winterthur, Schweiz)

Smith&Nephew, Memphis, TN, USA) vom Zweymüller-Typ keine Unterschiede bei Paprosky I- und II-Defekten in den klinischen Ergebnissen und der 5-Jahres-Überlebensrate (92,3 % für S-ROM und 85,7 % für den SLR-Plus-Schaft). Aber auch distal fixierende nicht-modulare und modulare Revisionsprothesen können eingesetzt werden (Abb. 5.3a,b). Der metaphysäre Knochen bietet nicht mehr genügend spongiösen Knochen für eine gute Interdigitation des Zementes bei einer Standardzementierung, sodass zementierte Standardschäfte nicht mehr indiziert sind, aber auch die Standzeit zementierter langstieliger Prothesen reduziert ist. Daher sollte eine Standardzementierung allenfalls bei älteren Patienten mit reduzierter Lebenserwartung in Erwägung gezogen werden. Ein Impaction grafting ist bei ausreichender Stabilität der verbleibenden Knochenwände für die Krafteinwirkung bei der Impaktierung möglich. Kleinere laterale segmentale Defekte können durch ein Metallnetz oder einem Strutgraft verschlossen werden, das mir Cerlagen um das Femur angebracht wird.

5.4 Paprosky Typ-IIC-Defekte

Hier ist eine metaphysäre Fixierung aufgrund des Defektes des gesamten metaphysären Bereiches nicht mehr stabil genug für eine Kraftaufnahme und eine Fixation. Es müssen längere Stielprothesen verwendet und ggf. der mediale Knochendefekt bei metaphysär verankernden Schäften durch ein mediales Strutgraft wieder aufgebaut werden. Es empfiehlt sich, die Defektzone mit einem nicht-modularen oder modularen distal fixierenden Revisonsschaft zu überbrücken (Revitan, Arcos, MRP, MP etc.) (Abb. 5.4a,b). Weder eine Standardzementierung noch ein Impactiongrafting kommt nach meiner Ansicht infrage. Das Impaction grafting bedürfte ausgedehnter Abstützungen des medialen Femurbereiches durch größere Metallnetze, die eine ausdehnte Freipräparation des proximalen Femurs mit Denudierung des Knochens durch Abpräparieren der Muskulatur bedingen würde. Obwohl hierüber Berichte in der Literatur von Verfechtern des Impaction graftings beschrieben sind, empfiehl ich der Autor diese Technik nicht, da bessere zementfreie Alternativen mit geringer Traumatisierung der Weichteile und reproduzierbar guten Ergebnissen in vielen Publikationen existieren.

5.5 Paprosky Typ-IIIA-Defekte

Dieser Defekttyp stellt die klassische Indikation der distal fixierenden Revisionsschäfte mit allen Fixationsprinzipien (Scratch-fit, Konus-in-Zy-

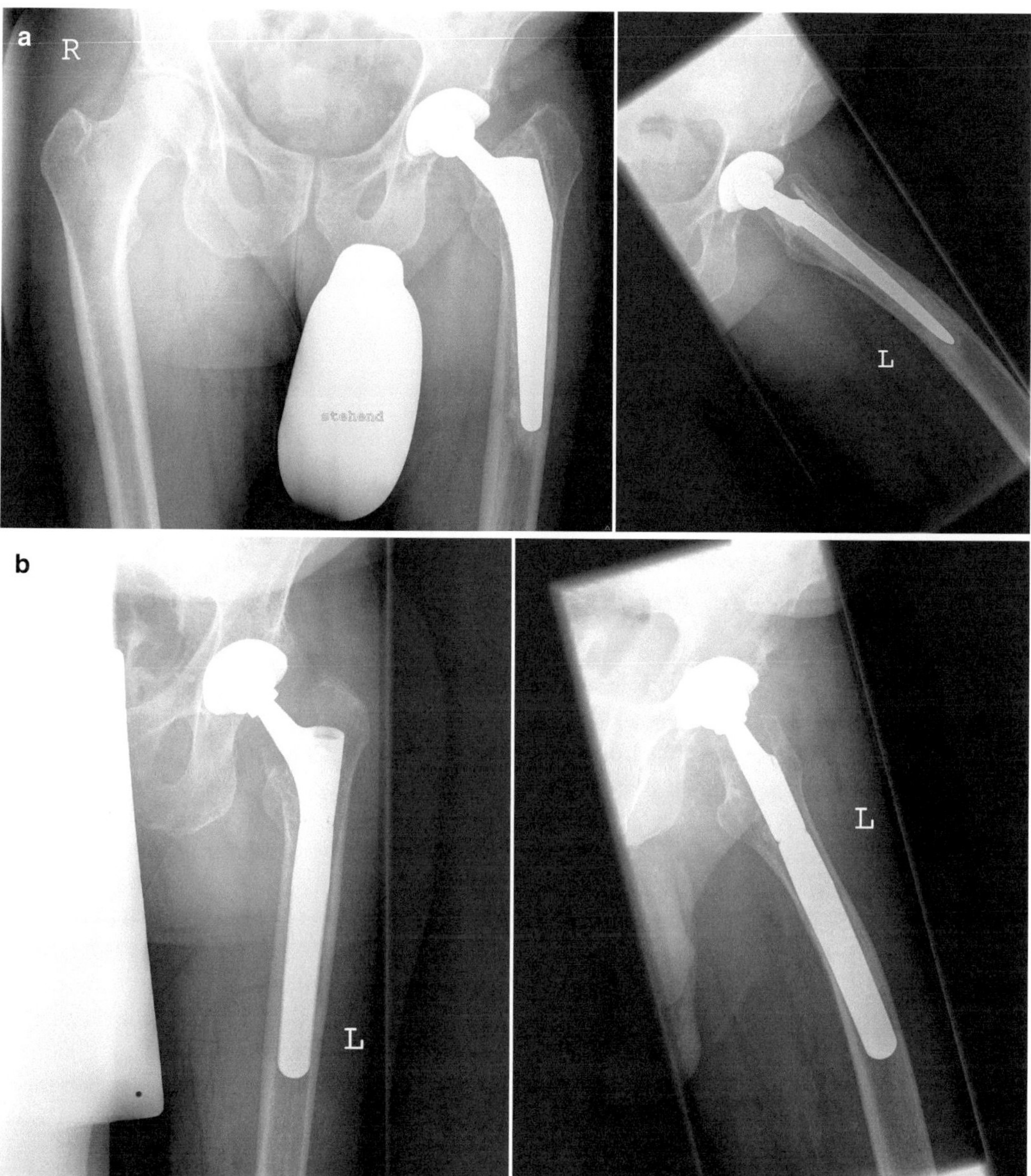

Abb. 5.4 **a,b** **a:** Lockerung eines zementierten Schaftes mit Varisation und femoralem Knochenfekt vom Typ Paprosky IIC bis in den Trochanter minor reichend. **Links:** Beckenübersicht. **Rechts:** seitliches Röntgenbild, zeigt die stärkere Antekurvation des Femur. **b:** Wechsel auf modularen distal fixierenden Revisionsschaft Revitan Kurviert (ZimmerBiomet, Winterthur, Schweiz). **Links:** Röntgenbild a.p. **Rechts:** seitliches Röntgenbild

linder oder Konus-in-Konus-Verklemmung) dar. Die nicht mehr tragende Defektzone wird überbrückt und die Fixation im ausreichend intakten distalen Femur gesucht. Die modularen distalen Revisionsschäfte machen die Operation bei diesen Defekttypen technisch einfacher, da mit der distalen Komponente unter Kontrolle des/der Chirurgen/in die distale Fixation sicher erreicht wird, bevor mit der proximalen Komponente die korrekte Beinlänge, Antetorsion und das korrekte Offset eingestellt werden kann (Abb. 5.5a,b). Monoblock-Revisionsschäfte sind ebenfalls indiziert, machen die Operation aber technisch schwieriger, da alle Ziele (distale Fixation, kor-

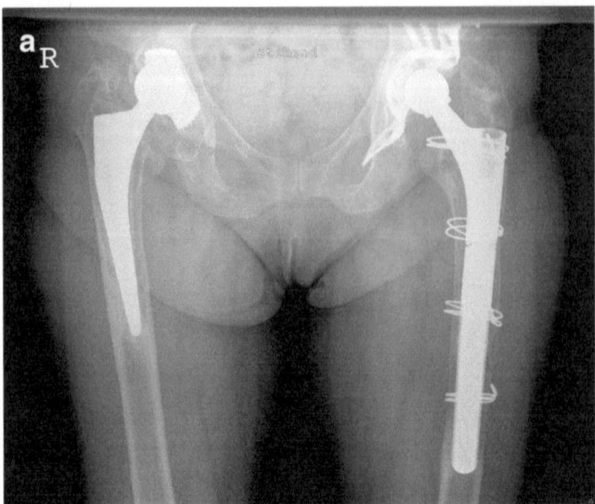

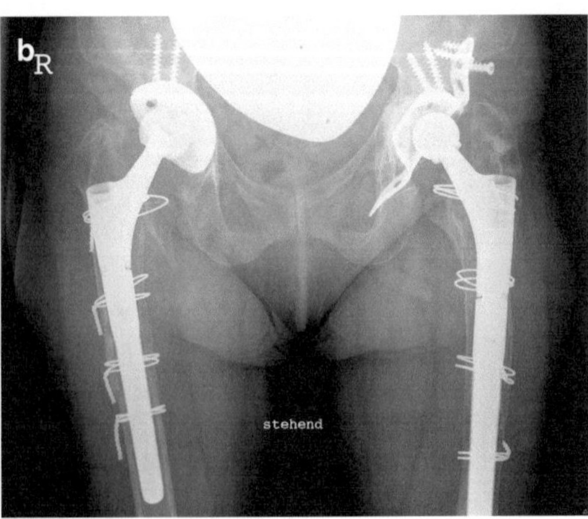

Abb. 5.5 a,b a: Prothesenlockerung rechts mit femoralem Defekt Typ Paprosky IIIA und stattgehabter transfemoraler Schaftwechsel links bei Typ-IIIA-Defekt auf modularen Revisionsschaft Revitan Kurviert (ZimmerBiomet, Winterthur, Schweiz) drei Monate zuvor. **b:** Röntgenbild sechs Wochen postoperativ nach transfemorale Prothesenwechsel rechts auf modularen Revisionsschaft Revitan Kurviert und Press-fit-Pfanne Allofit-S. (ZimmerBiomet, Winterthur, Schweiz)

rekte Beinlänge, Antetorsion und Offset) mit einem Schritt des Einbringens des nicht-modularen Revisionsschaftes erreicht werden müssen. Bei extensively porous-coated Schäften kann die Stabilität des Schaftes durch die zusätzliche Anlage von Strutsgrafts verbessert werden, was teilweise sogar bei höhergradigen Defekten (Paprosky IIIB und IV) noch funktionieren soll (Ding et al. 2020). Ding et al. (2020) erzielten bei 44 Revisionen (19 IIIA-Defekte, 9 IIIB-Defekte und 4 IV-Defekte) eine 10-Jahresüberlebensrate von 96,2 % und ein komplettes Einheilen der Strutgrafts bei 31 Patienten. Hierbei wird die Indikation zur supportiven Verwendung von Strutgraftes in der Operation gestellt, wenn sich mit der Testprothese zeigt, dass keine ausreichende Rotationsstabilität der Prothese erreicht wird. Zwei bis drei Strutallografts in einer mittleren Länge von ca. 16 cm werden mit Doppelcerclagen um das defizitäre proximale Femur platziert und dann der Originalschaft implantiert (Ding et al. 2020). Generell sind Strutgrafts geeignet, nicht-circumferente segmentale Knochendefekte zu überbrücken und aufzubauen (Maurer et al. 2000). Allografts des Kalkar haben sich aufgrund der hohen Resorptionsrate allerdings nicht bewährt (Maurer et al. 2000).

5.6 Paprosky Typ-IIIB-Defekte

Der Isthmus des Femur weist definitionsgemäß eine Fixationsstrecke von unter 4 cm auf (Paprosky et al. 1999; Paprosky und Aribindi 2000). Daher kommt eine distale Scratch-fit-Fixation (Zylinder-in-Zylinder-Fixation) im Isthmus des Femur nicht mehr infrage (persönliche Mitteilung von Paprosky, Weeden und Paprosky 2002). Die Einzementierung von langen zementierten Revisionsschäften führt zu keiner suffizienten Interdigitation des Zementes und damit Fixierung des Schaftes, sodass mit frühen Lockerungen gerechnet werden muss (Abb. 5.6). Daher sollte sie meines Erachtens selbst bei älteren Patienten nicht durchgeführt werden.

Nach eigenen Untersuchungen eines distal fixierenden, 2-Grad-konischen Titan-Revisionsschafts ist eine Mindestfixationsstrecke von 3 cm für eine suffiziente distale Fixation ausreichend (Fink et al. 2009). Somit wären im Grenzbereich zwischen 4 cm und 3 cm Fixationsstrecke im Isthmus des Femur noch distal fixierende konische Revisionsschäfte möglich. Hier spielt aber nicht nur die Länge des noch intakten Isthmus eine Rolle, sondern auch die Dicke der noch intakten Kortikalis des Isthmus. Je dicker die Kortikalis,

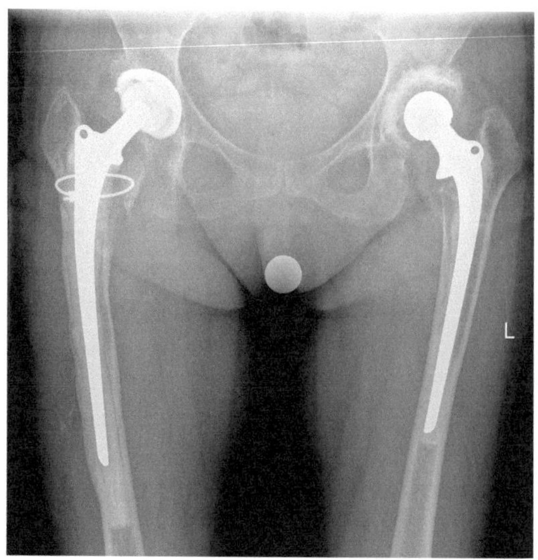

Abb. 5.6 Schaftlockerung einer zementierten Revisionsprothese rechts 1,5 Jahre nach auswärtigem Wechsel bei einem femoralen Defekt vom Typ Paprosky IIIB

um so kürzer kann die Fixationsstrecke sein. Tangsataporn et al. (2015) fanden für den ZMR-Schaft (ZimmerBiomet, Warsaw, IN, USA) mit einer Konizitat von 3,5° als Risikofaktor für eine Subsidence eine Fixationsstrecke von unter 2 cm. Hierbei führt ein höherer Konizitätsgrad bei der Präparation automatisch zu einer kürzeren Fixationsstrecke (Abb. 4.41).

Wird bei 2-Grad-konischen Revisionsschäften eine Mindestfixationsstrecke von 3 cm unterschritten, bedarf es einer zusätzlichen additiven Fixationstechnik bzw. eines anderen Fixationsverfahrens. Nach eigenen Untersuchungen funktioniert hier zu einer Konus-in-Konus-Verklemmung von unter 3 cm eine zusätzliche distale Verriegelung, die unterhalb des Isthmus eingesetzt wird (Fink et al. 2010) (Abb. 5.7a-c). Diese Untersuchungen beziehen sich auf den kurvierten modularen Revisionsschaft Revitan Kurviert (ZimmerBiomet GmbH, Winterthur, Schweiz), der in diesen Fällen über einen transfemoralen Zugang implantiert wurde. Die additive Fixation der distalen Verriegelung wird im weiteren postoperativen Verlauf durch eine kallusbedingte Knochenneubildung und Osteointegration der proximalen Prothesenanteile im Bereich des transfemoralen Zugangs abgelöst (Fink et al. 2010). Es ist nicht geklärt, ob dies derart auch für andere gerade und kurvierte modulare Revisionsprothesen mit distaler Verriegelungsmöglichkeit (MRP-Schaft, Peter Brehm, Weissendorf, Deutschland; Prevision-Revisionsschaft, Aesculap, Tuttlingen, Deutschland; Reef-Schaft, DePuy-Synthes, Warsaw, IN, USA) gilt, da unterschiedliche Fixationsprinzipien (z. B. Konus-In-Zylinder-Fixation beim MRP-Schaft, Zylinder-in-Zylinder-Fixation beim Reef-Schaft) und unterschiedliche Neigungswinkel der Konizität (z. B. Reef-Schaft mit zylindrischem distalen Teil ohne Konizität) vorliegen. Klare Untersuchungen zu diesen Schäften bei Paprosky Typ-IIIB- und -IV-Defekten fehlen bisher in der Literatur.

Ist eine kurze Fixationsstrecke mit einer stabilen Kortikalis vorhanden, können auch distal fixierende konische Schäfte mit höherem Konizitätsgrad ohne Verriegelung verwendet werden (z. B. ZMR-Schaft mit 3,5 Grad Konizität) (van Houwelingen et al. 2013). Auch Dzaja et al. (2014) und Desai et al. (2012) fanden für den 3-Grad-konischen modularen Revisionsschaft Restoration (Stryker) bei Paprosky IIIB- und IV-Defekten nur geringe Subsidence- und Lockerungsraten. Biomechanische Untersuchungen von Pierson et al. (2015) konnten zeigen, dass mit der Zunahme des Winkels der Konizität die Fixationsstrecke im Isthmus abnimmt und die axiale Stabilität steigt. Höhergradig konische Schäfte verklemmen auf kürzerer Strecke und die axiale Stabilität wird mit zunehmender Konizität verbessert (Pierson et al. 2015). Ist der kortikale Knochen, in dem der Schaft verklemmt dick, können höhergradig konische Schäfte auch bei kurzen, intakten Fixationsstrecken im Isthmus des Femur verklemmen. Daher sind diese Schäfte bei Paprosky IIIB-Defekten indiziert. Weist die kurze intakte Isthmusstrecke allerdings nur eine dünne Kortikalisstrecke auf, führt die höhere Krafteinwirkung auf kurzer Strecke bei diesen Schäften zu einer hohen Frakturgefahr. Bei diesen höhergradigen Defekttypen (Paprosky Typ IIIB und IV) werden generell dickere Schaftdurchmesser bei allen distal fixierenden Revisionsschäften notwendig, die die Rigidität des Schaftsystems erhöhen und ein Stress shielding begünstigen können (Fink et al. 2011).

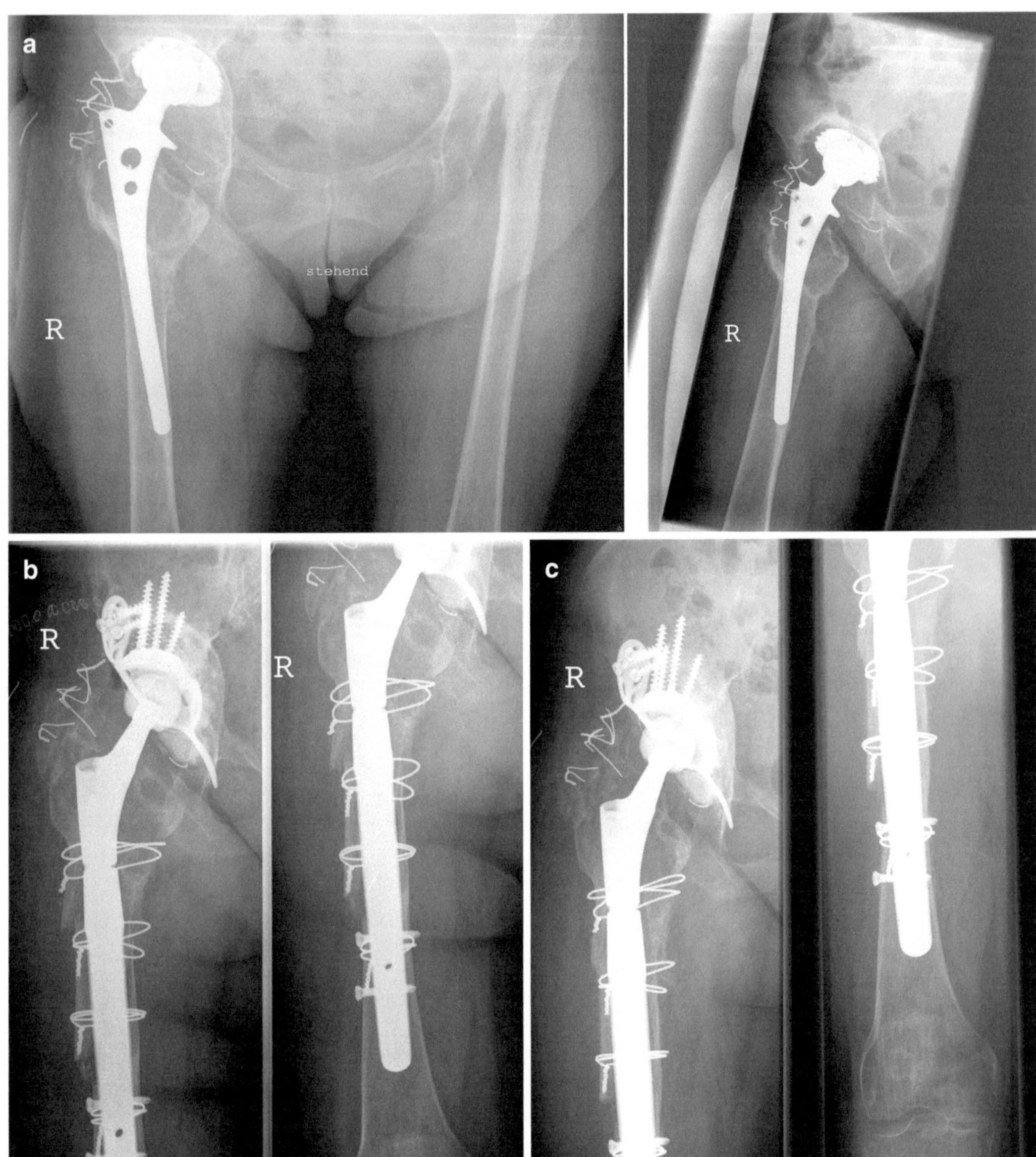

Abb. 5.7 a-c **a:** Prothesenlockerung rechts mit femoralem und acetabulärem Defekt vom Typ Paprosky IIIB. **Links:** Beckenübersichtsaufnahme. **Rechts:** seitliche Röntgenaufnahme. **b:** Prothesenwechsel transfemoral auf modularen Revisionsschaft Revitan Kurviert mit distaler Verriegelung und Burch-Schneider-Abstützschale (ZimmerBiomet, Winterthur, Schweiz) mit homologer Pfannenboden-Knochentransplantation. Aufgrund der dünnen Kortikalis kam es zu einer intraoperativen Fraktur des Knochendeckels. **c:** Röntgenbild ein Jahr postoperativ. Knöcherne Konsolidierung der proximalen Deckelfraktur und Knochenregeneration im Bereich des proximalen Femurs und des Pfannenbodens

5.7 Paprosky Typ-IV-Defekte

Der Isthmus des Femur ist bei diesen ausgedehnten meta- und diaphysären Defekten nicht mehr vorhanden und für eine normale distale Fixation eines Revisionsschaftes nicht geeignet. Für diese ausgedehnten Defekte gibt es keine wirklich gute Lösung. Alle Alternativen sind Kompromisse mit unterschiedlichen Nachteilen. Zum einen kommen lange zementlose modulare Revisionsschäfte mit distaler Verriegelung unterhalb des ehemaligen Isthmusbereiches infrage. Hierbei ist es wichtig zu verstehen, dass die Fixation des Systems nicht alleine auf den Verriegelungsschrauben beruhen kann (Abb. 5.8a-c). Es bedarf eines Knochenkontaktes und einer, wenn auch entweder kurzstreckigen, konischen Fixation oder einem längerstreckigen Knochenkontakt, der eine Osteointegration des Schaftes ermöglicht. Der Reef-Revisionsschaft (DePuy-Synthes, Warsaw, IN, USA) ist deshalb Hydroxylapatit-beschichtet, um die Osteointegration des Schaftes zu unterstützen. Wir haben zeigen können, dass dieses Prinzip der additiven distalen Verriegelung für den 2-Grad-konischen Schaft Revitan Kurviert (ZimmerBiomet, Wintherthur, Schweiz) auch bei Paprosky Typ-IV-Defekten funktioniert (Fink et al. 2010). Derartige Untersuchungen stehen für die anderen Schäfte mit distaler Verriegelung bei Typ-IV-Defekten noch aus.

In der Literatur werden auch andere Lösungen für diese schwierigen Situationen angegeben. Als mögliche Lösungen werden distal konische Schäfte mit höheren Konizitätswinkeln genannt. Hier entsteht allerdings auf kurzer Strecke eine Verklemmung im dünnen Rest der Isthmuskortikalis bzw. des distalen Femurs, was eine höhere Frakturgefahr mit sich bringen kann. So fanden van Houwelingen et al. (2013) für den ZMR-Schaft mit 3,5 Grad Konizität bei Defekten vom Typ Paprosky III und IV in 16 % Frakturen und Desai et al. (2012) in 15 %. Die deutlich erhöhte Frakturgefahr dürfte in diesen Fällen auch für die Technik des Impaction graftings gelten, da hohe Impulse und Krafteinwirkungen bei der Impaktierung auf den dünnen Knochen übertragen werden. Die Einzementierung einer langen zementierten Revisionsprothese hat mehrere Nachteile. Die Herstellung eines suffizienten Zementstoppers ist sehr schwierig. Die Einbringung mehrerer Zementstopper bis zu einem etwas druckwiderstandsfähigen Konglomerat ist eine der suboptimalen Lösungen. Darüber hinaus ist eine Interdigitation des Zementes in dem verbleibenden dünnen, glattwandigen Knochen nur schlecht möglich. Das gleiche Problem besteht bei der in der Literatur empfohlenen Verwendung von Tumor- bzw. Megaprothesen mit proximalem Femurersatz. Diese Megaprothesen bieten per se keine bessere distale Fixation. So sind 12-Jahres-Überlebensraten von Tumorprothesen in der Revisonsendoprothetik von nur 64 % beschrieben worden (Malkani et al. 2000). Zudem haben die Megaprothesen den Nachteil, dass ihre Verwendung in der Alteration der pelvitrochantären Muskulatur mit den daraus resultierenden Nachteilen für die muskuläre Funktion, Stabilität des Hüftgelenkes und Risikos periprothetischer Infektionen resultiert. Daher empfiehle ich das Einzementieren eines modularen Revisionssystems mit zementierbarer distaler Komponente (z. B. Link MP-Revisionsschaft-Sytem), bei dem der proximale Femur mit der Muskulatur über einen transfemoralen Zugang um den zementlosen proximalen Anteil der Prothese gebunden wird.

Bei extremen proximalen Knochendefekten (u. a. auch bei periprothetischen Frakturen Typ B3) können bei jüngeren Patienten Allograft-Patient-Composites (APC) mit einem proximalen Femurallograft durchgeführt werden (Rasouli et al. 2012). Der potenzielle Vorteil dieser Methode gegenüber proximalen Megaprothesen ist die Möglichkeit der bio-

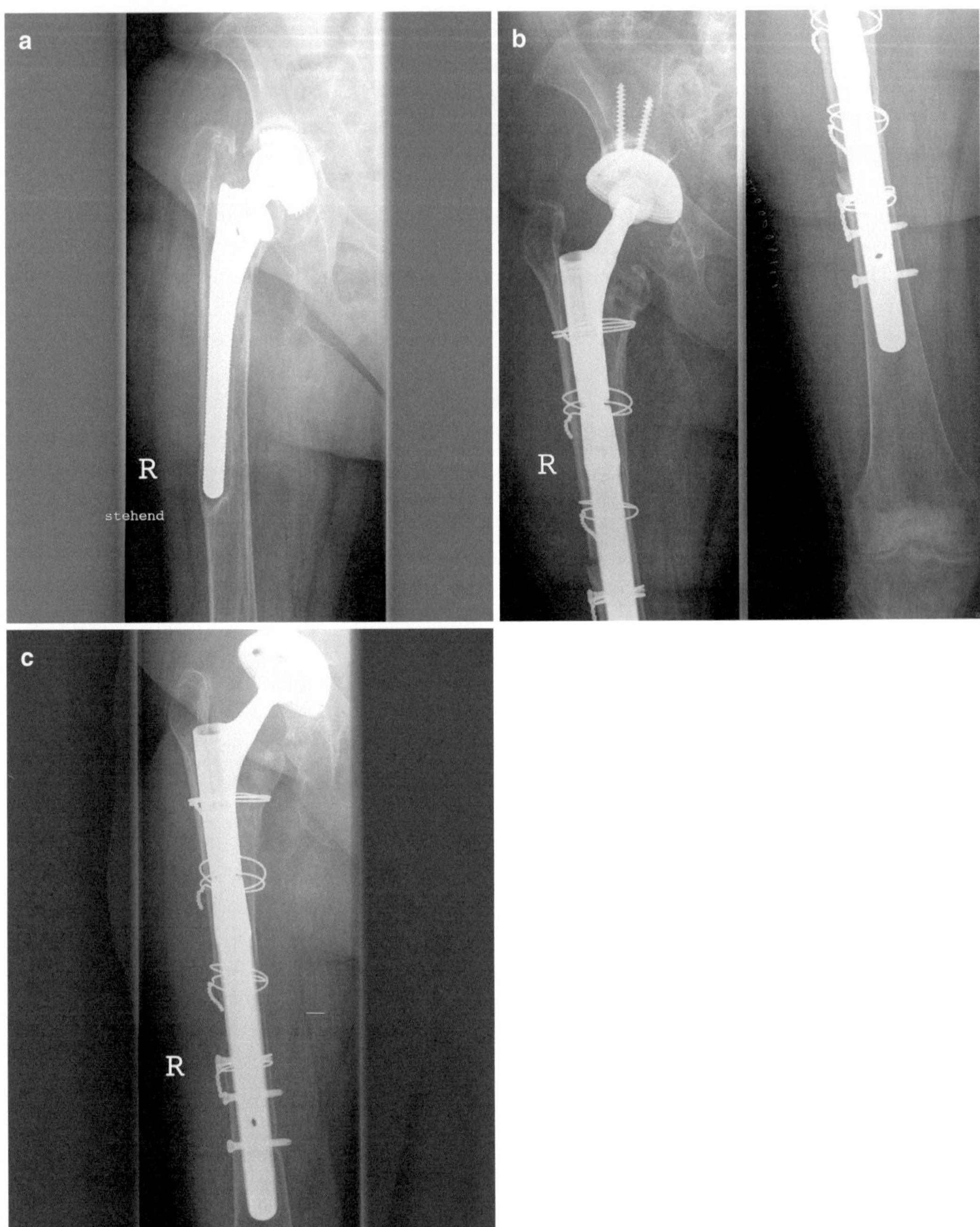

Abb. 5.8 **a-c a:** Prothesenlockerung rechts mit femoralem Knochendefekt vom Typ Paprosky IV mit fehlendem Isthmus. **b:** Transfemoraler Prothesenwechsel auf modularen Revisionsschaft Revitan Kurviert und Press-fit-Pfanne Allofit-S. Es zeigt sich eine kurzstreckige Konus-in-Konus-Verklemmung des Schaftes oberhalb der additiven distalen Verriegelung. **c:** Röntgenbild acht Jahre postoperativ mit unveränderter Position der Implantate. Ein leichtes Stress shielding im proximalen Bereich mit Reduzierung des Barnett-and-Nordin-Scores (Barnett und Nordin 1960) hat stattgefunden

logischen Rekonstruktion der Muskelansätze und des Knochens (Maurer et al. 2000). Die Schwierigkeit größere Allografts zu bekommen, die technischen Anforderungen das Risiko des Nicht-Einheilens und die möglichen Übertragung von Krankheiten limitieren den breiten Einsatz der Methode (Tomford 1995).

Alternativ wird bei älteren Patienten der Einsatz von Megaprothesen in Form von proximalen Femurersätzen empfohlen. Die Nachteile dieses Verfahrens sind ein erhöhtes Luxationsrisiko, ein größeres Infektionsrisiko, höhere aseptische Lockerungsraten und das Risiko des weiteren Knochenverlustes (Viste et al. 2017).

Präoperative Planung 6

Inhaltsverzeichnis

Vor jedem Prothesenwechsel sollte zwingend eine präoperative Planung durchgeführt werden. Sie hilft nicht nur die Prothesenkomponenten zu wählen, sondern lässt mögliche Probleme, wie unkontrollierte Frakturen, erkennen und damit geplant umgehen. Man sollte vor der Operation den Grund für die Wechseloperation eruieren. Hüftprothesen, bei denen die Ursache für Beschwerden nicht gefunden wurde, sollten nicht revidiert und nicht gewechselt werden, da die Erfolgsaussichten in diesen Fällen gering sind (Lanting und MacDonald 2013).

Vor einer Revisionsoperation müssen die notwendigen Informationen des einliegenden Implantates vorliegen. Bei einem isolierten Schaftwechsel muss das entsprechende Inlay der einliegenden Pfanne gefunden bzw. ein Konzept für die Situation erstellt werden, dass es nicht mehr erhältlich ist. Schon bei der Planung einer solchen Revisionsoperation müssen mehrere Schlüsselfragen beantwortet werden:

- Welcher Zugang soll genommen werden?
- Wie kann das einliegende Implantat ohne Komplikationen entfernt werden?
- Welches Fixationsprinzip und welcher Implantattyp soll bei der Reimplantation verwendet werden?
- Wie kann das neue Implantat solide fixiert werden?
- Wie ist mit den bestehenden Knochendefekten umzugehen?

Mögliche Komplikationen bei dem gewählten Vorgehen müssen bedacht und hierfür Lösungswege geplant werden. Hieraus kann sich ggf. ergeben, dass sicherheitshalber Zusatzinstrumente oder Spezialimplantate bestellt werden müssen.

B. Fink, *Femorale Revisionsendoprothetik*, https://doi.org/10.1007/978-3-662-62954-3_6

Vor jeder Revision muss eine periprothetische Infektion ausgeschlossen werden. Aufgrund der Bedeutung und der Notwendigkeit eines anderen therapeutischen Vorgehens, gilt bis zum Beweis des Gegenteils jede zu revidierende bzw. zu wechselnde Prothese als infiziert (Fink und Lass 2016).

6.1 Ausschluss eines periprothetischen Infektes

Ein periprothetischer Infekt kann die Ursache der Prothesenlockerung bzw. Beschwerden mit der Prothese sein. Das Vorliegen eines solchen Infektes erfordert ein fundamental anderes Vorgehen als bei einem aseptischen Prothesenwechsel. Für diesen Ausschluss stehen je nach zugrunde liegender Situation unterschiedliche Zeitspannen zur Verfügung. In der Regel hat man für die Diagnostik ausreichend Zeit. Bei einer periprothetischen Fraktur mit gelockertem Schaft und Osteolysen muss aber auch an die zwar seltene, aber doch mögliche periprothetische Infektion gedacht werden. Hier helfen Schnelltests (z. B. der Alpha-Defensin Lateral flow-Test Synovasure®, ZimmerBiomet, Warsaw, IN, USA). Aufgrund der eminenten Bedeutung dieses Ausschlusses soll kurz auf die Diagnostik eingegangen werden.

Da es keinen Test mit hundertprozentiger Genauigkeit gibt, werden verschiedene Konzepte favorisiert und unterschiedliche Klassifikationen der periprothetischen Infektion existieren nebeneinander. Im Rahmen dieses Buches kann nicht auf alle Testverfahren und Definitionen ausführlich eingegangen werden. Hier sei auf die weiterführende Literatur verwiesen. Im Folgenden wird ein möglichst pragmatischer Ansatz dargelegt und begründet, der sich in unserer Klinik bewährt hat.

Die Diagnostik des periprothetischen Infektes sollte immer präoperativ begonnen werden, da sich beim Nachweis eines solchen Infektes – wie beschrieben – das therapeutische Konzept entscheidend ändert. Hierbei sollte immer versucht werden, die diesen Infekt auslösenden Keime mit dem dazugehörigen Antibiogramm zu identifizieren. Nur so kann eine spezifische lokale und systemische Antibiotikatherapie ausgewählt werden. Nicht alle, andernfalls kalkuliert gegebenen, Breitbandantibiotika sind bei allen die periprothetische Infektion auslösenden Keimen wirksam und Resistenzentwicklungen können durch die gezielte Antibiotikatherapie minimiert werden (Fink et al. 2008, 2009, 2013). Für die Diagnostik spielt daher neben der Bestimmung des C-reaktiven Proteins und ggf. der D-Dimere im Serum die Punktion des Hüftgelenkes eine wesentliche Rolle. Die Bestimmung der Blutsenkungsgeschwindigkeit (BSG) wird in den USA noch zusätzlich eingesetzt. Je nach gewonnener Punktatmenge können verschiedene diagnostische Tests durchgeführt werden. Hierbei sollte aufgrund der oben aufgeführten Argumente immer als direkter Test (mit der Möglichkeit des Bakteriennachweises) die Kultivierung des Punktates durchgeführt werden (Tab. 2.2) (Fink und Lass 2016). Als nicht-direkte Tests (ohne Bakteriennachweis) kommen die Zellzahlzählung mit Bestimmung des prozentualen Anteils der polymorphkernigen Leukozyten, der Alpha-Defensin-Test (als ELISA-Labor-Test oder Lateral-Flow-Schnell-Test Synovasure®, ZimmerBiomet, Warsaw, IN, USA) und der Leukozyten-Esterase-Test als Teststreifen infrage. Die hierbei gewonnenen Ergebnisse können nun in eine der Definitionen der periprothetischen Infektion eingegeben werden. Der Autor bevorzugt die ICM-Definition (International Consensus Meeting) von 2018 (Tab. 6.1) (Parvizi et al. 2018). Liegt eines der sog. Major-Kriterien (Fistel oder ein identischer Keimnachweis in zwei Proben oder Punktionen) vor bzw. ergibt die Addierung der im Serum und Punktat durchgeführten Tests eine Summe von mindestens sechs Punkten, liegt ein periprothetischer Infekt vor. Liegt die Punktzahl bei zwei bis fünf, braucht es weiterer Untersuchungen. Man kann entweder die Punktion wiederholen oder auf Befunde bei der intraoperativen Diagnostik setzen (Tab. 6.2) (Parvizi et al. 2018). Aufgrund der oben aufgeführten Argumente setzten wir auch in dieser Situation auf eine Diagnostik vor der eigentlichen Prothesenrevision und führen eine diagnostische Probenentnahme des periporthetischen Gewebes in Kombination mit einer weite-

Tab. 6.1 Wichtung der präoperativen diagnostischen Tests für die Diagnose eines periprothetischen Infektes nach der ICM-Definition 2018 (Parvizi et al. 2018)

			PUNKTE
Major	• Fistel		
	• Identischer Keimnachweis in 2 Proben/Punktion		
Minor	• CRP (>10mg/L)	Serum	2
	• D-dimer (>860 ng/mL)		2
	• BSG (>30 mm/h)		1
	• Zellzahl im Punktat (>3000/µL)	Synovia	3
	• Anteil der PMN im Punktat (>80%)		2
	• Alpha-Defensine (> 1)		3
	• Leukozyt-Esterase-Teststreifen (++)		3
	• Synovial CRP (>6.9 mg/L)		1

- ≥ 6 Punkte = Infektion
- 2 – 5 Punkte braucht zusätzlich intraoperative Befunde

Tab. 6.2 Gewichtung der intraoperativen diagnostischen Tests für die Diagnose eines periprothetischen Infektes nach der ICM-Definition 2018 (Parvizi et al. 2018)

	PUNKTE
• Histologie: ≥ 5 PMN in ≥ 5 high-power fields (x400)	3
• Eiter	3
• Single positive Kultur	2

Präoperativ + Intraoperativ

- ≥ 6 Punkte = Infektion
- 4, 5 Punkte = nicht eindeutig
- ≤ 3 Punkte = keine Infektion

ren Punktion durch. Hiermit konnte in einer Studie bei 100 Hüftprothesen-Wechseloperationen durch die Kombination von Kultivierung des Punktats und fünf Proben der periprothetischen Gewebes sowie der histologischen Untersuchung von fünf Proben des periprothetischen Gewebes eine Sensitivität von 86,7 %, eine Spezifität von 98,2 %, ein positiver Vorhersagewert von 97,5 %, ein negativer Vorhersagewert von 90 % und eine Genauigkeit von 93 % erzielt werden (Fink et al. 2013). In einer späteren Studie bei 231 Hüftprothesenwechseln lagen die Werte für die gleiche Technik bei 93,8 % Sensitivität, 94,1 % Spezifität, 93,8 % positivem Vorhersagewert, 94,1 % negativem Vorhersagewert und 93,9 % Genauigkeit (Fink et al. 2020). Nimmt man nun die präoperativen und die bei der Biopsie erzielten Ergebnisse zusammen, kann man anhand der ICM-Klassifikation von 2018 (Biopsie anstatt intraoperativ) wiederum durch die ermittelte Punktzahl eine zuverlässige Einschätzung erlangen, ob es sich um einen periprothetischen Infekt handelt oder nicht. Eine summierte Punktzahl von mindestens sechs spricht eindeutig für einen Infekt, eine Punktzahl von drei und weniger eindeutig dagegen (Parvizi et al. 2018). Bei vier oder fünf Punkten bleibt es unklar. Der Autor führt in diesen Fällen nach der Revision eine antibiotische Abschirmung mit Breitbandantibiotika bis zum Erhalt der mikrobiologischen Ergebnisse durch. Hierbei ist eine Kultivierung von 14 Tagen, wie auch in der präoperativen Diagnostik, aufgrund des häufig sehr langsamen Wachstums der Bakterien essenziell (Schäfer et al. 2008). Zusätzlich empfiehlt sich in diesen Fällen eine Sonikation des bei der Wechseloperation entnommenen Implantates, was die Diagnostik weiter verbessern hilft (Trampuz et al. 2007).

6.2 Prothesenplanung

Die konkrete Prothesenplanung und Planung der Deckellänge beim transfemoralen Zugang erfolgt an Röntgenaufnahmen des Femur mit einem

Film-Fokus-Abstand von 115 cm in zwei Ebenen und einer Messkugel für die digitale Planung. Sie dienen zur Analyse der Form des Femur mit möglichen Achsabweichungen, der Analyse von Defekten, Osteolysen und Ausdünnungen der Femurkortikalis mit der sich daraus ergebenden Defektklassifikation, zur Planung von Osteotomien mit Festlegung der Deckellänge bzw. von Fenstern sowie der Wahl der Komponentengrößen. Für eine präoperative Planung benötigt man je nach Länge des gelockerten Implantates Röntgenaufnahmen des entsprechenden Femurs von mindestens 20 bis 40 cm Länge in beiden Ebenen. Diese sollten die gesamte Prothese und den Zementmantel bis zu seinem Ende sowie mindestens den gesamten Isthmus des Femur darstellen (Abb. 6.1a,b).

Wichtig ist es bei dieser Analyse zu erkennen, ob die Revision endofemroal erfolgen kann oder über einen transfemoralen Zugang durchgeführt werden sollte. Hierbei sollte vor allem erkannt werden, ob ein nennenswertes Risiko einer unkontrollierten Fraktur, aufgrund einer femoralen Achsabweichung, einer Kortikalisausdünnung oder eines grobstrukturierten zementlosen Schaftes besteht oder eine Perforation aufgrund eines langen Zementmantels droht Diese Komplikationen lassen sich dann durch die Wahl eines transfemoralen Zuganges vermeiden bzw. das Risiko hierfür vermindern. Hierfür wird eine Linie als zentromedulläre Achse des Femur in die Mitte des Femurkanals gelegt (Abb. 6.2). Läuft diese proximal in den Trochanter major hinein, besteht bei einem endofemoralen Vorgehen ein erhöhtes Risiko einer unkontrollierten Fraktur des Trochanter oder weiter distal des Femur (Abb. 6.2). Daher sollte in diesen Fällen eine Korrektur des Femur durch eine Osteotomie beim transfemoralen Zugang erfolgen. Die letztendliche Entscheidung für einen transfemoralen Zugang lässt sich dann mit der eingezeichneten Prothese treffen, die in diesen Fällen proximal in die laterale Kortikalis bzw. den Trochanter major hineinreicht oder sogar diesen überragt (Abb. 6.3).

Neben der Überprüfung der Notwendigkeit eines transfemoralen Zugangs wird die Deckellänge desselbigen an den Röntgenbildern geplant. Sie wird von der Trochanter-major-Spitze aus gemessen und richtet sich zum einen nach der

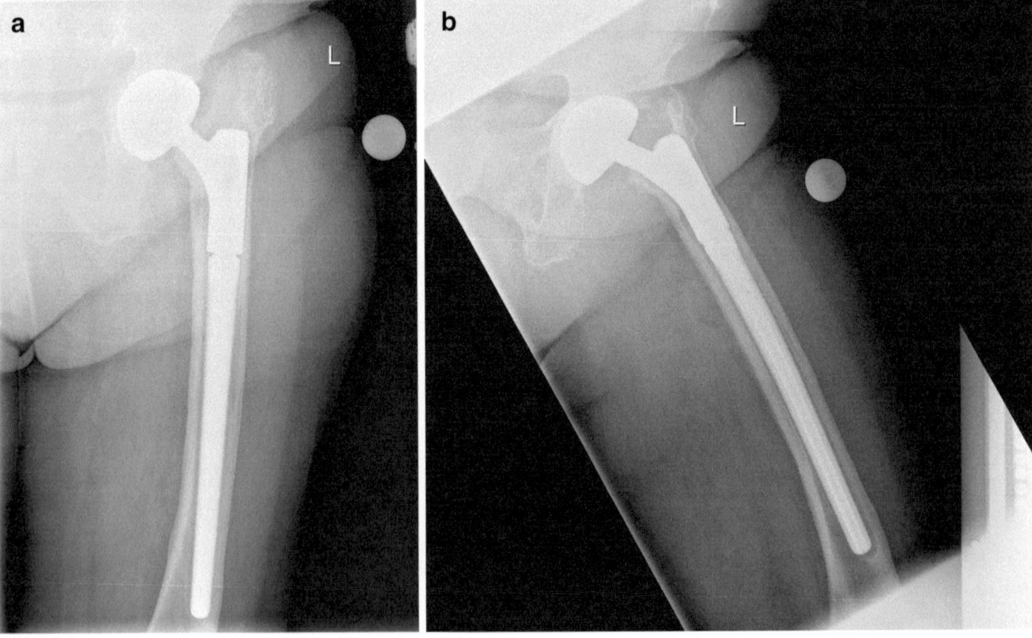

Abb. 6.1 **a,b** Lange Röntgenaufnahme des linken Hüftgelenkes und Oberschenkels zur Planung eines Schaftwechsels eines gelockerten, eingesunkenen, zementlosen Revisionsschaftes. **a:** Röntgenaufnahme a.p. mit Messkugel. **b:** Röntgenaufnahme seitlich mit Messkugel

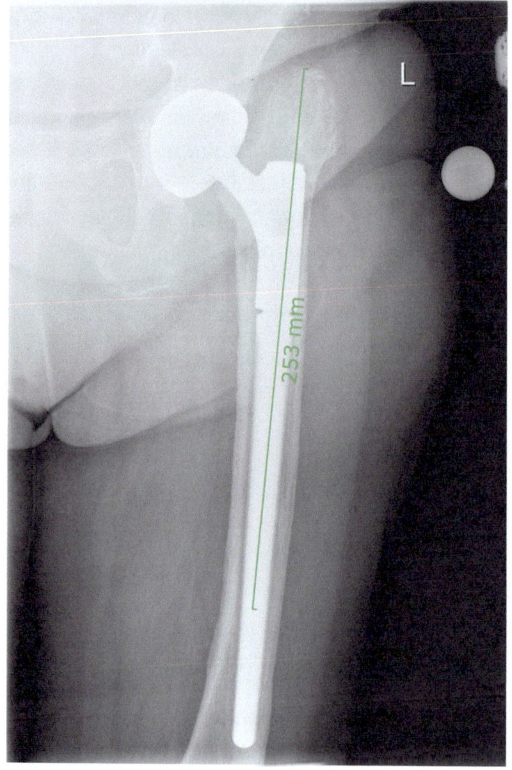

Abb. 6.2 Einzeichnen der zentromedullären Achse in die Mitte des Femurkanals. Diese läuft hier in den Trochanter major und aufgrund der zusätzlich bestehenden Kortikalisausdünnung subtrochantär besteht ein erhöhtes Risiko einer unkontrollierten Trochanterfraktur bei einer endofemoralen Implantation

möglichst langstreckigen Erhaltung des Isthmus und zum anderen des Apex einer möglichen Deformität des Femur, über die mit dem transfemoralen Zugang selbige korrigiert wird (Abb. 6.3)

Somit müssen bei der präoperativen Planung folgende Punkte auf den Röntgenbildern analysiert bzw. geplant werden:

1. Form des Femur mit eventuellen Achsabweichungen
2. Mechanische Stabilität des Knochens und Defektanalyse
3. Notwendigkeit von Osteotomien (transfemoraler Zugang, Doppelosteotomie des Femur) und Planung der Länge des Deckels bzw. der Deckel (bei Doppelosteotomien)
4. Wahl der Prothesenform (kurviert oder gerade)

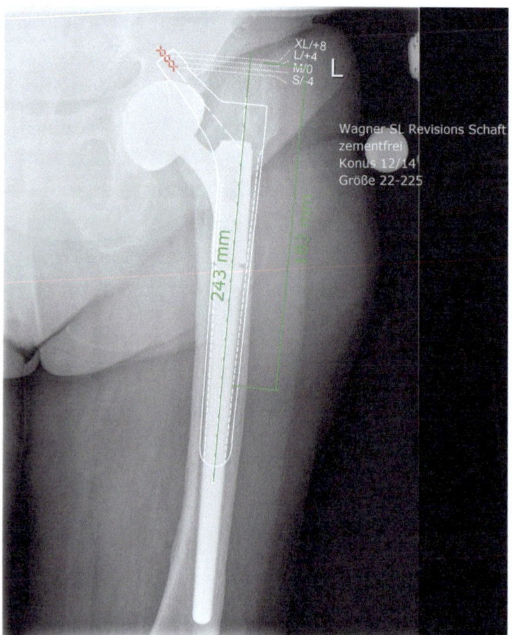

Abb. 6.3 Planung eines nicht-modularen Revisionsschaftes mit distaler Fixation im Isthmus über die zentromedulläre Achse. Der proximale Prothesenanteil läuft in den Trochanter hinein. Dies lässt die Gefahr der unkontrollierten Trochanterfraktur bei einer endofemoralen Implantation erkennen. Die Deckellänge des notwendigen transfemoralen Zugangs ist lateral eingezeichnet

5. Wahl des Fixationstypes (proximal oder distal)
6. Wahl der Komponentengrößen und -längen.

6.2.1 Analyse der Form des Femur

Durch den Knochensubstanzverlust bei der Implantatlockerung können Krümmungen des Femur in der Frontalebene, der Sagittalebene und kombiniert in beiden Ebenen auftreten (Abb. 6.2). Krümmungen in der Frontalebene kommen als Varisierung des metaphysären Knochens und als Varisierung des meta- und diaphysären Femurs vor. Beim Lockerungsprozess kommt es durch die Krafteinwirkung auf den Prothesenkopf zu einer Varisierung des Prothesenschaftes. Der Knochen folgt der Prothese z. T. aufgrund des Wolffschen Gesetzes (Wolff 1892). Varisierungen des Femur erfordern meistens eine Korrekturosteotomie. Bei leichteren Varusdeformitäten reicht in der Regel der transfemorale Zugang zur sicheren Schaftimplantation, bei ausgeprägten Varusabweichungen ist eine Doppelosteotomie notwendig (Abb. 6.4a,b). Krümmungen in der Sagittalebene kommen als Diaphysis antecurvata mit einer Doppelkrümmung des Femur aufgrund einer gegenläufigen proximalen und diaphysären Konkavität und als verstärkte Antekurvation des Femur bei gleichsinniger dorsalkonkaver Krümmung des proximalen und diaphysären Femurs vor. Die Verwendung eines kurvierten Schaftes reduziert zwar die Notwendigkeit einer Femurosteotomie, es muss aber trotzdem bei der präoperativen Planung die Notwendigkeit durch den Vergleich der Femurkrümmung mit der des kurvierten Schaftes analysiert werden. Achsabweichungen in der Frontal- und der Sagittalebene können prinzipiell in allen Kombinationen vorkommen (Abb. 6.4a-d).

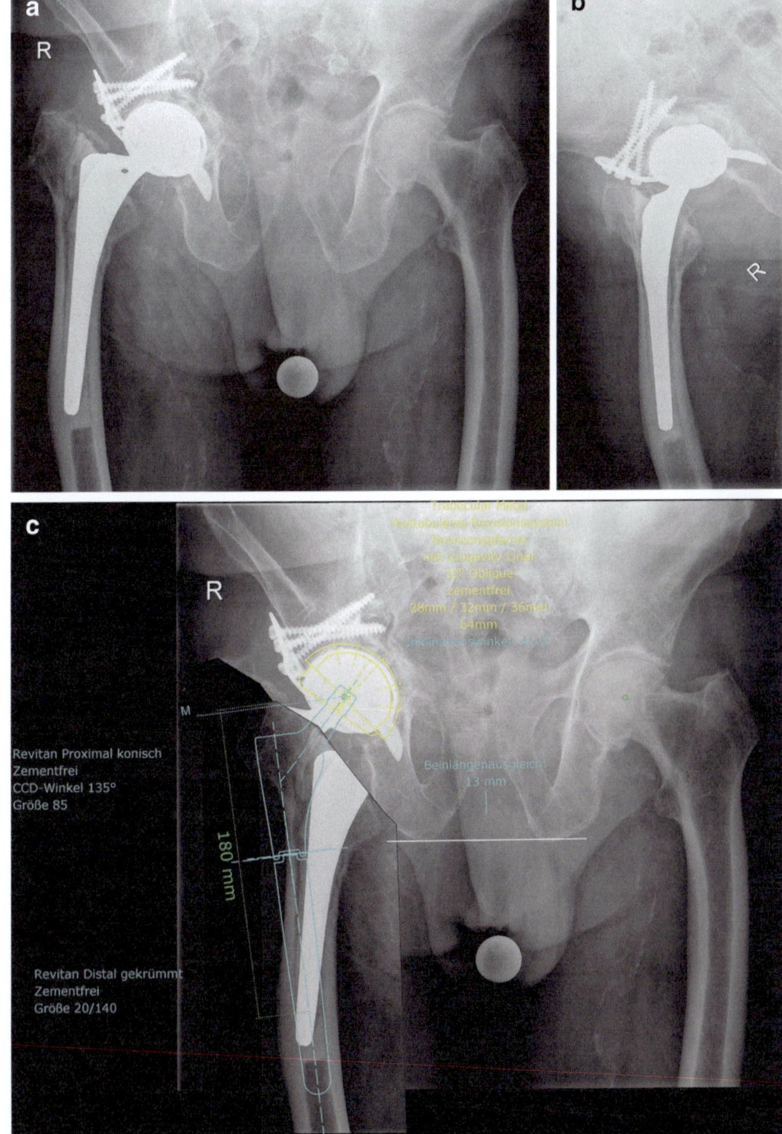

Abb. 6.4 **a-d** Schaftlockerung eines zementierten Schaftes mit Achsabweichung des Femur in beiden Ebenen, die eine Korrektur durch eine Doppelosteotomie erfordert. **a:** Röntgenbild a.p. zeigt die vermehrte Varisation des Femur. **b:** Röntgenbild seitlich zeigt die vermehrte Antekurvation des Femur. **c:** Präoperative Planung, die die Notwendigkeit der Doppelosteotomie zeigt. **d:** Röntgenbild sechs Wochen postoperativ nach Schaftwechsel auf den modularen Revisionsschaft Revitan Kurviert (ZimmerBiomet, Winterthur, Schweiz) über einen transfemoralen Zugang mit Doppelosteotomie. An den Osteotomien zeigt sich eine beginnende Kallusbildung

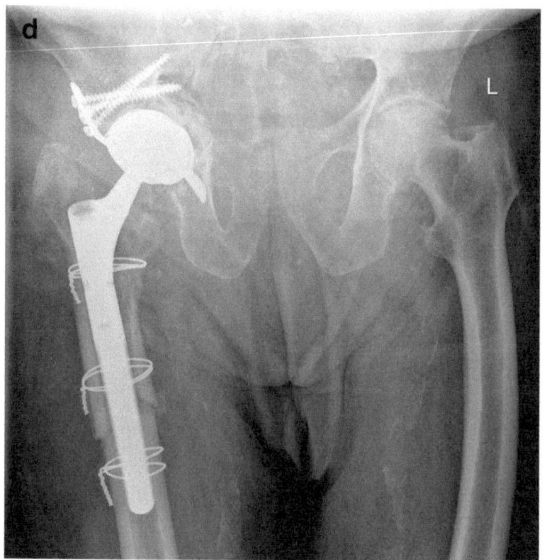

Abb. 6.4 (Fortsetzung)

6.2.2 Analyse der mechanischen Stabilität des Femur

Bei der mechanischen Stabilität des Femur muss die Knochenqualität des metaphysären und die des diaphysären Knochens analysiert werden. Hierbei gilt es vor allem zu klären, ob metaphysär der verbliebene Knochen noch geeignet ist, Belastungen aufzunehmen und sich somit für einen metaphysär verankernden Schaft eignet (Abb. 6.5a,b). Ist er durch den Lockerungsprozess geschwächt, würde bei einer proximal fixierenden Prothese das Risiko einer intra- oder postoperativen periprothetischen Fraktur (hier vor allem Abriss des Trochanter major) bestehen (Abb. 6.6a,b). In diesem Fall sollte einem distal fixierenden Revisionsschaft der Vorzug gegeben werden. Weiterhin ist die distale Fixation bei periprothetischen Frakturen mit der Notwendigkeit des Prothesenwechsels indiziert (Vancouver B2- und B3-Frakturen). Eine periprothetische Fraktur sollte mit dem distal fixierten Implantat überbrückt werden und die Fixation des Schaftes distal der Fraktur liegen.

6.2.3 Notwendigkeiten von Osteotomien

Der transfemorale Zugang bietet sich an zur problemloseren Entfernung von Stielendoprothesen:

- die gebrochen sind,
- die einen ausgedehnten, stabilen Zementmantel aufweisen,
- die als zementloser Stiel nur teilweise gelockert sind (v. a. bei grobporiger Oberflächenstruktur oder Hydroxylapatit-Beschichtung),
- die fest, aber infiziert sind,
- die in einem frakturgefährdeten, geschwächten Knochen liegen,
- die in einem frakturierten Femur gelockert sind und/oder
- in einem Femur mit stärkerer Krümmung in der Frontal- und/oder Sagittalebene liegen.

Bei stärkeren Abweichungen, vor allem in der Frontalebene, können zur vollständigen Korrektur Doppelosteotomien des Femur notwendig sein. Die präoperative Planung dient hierbei zur Bestimmung der Osteotomiehöhen und der verbleibenden distalen Fixationsstrecken (Abb. 6.4a-d).

6.2.4 Wahl der Prothesenform (kurviert oder gerade)

Prinzipiell sind beide Prothesenformen sowohl für eine endofemorale als auch für eine Implantation über einen transfemoralen Zugang geeignet. Der Unterschied besteht lediglich darin, dass die kurvierte Version der Anatomie des Femur näherkommt und daher eine Femurosteotomie, d. h. ein transfemoraler Zugang oder eine Doppelosteotomie seltener notwendig ist als bei der geraden Schaftversion. Ohne Femurosteotomie, d. h. transfemoralem Zugang, können

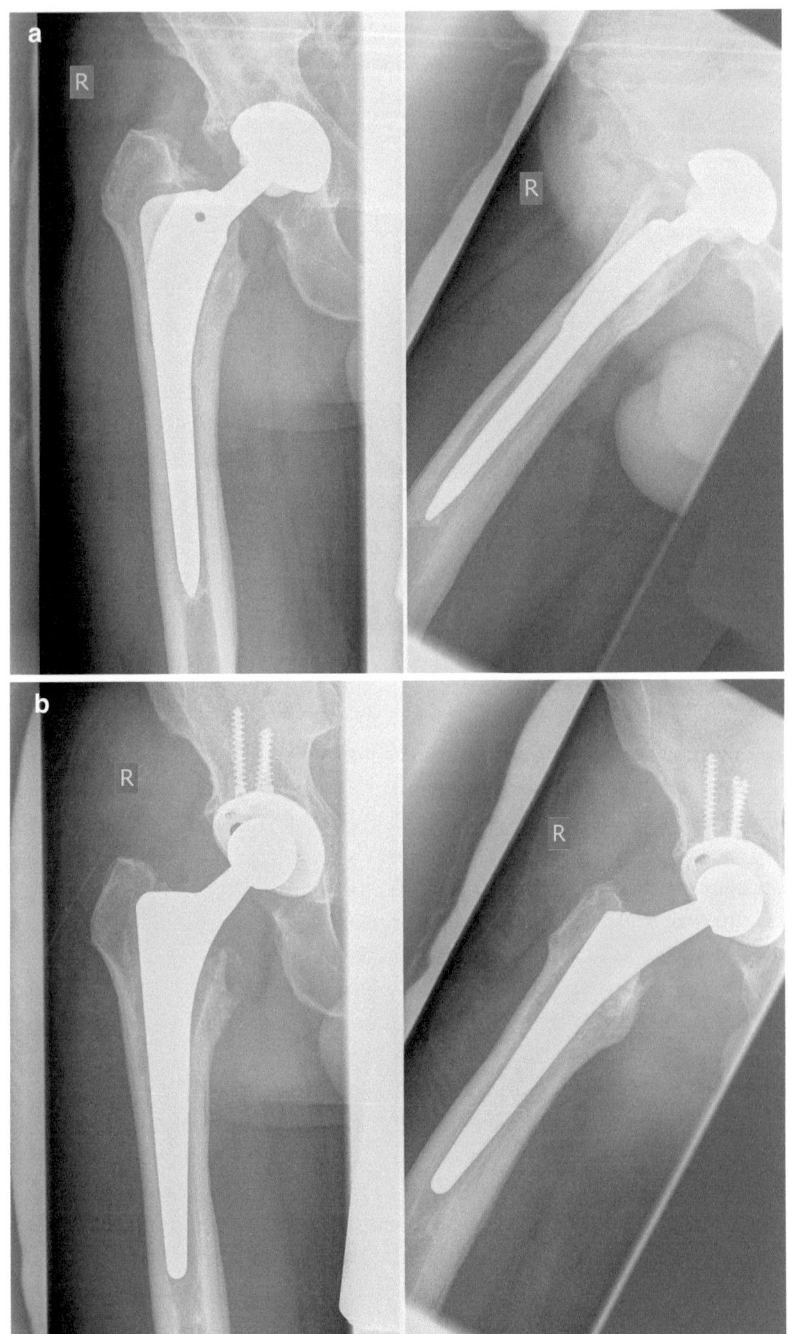

Abb. 6.5 **a,b** **a:** Schaftlockerung eines zementlosen Schaftes rechts, der bei einem geringen Knochendefekt (Paprosky Typ II) einen ausreichend stabilen metaphysären Knochen für eine proximale Verankerung eines neuen Schaftes aufweist sowie fehlpositionierte Pfanne. **b:** Prothesenwechsel auf einen zementlosen Standardschaft (CLS, ZimmerBiomet, Winterthur, Schweiz) und Press-fit-Pfanne (Allofit-S, ZimmerBiomet, Winterthur, Schweiz)

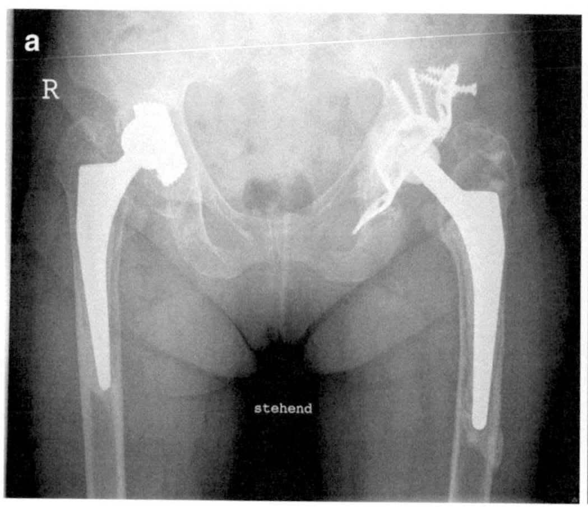

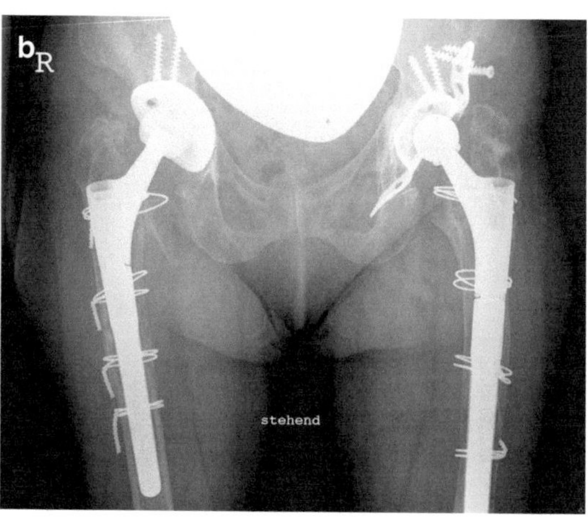

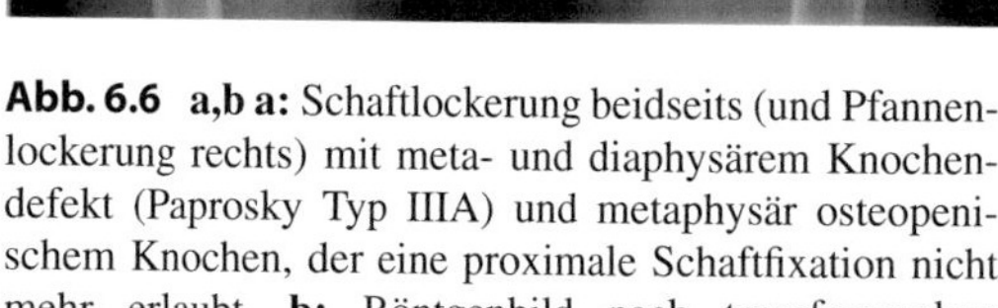

Abb. 6.6 **a,b a:** Schaftlockerung beidseits (und Pfannenlockerung rechts) mit meta- und diaphysärem Knochendefekt (Paprosky Typ IIIA) und metaphysär osteopenischem Knochen, der eine proximale Schaftfixation nicht mehr erlaubt. **b:** Röntgenbild nach transfemoralem Schaftwechsel auf Revitan Kurviert (ZimmerBiomet, Winterthur, Schweiz) links sechs Monate zuvor und transfemoralem Schaft- und Pfannenwechsel (auf Revitan Kurviert und Allofit-S) drei Monate zuvor rechts

kurze Schäfte bis zu einer Gesamtlänge von ca. 220 mm sowohl in kurvierter als auch in gerader Form implantiert werden, wenn das Femur in der Frontalebene gerade ist und in der Sagittalebene keine wesentlich vermehrte Krümmung aufweist. Bei diesen Femura sind längere Schäfte ohne Osteotomie jedoch nur als kurvierte Form einzubringen (Abb. 6.7a-d). Längere Geradschäfte benötigen den transfemoralen Zugang, um vor allem ventrale Perforationen des Femur mit der Prothesenspitze zu vermeiden. Nennenswerte Varusdeformitäten und erhebliche Krümmungen in der Sagittalebene bedürfen für beide Schaftformen (gerade und kurviert) der Korrekturosteotomien, meist sogar in Form einer Doppelosteotomie (Abb. 6.4a-d).

6.2.5 Wahl des Fixationstypes (proximal oder distal)

Durch die Analyse der mechanischen Qualität des Knochens (Abschn. 6.2.2), der Notwenigkeit von Osteotomien (Abschn. 6.2.3) und der Wahl der Prothesenform (Abschn. 6.2.4) kann nun der Fixationstyp gewählt werden. Bei erhaltener meta- und diaphysärer Knochensubstanz, bei geradlinigem Femur in der Frontalebene und der fehlenden Notwendigkeit zu einer Osteotomie kann ein metaphysär fixierender oder distal fixierender Schaft als z. B. Drei-Flächen-Fixation über eine endofemorale Implantation gewählt werden (Abb. 6.8a,b und 6.9a-c). Anderenfalls sollte das Implantat distal über einen transfemoralen Zugang verankert werden (Abb. 6.10a,b). Ebenso erfolgt zur Behandlung einer periprothetischen Fraktur bei gelockertem Implantat die Implantation einer Revisionsendoprothese mit distaler Fixation im nichtfrakturierten Knochen (Abb. 6.11a,b).

Bei der präoperativen Planung wird neben dem Fixationstyp auch die jeweilige Fixationsstrecke bestimmt, um einen Eindruck über die zu erzielende Primärstabilität des Implantates zu gewinnen.

Die distale Fixation erfolgt im diaphysären Knochen (in der Regel unterhalb des alten Prothesenbettes im Isthmus) mithilfe eines

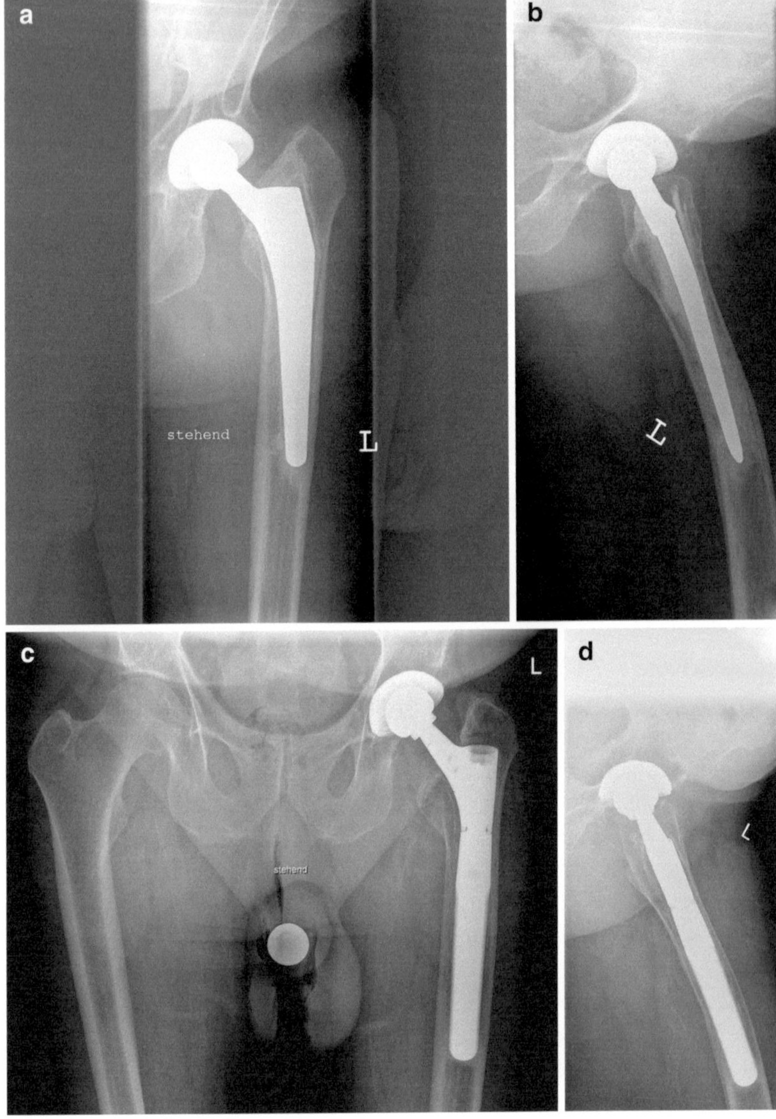

Abb. 6.7 a-d Schaftlockerung links, bei der eine endofemorale Implantation eines längeren kurvierten Revisionsschaftes möglich erscheint. **a:** Röntgenbild a.p. **b:** Röntgenbild seitlich. **c,d:** Röntgenbild ein Jahr postoperativ nach endofemoralem Wechsel auf modularen Revisionsschaft Revitan Kurviert (ZimmerBiomet, Winterthur, Schweiz). **c:** Röntgenbild a.p. **d**: Röntgenbild seitlich

Scratch-fit, einer Konus-in-Zylinder- oder einer Konus-in-Konus-Fixation. Bei qualitativ guter Kortikalis reicht in der Regel je nach Fixations- und Schafttyp eine Fixationsstrecke von 30 bis 50 mm bei der transfemoralen Implantation (Abb. 6.12a,b). Bei der endofemoralen Implantation ist die gesamte Kontaktfläche des Schaftes mit der Kortikalis größer. Bei beiden Implantationsarten (endo- und transfemoral) kann bei intaktem Isthmus dementsprechend eine kurze distale Komponente (bei modularen Prothesen) bzw. eine kurze Monoblockprothese eingesetzt werden (Abb. 6.13a,b). Dieser Verankerungsbereich liegt in der Regel unterhalb der Spitze der zu revidierenden Prothese im Isthmus des Femur. Bei kleineren Patienten kann der Isthmus recht kurz sein.

Bei dünner Kortikalis (aufgrund eines kavitären Knochenverlustes durch die Lockerung oder aufgrund einer Osteoporose) benötigt der

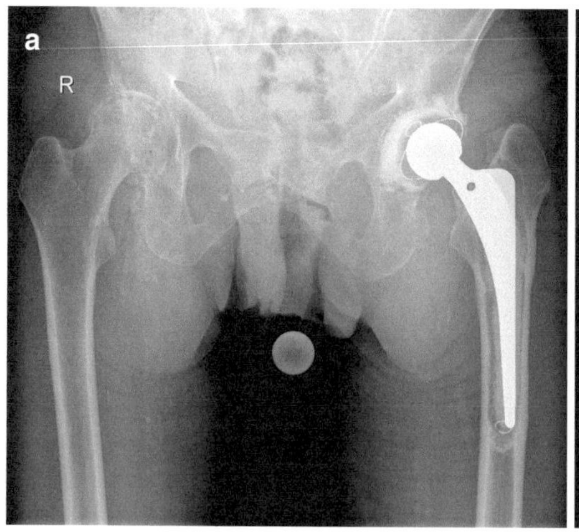

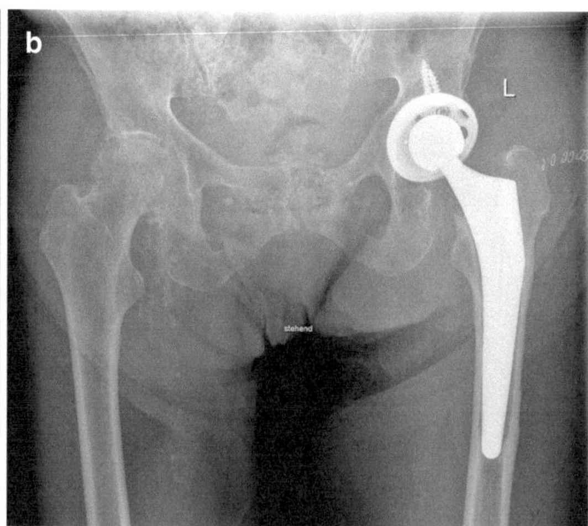

Abb. 6.8 **a,b** **a:** Schaftlockerung mit Knochendefekt vom Typ Paprosky IIIA, aber noch suffizientem metaphysären Knochen, der eine proximale Fixation erlaubt. **b:** Schaftlockerung auf einen metaphysär verankernden, Hydroxylapatit beschichteten Standardschaft (Exception, ZimmerBiomet, Winterthur, Schweiz). Pfannenwechsel auf eine zementlose Press-Fit Pfanne Allofit S (ZimmerBiomet, Winterthur, Schweiz)

Revisionsschaft eine dementsprechend längere Fixationsstrecke (Abb. 6.6a,b und 6.7a,b). Bei nur angedeutet vorhandenem Isthmus (Paprosky Typ IV) aufgrund starker Osteoporose oder Defekten im Isthmus kann eine distale Fixierung bei manchen Revisionsschäften durch die zusätzliche Platzierung von Verriegelungsschrauben optimiert werden (Abb. 6.14a,b). Bei osteoporotischer Aufweitung des Isthmus und der Kortikalis werden dickere und längere distale Komponenten notwendig. Hierbei ist es wünschenswert, wenn sich die knöcherne Verankerungszone mindestens 10 mm kranial über dem proximalsten Verriegelungsloch erstreckt.

6.2.6 Wahl der Komponentengrößen

Nachdem der Knochen auf den Röntgenbildern hinsichtlich Morphologie und Qualität analysiert, die Notwendigkeit einer Femurosteotomie eruiert und der Fixations- bzw. Implantationstyp gewählt wurde, erfolgt die Bestimmung der Komponentengrößen.

Bei distal fixierenden modularen Schäften wird die distale Komponente gewählt, die eine ausreichend lange Fixationsstrecke im diaphysären Knochen erzielt. Anschließend erfolgt die Wahl der proximalen Komponente, die die korrekte Beinlänge, das korrekte Offset und das korrekte Drehzentrum realisieren lässt. Bei kurvierten Schäften sollte zusätzlich auf die Lokalisation der Femurkurvationen geachtet werden, damit sich die Biegung der Schaftprothese möglichst optimal an den Markraum anpasst. Entsprechend können kürzere oder längere proximale Komponenten gewählt werden, um mit der kurvierten distalen Komponente die richtige Femurantekurvation bzw. -varisation zu treffen. Bei den distalen Monoblockprothesen werden mit der ganzen Prothese gleich sämtliche Punkte geplant (Fixationsstrecke, Beinlänge, Offset und Drehzentrum) (Abb. 6.15a-c). Bei metaphysär verankernden modularen Prothesen vom S-ROM-Typ wird zunächst die zentrale Komponente geplant, die sich ohne kompletten Kontakt in die Femurdiaphyse setzen lässt, gefolgt von dem proximalen Sleeve, der den entsprechend proximalen Knochenkontakt realisieren lässt (Abb. 6.16a,b). Bei

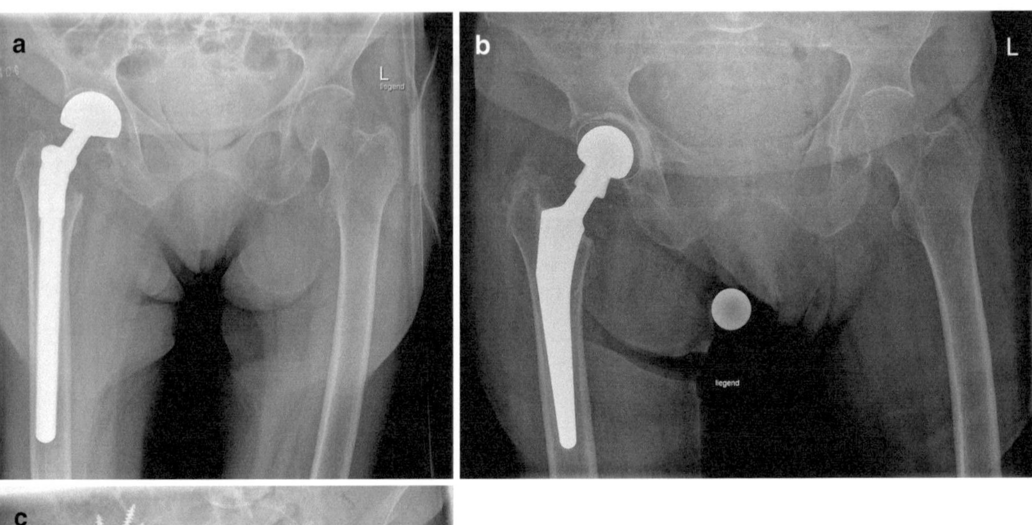

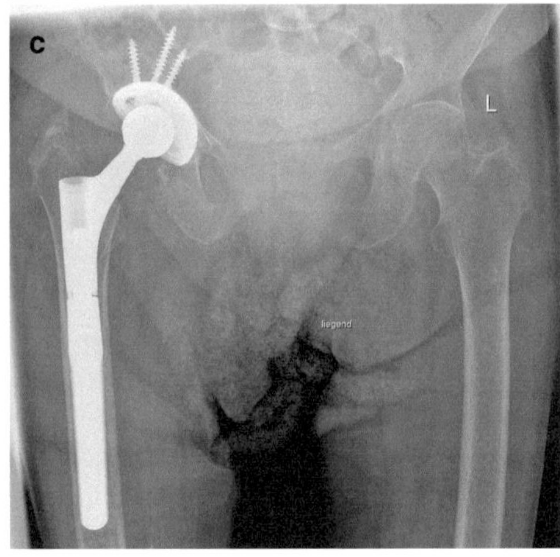

Abb. 6.9 a-c **a:** Periprothetischer Infekt einer Duokopfprothese mit modularem distal fixierendem Revisionsschaft und Knochendefekt vom Typ Paprosky II, bei der aufgrund des Ausmaßes der proximalen Osteolysen und des proximalen Defektes nach Explantation und Einsatz eine Spacers **b:** ein distal fixierender modularer Revisionsschaft (Revitan Kurviert) mit endofemoraler Drei-Flächen-Fixation bevorzugt wurde. **c:** Wechsel des Spacers auf einen mit Drei-Flächen-Fixation verankernden modularen Revisionsschaft Revitan Kurviert und Press-Fit-Pfanne Allofit-S (ZimmerBiomet, Winterthur, Schweiz)

Monoblockprothesen wird wiederum alles mit der gesamten Prothese in einem Schritt geplant (Abb. 6.17).

Bei der distalen Fixation mit konischen modularen Revisionsschäften wird die distale Komponente gewählt, die hinsichtlich der Dicke und Länge eine ausreichend suffiziente zirkuläre Flächenfixationszone im Isthmusbereich der Femurdiaphyse erzielt. Bei qualitativ guter Kortikalis reicht – wie gesagt – in der Regel eine Fixationsstrecke je nach gewähltem Schafttyp von 30 bis 50 mm beim transfemoralen und ca. 40 bis 70 mm beim endofemoralen Vorgehen. Dementsprechend kann eine kurze distale Komponente eingesetzt werden (Abb. 6.18a). Bei dünner Kortikalis (aufgrund des kavitären Knochenverlustes durch die Lockerung oder aufgrund einer Osteoporose) benötigt die Prothese eine längere Fixationsstrecke (Abb. 6.19a). Generell ist bei der Wahl der Dicke der distalen Komponente ein kürzerer dickerer Schaft einem langen dünneren Schaft vorzuziehen. Ist distal keine ausreichend sichere zirkuläre

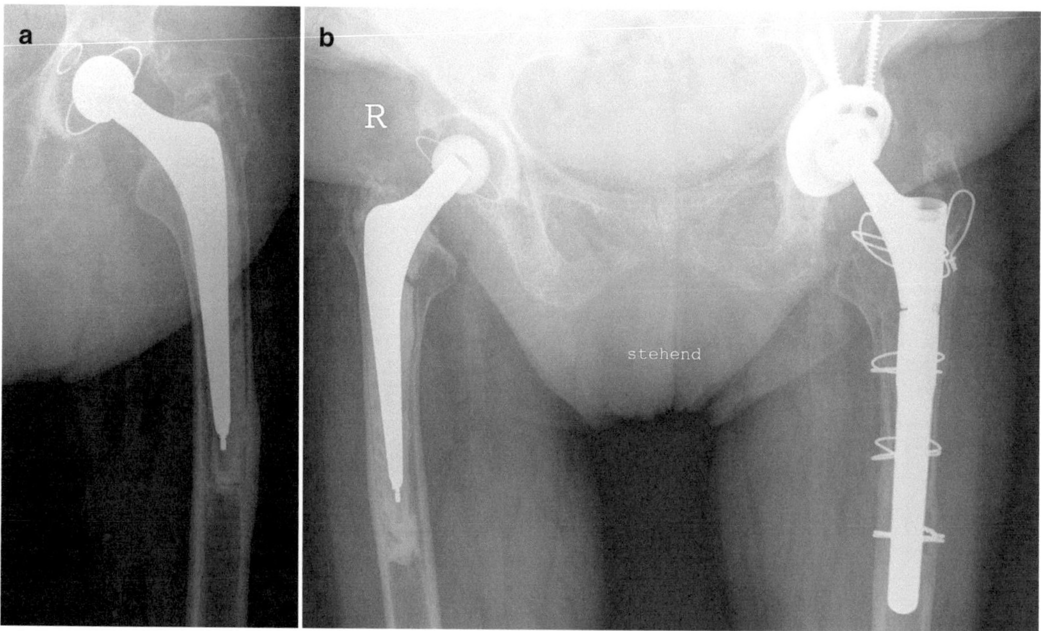

Abb. 6.10 a,b **a:** Prothesenlockerung mit Varisation des Schaftes und frakturgefährdetem Knochendefekt vom Typ Paprosky IIIA, die einen transfemoralen Wechsel indiziert. **b:** Röntgenbild neun Monate postoperativ nach transfemoralem Prothesenwechsel auf einen modularen Revisionsschaft Revitan Kurviert und Press-Fit-Pfanne Allofit S (ZimmerBiomet, Winterthur, Schweiz). Der Knochendeckel ist bereits wieder knöchern konsolidiert und es hat über die Kallusbildung eine proximale Knochenregeneration stattgefunden

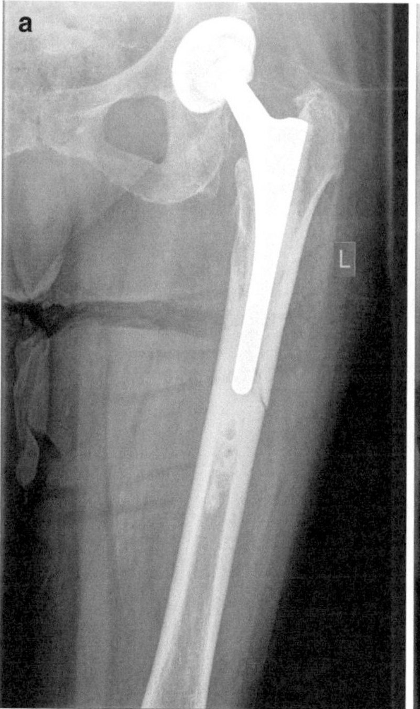

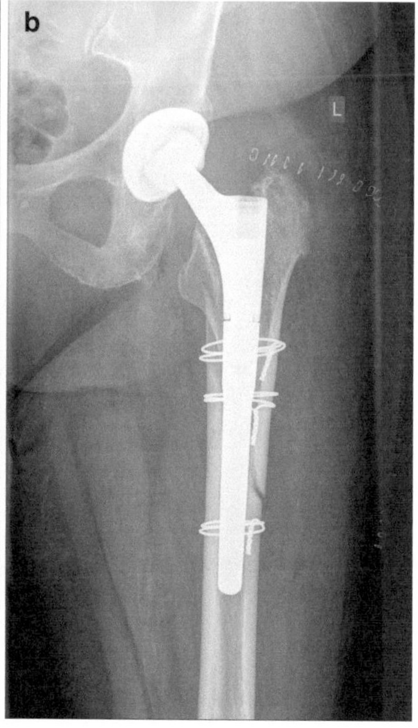

Abb. 6.11 a,b **a:** Periprothetische Fraktur vom Typ Vancouver B2. Die Lockerung des Schaftes zeigte sich bei der intraoperativen Testung. **b:** Postoperatives Röntgenbild nach transfemoralem Schaftwechsel mit Fixation des modularen Revisisionsschaftes Revitan Kurviert (ZimmerBiomet, Winterthur, Schweiz) unterhalb der Fraktur im Isthmus des Femur

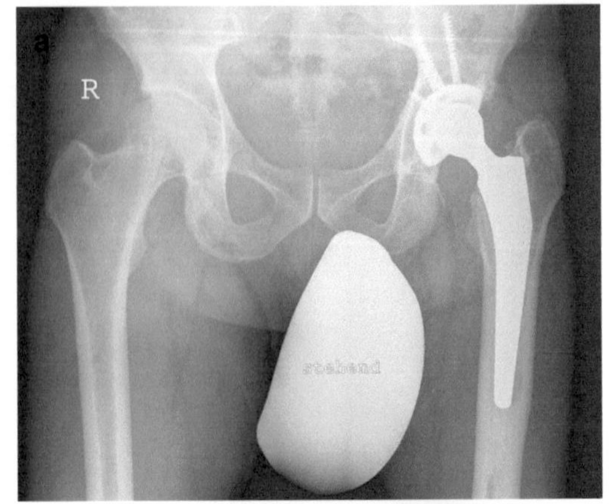

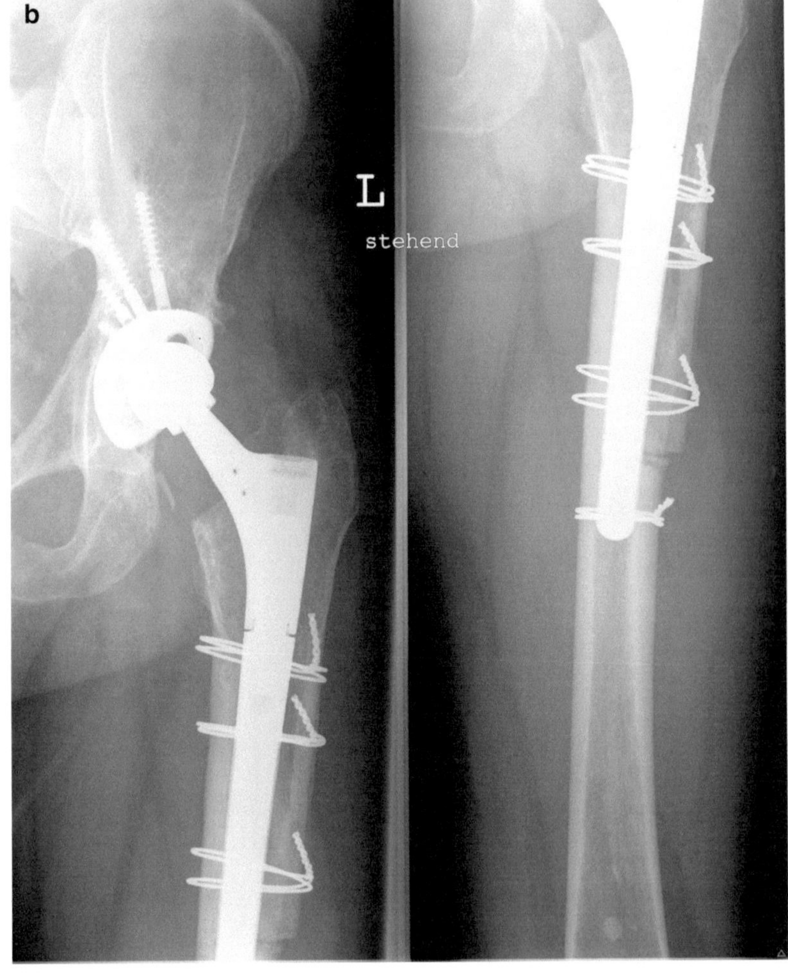

Abb. 6.12 a,b **a:** Schaftlockerung mit guter Kortikalis im Isthmus des Femur. **b:** Röntgenbild sechs Monate nach transfemoralem Wechsel auf einen modularen Revisionschaft Revitan Kurviert (ZimmerBiomet, Winterthur, Schweiz) mit distaler kurzer Fixation im Isthmus des Femur von 3 cm. Teilweise knöcherne Konsolidierung des Deckels

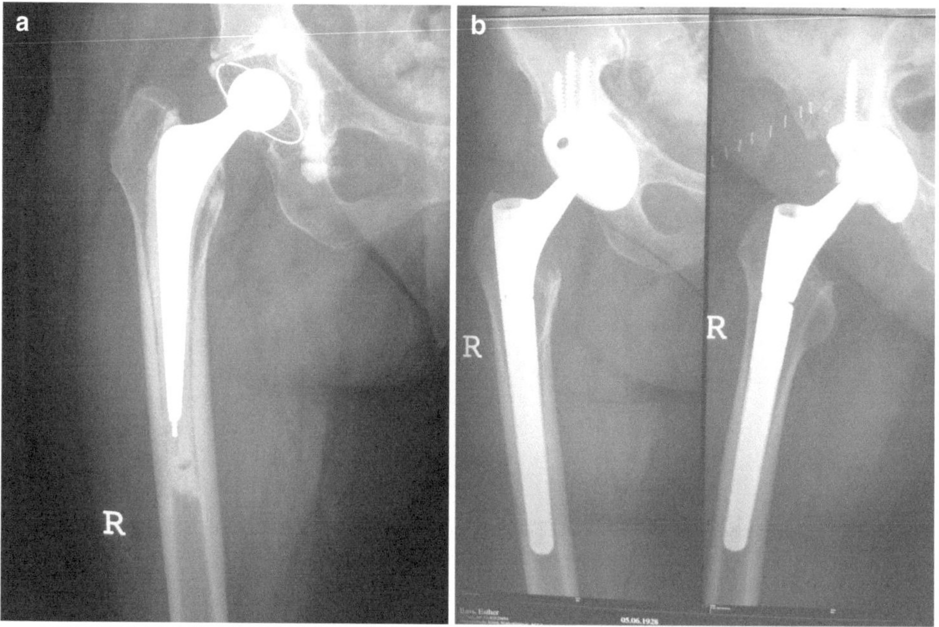

Abb. 6.13 **a,b a:** Prothesenlockerung mit guter Kortikalis im distalen Femur und kurzem distalem Zementpfropfen. **b:** Schaftwechsel endofemoral auf kurzen modularen Revisionsschaft Revitan Kurviert und Press-fit-Pfanne Allofit S (ZimmerBiomet, Winterthur, Schweiz)

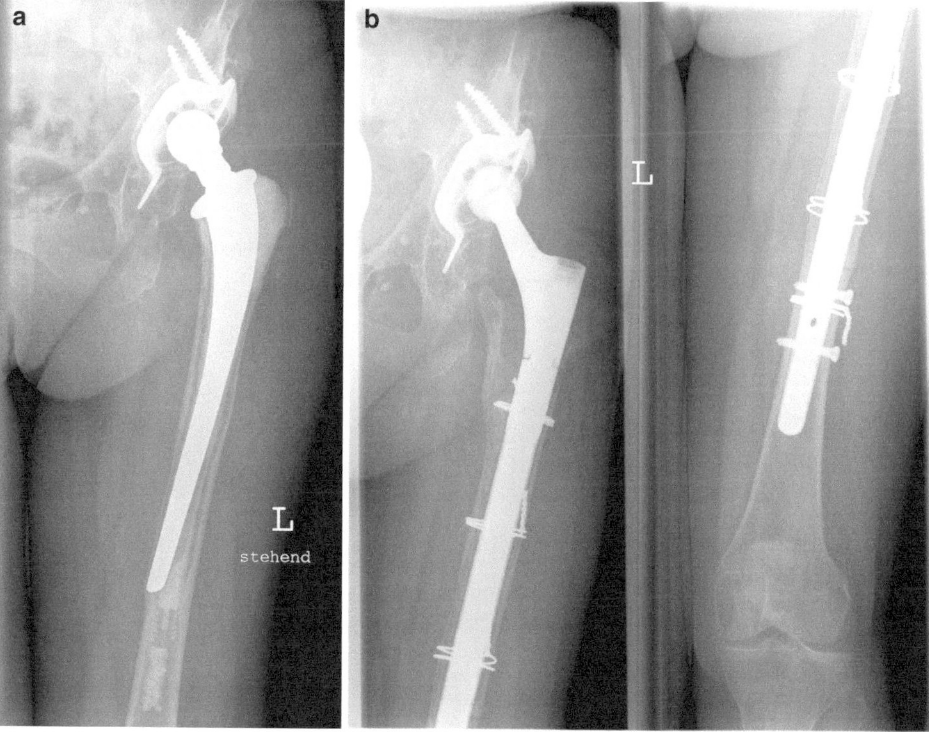

Abb. 6.14 **a,b a:** Schaftlockerung mit schlechter Kortikalis bei Knochendefekt vom Typ Paprosky IIIB. **b:** Röntgenbild sechs Monate postoperativ nach transfemoralem Wechsel auf modularen Revisionsschaft Revitan Kurviert mit distaler Verriegelung. Der Knochendeckel ist knöchern konsolidiert

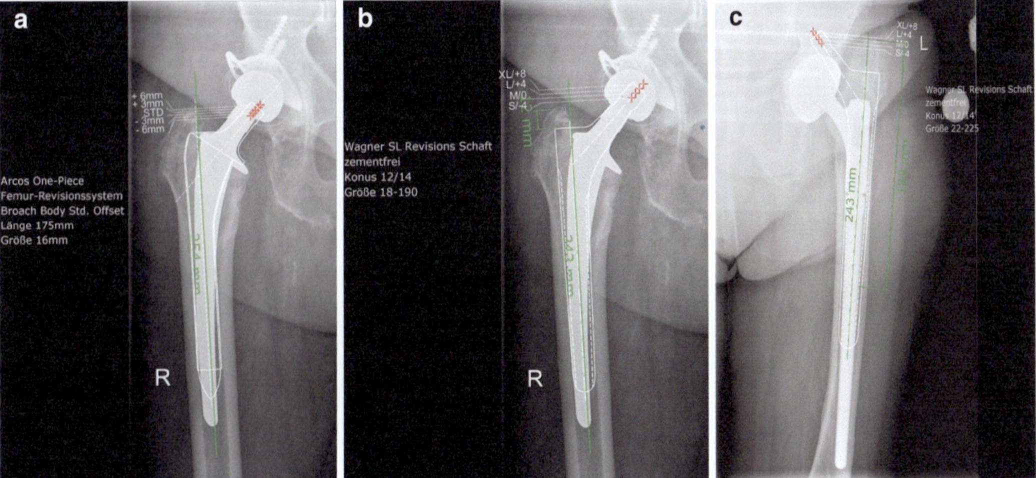

Abb. 6.15 **a-c** Planung eines Monoblock-Revisionsschaftes mit Scratch-fit-Fixation (Arcos Monoblock, ZimmerBiomet, Warsaw, IN, USA). **b:** Planung eines Monoblock-Revisionsschaftes (Wagner SL, ZimmerBiomet, Winterthur, Schweiz) mit endofemoraler Implantation und distaler Konus-in-Konus-Verklemmung. **c:** Planung eines Monoblock-Revisionsschaftes (Wagner SL) mit transfemoraler Implantation aufgrund einer Varisierung des Schaftes. Die Deckellänge ist lateral eingezeichnet

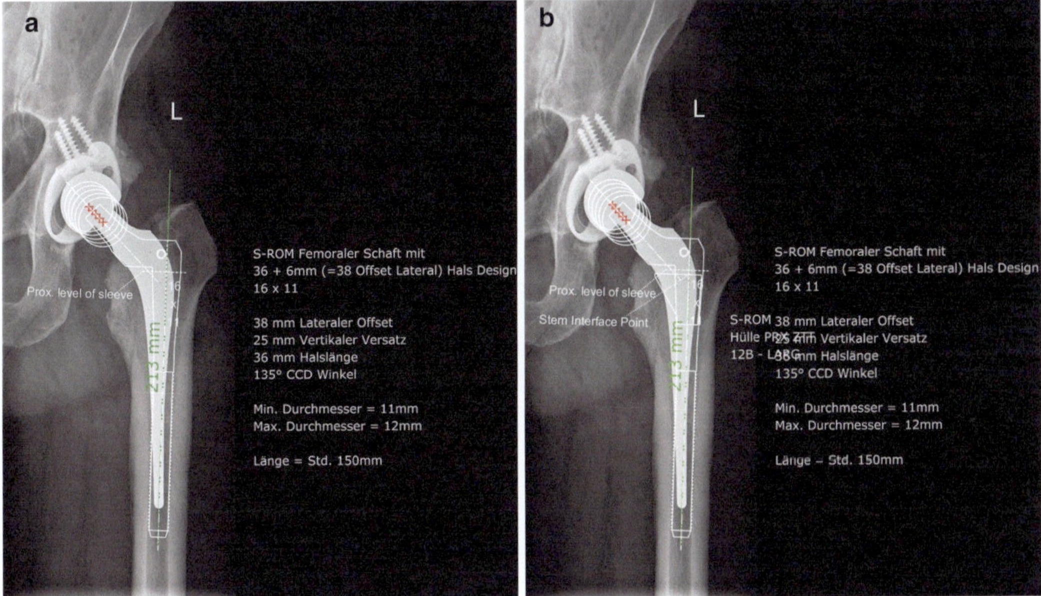

Abb. 6.16 **a,b** Planung der Implantation des modularen Revisionsschaftes S-ROM (DePuySynthes, Warsaw, IN, USA). **a:** Einsatz der zentralen distalen Komponente. **b:** Einsatz der proximalen Sleeve-Komponente

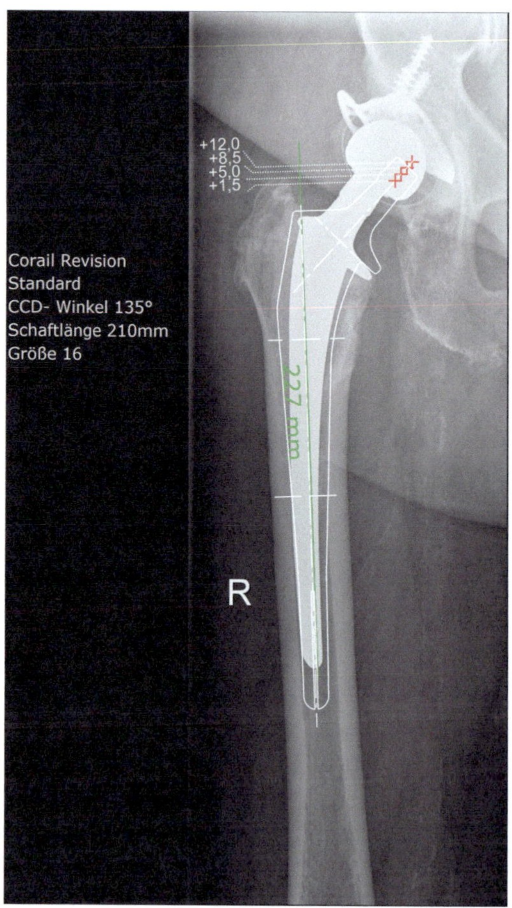

Abb. 6.17 Planung eines Monoblock-Revisionschaftes mit metadiaphysärer Fixation (Corail, DePuySynthes, Warsaw, IN, USA)

Flächenfixation im Isthmus aufgrund seiner Beschaffenheit zu erzielen, wird bei Revisionsschäften mit der Möglichkeit zur distalen Verriegelung eine längere distale Komponente gewählt, bei der distal des Isthmus zusätzlich Verriegelungsschrauben zur additiven Stabilisierung eingebracht werden. Hierbei richtet sich die Dicke des Schaftes an der Markhöhle der Femurdiaphyse, mit dem Ziel, einen möglichst guten und langstreckigen Knochenkontakt des Schaftes zu erzielen (Abb. 6.20). Die alleinige Fixation durch die Verriegelungsschrauben funktioniert nicht. Die Verriegelung erfolgt unterhalb des Deckels des transfemoralen Zugangs, welches bei der Planung der Schaftlänge ebenfalls berücksichtigt werden muss.

Als proximale Komponente kommen je nach Prothesentyp verschiedene Varianten infrage (konisch, zylindrisch, Calcar). In diesem Fall dienen die proximal voluminöseren Komponenten der Vergrößerung der Knochen-Prothesen-Kontaktfläche. Die Möglichkeit der Verwendung dieser Komponente muss präoperativ und intraoperativ überprüft werden, damit keine Fraktur entsteht. Bei konischen proximalen Komponenten und Komponenten mit Flügeln in Richtung Trochanter major ist vor allem dieser gefährdet eine Fraktur zu erleiden. Es wird die Länge gewählt, mit der das Drehzentrum des Gelenkes eingestellt bzw. mit der die gleichen Beinlängen erzielt werden können (Abb. 6.18b, 6.19b, und 6.20c).

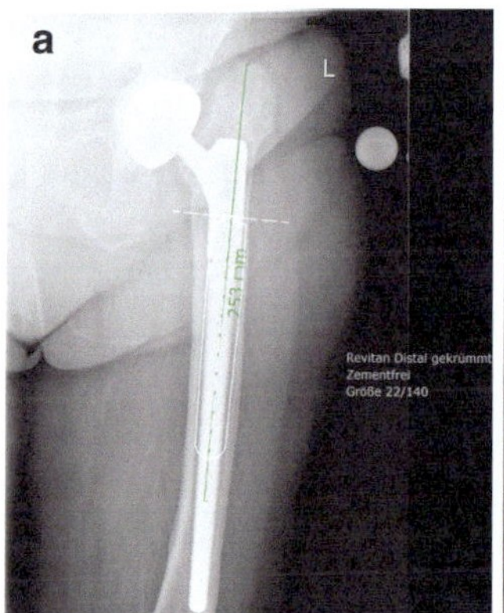

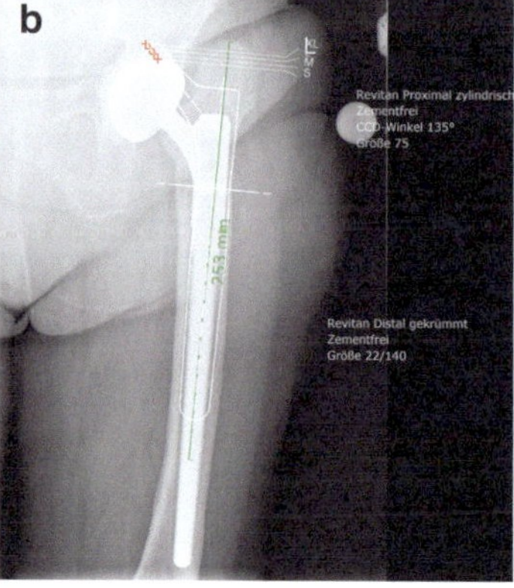

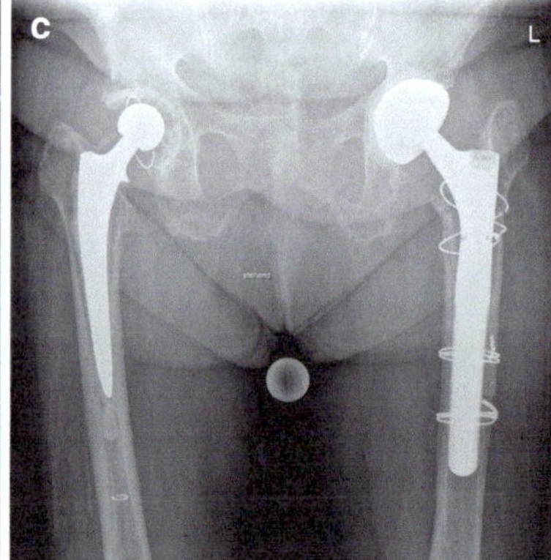

Abb. 6.18 **a-c** Planung einer transfemoralen Implantation eines modularen, distal fixierenden Revisionsschaftes mit kurzer Fixationsstrecke aufgrund guter Kortikalis. **a:** Planung der distalen Komponente. **b:** Planung der proximalen Komponente. **c:** Röntgenbild drei Monate postoperativ

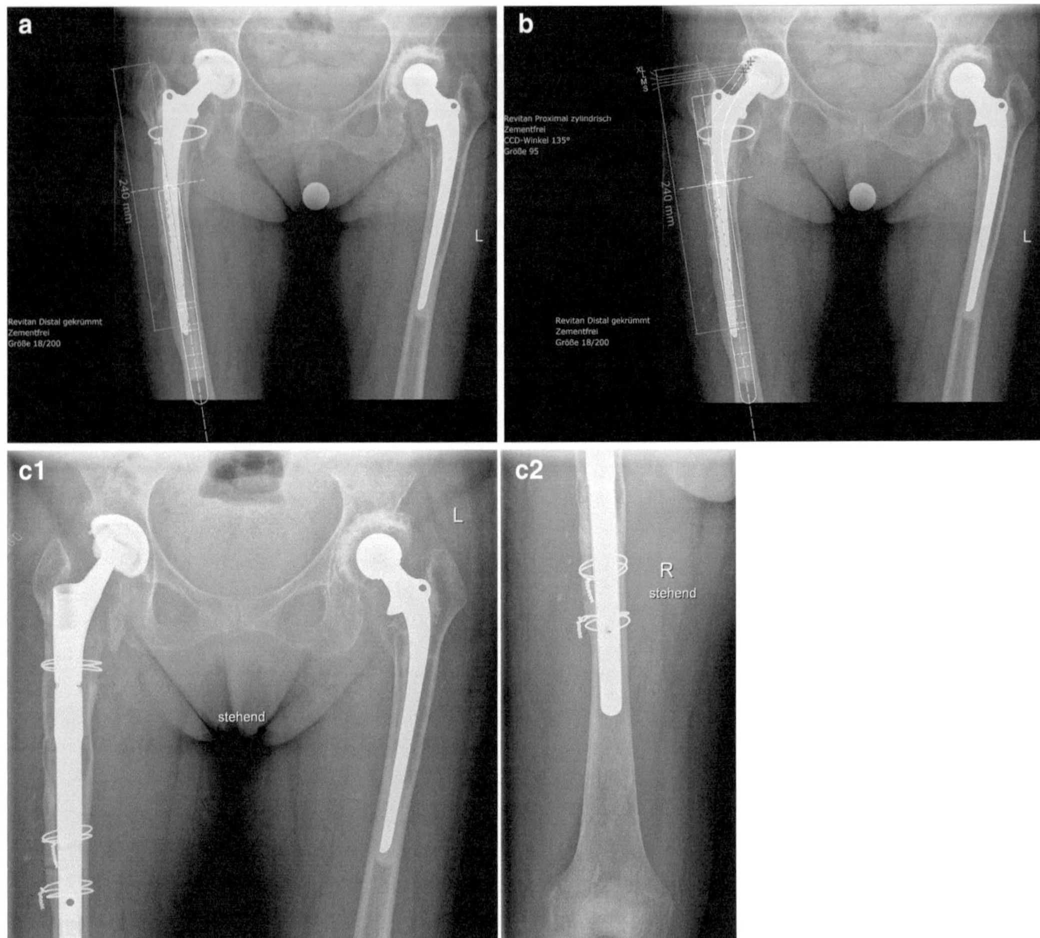

Abb. 6.19 **a-c** Planung einer endofemoralen Implantation eines modularen, distal fixierenden Revisionsschaftes mit längerer Fixationsstrecke aufgrund schlechterer Kortikalis. **a:** Planung der distalen Komponente. **b:** Planung der proximalen Komponente. **c links u. rechts:** Röntgenbild drei Monate postoperativ

6.3 Anfertigung der präoperativen Planungsskizze

Mit der präoperativen Planungsskizze werden die oben genannten Punkte der Planung auf Plausibilität überprüft und dokumentiert. Hierbei muss jedoch erwähnt werden, dass bei der präoperativen Planung nicht alle Punkte wie Knochenqualität und Fixationsstrecke zweifelsfrei festgelegt werden können. Diese Punkte lassen sich erst intraoperativ sicher ermitteln. Trotzdem ist eine präoperative Planung unerlässlich, da sie die Unsicherheiten bei einer solchen Revisionsoperation minimiert und hierdurch zur Vermeidung von Komplikationen beiträgt.

Schritt 1: Einzeichnen der Achsen und ggf. Osteotomien

Die zentromedulläre Achse, die das Zentrum der Markhöhle widerspiegelt, wird eingezeichnet. In Höhe des Trochanter major wird als Referenzebene für das Zentrum des Hüftgelenks eine Senkrechte auf die zentromedulläre Achse festgelegt und eingezeichnet (Abb. 6.21). Läuft die zentromedulläre Achse proximal in den Trochanter major hinein, besteht bei einem endofemoralen Vorgehen ein erhöhtes Risiko einer unkontrollier-

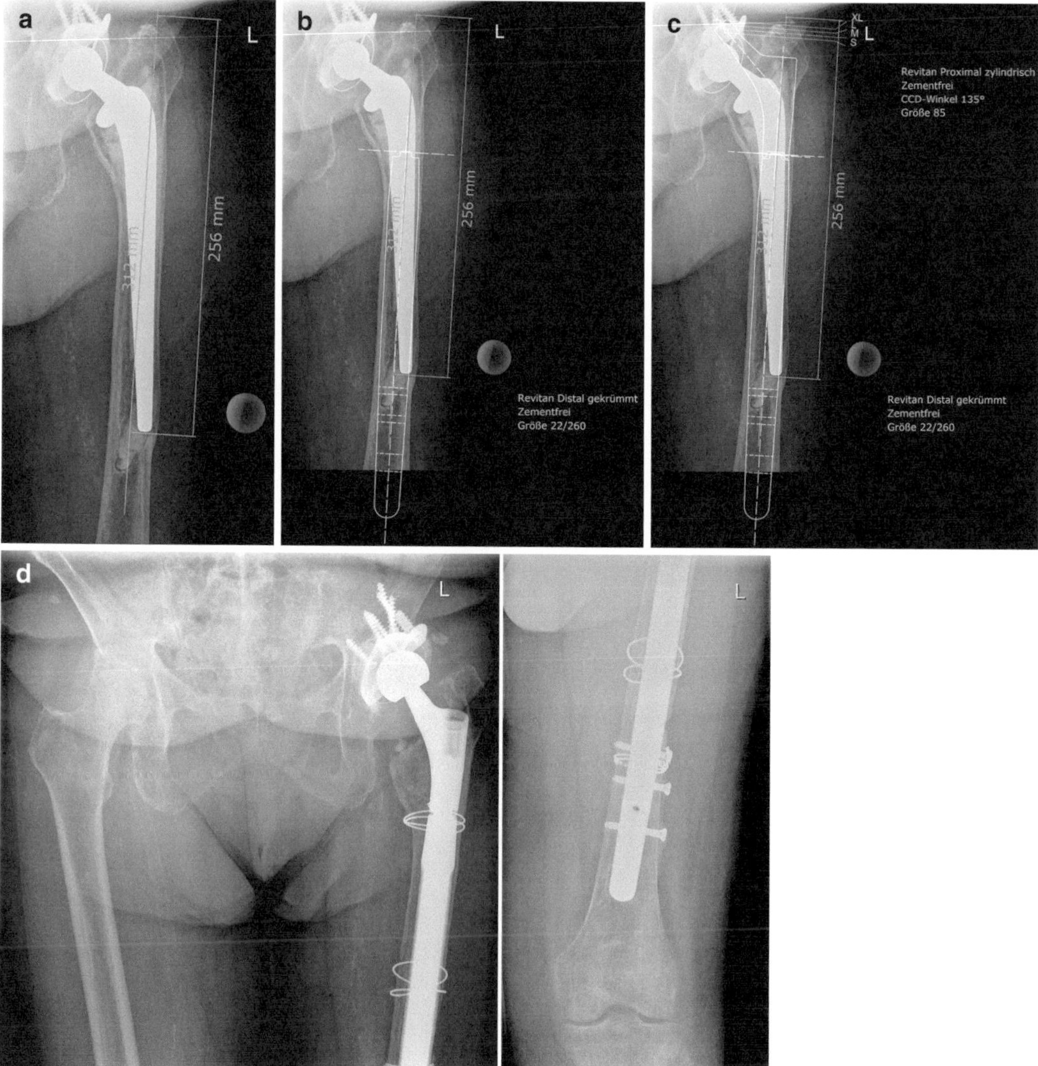

Abb. 6.20 **a-d** Planung einer transfemoralen Implantation eines modularen, distal fixierenden Revisionsschaftes mit distaler Verriegelung aufgrund eines Knochendefektes vom Typ Paprosky IIIB mit Fixationsstrecke unter 3 cm im Restisthmus. **a:** Einzeichnung der zentromedullären Achse und der geplanten Deckellänge. **b:** Planung der distalen Komponente mit distaler Verriegelung unterhalb des Deckels. **c:** Planung der proximalen Komponente. **d links u. rechts:** Röntgenbild drei Monate postoperativ

ten Fraktur des Trochanter oder weiter distal des Femur (Abb. 6.21). Daher sollte in diesen Fällen eine Korrektur des Femur durch eine Osteotomie beim transfemoralen Zugang erfolgen. In diesen Fällen wird die distale Begrenzung des transfemoralen Zuganges und ggf. die Höhe einer medialen Osteotomie (bei Doppelosteotomien) markiert. Hiermit wird die Höhe „H1" des lateralen femoralen Knochendeckels bestimmt (von Trochanter major bis distales Deckelende) (Abb. 6.22). Das distale Deckelende sollte in Höhe oder kurz oberhalb der Prothesenspitze bzw. in Höhe des Scheitelpunktes einer Varuskrümmung liegen. Es muss jedoch darauf geachtet werden, dass genügend intakte Isthmusstrecke zur suffizienten distalen Fixation des Revisionsschaftes erhalten bleibt. Die geplanten Fixationsstrecken des Schaftes können einzeichnet werden (Abb. 6.22).

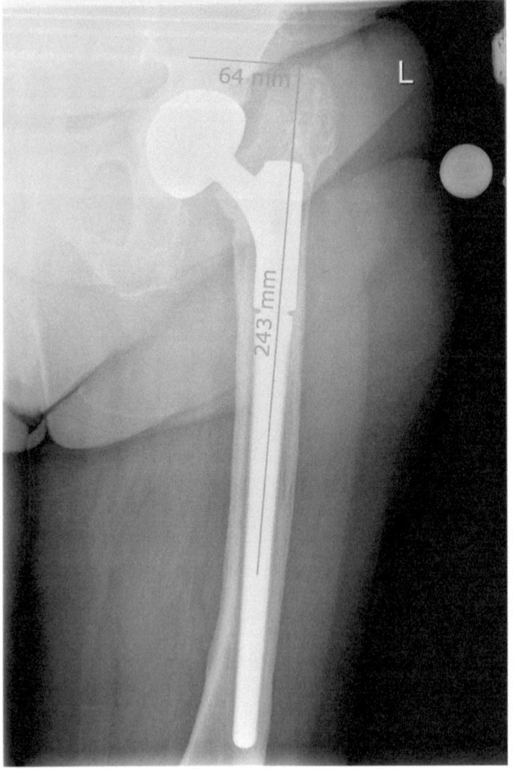

Abb. 6.21 Einzeichnung der zentromedullären Achse und als Referenz

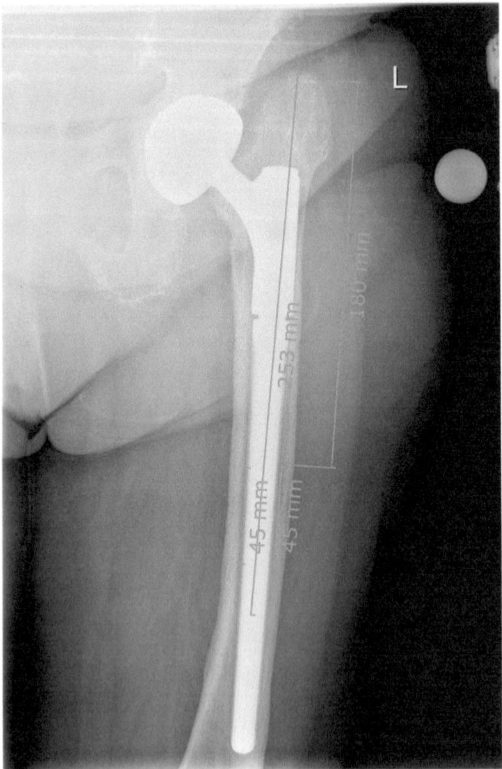

Abb. 6.22 Einzeichnung der geplanten Deckellänge H1 (hier 180 mm). Einzeichnung der geplanten Fixationsstrecke im Isthmus des Schaftes

Schritt 2A: Einzeichnen der distalen Komponenten bei distal fixierenden Schäften
Die distale Komponente wird gewählt und eingesetzt. Hierbei sollte bei der Wahl der Dicke darauf geachtet werden, dass entsprechend der verwendeten Schaftprothese ein ausreichend langer diaphysärer Knochenkontakt entsteht, beim transfemoralen Zugang im Isthmus des Femur (Abb. 6.23a). Bei Monoblockprothesen wird dies entsprechend genauso durchgeführt, gleichzeitig aber darauf geachtet, dass die Beinlänge und das Drehzentrum korrekt eingestellt werden (Abb. 6.24). Bei qualitativ guter Kortikalis reicht in der Regel je nach verwendetem Schaft – wie beschrieben – eine Fixationsstrecke von 30 bis 50 mm beim transfemoralen Zugang Bei dünner Kortikalis benötigt die Prothese eine entsprechend längere Fixationsstrecke. Eine Drei-Punkte-Fixation (nur kurzstreckige, punktuelle Kontakte) muss vermieden werden, da sie zu einer Subsidence führt. Ein dickerer kürzerer Schaft ist einem langen dünneren Schaft vorzuziehen, da letztere eher zu einer Drei-Punkte-Fixation führen würde.

Schritt 2B: Einzeichnen der distalen Komponenten bei proximal fixierenden Schäften
Die distale bzw. zentrale Komponente wird gewählt und eingesetzt. Hierbei wird die Dicke ausgesucht, die eine zentrale Führung in der Diaphyse erfährt, mit nicht vollständig, zirkumferenten Knochenkontakt (Abb. 6.16a). Bei Monoblockprothesen wird dies entsprechend genauso durchgeführt, gleichzeitig aber darauf geachtet, dass zum einen eine metaphysäre Fixierung mit ausreichend Knochenkontakt erfolgt und zum anderen die Beinlänge und das Drehzentrum korrekt eingestellt werden (Abb. 6.25).

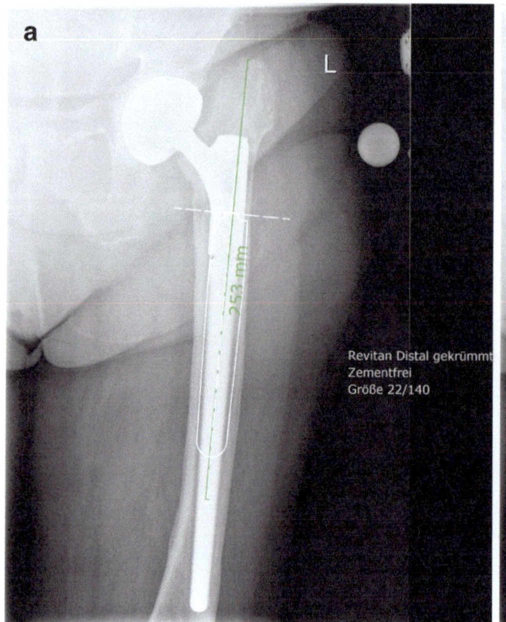

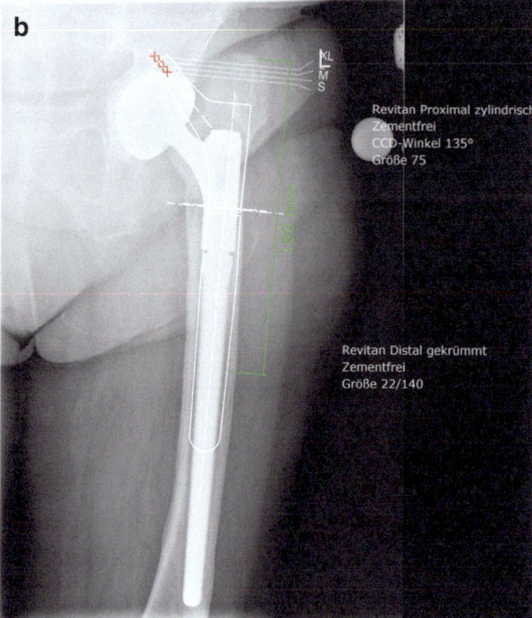

Abb. 6.23 **a,b a:** Einzeichnen der distalen Komponente, die die Fixation in der gewählten Fixationszone des Isthmus realisiert. **b:** Einzeichnen der proximalen Komponente, mit der sich die korrekte Beinlänge und das Drehzentrum rekonstruieren lassen

Schritt 3A: Einzeichnen der proximalen Komponente bei distal fixierenden Schäften

Es wird die proximale Komponente auf die distale gesetzt, mit der sich die korrekte Beinlänge, das korrekte Offset und das korrekte Drehzentrum realisieren lässt (Abb. 6.23b). Stehen mehrere Formvarianten der proximalen Komponente (konisch oder zylindrisch, Calcar) zur Verfügung, muss darauf geachtet werden, dass bei einem endofemoralen Vorgehen mit der gewählten Komponente keine Kompromittierung des Trochanter major mit Risiko der Fraktur entsteht. Gegebenenfalls muss dann auf eine weniger voluminöse Komponentenform gewechselt werden (z. B. zylindrisch). Bei der Monoblockprothese wird gemeinsam mit der Wahl der Prothesenschaftdicke die korrekte Einstellung der Beinlänge und des Drehzentrums durchgeführt (Abb. 6.24).

Schritt 3B: Einzeichnen der proximalen Komponente bei proximal fixierenden Schäften

Bei modularen proximal fixierenden Schäften wird die proximale Komponente gewählt, die eine metaphysäre Abstützung erzielt und die korrekte Beinlänge, das korrekte Offset und das korrekte Drehzentrum realisieren lässt. Bei modularen proximal fixierenden Schäften mit proximalem Prothesenkörper (z. B. modulare Mallory-Head, Biomet, Warsaw, IN bzw. deren Nachfolger Arcos, ZimmerBiomet, Warsaw, IN. USA) ist es empfehlenswert, zunächst die proximale Komponente und dann die distale Komponente zu planen. Bei der S-ROM-Prothese wird nach der Wahl der zentralen Komponente der Sleeve gewählt, durch den die zentrale Komponente gesteckt wird und mit der die beste metaphysäre Abstützung bzw. Fixierung erreicht werden kann (Abb. 6.16b).

Schritt 4: Einzeichnen von Bezugspunkten und -strecken

Diese Bezugspunkte und -strecken sollen helfen, die präoperative Planung intraoperativ umzusetzen.

Bei der endofemoralen Drei-Flächen-Fixation werden als Bezugspunkt des Trochanter major gewählt. Um die Eindringtiefe des Revisionsschaftes zu überprüfen, wird der Abstand „H2" (Trochanter

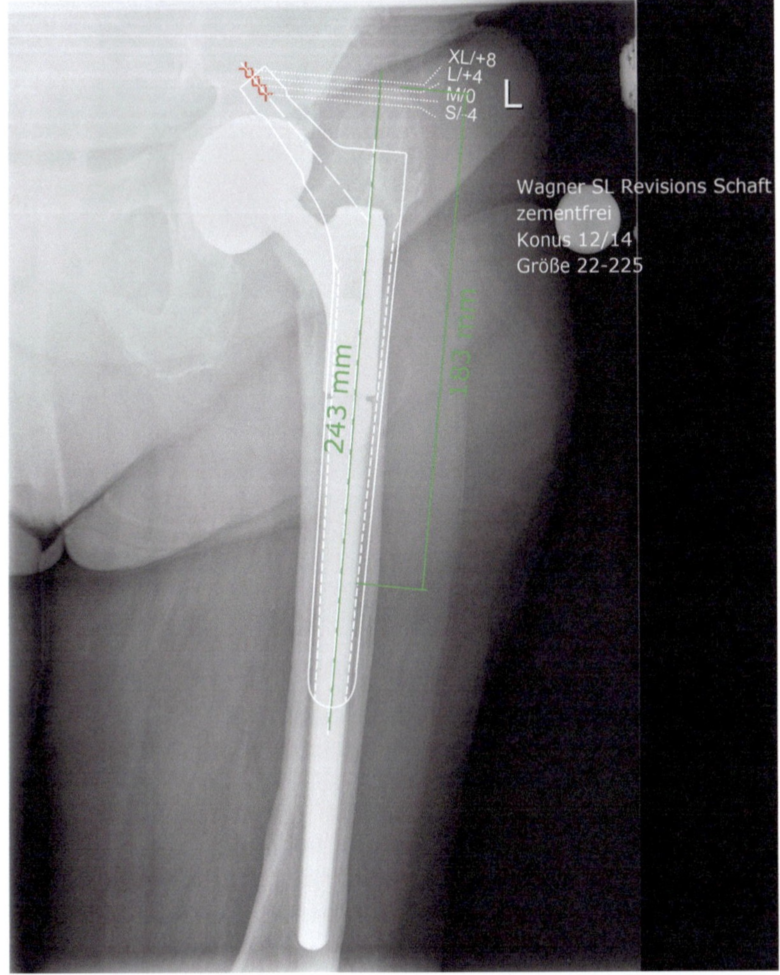

Abb. 6.24 Bei einer Monoblockprothese wird die Komponente der entsprechenden Länge sowie Dicke gewählt und eingezeichnet, die die Fixation in der geplanten Fixationszone erzielt und mit der sich die Beinlänge und das Drehzentrum rekonstruieren lässt

major bis laterale Prothesenschulter) eingezeichnet und gemessen (Abb. 6.26). Dieser Abstand wird intraoperativ zunächst mit der Probeprothese bzw. der proximalen Probekomponente überprüft, die auf die distale Originalkomponente gesetzt wurde. Je nach Knochenqualität kann es hier jedoch Abweichungen geben, weil die distale Prothesenkomponente z. B. etwas tiefer als bei der Planung bis zu seiner sicheren distalen Fixierung ins Femur gelaufen ist. Dies muss dann bei der Wahl der Originalimplantate berücksichtigt werden.

Beim transfemoralen Zugang wird als Bezugspunkt das distale Ende des Femurdeckels gewählt. Um die Eindringtiefe des Revisionsschaftes zu überprüfen, wird der Abstand „H3" (distales Ende des Femurdeckels bis laterale Prothesenschulter) eingezeichnet und gemessen (Abb. 6.22). Diese werden intraoperativ zunächst mit der Probeprothese bzw. der proximalen Probekomponente überprüft, die auf die distale Orginalkomponente gesetzt wurde. Je nach Knochenqualität kann es hier

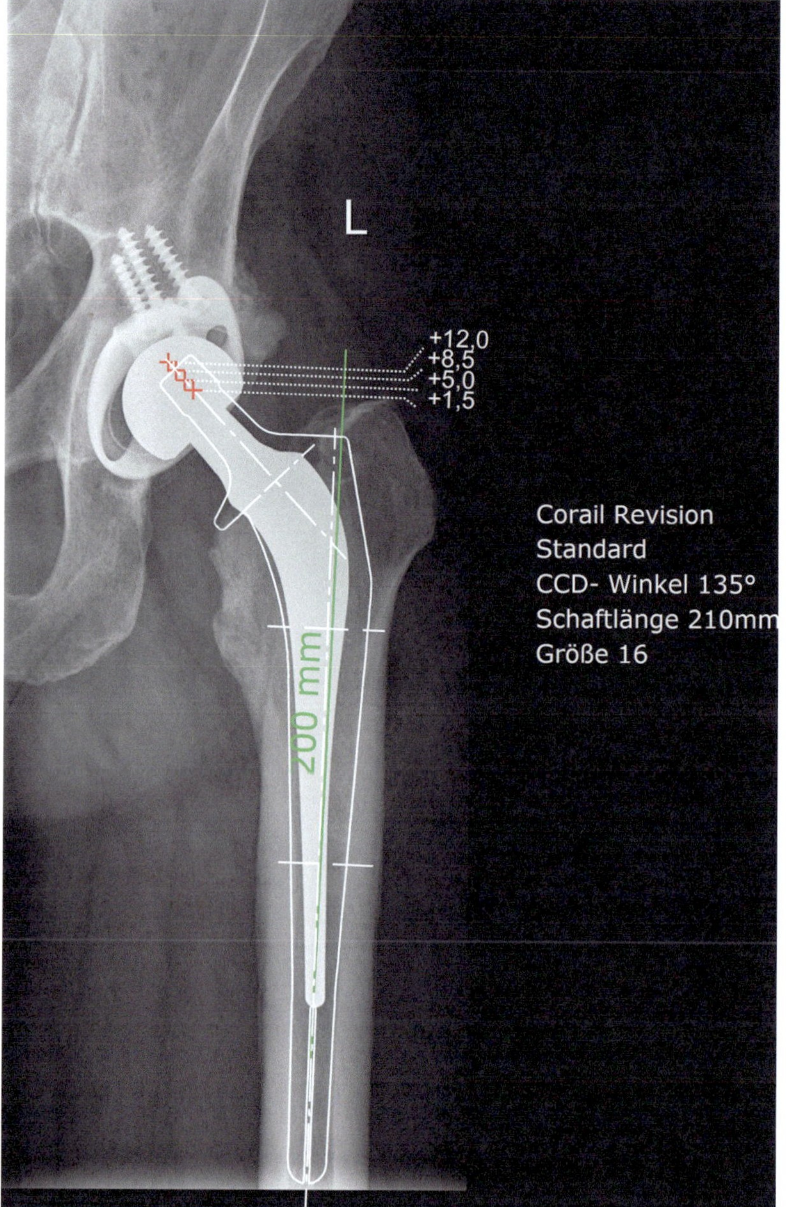

Abb. 6.25 Planung einer Monoblockprothese mit proximaler metadiaphysärer Fixation (hier Corail-Schaft, DepuySynthes, Warsaw, IN, USA)

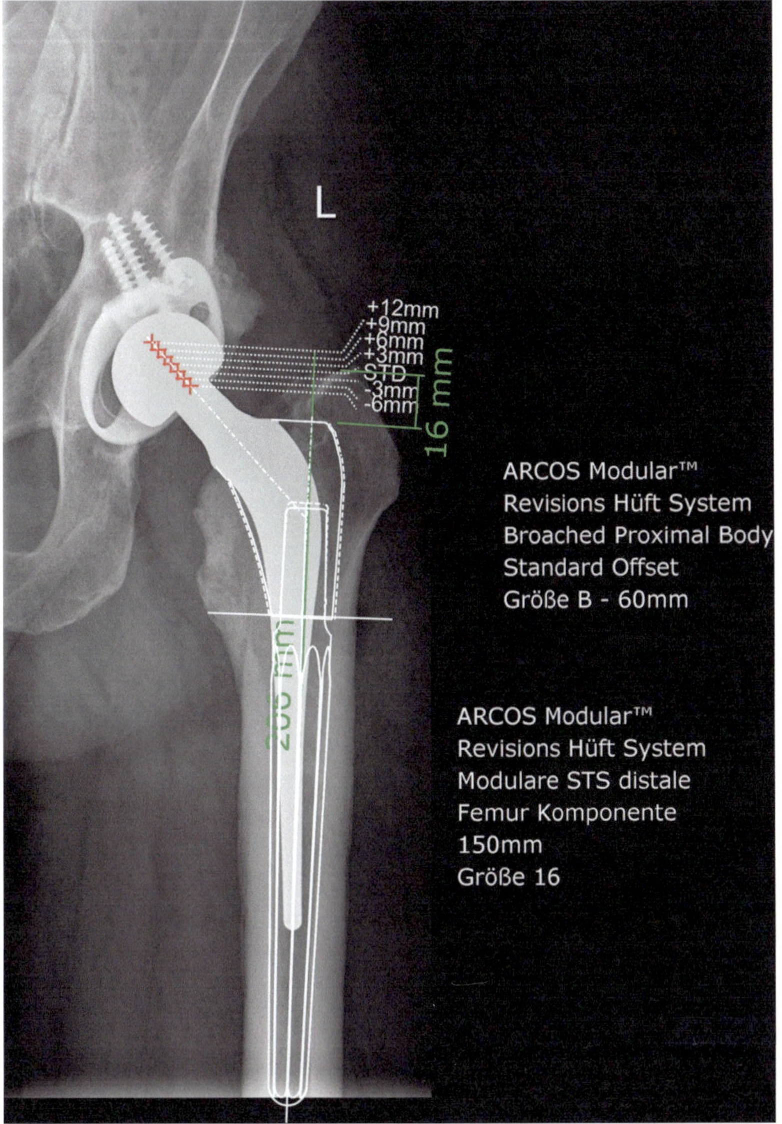

Abb. 6.26 Messung der Höhe H2 (hier 16 mm) von der lateralen Prothesenschulter bis zur Trochanter-major-Spitze (hier mit endofemoral geplantem Arcos-Schaft, ZimmerBiomet, Warsaw, IN, USA)

jedoch Abweichungen geben, weil die distale Prothesenkomponente z. B. wenige Millimeter tiefer als bei der Planung bis zu seiner sicheren distalen Fixierung ins Femur gelaufen ist. Dies muss dann wiederum ggf. bei der Wahl der Originalimplantate berücksichtigt werden (Abb. 6.27).

Schritt 5: Weitere Schritte bei digitaler Planung

Bei der heutzutage zumeist verwendeten digitalen Planung, können noch weitere Schritte durchgeführt werden, die nach Ausschneiden des Femur mit der Prothese die Korrektur der Beinlänge simulieren lassen (Abb. 6.28a,b).

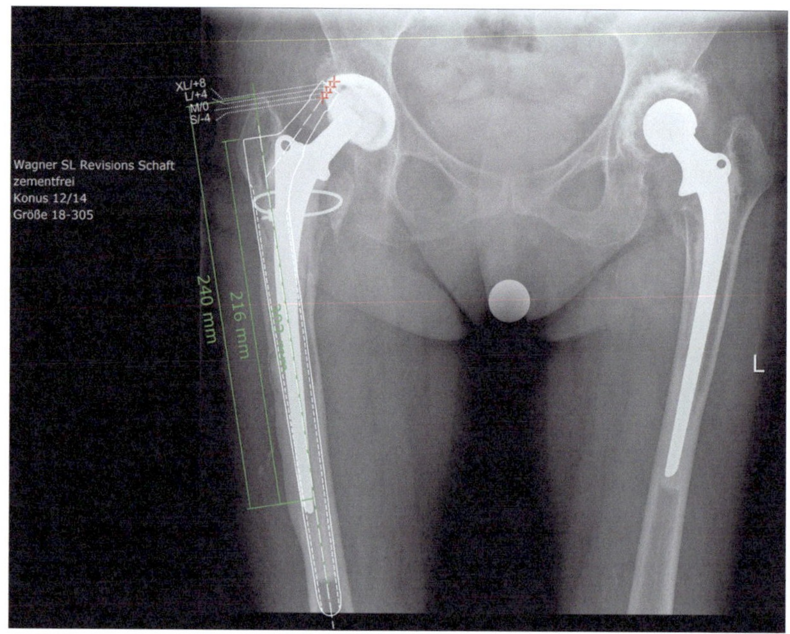

Abb. 6.27 Messung der Höhe H3 von dem Deckelende bis zur lateralen Prothesenschulter (an der proximalen Komponente) (hier 216 mm)

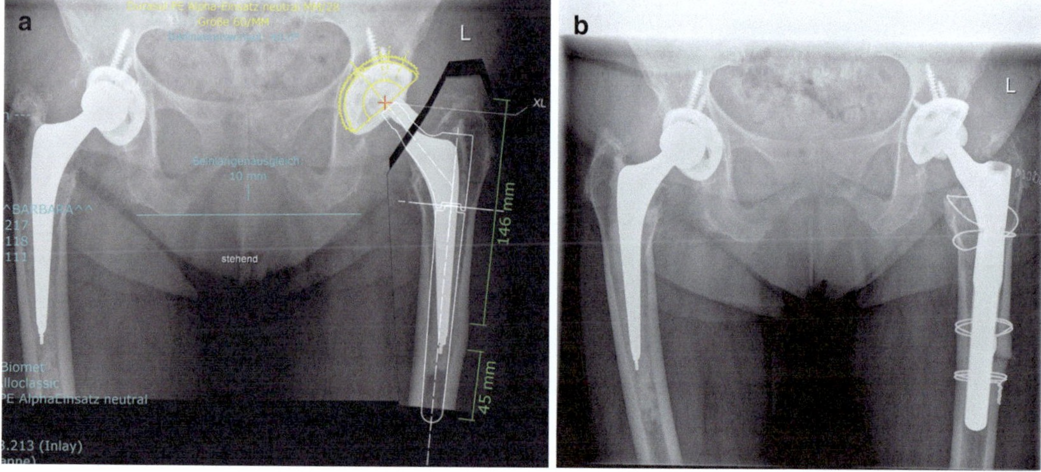

Abb. 6.28 **a,b** **a:** Ausschneiden des Femur mit geplanter Prothese und simulierte Reposition der Prothese zur korrekten Korrektur der Beinlänge. **b:** Postoperatives Röntgenbild nach Schaft- und Inlaywechsel links

Zugänge

7

Inhaltsverzeichnis

Für die Revision von Hüftendoprothesen sind verschiedene Standard- und erweiterte Zugänge zur Darstellung und kontrollierten Entfernung der Prothese bzw. Reimplantation einer neuen Prothese möglich, die allesamt ihre Vor- nach Nachteile haben. Insgesamt sollten sie eine gute Darstellung erlauben und unkontrollierte Schädigungen des Knochens (v. a. Devaskularisierung und Frakturen) und der Muskulatur vermeiden. Hier sollte in erster Linie die Glutealmuskulatur geschont werden, da sie eine entscheidende Rolle für die Funktion und Stabilität des Hüftgelenkes spielt. Eine Unterbrechung der vastoglutealen Schlinge als Verbindung des Musculus gluteus medius und des Musculus vastus lateralis sollte vermieden werden, da bei einer eventuellen Trochanterfraktur durch ihre Unterbrechung der Gegenspieler zum Gluteus medius nicht mehr existiert und eine Dislokation des Trochanter major unvermeidbar ist. Daher sind alle Zugänge mit Schwächung der Glutealmuskulatur und Durchkreuzung der vastogluealen Schlinge für die Erhaltung der wichtigen Funktion der Glutealmuskulatur von Nachteil. Bei der Wahl des Zuganges muss auch die Erweiterbarkeit dieses Zuganges bei eventuell intraoperativ auftretenden Komplikationen berücksichtigt werden. Die verschiedenen Zugänge sollten hinsichtlich ihrer Erweiterbarkeit und den eventuell entstehenden Nachteilen bei einer solchen Erweiterung beurteilt werden. Hierbei muss in der präoperativen Planung eine realistische Einschätzung möglicher Komplikationen und der Notwendigkeit einer Erweiterung der Operation erfolgen, wobei es besser ist ein „Worst-Case-Szenario" zu durchdenken als unrealistisch optimistisch zu sein.

Prinzipiell können die Zugänge in vier Typen unterteilt werden, wobei die Differenzierung

---

Ergänzende Information Die elektronische Version dieses Kapitels enthält Zusatzmaterial, das berechtigten Benutzern zur Verfügung steht https://doi.org/10.1007/978-3-662-62954-3_7. Die Videos lassen sich durch Anklicken des DOI Links in der Legende einer entsprechenden Abbildung abspielen, oder indem Sie diesen Link mit der SN More Media App scannen.

B. Fink, *Femorale Revisionsendoprothetik*, https://doi.org/10.1007/978-3-662-62954-3_7

durch ihre Lokalisation zu den Musculi gluteus medius und minimus erfolgt. Bezüglich der genauen Beschreibung der einzelnen Standardzugänge sei hier auf die entsprechende Literatur in z. B. Büchern über operative Zugänge verwiesen. Ventral der Abduktoren-Muskulatur liegt der anteriore (Smith-Petersen) und anterolaterale (Watson-Jones) Zugang. Der transgluteale Zugang löst den anterioren Teil der Musculi gluteus medius und minimus vom Trochanter major ab. Der transtrochantäre Zugang beinhaltet die Osteotomie des Trochanter major. Der posteriore oder posterolaterale Zugang verläuft dorsal der Abduktorenmuskulatur. Alle haben ihre Vor- und Nachteile und erlauben unterschiedlich gut die verschiedenen Bereiche bei einer Wechseloperation darzustellen (Tab. 7.1). Auch wenn in diesem Buch nur die femorale Revisionsendoprothetik besprochen wird, soll kurz auf die Visualisierung der verschiedenen Aspekte bei der Pfannenrevision tabellarisch eingegangen werden (Tab. 7.1) (Kerboull 2015).

7.1 Einflussfaktoren

Verschiedene präoperative Faktoren beeinflussen die Wahl des Zuganges in der Revision.

1. **Die Indikation zur Wechseloperation**. Wird nur die Pfanne oder soll auch der Schaft gewechselt werden? Hierbei muss in der präoperativen Planung beurteilt werden, wie sicher es z. B. bei einem isolierten Pfannenwechsel bleiben kann und nicht aufgrund intraoperativ entstehender Probleme mit der Stabilität des Gelenkes, der Beinlänge, dem Offset oder der Kompatibilität der Prothesenkomponenten ebenfalls ein Schaftwechsel durchgeführt werden muss. Umgekehrt muss in der präoperativen Planung abgeschätzt werden, wie wahrscheinlich ein zusätzlicher Pfannenwechsel bei isoliertem Schaftwechsel aufgrund z. B. Stabilitätsproblemen sein wird. Bei einer akuten periprothetischen Infektion, bei der das Implantat belassen und nur die mobilen Komponenten ausgetauscht werden sollen, kann in der Regel der vorbestehende Zugang wieder gewählt werden. Anders ist dies bei einer chronischen periprothetischen Infektion, die die Entfernung allen Fremdmaterials (Implantate und Zement) erfordert. Liegen gleichzeitig Probleme in den Weichteilen vor, die adressiert werden sollen (z. B. Granulome bei einer Metall-Metall-Paarung, bereits bestehende Ruptur der Glutealmuskulatur, Abszesse, Fisteln), muss sichergestellt werden, dass diese mit dem gewählten Zugang problemlos erreicht werden können.
2. **Die Qualität und Form des Knochens**. Bestehen z. B. Osteolysen im Bereich oder eine Ausdünnung des Trochanter major, so sollten Zugänge vermieden werden, die einen Druck auf den Trochanter major ausüben (anterior, anterolateral) und damit das Risiko einer unkontrollierten Fraktur signifikant erhöhen. Müssen bei der Revision Achsabweichungen des Knochens für die sichere Implantation der femoralen Revisionsprothese korrigiert werden, so sind erweiterte Zugänge zu wählen, die dieses sicher und kontrolliert erlauben.
3. **Der Typ der zu wechselnden Prothese**. Die Analyse der zu wechselnden Prothese beeinflusst die Wahl des Zuganges, vor allem die Entscheidung für einen erweiterten Zugang. Wie weit reicht das Coating des zementlosen Schaftes? Liegen Flügel oder Kragen vor, die ummeißelt

Tab. 7.1 Darstellung der verschiedenen Bereiche bei der Hüftprothesenrevision durch die verschiedenen Zugänge (Kerboull 2015)

Zugang	DARSTELLUNG FEMUR			DARSTELLUNG ACETABULUM		
	Methaphyse	Kanal	Laterale Kortex	Anterior	Superior	Posterior
Smith-Petersen	++	+	+	+++	++	+
Watson-Jones	++	++	+++	++	+	+
Transgluteal	+++	++	+++	++	+	++
Transtrochantär	+++	+++	+++	+++	+++	+++
Posterior	+++	++	+++	++	+++	+++

werden müssen? Wo hat die zementlose Prothese noch einen festen kortikalen Sitz? Wie weit reicht der distale Zementpfropfen nach distal?

4. **Lage der Implantate**. Besteht ein sehr geringes Offset mit geringem Abstand zwischen Trochanter major und Beckenknochen, kann die Luxation bei einem transglutealem Zugang deutlich erschwert sein. Die Erhöhung des Offsets nach der Revision macht eine Reinsertion beim transglutealen Zugang mit sicherer Einheilung des Musculus gluteus medius am Trochanter major schwierig. Noch prekärer wird die Situation bei einer ins kleine Becken protrudierten Pfanne. Hier muss zur sicheren Luxationsmöglichkeit des Gelenkes und Entfernung der Implantate die Muskelspannung des Musculus gluteus medius neutralisiert werden. Daher eignen sich in diesem speziellen Fall vor allem der transtrochantäre Zugang oder die erweiterte Trochanterosteotomie als transfemoraler Zugang.
5. **Patientenspezifische Faktoren**. Hier ist es vor allem die individuelle Weichteilsituation. Liegt eine deutliche Adipositas oder eine deutliche Muskelhypertrophie vor, kann dies vor allem bei anterioren Zugängen den sicheren Zugang in das Femur erschweren und den Druck auf die trochantäre Region mit dem Risiko der unkontrollierten Fraktur deutlich erhöhen.
6. **Erfahrung des Operateurs**. Zum einen wählt der/die Chirurg/in gerne den Zugang, den sie/er bei der Primärimplantation gewohnt ist. Allerdings muss der/die Chirurg/in mit mehreren Zugängen vertraut sein. Keiner der Standardzugänge ist geeignet alle infrage kommenden Probleme bei einer Revision sicher zu adressieren. Daher muss sich der/die Chirurg/in auch mit erweiterten Zugängen vertraut machen und aus meiner Sicht den transfemoralen Zugang beherrschen.
7. **Zuvor bestehender Zugang**. Dies spielt meines Erachtens nur bei einer frühen Revision wegen z. B. eines periprothetischen Frühinfektes eine Rolle. Ansonsten sollte sich die Wahl des Zuganges nach der Möglichkeit der Darstellung, der Schonung von Knochen und Muskulatur und der zu erwartenden Probleme sowie seiner Erweiterbarkeit bei Problemen richten. Allerdings macht es meines Erachtens wenig Sinn eine über den hinteren Zugang voroperierte Hüfte von anterior zu revidieren, um die kleinen Aussenrotatoren zu schonen.

7.2 Anteriorer Zugang

Der anteriore Smith-Peterson-Zugang verläuft zwischen Musculus sartorius und Musculus tensor fasciae latae bzw. zwischen Musculus rectus femoris und Musculus tensor fasciae latae (Abb. 7.1). Er eignet sich für die isolierte und einfache Revision der Pfanne. Bei größeren Pfannenrevisionen muss zur Erweiterung aber eine teilweise oder komplette Ablösung des Musculus tensor fascia latae erfolgen, was den Vorteil des muskelschonenden Zugangs aufheben lässt (Nogler et al. 2012). Der anterolaterale Watson-Jones-Zugang und seine Variationen verlaufen zwischen dem Musculus tensor fasciae latae und dem Musculus gluteus medius (Abb. 7.2). Er ist in der Revision nur eingeschränkt einsetzbar. Eine proximale Erweiterung für das Azetabulum ist durch die Gefäß-Nerven-Bahn des Tensor fasziae latae limitiert, genauso wie der Zugang zum posterioren Acecetabulumpfeiler. Der Zugang zum femoralen Kanal ist durch den anterioren Anteil des Musculus gluteus medius erschwert. Daher ist das Risiko von Trochanterfrakturen gerade in der Revision bei den vorderen Zugängen erhöht, da ein direkter, gerader Zugang in das Femur nicht möglich ist (Fink 2013). Stattdessen muss bogenförmig in das Femur eingegangen werden, was den Druck auf den Trochanter und das Risiko einer unkontrollierten Fraktur erhöht. So fanden Regis et al. (2011) in 77,7 % (7 von 9) der über den anterolateralen Zugang eingebrachten Wanger-SL-Revisionsschäfte eine Fraktur des Trochanter major. Somit eignen sich die anterioren Zugänge eher für eine isolierte Revision der Pfanne, bzw. Inlay- und Kopfwechsel (Hasler et al. 2020).

7.3 Transgluteale Zugang

Der direkte laterale, transgluteale Zugang wird sowohl für Revisionsoperationen der Pfanne als auch des Schaftes verwendet (Abb. 7.3). Er führt

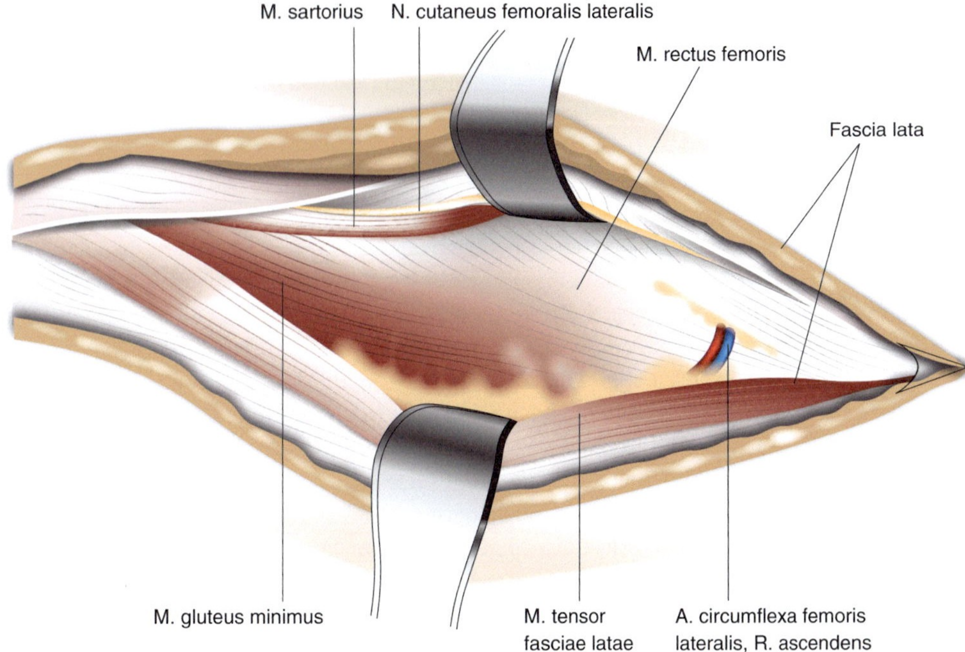

Abb. 7.1 Anatomische Darstellung des Intervalls für den anterioren Zugang (Smith-Peterson-Zugang)

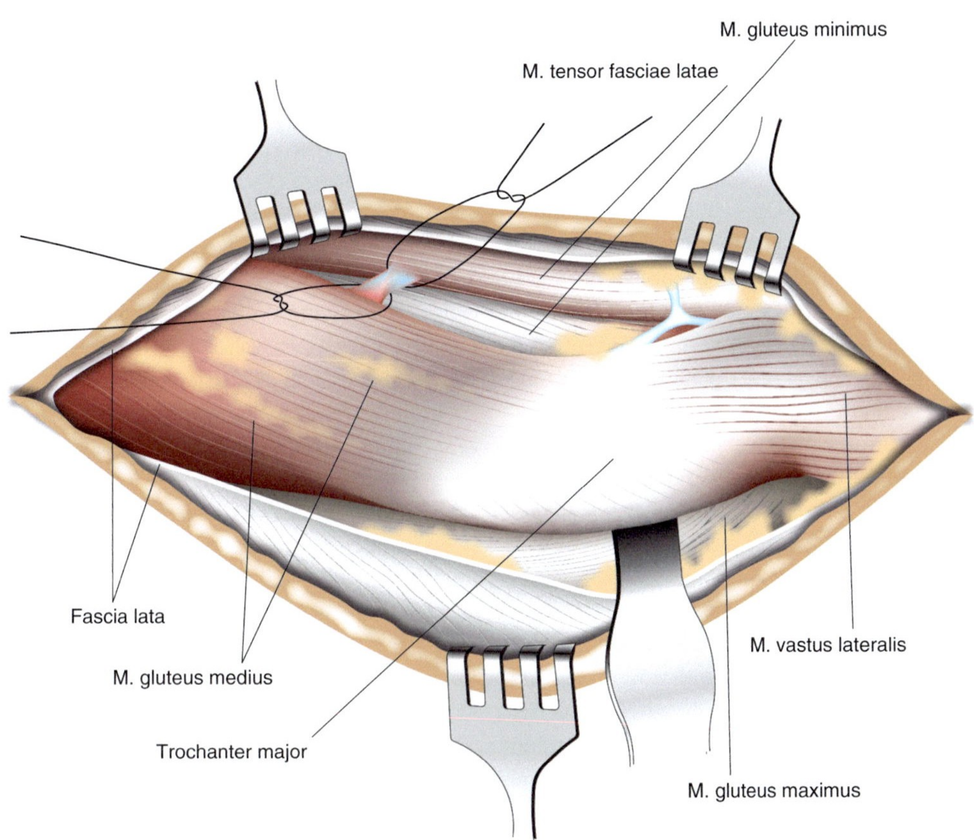

Abb. 7.2 Anatomische Darstellung des Intervalls für den anterolateralen Zugang (Watson-Jones-Zugang)

allerdings schon nach der Primärimplantation einer Hüfttotalendoprothese zu einer Schwächung der Abduktoren. Ugland et al. (2019) sahen für den lateralen Zugang signifikant häufiger ein positives Trendelenburg-Zeichen (20 % der Fälle) im Vergleich zum anterolateralen Zugang (1,8 % der Fälle). Svensson et al. (1990) fanden nach der Primärimplantation von 97 Hüfttotalendoprothesen über den transglutealen Zugang bereits in 56 % eine Separation von Röntgenmarkern, die auf jeder Seite der Muskeldurchtrennung bei der Reinsertion angebracht wurden. Die wiederholte Reinsertion von abgetrennten Anteilen des Gluteus medius bei Prothesenwechseloperationen dürfte die Glutealmuskulatur weiter schwächen und die funktionelle Rehabilitation erschweren. Daher erscheint der transgluteale Zugang für die Revision mit erheblichen Nachteilen für die Funktion behaftet zu sein. Darüber hinaus ist auch bei diesem Zugang der Trochanter major vermehrtem Druck ausgesetzt und unter Gefahr, eine Fraktur zu erleiden. Picado et al. (2019) beobachteten in 12,5 % (3 von 24) endofemoral über den transgluteal implantierten, modularen distal fixierenden Revisionsschaft Restoration (Stryker, Kalamazoo, MG, USA) intraoperativ eine unkontrollierte Fraktur des Trochanter major.

7.4 Transtrochantärer Zugang

Der traditionelle transtrochantäre Zugang erlaubt eine sehr gute Darstellung der Pfanne und des proximalen Abschnittes des Femur (Abb. 7.4). Es bedarf eines ausreichend dicken Trochanterstückes für die Wiedereinheilung nach dem Verschluss mit einer Zuggurtung. Krallenplatten sollten zum Verschluss nur in Ausnahmefällen bei ausgedünntem Trochanter und bereits erfolgter Fraktur verwendet werden, da sie lokal auf-

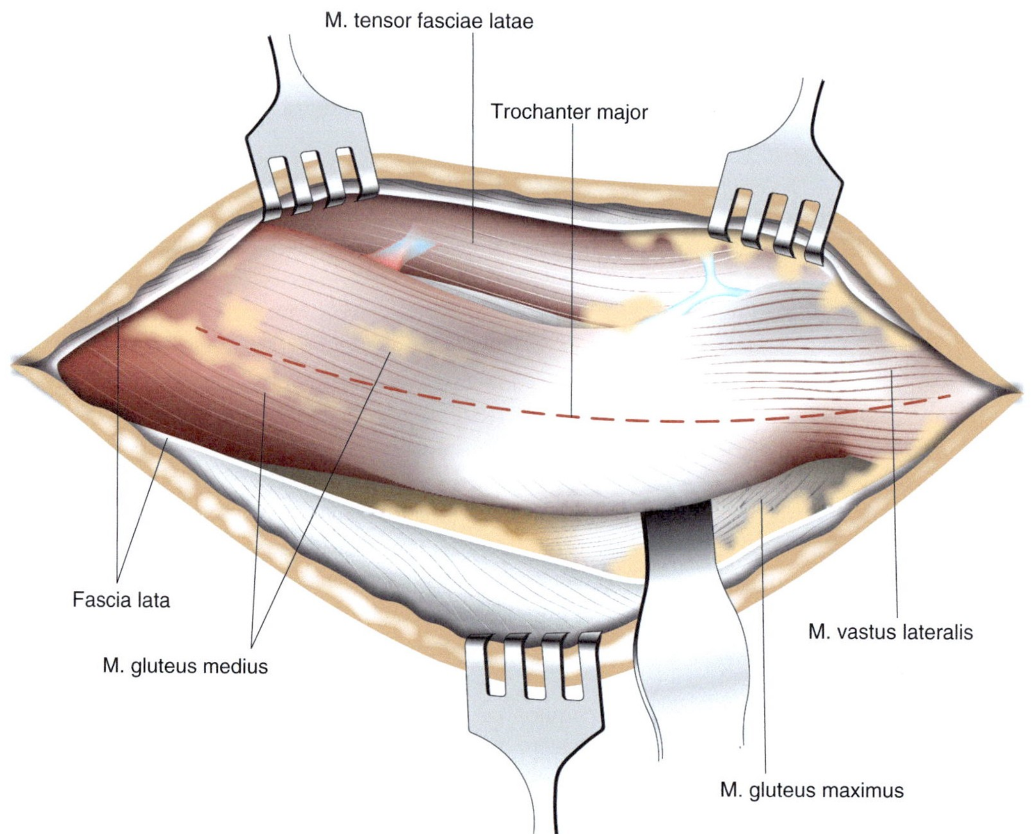

Abb. 7.3 Anatomische Darstellung der Strukturen für den transglutealen Zugang

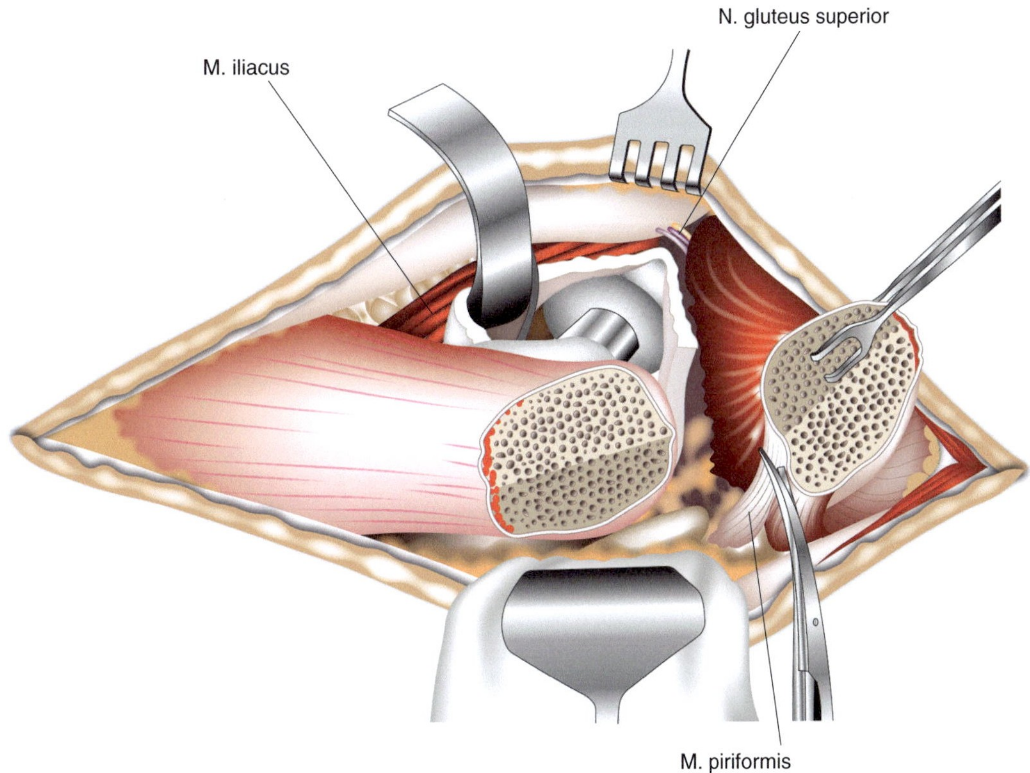

Abb. 7.4 Darstellung der anatomischen Strukturen für den transtrochantären Zugang

tragen und Beschwerden machen können. Trotz der guten Pfannendarstellung ist der klassische transtrochantäre Zugang aufgrund der hohen Pseudarthroseraten von 10–20 % größtenteils für die Revisionsendoprothetik verlassen worden (Masri et al. 1998; Jando et al. 2005).

7.5 Posteriorer Zugang

Der posteriore bzw. posterolaterale Standardzugang erlaubt eine gute Darstellung der Pfanne als auch einen direkten geraden Zugang zum Schaft bei sehr guter Schonung der Glutealmuskulatur (Abb. 7.5 und 7.6). Allerdings werden Luxationsraten von 4 bis 20 % bei Wechseloperationen berichtet (Suh et al. 2008). Dieses Risiko kann durch eine posteriore Kapsellappenverstärkung der Reinsertion der Außenrotatoren auf 2 % reduziert werden (Suh et al. 2008). Zumindest bei einer erstmaligen aseptischen Revision des Hüftgelenkes über den posterolateralen Zugang (bei anderem Zugang für die Primärimplantation) sollten daher Kapsellappen präpartiert werden, die für die Resinsertion der Außenrotatoren als Kapsellappenplastik verwendet werden können. Das Luxationsrisiko kann weiter durch die Verwendung von Prothesenköpfen mit 36 mm Durchmesser und ggf. randerhöhten Inlays reduziert werden. Besteht bereits durch die Voroperationen eine Schädigung der Glutealmuskulatur, helfen sog. Duo-Mobility-Pfannen, die Stabilität der Hüfte zu erhöhen (Kerboull 2015). Der posterolaterale Zugang hat den entscheidenden Vorteil bei der Revision, dass er mühelos bis hin zum Knie erweitert werden kann. Hierbei bleibt man in dem Septum intermusculare laterale und schädigt die für die Vaskularisierung des femoralen Knochens wichtige Muskulatur des Vastus lateralis nicht. Er kann dann weiter in einen lateralen Subvastus-Zugang bis ins Kniegelenk geführt werden und so totale Femurprothesen oder Durchsteckprothesen implantiert werden. Darüber hinaus ist er problemlos jederzeit in einen transfemoralen Zugang konvertierbar (siehe Kap. 10).

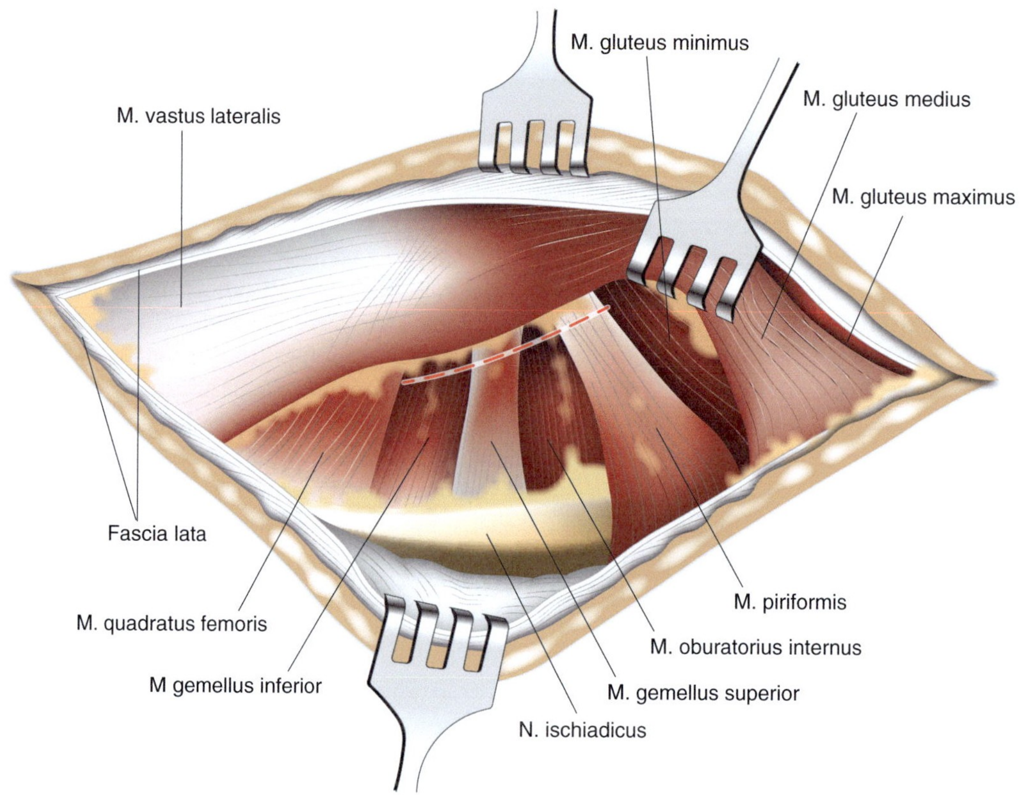

Abb. 7.5 Anatomische Darstellung der Strukturen für den posterioren Zugang. Die gestrichelte Rote Linie zeigt die Abtrennung der Aussenrotatoren

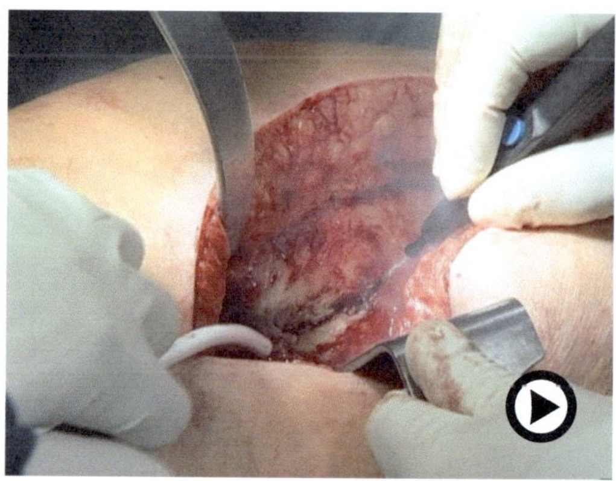

Abb. 7.6 (Video 7.1) Exposition des Hüftgelenkes über den posterolateralen Zugang (► https://doi.org/10.1007/000-2db) (mit freundlicher Genehmigung von ZimmerBiomet, Winterthur, Schweiz)

7.6 Erweiterte Zugänge

Der erweiterte transgluteale Zugang als sog. Vastus slide erweitert den normalen transglutealen Zugang nach distal, indem er auf der Höhe des Inuminatums des Trochanter major nach dorsal geht und dann weiter nach distal im Septum intermusculare laterale verläuft (Abb. 7.7). Er kann auch von weiter ventral kommend als distale Erweiterung eines anterolateralen Zugangs angelegt werden. Er dient der erweiterten Darstellung des proximalen Femur, um z. B. ein ventrales Knochenfenster für die Zemententfernung anzulegen oder einliegendes Osteosynthesematerial zu entfernen. Der Vastus slide hat den Nachteil, dass er eine mehr oder weniger ausgeprägte Durchtrennung der vastoglutealen Schlinge beinhaltet, die diese alteriert. Hierdurch besteht die Gefahr einer unkontrollierten Dislokation des Trochanter, falls eine Fraktur bei der Revision entstehen sollte, da der Gegenspieler der Glutealmuskulatur (der Musculus vastus lateralis) von diesem durch den Zugang separiert wurde. Bei dem Vastus slide sollte der Gluteus medius nicht mehr als 4 cm oberhalb des ursprünglichen Acetabulumrandes bzw. nicht mehr als 5 cm kranial der Trochanterspitze gespalten werden, um eine iatrogene Schädigung des Nervus gluteus superior und der Arteria glutea superior zu vermeiden (Masri et al. 1998).

Der traditionelle transtrochantäre Zugang kann nach distal in gleicher Form wie der Vastus slide als sog. „sliding trochanteric osteotomy" oder „trochanteric slide" erweitert werden, um z. B. ein femorales Fenster anzulegen oder die Übersicht zum Acetatulum zu vergrößern (Glassman 2004) (Abb. 7.8a-c). Weiterhin wird er gerne für die Implantation eines Allograft-Prosthesis-Composites des proximalen Femur genommen, da der Trochanter im Verbund der Muskulatur an das Allograft mit Cerclagen wieder angebracht wird. Der Trochanteric slide lässt hier höhere Einheilraten erzielen als der traditionelle transtrochantäre Zugang (Lakstein et al. 2010). In einer modifizierten Form lässt er auch die Aussenrotatoren unberührt, indem etwa 1 cm des posterioren Trochanter major mit dem Femur im Verbund bleibt, was die Luxationsneigung reduziert. Der Patient wird auf die Seite gelagert und eine Längsinzision über dem Trochanter major durchgeführt. Nach Durchtrennung der Fascia lata über der Mitte des Musculus vastus lateralis wird dieser von posterior etwas nach anterior gehalten. Das dorsale Ende des Musculus gluteus medius wird identifiziert und der Musculus piriformis palpiert. Die Osteotomie des Trochanter verläuft von dorsal-distal nach proximal-ventral und beginnt an der Ebene zwischen dem Musculus gluteus medius und minimus anterior und dem Musculus piriformis und der Aussenrotatoren posterior (Abb. 7.8a). Der Trochanter major wird von seiner Spitze bis zum Ansatz des Musculus vastus lateralis längs osteotomiert. So wird der Verbund zwischen Trochanter major, den Abduktoren und des Musculus vastus lateralis mit der vastoglutealen Schlinge erhalten. Auch hier muss auf eine ausreichende Dicke der Trochanterfragmentes für die spätere Einheilung und zur Vermeidung von Fragmentatio-

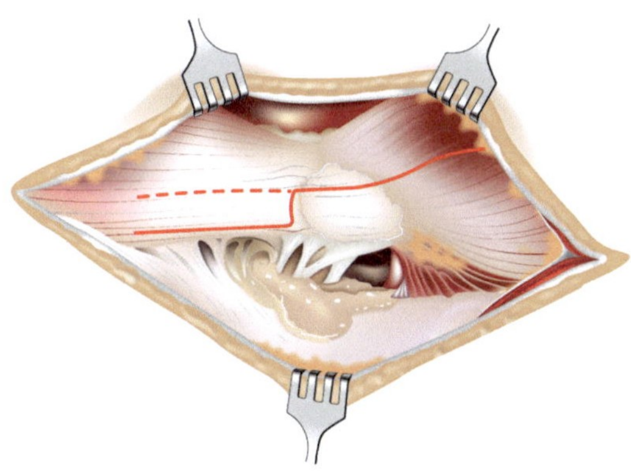

Abb. 7.7 Darstellung der anatomischen Strukturen für den Vastus slide. Die rote Linie zeigt den Verlauf der Inzision der Muskulatur

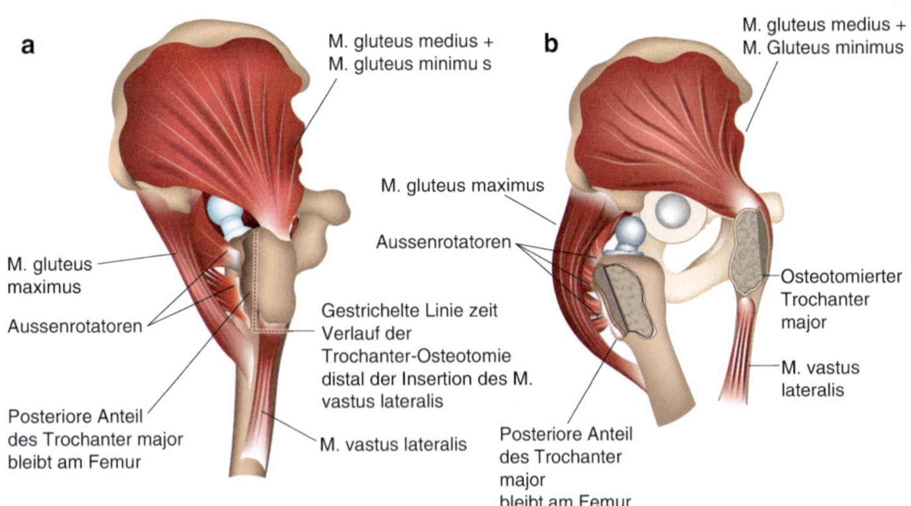

Abb. 7.8 **a-c** Darstellung der anatomischen Strukturen für den Trochanteric slide. **a:** Darstellung des Osteotomieverlaufes. **b:** Weggeklappter Trochanter major mit intakter vastoglutealer Schlinge. **c:** Refixierter Trochanter major

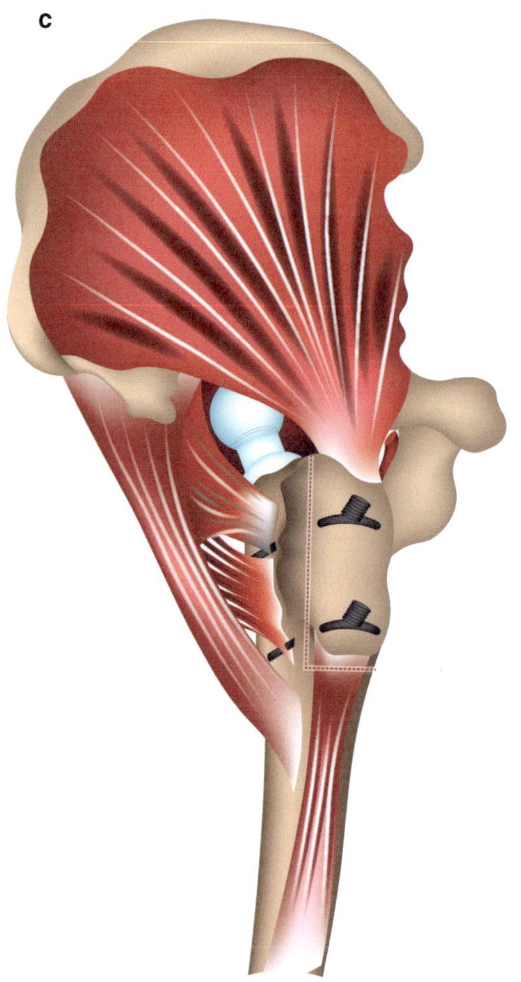

Abb. 7.8 (Fortsetzung)

nen des Trochanter geachtet werden. Die Dicke des Fragmentes ist meist ca. 2 cm. Es muss bei einer ausschließlichen Pfannenrevision mit belassenem Schaft aber noch etwas Knochen an der Prothesenschulter zur besseren Einheilung belassen werden. Der Trochanter wird dann im Muskelverbund nach ventral gehalten, was eine sehr gute Visualisierung des Gelenkes erlaubt (Abb. 7.8b). Für die spätere Reinsertion werden meist zwei Doppelcerlagen verwendet (Abb. 7.8c). Postoperativ sollte der Patient sechs Wochen keine aktive Abduktion durchführen, um die Einheilung des Trochanter nicht zu gefährden. In einer Nachuntersuchung von 83 Trochanteric slide-Osteotomien fanden Lakstein et al. (2010) in 84,4 % eine knöcherne Einheilung des Trochanter, in 10,8 % eine fibrotische Einheilung und in 4,8 % eine Pseudarthrose. In 15,6 % sahen Lakstein et al. (2010) eine Trochanterfragmentation, in 15,6 % persistierende Beschwerden im Bereich des Trochanter sowie in 7,2 % eine Schwäche der Abduktoren.

Aufgrund dieser relativ häufigen Probleme des „trochanteric slide" bevorzugen wir als erweiterten Zugang den transfemoralen Zugang (extended trochanteric osteotomy) von Heinz Wagner (1987, 1989; Wagner und Wagner 1993, 1997) in einer modifizierten Technik (Abb. 7.9). Er ist aus meiner Sicht indiziert bei Hüftprothesenwechseln mit gebrochene Endoprothesenstielen, eine durch die Lockerung bedingten Achsabweichung des Femur, einem deutlich ausgedünnten, frakturgefährdeten Knochen, einem stabilen Zementmantel, einem teilfixierten zementlosen Prothesenstiel (vor allem bei Stielen mit rauen Oberflächen) und bei einer periprothetischen Fraktur. Die Vorteile des Schaftwechsels über einen transfemoralen Zugang bzw. der sog. extended femoral osteotomy sind der direkte Zugang zum distalen Kanal des Femur fur die Entfernung von distalem Zement und für die zuverlässige Bearbeitung des neuen Prothesenfixationsbettes, die Vermeidung von intraoperativen Frakturen und femoralen Perforationen, die zuverlässigere Heilung der Osteotomie im Vergleich zur transtrochantären Osteotomie, die verkürzte Operationszeit bei schwieriger Implantatentfernungen, die Schonung der vastoglutealen Schlinge und die Knochenneubildung durch Kallusformation (Mardones et al. 2005; Glassman 2004; Della Valle et al. 2003; Huffman et al. 2003; Paprosky et al. 2001; Miner et al. 2001; Chen et al. 2000; Younger et al. 1995; Peters et al. 1993) (Abb. 7.10a-e). Über den transfemoralen Zugang

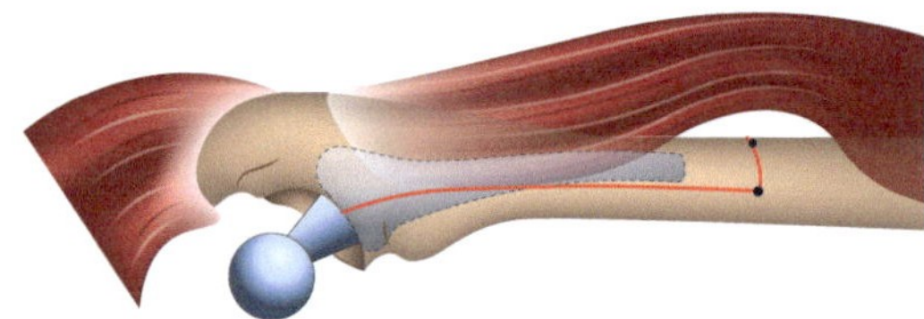

Abb. 7.9 Darstellung der anatomischen Strukturen für den transfemoralen Zugang. Dir rote Linie zeigt den Verlauf der Osteotomie

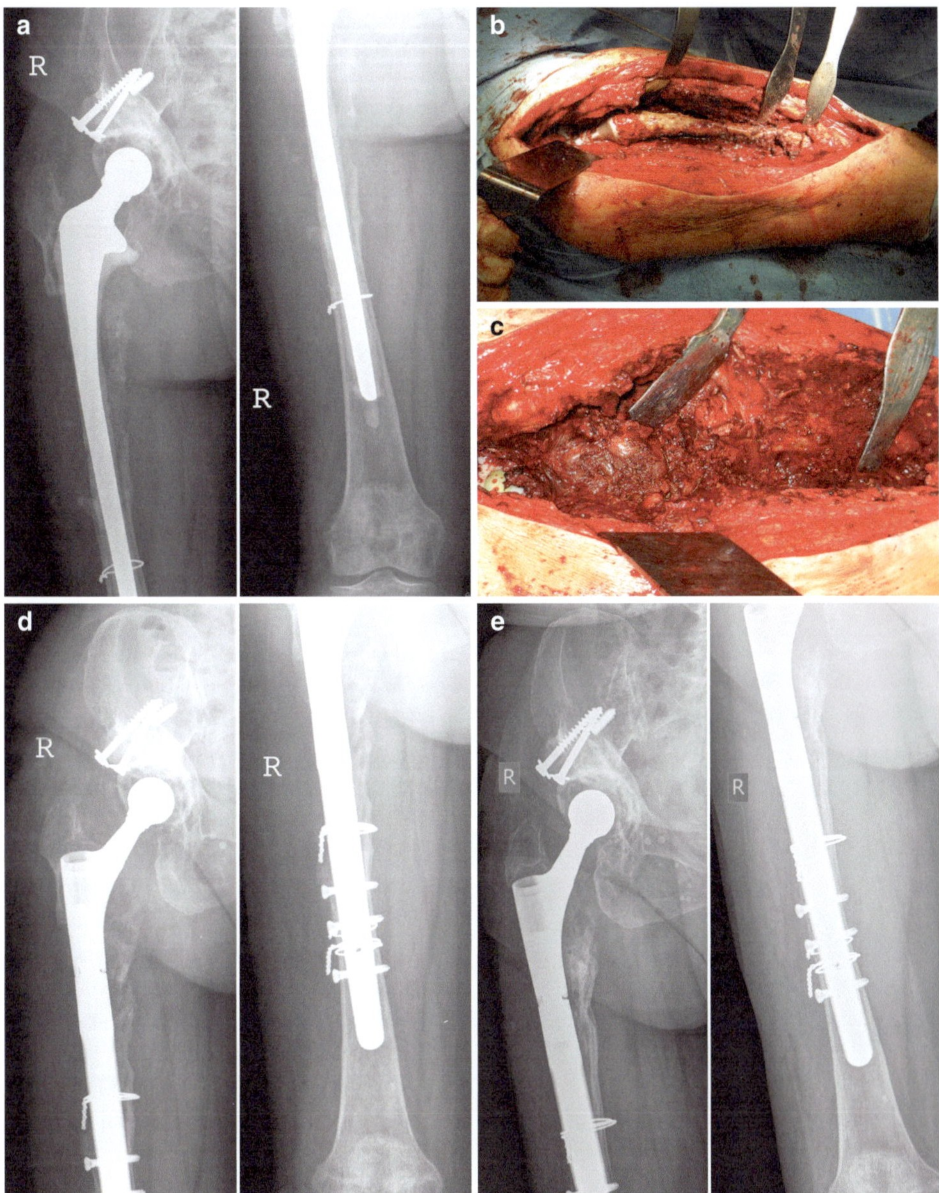

Abb. 7.10 **a-e** Transfemoraler Wechsel eines zementierten Revisionsschaftes zehn Jahre nach Implantation mit ausgeprägten Abriebinduzierten Osteolysen und Defekten. Ein periprothetischer Infekt wurde prä- und intraoperativ ausgeschlosssen. **a:** Präoperatives Röntgenbild mit Schaftlockerung und ausgepägten Osteolysen am Schaftbereich. **b:** Intraoperativer Situs mit Darstellung der Schaftes über einen transfemoralen Zugang. Der Trochanter major ist mit dem Restknochen des lateralen Femurs und der aufliegenden Muskulatur nach ventral geklappt unter Erhalt der vastoglutealen Schlinge. **c:** Intraoperativer Situs nach Entfernung des Schaftes. Die Hämosiderinhaltige periprothetische Lockerungsmembran ist zum Teil noch nicht entfernt. Die Reste des lateralen Femurknochens sind im Muskelverbund nach ventral hochgeklappt. **d:** Röntgenbild zwei Wochen postoperativ nach Wechsel auf einen modularen Revisionsschaft Revitan Kurviert mit distaler Verriegelung (ZimmerBiomet, Winterthur, Schweiz). Der Trochanter major wurde mit Fiber-Wire durch die Löcher der proximalen Schaftkomponente fixiert. **e:** Das Röntgenbild zwei Jahre postoperativ zeigt eine distale Osteointegration des Schaftes mit unveränderter Stellung, eine mediale Knochenregeneration und eine nahezu unveränderte Stellung des Trochanter major. Letztere ist durch den Erhalt der vastoglutealen Schlinge bei Verwendung des transfemoralen Zugangs erzielt worden

gelingt es, festsitzende Schäfte und Zementmäntel kontrolliert zu entfernen, z. B. bei septischen Prothesenwechseln von fest osteointegrierten zementlosen Prothesenstielen mit grober Oberflächenstruktur oder festen Zementmänteln mit ossären Osteolysen (Fink et al. 2009). Neben der sicheren Entfernung allen Fremdmaterials kann hiermit ein radikales Debridement des Prothesenbettes und der Osteolysen sicher erzielt werden (Lim et al. 2011; Fink et al. 2009). Bei korrekter Durchführung gelingt eine reproduzierbar hohe Einheilung des Knochendeckels (Tab. 10.1, 10.2, und 10.3). Der Nachteil des transfemoralen Zugangs ist im Gegenzug sicherlich der technisch größere Aufwand, die Größe des Zugangs mit potentiell größerem Blutverlust und die etwas verlängerte Rehabilitationszeit bis das Trendelenburgzeichen negativ wird (Fink et al. 2007). Auf den transfemoralen Zugang wird im separaten Kapitel näher eingegangen (siehe Kap. 10).

Entfernung des einliegenden Implantates

8

Inhaltsverzeichnis

Die Entfernung der einliegenden femoralen Komponente bzw. des Zements kann sehr schwierig sein. Das primäre Ziel ist es hierbei, die Entfernung mit einem minimalen Verlust des umgebenden Knochens zu realisieren, unkontrollierte Frakturen zu vermeiden und die für die Funktion und die Vaskularisierung des Knochens wichtige Muskulatur zu schonen. In der präoperativen Planung muss dieser operative Schritt und mögliche Schwierigkeiten hierbei analysiert und Erweiterungsmöglichkeiten des Vorgehens bei Schwierigkeiten und Komplikationen mit in Betracht gezogen werden. Hierbei sind folgende Punkte zu analysieren:

1. Es bedarf der Analyse des Knochens hinsichtlich Ausdünnungen, Osteolysen und Achsabweichungen zur Vermeidung von unkontrollierten Frakturen.
2. Bei einer geplanten endofemoralen Entfernung des Schaftes muss auf Hindernisse auf dem Weg des Schaftes nach proximal aus dem Femur geachtet werden. Dies betrifft vor allem den Trochanter major, der sich über dem Schafteingang befinden und bei einer unkontrollierten Extraktion des Schaftes frakturieren kann.
3. Die Oberflächenstruktur des zu entfernenden Schaftes muss beurteilt werden. Glatt polierte zementierte Schäfte lassen sich in der Regel leicht aus dem Zementköcher herausschlagen. Bei aufgerauten zementierten Schäften kann das schon schwieriger sein. Vor allem zementlose Schäfte müssen hinsichtlich ihrer Entfernbarkeit beurteilt werden. Hierbei spielt zum einen die Oberflächenstruktur eine große Rolle. Grob-

Ergänzende Information Die elektronische Version dieses Kapitels enthält Zusatzmaterial, das berechtigten Benutzern zur Verfügung steht https://doi.org/10.1007/978-3-662-62954-3_8. Die Videos lassen sich durch Anklicken des DOI Links in der Legende einer entsprechenden Abbildung abspielen, oder indem Sie diesen Link mit der SN More Media App scannen.

B. Fink, *Femorale Revisionsendoprothetik*, https://doi.org/10.1007/978-3-662-62954-3_8

strukturierte Schäfte (z. B. ESKA-Schäfte, der Solution-, der Lord-, der Judet und der Mecron-Schaft) sind schwierig bis gar nicht endofemoral zu entfernen, wobei hier die Ausdehnung der groben Oberflächenstrukturierung maßgeblich ist. Proximal grobstrukturierte Schäfte sind einfacher zu entfernen als Schäfte mit grober Oberflächenstruktur entlang des ganzen Schaftes Das Gleiche gilt für Hydroxalapatit-beschichtete Schäfte.
4. Die Form des zu entfernenden Prothesenschaftes sollte beurteilt werden. Zementlose Schaftprothesen mit Kragen lassen den medialen Einstieg von Meißeln am Kalkar des Femur nicht zu. Geschwungene Schäfte (z. B. Individualprothesen) sind schwierig endofemoral zu ummeißeln. Geradschäfte ohne Kragen hingegen erlauben den zirkumferenten Einsatz von schmalen Meißeln zur Lösung des Schaftes.
5. Die notwendige Entfernung von zusätzlich einliegenden Implantaten wie Schrauben oder Platten müssen für die Prozedur der Entfernung des Schaftes mit eingeplant werden.
6. Bei zementierten Schäften muss die Entfernung des Zementes und vor allem des distalen Zementpfropfens unterhalb des Spitze des Schafts sowie ggf. des Zementstoppers geplant werden. Lange Zementpfropfen, die in oder sogar über den Isthmus des Femur reichen, können nicht ohne ein erhebliches Risiko einer Perforation oder sogar Fraktur endofemoral entfernt werden (siehe Kap. 9).

Der zu entfernende Schaft sollte vor der Operation identifiziert werden. Dabei müssen folgende Punkte präoperativ und ggf. mit dem entsprechenden Vertreter der Prothesenfirma geklärt werden:

1. Identifizierung des Namens bzw. Typs des Schaftes und der Firma
2. Vorhandensein eines Einschraubgewindes im Schaft für einen Schaft-spezifischen Ausschläger
3. Schaft mit oder ohne Kragen
4. Modularer Kopf versus Monoblockprothese
5. Länge des Schaftes: Kurzschaft, Standardlänge, langer Schaft
6. Oberflächenbeschaffenheit des Schaftes (glatt poliert, rau, korund-gestrahlt, grob-strukturiert, Hydroxylapatit-beschichtet)
7. Intaktheit des Schaftes (Ausschluss Schaftbruch)

Bei einem zu entfernenden zementlosen Schaft müssen weiterhin folgende Punkte analysiert werden:

1. Lokalisation der strukturierten Oberfläche bzw. Hydroxylapatit-Beschichtung zur Osteointegration des Schaftes
2. Ausdehnung der strukturierten Oberfläche bzw. Hydroxylapatit-Beschichtung
3. Modularität des Schaftes

Ein gelockerter Prothesenschaft lässt sich in der Regel einfach endofemoral von proximal mit den entsprechenden Ausschlaginstrumenten entfernen. Manche Schäfte haben an der Schulter ein extra hierfür vorgesehenes Gewinde, in das ein entsprechendes Ausschlaginstrumentarium eingedreht werden kann. Anderenfalls können spezielle Ausschlaginstrumente um den Hals der Prothese geführt und an diesem befestigt werden (Abb. 8.1 und 8.2). Bei Prothesenschäften mit Kragen oder/ und Loch in der Schulter können diese bei der Entfernung mit genutzt werden (Abb. 8.3).

Festsitzende zementierte und zementlose Schäfte machen die Entfernung z. T. deutlich schwieriger und bedürfen spezieller Techniken.

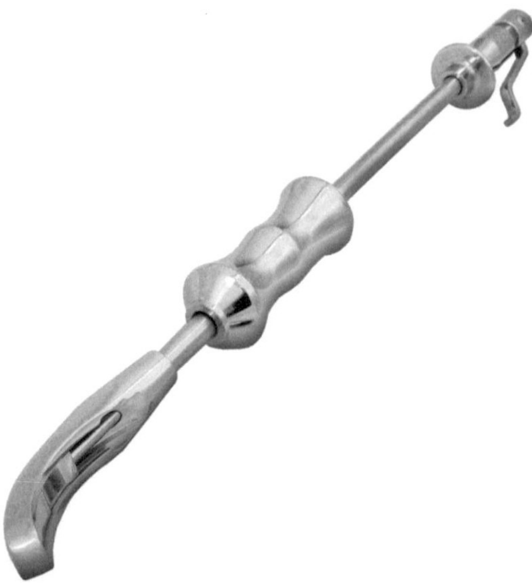

Abb. 8.1 Ausschlaginstrumentarium für eine Prothesenschaft (ABC-Ausschläger, Endochon, Neckargmünd, Deuschland)

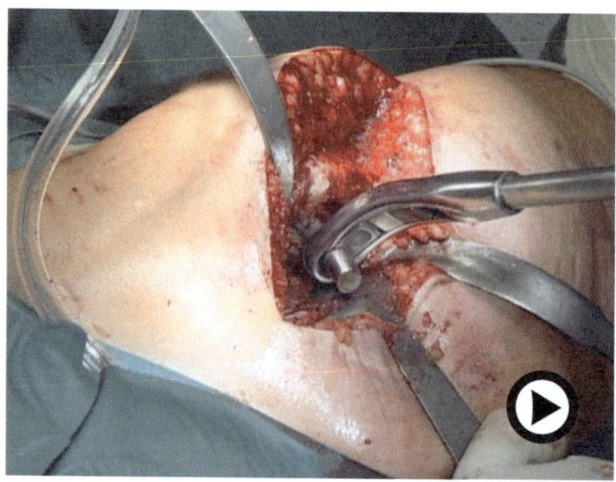

Abb. 8.2 (Video 8.1) Ausschlagen eines gelockerten zementierten Schaftes mithilfe des ABC-Ausschlägers (Endocon, Neckargmünd, Deutschland) (▶ https://doi.org/10.1007/000-2dd) (mit freundlicher Genehmigung von ZimmerBiomet, Winterthur, Schweiz)

Festsitzende Schäfte bedürfen einer geplanten Entfernung bei

1. einem periprothetischen Spätinfekt. Hier muss alles Fremdmaterial (Prothese und ggf. Zement) entfernt werden und das infizierte Prothesenbett radikal debrediert werden. Der transfemorale Zugang erlaubt dieses kontrolliert und zuverlässig durchzuführen.
2. einem Bruch der Prothese. Ein Bruch des Prothesenstiels erzwingt die komplette Entfernung des Implantats (Abb. 8.4). Als Ausnahme kann allenfalls bei einem aseptischen Wechsel ein kurzer zementloser oder zementierter Stiel über einem weit distal an der Spitze gebrochenen Schaft nach Entfernung des proximalen Prothesenanteils implantiert werden.
3. einer Schädigung des Halses des Prothesenschafts bei einem länger bestehenden Keramikkopfbruch, der einen Einsatz eines Sleeve-Adapters für Köpfe (z. B. BioBall, Merete Medical, Berlin, Deutschland) nicht mehr erlaubt. Hier wird intraoperativ die Verwendung des Sleeve-Adapters mit dem Testsleeve getestet (Merete Medical, Berlin, Deutschland). Zeigt sich ein Wackeln bei der mechanischen Testung, muss der Schaft ausgewechselt werden.
4. einem alten Monoblockschaft mit integriertem Kopf, bei dem der isolierte Pfannenwechsel nicht zu einer ausreichenden Stabilität des Gelenkes führt.

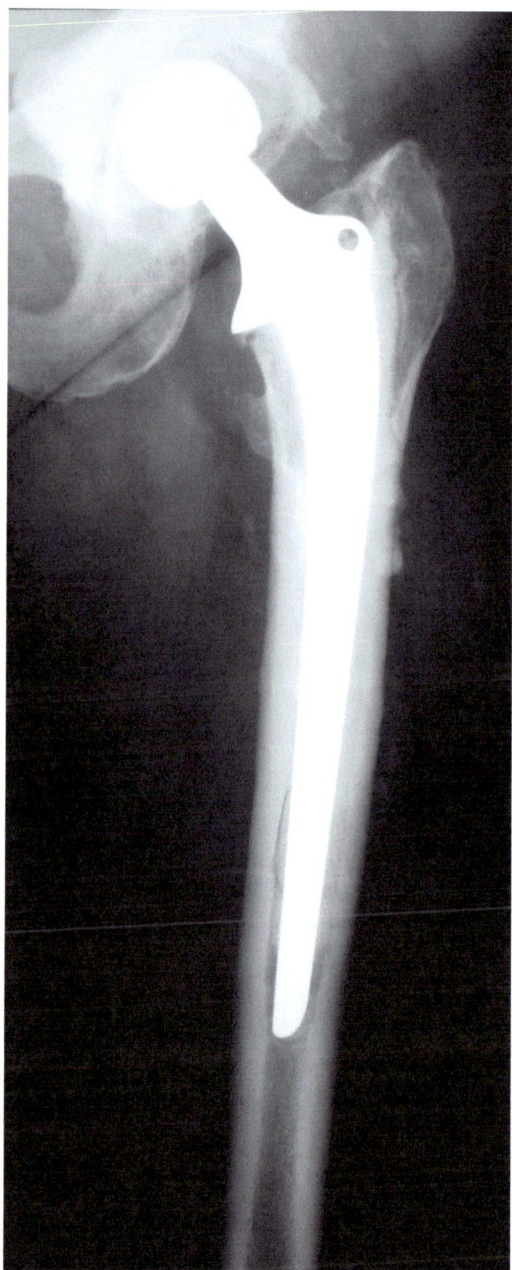

Abb. 8.3 Teilgelockerter zementierter Schaft mit Kragen und Loch in der Prothesenschulter

Eine ungeplante Entfernung eines festsitzenden Schaftes ist notwendig bei:

1. einem isolierten Pfannenwechsel, bei dem sich intraoperativ herausstellt, dass die notwendige Beinlänge oder Stabilität des Ge-

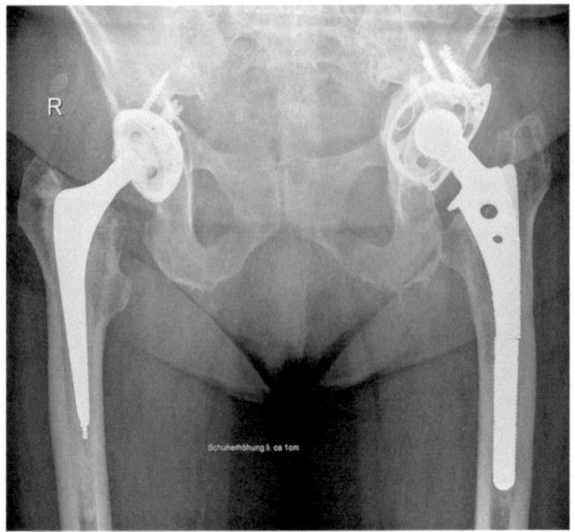

Abb. 8.4 Gebrochener zemenloser Schaf mit grober Oberlächenstruktur (Mecron) links

lenkes ohne einen Schaftwechsel nicht erzielt werden kann.
2. einem erst intraoperativ zu erkennenden malrotierten Schaft, der zu einer nicht zu adressierenden Instabilität des Gelenkes oder/und Impingement des Schaftes führt.
3. einer Inkompatibilität des Schaftes mit den neuen Prothesenköpfen. Diese Situation lässt sich durch einer adäquate präoperative Einholung von Informationen über den einliegenden Schaft vermeiden, was manchmal sehr aufwendig sein kann.

Für die Entfernung von festsitzenden Schäften bedarf es erstens einen guten direkten Zugang zum femoralen Kanal von proximal und zweitens der Möglichkeit einer sicheren Erweiterung des Zugangs ohne Schädigung der Muskulatur, der vastoglutealen Schlinge und der Gefahr einer unkontrollierten Fraktur. Wir bevorzugen daher von den möglichen Zugängen (siehe Kap. 7) den posterolateralen Zugang.

8.1 Instrumentarium

Für die Revisionsendoprothetik bedarf es einer Reihe an speziellen Instrumenten, die in der präoperativen Planung bedacht werden müssen. Ggf. müssen spezielle Implantat-spezifische Instrumente oder generelle Entfernungsinstrumente (z. B. pneumatische Meißel) bestellt werden. Für die Zemententfernung bedarf es eines großen Sortimentes an verschiedenen Zemententfernungsmeißeln, Bohrern, Korkenziehern (siehe Kap. 9). Aber auch für die Entfernung zementloser Schäfte sind dünne flexible Meißel wichtig, die allesamt scharf sein müssen (Abb. 8.5). Das pneumatische Meißelsystem (Orthoclast, Endocon, Neckargemünd, Deutschland) erlaubt sehr gut, endofemoral von proximal zementlose Geradschäfte ohne Kragen zu entfernen

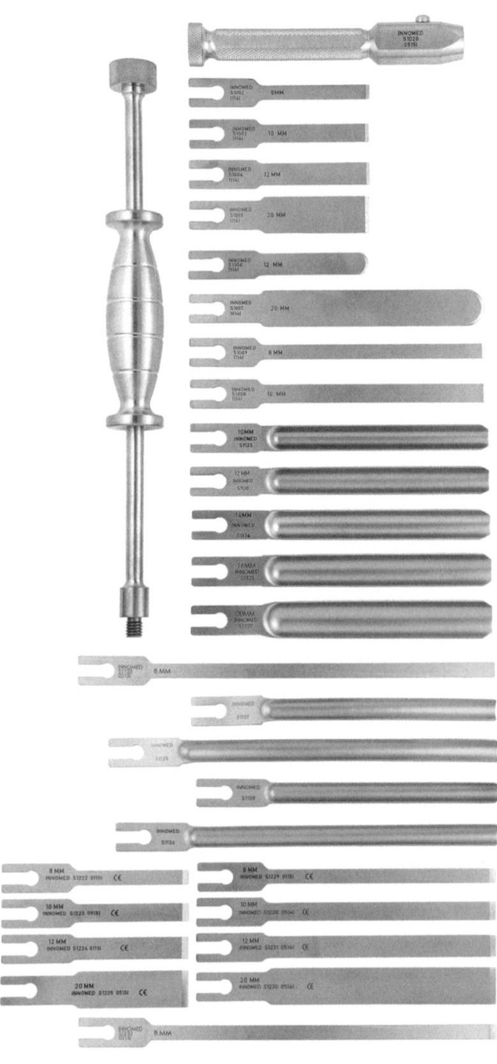

Abb. 8.5 Set von dünnen Meißeln zur Entfernung zementloser Schäfte. (Firma Endocon, Neckargmünd, Deutschland)

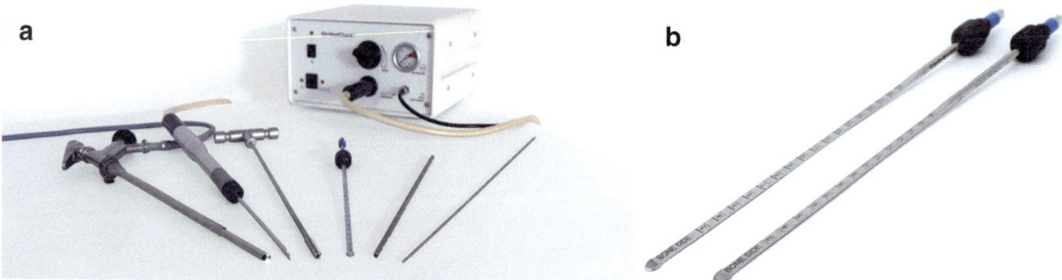

Abb. 8.6 **a,b a:** Pneumatischer flexibler Meißel (Osteoclast, Endocon, Neckargemünd, Deutschland). **b:** Klinge der langen flexiblen Meißel des Osteoclast

(Abb. 8.6a,b). Kirschner-Drähte können neben den Schäften vorbei gebohrt werden, um diese zu lockern. Dünne Sägeblätter sind ebenso hilfreich. Bei gebrochenen Prothesen kann ein distales rundes Prothesenteil, ggf. nach Darstellung über einen transfemoralen Zugang mit Hohlfräsen (Trephines) überbohrt und so gelockert werden (Pierson et al. 1993; Paprosky et al. 2001) (Abb. 8.7).

8.2 Techniken der Schaftentfernung

Zunächst wird an der Schulter der Prothese sämtliches Narbengewebe und Knochen oberhalb der Schulter entfernt, welches bei der Extraktion des Schaftes nach proximal, aus dem Femurschaft heraus, im Weg steht. Dies führt zu einer Verringerung des Risikos einer unkontrollierten Trochanterfraktur. Ein zu forsches, kraftaufwendiges Vorgehen sollte vermieden werden, um keine Fraktur zu riskieren.

Ist der proximale Eingang des Schaftes freipräpariert, kann nun mit schmalen dünnen Meißeln entlang des Schaftes vorsichtig gemeißelt werden. Dünne flexible Meißel können an der Prothese vorbei nach distal geführt und so der Schaft aus seinem proximalen Bett gelockert werden (Abb. 8.8). Anschließend können weiter distal Kirschner-Drähte die Prothese an der Spitze lockern (Abb. 8.8). Alternativ kann ein pneumatischer Meißel (Orthoclast, Endocon, Neckargemünd, Deutschland) verwendet werden, dessen dünnen, flexiblen, langen Meißel bis zur Spitze des Schaftes geführt werden können. Hierbei ist darauf zu achten, dass der Meißel entsprechend seines Schliffs zur Prothese hin läuft, was auf dem Meißel entsprechend markiert ist (Abb. 8.6b).

Ist der Trochanter major aufgrund seiner Lage über der Prothesenschulter oder seiner Osteolyse-bedingten Ausdünnung frakturgefährdet, sollte die unkontrollierte Fraktur des Trochanter durch einen kontrollierten transfemoralen Zugang mit größerem Knochendeckel und Erhalt der vastoglutealen Schlinge umgangen werden.

8.3 Erweiterte spezielle Techniken

8.3.1 Longitudinale Femur-Osteotomie

Gelingt die Lösung der Prothese aus dem Fixationsbett durch die Ummeißelung nicht, kann bei einem zementlosen Prothesenschaft mit proximalem Coating bzw. Oberflächenstrukturierung eine längsverlaufende Femurosteotomie als erster Erweiterungsschritt durchgeführt werden. Hierbei wird wie bei dem transfemoralen Zugang im Septum intermusculare laterale bis auf das Femur etwas oberhalb der Linea aspera vorgegangen. Dies erfolgt bis etwas proximal der Prothesenspitze (siehe Kap. 10). Entlang dieser Linie wird mit einer oszillierenden Säge mit dünnem Sägeblatt (0,7 mm) unter Kühlung mit Ringerlösung eine Osteotomie nach proximal geführt, wobei sie proximal leicht bogenförmig nach dorsal verläuft (Abb. 8.9). Der Verlauf kann vorher mit kleinen Bohrlöchern markiert werden (Abb. 8.9).

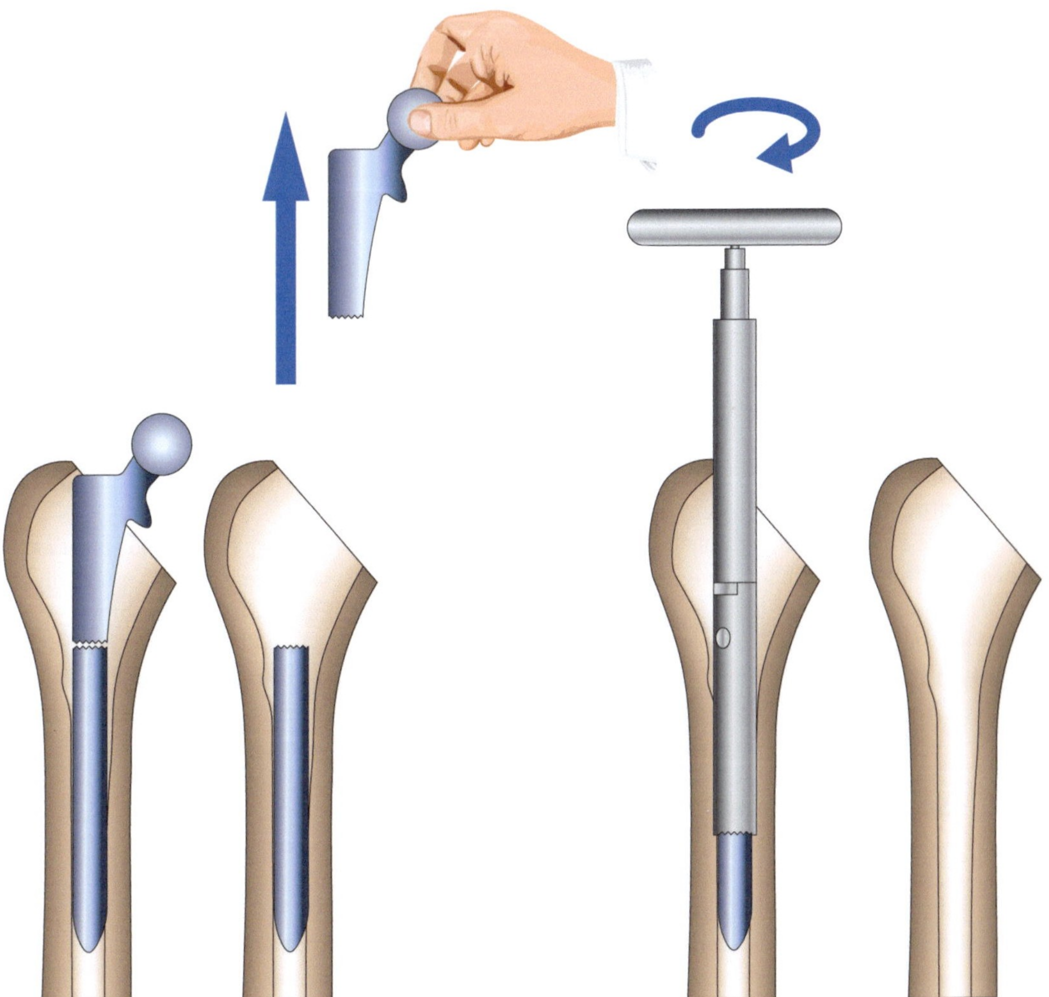

Abb. 8.7 Überfräsen des distalen Anteils eines gebrochenen Prothesenstiels endofemoral mit einer Trephine (Hohlfräse)

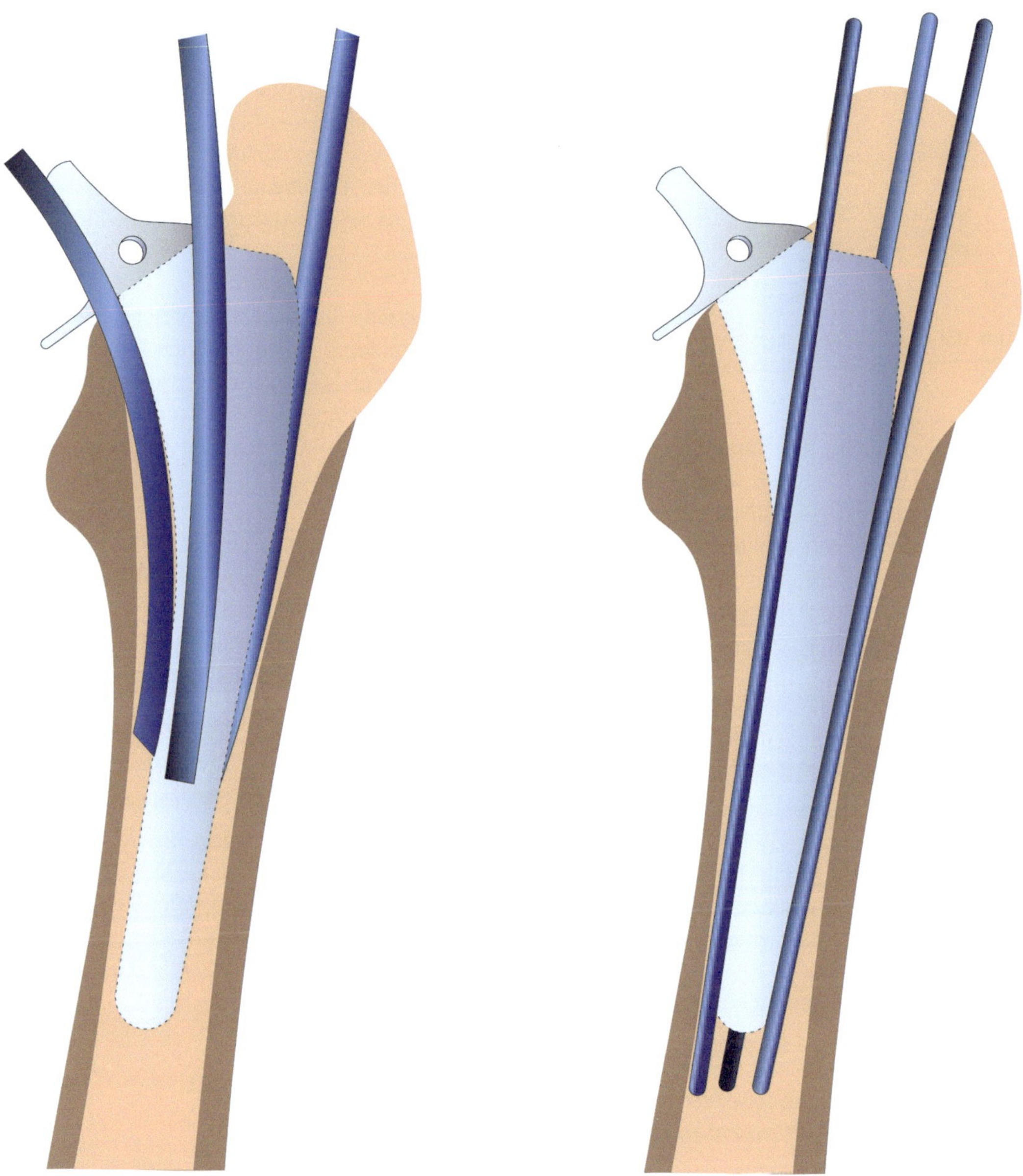

Abb. 8.8 Ummeißelung des proximalen Schaftes und Umbohrung des distalen Schaftes mit K-Drähten

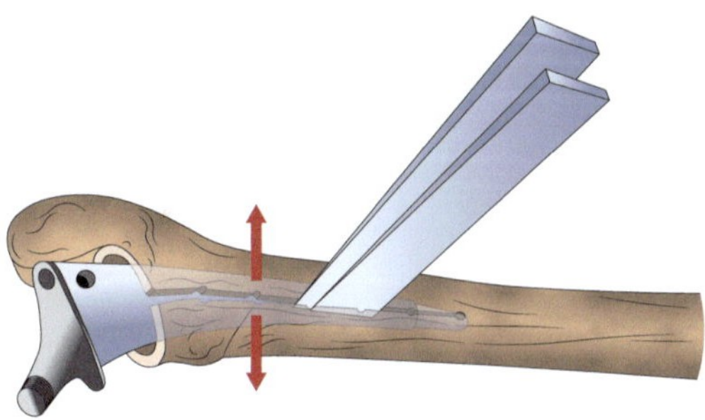

Abb. 8.9 Längsverlaufende Femurosteotomie

Anschließend wird mit eingeführten Meißeln versucht, vorsichtig das Femur ein wenig aufzuspalten. Hiernach werden wieder schmale Meißel von proximal nach distal geführt und dann versucht, den Schaft mit einem Ausschlaginstrumentarium auszutreiben. Gelingt dies wieder nicht, sollte von der Längsosteotomie aus auf einen transfemoralen Zugang umgestiegen werden (siehe Kap. 10). Piyakunmala et al. (2009) beobachteten mit dieser Technik bei 19 Patienten keine Komplikationen. Nagoya et al. (2020) konnten anhand von 16 Fällen zeigen, dass nach einer solchen Längsosteotomie sogar längere Standardschäfte vom Zweymüller-Typ implantiert werden konnten. Hierbei kommt es entlang der Osteotomie zu einer Kallusbildung, die die Osteointegration des neuen Prothesenschaftes fördert (Nagoya et al. 2020).

8.3.2 Erweiterte Trochanterosteotomie (ETO) bzw. transfemoraler Zugang

Der transfemorale Zugang bietet sich zur Entfernung von festsitzenden Schäften vor allem an bei (siehe Kap. 10):

- gebrochenen Schäften,
- Schäften mit grober Oberflächenstruktur des ganzen Schaftes,
- frakturgefährdetem, dünnen Knochen,
- Achsabweichungen des Femur,
- deutlicher Einsinterung des Schaftes,
- ausgeprägten periartikulären Weichteilverknöcherungen,
- periprothetischer Spätinfektion,
- zusätzlich bestehender deutlicher Protrusion einer zu revidierenden Pfanne ins kleine Becken.

Er erlaubt die sichere Schaftentfernung unter Vermeidung unkontrollierter Frakturen und Schonung der Muskulatur (vor allem der vastoglutealen Schlinge). Hierbei hängt die Länge des Deckels u. a. von der Struktur des zu entfernenden Schaftes ab:

- Bei Schäften mit grobstrukturierter Oberfläche und voller Hydroxylapatit-Beschichtung: Deckel bis zur Schaftspitze
- Bei Schäften mit mikroporöser Oberfläche des ganzen Schaftes: Deckel bis ca. 3–4 cm kürzer als der Prothesenschaft
- Bei Schäften mit partieller proximalem mikroporösem Coating oder Hydroxylapatit-Beschichtung: Deckel bis zum Ende der Coating-Fläche bzw. Hydroxylapatit-Beschichtung.
- Bei zementierten Schäften: Deckel bis ca. 3–4 oberhalb des Endes des distalen Zementpfropfens

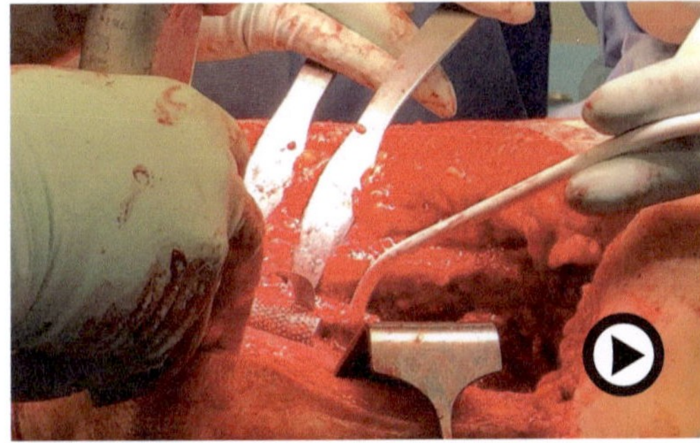

Abb. 8.10 (Video 8.2) Heraussägen eines gebrochenen distalen Prothesenstielteiles mit einem gebogenen Sägeblatt über einen transfemoralen Zugang (▶ https://doi.org/10.1007/000-2dc)

Liegt ein fest integrierter grobstrukturierter Schaft vor, so muss dieser nicht selten nach vorsichtigem Freimeißeln und Hochklappen des lateralen Knochendeckels nach ventral aus dem medialen Femur herausgesägt werden. Hierbei kann ein der Länge nach gebogenes, dünnes und schmales Sägeblatt verwendet werden (Abb. 8.10).

8.3.3 Ventrales Knochenfenster

Von ventral kommenden Zugängen aus (anterior, anterolateral und lateral) kann distal der Höhe des Trochanter major ein ventrales Knochenfenster angelegt werden, um proximal fixierende zementlose Schäfte aus ihrem Fixationsbett zu lockern. Dies gelingt allerdings nur auf der dem Knochendeckel zugewandten ventralen Seite. Auch kann ein solches Fenster dazu dienen, den Zementköcher eines zementierten Schaftes in diesem Bereich zu entfernen. Allerdings lässt sich aus meiner Sicht der Zementköcher in diesem Bereich in der Regel von proximal her entfernen. Die Entfernung des distalen Zementpfropfens wird über dieses Fenster technisch nicht einfacher.

Der proximal-ventrale Knochen wird von der auf ihm befindlichen Muskulatur befreit, was den Knochen des Fensters von der für die Vaskularisierung dieses Knochens wichtigen Muskulatur trennt. Es werden an den vier Ecken des Knochendeckels Bohrlöcher gesetzt und dann mit einem dünnen Sägeblatt unter Kühlung diese vier Löcher in konvergierender Sägung miteinander zum Knochenfenster verbunden. Die Konvergenz verhindert das Hineinfallen des Fensters beim späteren Verschluss. Das Fenster wird durch Mei-

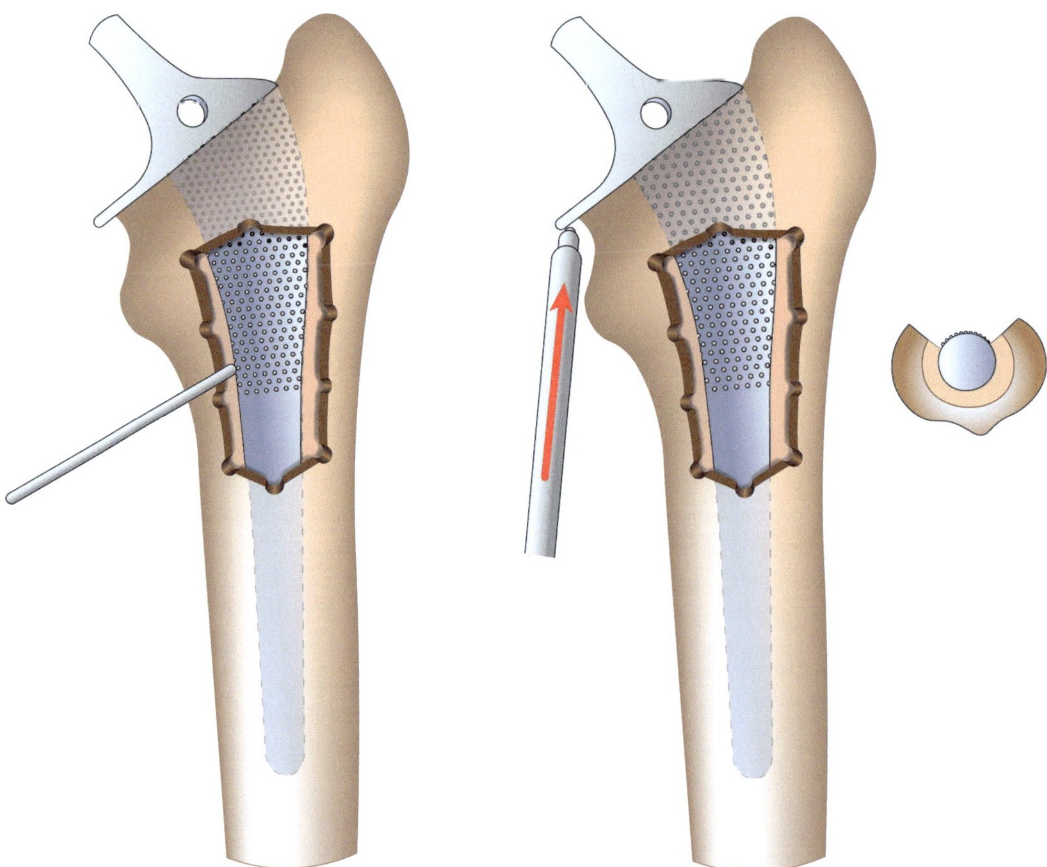

Abb. 8.11 Anlegen eines ventralen proximalen Knochenfensters

ßel angehoben und entfernt (Abb. 8.11). Nach Extraktion des alten Schaftes und ggf. Zementes wird dieses Fenster wieder mit einer Doppelcerclage oder einem Kabel verschlossen. Dann wird ein neuer zementloser oder zementierter Schaft eingesetzt (Kim et al. 2003). Bei zementierten Schäften liegt das Knochenfenster weiter distal und reicht meist weiter distal in das Femur als bei proximal fixierenden zementlosen Schäften (siehe hierzu Kap. 9).

Park et al. (2019) fanden bei 75 Revisionsoperationen mit einer solchen ventralen Fensterung über einen lateralen Zugang und Reimplantation eines zementlosen distal fixierenden Schaftes eine Pseudarthrose des Fensters in 2 %, eine Schaftsinterung in 8,9 %, eine intraoperative Frakturrate von 3,6 % und eine Überlebensrate des Schaftes nach zehn Jahren von 91,1 %.

Aufgrund der Devaskularisierung des Knochendeckels und der nicht vorhersehbaren Möglichkeit, von diesem Fenster aus einen zementlosen Schaft sicher zu lockern bzw. den distal einliegenden Knochenzement sicher zu entfernen, ziehen wir einen transfemoralen Zugang in diesen Situationen einer solchen Fensterung vor.

8.4 Entfernung gebrochener Schäfte

1. Die Entfernung von gebrochenen Stielprothesen stellt eine besondere Herausforderung für den/die Chirurgen/in dar. Der proximal gelockerte Anteil des Schaftes lässt sich in der Regel mühelos nach proximal entfernen. Hierzu müssen aber auch proximale Vernarbungen und knöcherne Überbauungen im Bereich des Trochanter major entfernt werden, um unkontrollierte Frakturen des Trochanter beim Herausschlagen zu vermeiden. Für die Entfernung des festsitzenden distalen Schaftanteils bedarf es spezieller Techniken. Zunächst muss der distale Anteil erreicht werden. Ist der Prothesenschaft proximal gebrochen, kann der distale Anteil endofemoral angegangen werden. Ist das Femur gerade und der Prothesenschaft zylindrisch, kann der distale Anteil mit einer Trephine (Hohlfräse) überfräst werden (Abb. 8.7). Hierbei ist die Höhlfräse 0,5 mm oder 1 mm größer zu wählen als der Durchmesser des Schaftes an seiner dicksten, noch verbliebenen Stelle (Pierson et al. 1993). Die Hohlfräsen können relativ schnell stumpf werden. Beim Fräsen sollte daher darauf geachtet werden, dass die Hohlfräse nicht stumpf verwendet wird und es zu großen Hitzeentwicklungen kommt, die den Knochen schädigen können.
2. Bei nicht zylindrischen Prothesenschäften, Achsabweichungen des Femur und bei weiter distal gebrochenen Stielen empfiehlt sich ein transfemoraler Zugang oder ein größeres, ventrales Knochenfenster. Aufgrund der besseren Zugängigkeit zum distalen Schaftteil bevorzugen wir die Technik des transfemoralen Zugangs. Bei der Wahl der Deckellänge muss darauf geachtet werden, dass noch genügend Fixationsstrecke für den gewählten distal fixierenden Schaft im Isthmus verbleibt. Der distale Anteil der gebrochenen Prothese kann mittels verschiedener Techniken gelöst und entfernt werden:
   - Mittels einer Hohlfräse (Trephine) kann der distale Anteil überfräst werden (Abb. 8.12). Hierbei ist die Höhlfräse wiederum 0,5 mm oder 1 mm größer als der Durchmesser des Schaftes an seiner dicksten, noch verbliebenen Stelle (Pierson et al. 1993). Diese Überfräsung sollte unter Sicht geschehen, weshalb ein ventrales Fenster oder besser noch ein transfemoraler Zugang Voraussetzung sind.
   - Der noch distal festsitzende zementlose Anteil wird mittels eines dünnen, in seiner

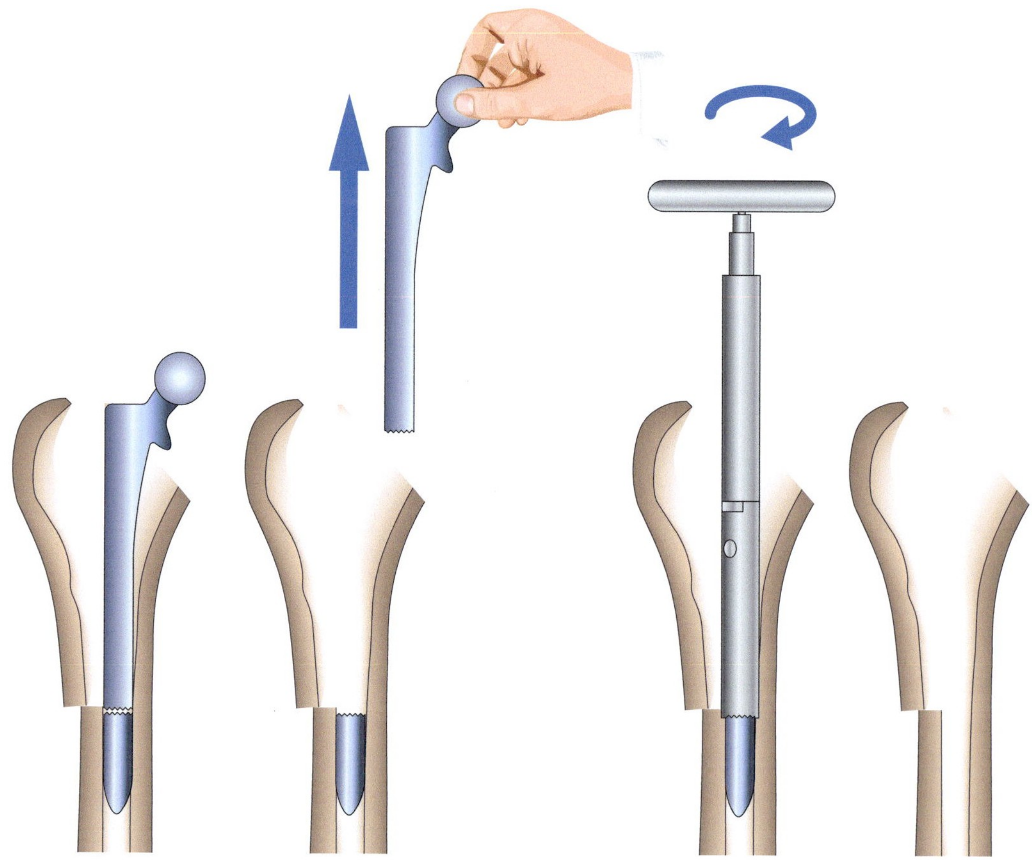

Abb. 8.12 Trephine (Hohlfräse) zur Entfernung eines distal gebrochenen zylindrischen Prothesenstiels über einen transfemoralen Zugang

Längsrichtung gebogenen Sägeblattes umsägt (Abb. 8.10). Kim et al. (2003) berichten über mehr als 30 Anwendungen dieser Technik ohne jegliche Probleme. Der noch im Isthmus zu lösende Rest kann dann mit einem dünnen, flexiblen Klingenmeißel oder einem pneumatischen Meißel gelockert werden.

– Ein Herausschlagen des distal festsitzenden Segmentes über auf der ventralen Femurseite geschaffene Perforationslöcher oder über ein Fenster können wir nicht empfehlen. Die hierbei aufzubringende Kraft ist groß und führt zu einer erhöhten Frakturgefahr des Femur.

Techniken der Zemententfernung 9

Inhaltsverzeichnis

Bei einem gelockerten zementierten Schaft kommt es auf das geplante Revisionsverfahren an, inwieweit der einliegende Zementmantel entfernt werden muss. Bei aseptischen Revisionsoperationen kann ein neuer zementierter Schaft als Zement-in-Zement-Revision implantiert werden, wenn der Zementmantel überwiegend fest und intakt ist. Hier müssen nur die gelockerten proximalen Zementanteile entfernt werden. Auch eine distal noch festsitzende Zementspitze kann in einer aseptischen Situation belassen werden und als Zementstopper dienen, wenn er die Implantation des neuen zementierten Schaftes nicht behindert. Generell müssen alle gelockerten Zementanteile entfernt werden. Für die Implantation von zementlosen Revisionsschäften ist es ebenso wie bei infizierten zementierten Hüftprothesen essenziell, dass sämtlicher Zement aus dem Femur entfernt wird. Hierbei sollten Techniken gewählt werden, die dieses Ziel erreichen helfen, ohne ein höheres Risiko einer unkontrollierten Fraktur des Trochanter major oder einer Perforation des Femur mit sich zu bringen. Darüber hinaus sollte das Fixationsbett der neuen Prothese nicht durch die gewählte Technik der Zemententfernung geschwächt werden.

In der präoperativen Planung gilt es somit bei der Analyse der Röntgenbilder einen Plan zu machen, wie der distal einliegende Zement entfernt werden soll. Befindet sich z. B. ein festsitzender langer distaler Zementmantel im Isthmus des Femur, kann dieser nicht von proximal endofemoral durch Anbohren oder Ummeißeln entfernt werden, ohne dass eine hohe Gefahr der ventralen Perforation des Femur mit den geraden Instrumenten besteht. Weiterhin muss bei der Planung überlegt werden, welche Instrumente für die Zemententfernung hilfreich sein können, die dann ggf. bestellt werden müssen. Ein großes Sortiment an verschiedenen Meißeln mit unterschiedlicher Neigung und Schliffrichtung ist ebenso hilfreich, wie ein Sortiment an langen Kugelfräsen, Bohrern, scharfen Löffeln und Gewindeschneidern (Abb. 9.1). Es sind einige Spezialinstrumente zur Zemententfernung entwickelt worden. So nutzt das OSCAR-Sys-

Ergänzende Information Die elektronische Version dieses Kapitels enthält Zusatzmaterial, das berechtigten Benutzern zur Verfügung steht https://doi.org/10.1007/978-3-662-62954-3_9. Die Videos lassen sich durch Anklicken des DOI Links in der Legende einer entsprechenden Abbildung abspielen, oder indem Sie diesen Link mit der SN More Media App scannen.

B. Fink, *Femorale Revisionsendoprothetik*, https://doi.org/10.1007/978-3-662-62954-3_9

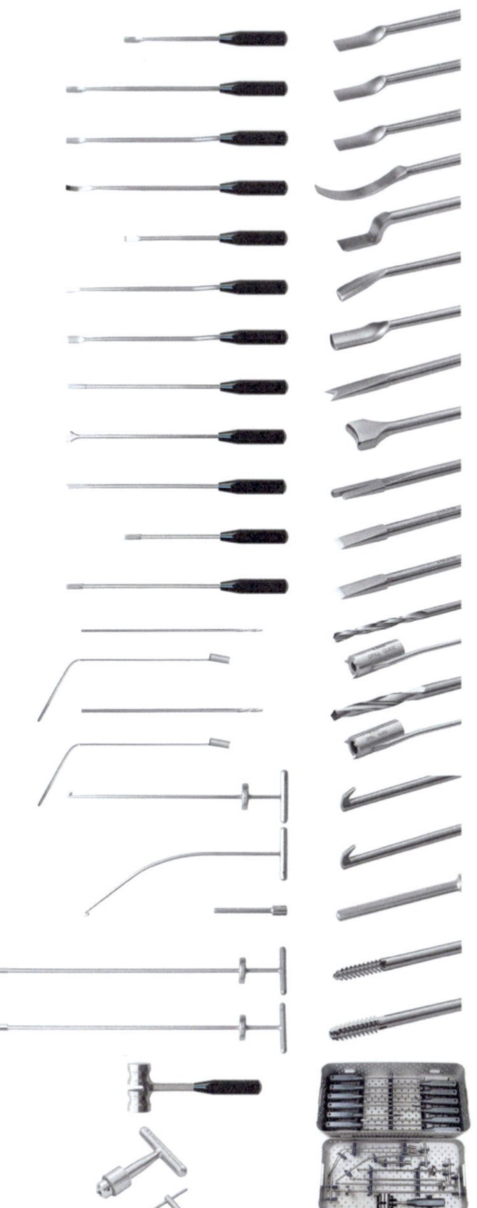

Abb. 9.1 Sortiment an Zemententfernungs-Instrumenten. (Innomed-Europe LLC, Cham, Schweiz)

tem (Endocon, Neckargemünd, Deutschland) die Ultraschalltechnologie für die Knochenzemententfernung. Durch die oszillierende Instrumentenspitze wird der Zement lokal mittels Ultraschallwellen aufgeweicht und kann dann schabend abgetragen werden (Abb. 9.2 und 9.3).

9.1 Techniken von proximal endofemoral

Bevor der einliegende zementierte Schaft entfernt wird, muss zunächst sämtlicher proximaler Zement um die Schulter und den proximalen Bereich des Prothesenschafts entfernt werden, damit die Gefahr einer Trochanterfraktur beim Ausschlagen des Schaftes minimiert wird. Die anschließende Entfernung des einliegenden Schaftes mit einem Ausschlaginstrumentarium, welches z. B. um den Konus des Schaftes befestigt wird, gelingt in der Regel ohne Mühen (Abb. 8.1 und 8.2). Der proximale, in der Metaphyse des Schaftes befindliche Zementmantel lässt sich in der Regel gut herausmeißeln. Dabei wird er mittels eines scharfen Meißels mit beidseitig angeschliffener Spitze (z. B. Nasenmeißel) längsverlaufend radiäre gespalten und die einzelnen Zementstücke anschließend mit einem einseitig geschliffenen

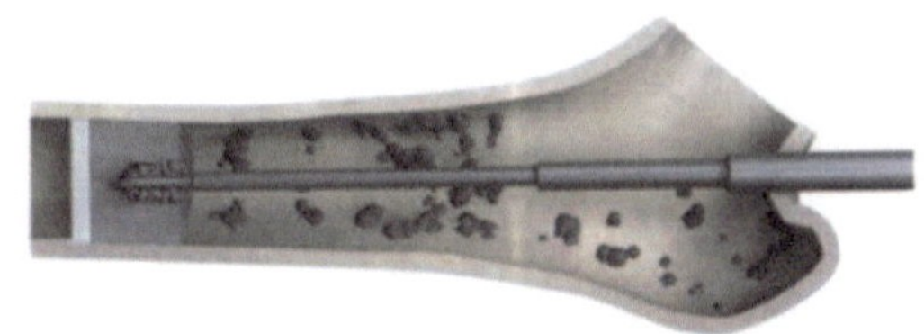

Abb. 9.3 Aufweichung des Zementes durch die oszillierende Sonde des OSCAR-Systems. (Endocon, Neckargmünd, Deutschland)

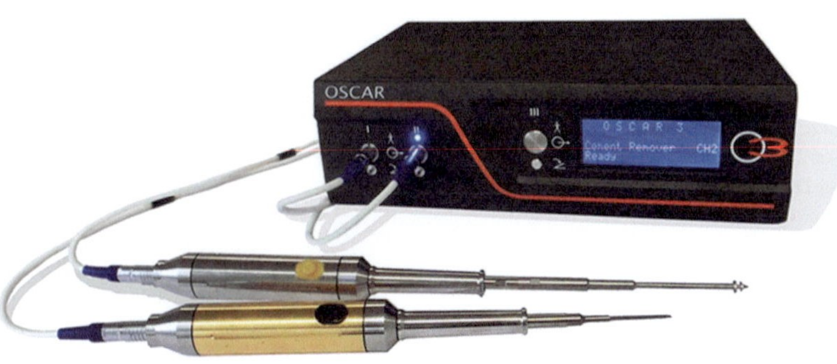

Abb. 9.2 Das OSCAR-System zur Zemententfernung mittels Ultraschalls. (Endocon, Neckargmünd, Deutschland)

Meißel von dem Knochen in Stücken gelöst (Abb. 9.4, 9.5, und 9.6). Hierbei werden die einzelnen Stücke durch Kippen des Meißels in das Femur oder Drehen des Meißels vom Knochen getrennt (Abb. 9.5). Ein Kippen des Meißels gegen den Knochen empfiehlt sich zur Vermeidung von Frakturen nicht.

Schwieriger ist die Entfernung des distalen, diaphysären Zementmantels, der in der Regel fester sitzt als der proximale, metaphysäre. Hier gibt es unterschiedliche Techniken, die abhängig von der Festigkeit des distalen Zementmantels unterschiedlich gut funktionieren.

Der distale Zementmantel kann schrittweise angebohrt werden. Um eine zentrale Anbohrung zu gewährleisten, kann ein intramedulläres Zielgerät verwendet werden (Abb. 9.7). Ein Gewindeschneider wird anschließend in diesen angebohrten Bereich eingeschraubt. Hierbei wird immer der breiteste Gewindeschneider verwendet, der

Abb. 9.4 Radiäre Längsspaltung des proximalen Zementmantels mit z. B. einem Nasenmeißel

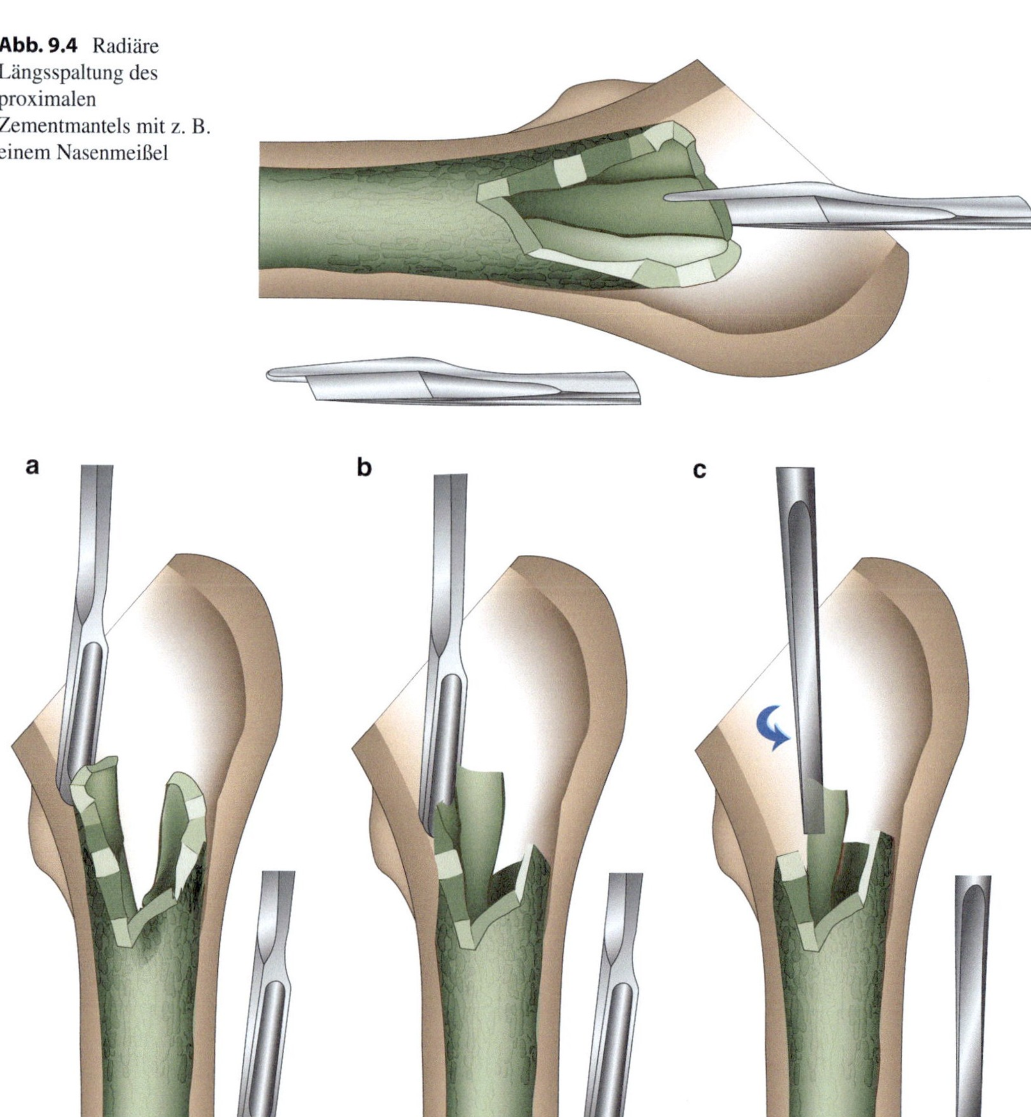

Abb. 9.5 Ablösung der einzelnen Zementstücke vom Knochen mittels einseitig geschliffenen Meißels durch Kippen oder Drehen des Meißels

sich einschrauben lässt. Dieser angeschraubte Zementring kann durch Hammerschläge gegen den Teller des Gewindeschneiders entfernt werden. Der Gewindeschneider sollte nicht zu tief eingeschraubt werden. Die Schritt-für-Schritt-Entfernung kleinerer Zementstücke gelingt besser und risikoärmer als mit viel Kraftaufwand zu versuchen, ein großes festsitzendes Zementstück zu entfernen (Abb. 9.7 und 9.8). Diese Methode funktioniert nur bei einem geschlossenen Zementmantel. Ist der Zementmantel an einer Stelle offen, wird der Gewindeschneider gegen den weicheren Knochen verdrängt und kann diesen beim weiteren Vorgehen beschädigen. Alternativ kann der Zementmantel durch lange Kugelfräsen ausgedünnt werden, wonach die Herausmeißelung des nun dünneren Zementmantels in der Regel besser gelingt (Abb. 9.9).

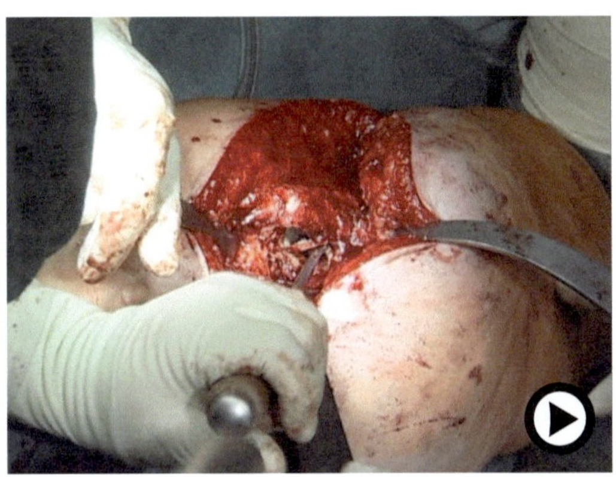

Abb. 9.6 (Video 9.1) Zerkleinern des proximalen Zementmantels durch radiäres Meißeln mit Nasenmeißel (▶ https://doi.org/10.1007/000-2df) (mit Genehmigung von ZimmerBiomet, Winterthur, Schweiz)

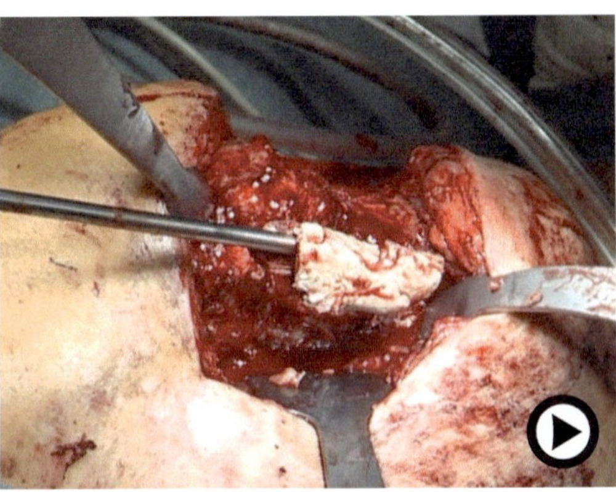

Abb. 9.8 (Video 9.2) Entfernen von zirkulären Zementstücken durch Gewindeschneider (Korkenzieher). (mit Genehmigung von ZimmerBiomet, Winterthur, Schweiz) (▶ https://doi.org/10.1007/000-2de)

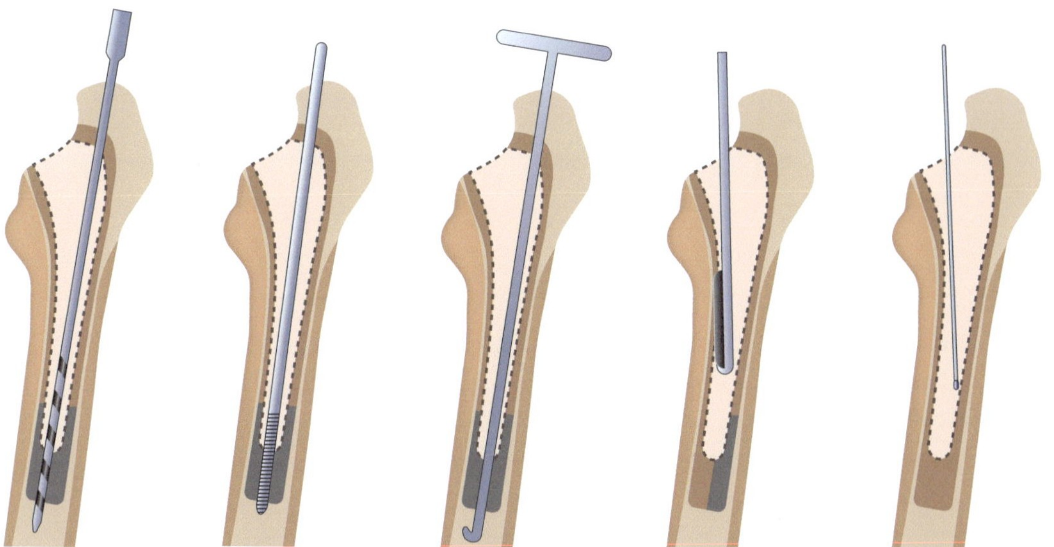

Abb. 9.7 Verschiedene Methoden, den distal festsitzenden Zement zu entfernen. Von links nach rechts: Durchbohren, anschließende Entfernung mit Gewindeschneider oder Rückholmeißel, Sondierung des Markraumes zum Ausschluss einer Perforation

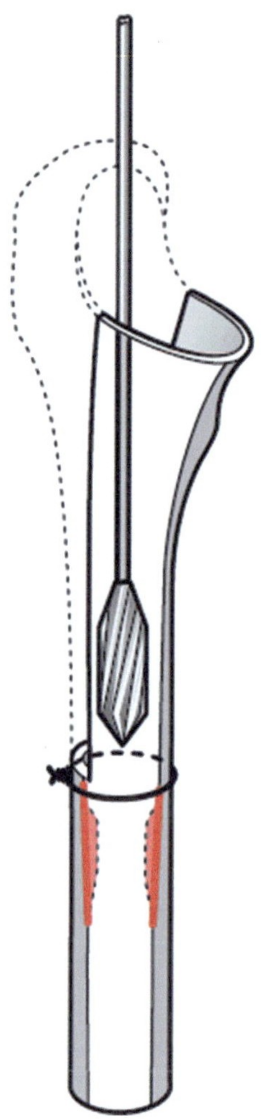

Abb. 9.9 Ausdünnung des Zementmantels durch Kugelfräsen. (Firma ZimmerBiomet, Winterthur, Schweiz)

Bei einem gut zugängigen kurzen distalen Zementstück kann dieses komplett durchbohrt und das Loch schrittweise durch dicker werdende Bohrer vergrößert werden. Hierbei beginnen wir mit einem 4,5er-Bohrer, gefolgt von einem mit 6 mm und 8 mm Durchmesser. Durch dieses Loch kann dann ein retrograder Meißel (Rückholmeißel) geführt werden, der Zementstücke retrograd ausschlagen lässt (Abb. 9.7 und 9.10).

Eine weitere Methode ist die Entfernung des distalen Zementmantels mittels dem OSCAR-System. Der distale Zementmantel wird hierbei schrittweise durch Ultraschall aufgeweicht und schabend abgetragen (Abb. 9.2 und 9.3). Alternativ wird der Zement aufgeweicht und in Spaghetti-artigen Streifen zerlegt, die um die Ultraschallsonde gelegt wieder hart werden und mit der Sonde mittels Schlitzhammer ausgetrieben werden können.

Nach der Zemententfernung muss sichergestellt werden, dass keine Perforation des Femur stattgefunden hat. Hierzu kann eine Sonde in das Femur eingeführt und die Innenwand damit abgetastet werden (Abb. 9.7).

9.2 Erweiterte Techniken der Zemententfernung

Gelingt die Zemententfernung mit den angesprochenen Techniken nicht, muss eine erweiterte Technik oder ein Verfahrenswechsel durchgeführt werden. Dafür kommen zwei bzw. drei Verfahren infrage:

1. Zum einen kann ein Knochenfenster angelegt werden. Zunächst wird die genaue Lage des zu entfernenden Zementrestes bestimmt. Hierzu kann man die Länge der alten, bereits entfernten Prothese benutzen oder einen Röntgenbildwandler. Nach Zugang durch die Weichteile werden die Ecken des Fensters jeweils mit einem 3,2-mm-Bohrloch gesichert und diese mit einer oszillierenden Säge durch leicht angeschrägte Führung unter Kühlung verbunden (Abb. 9.11). Die leicht angeschrägte Sägeführung verbessert den Knochenkontakt beim späteren Verschluss des Deckels und vermeidet hierbei das Hineinfallen des Deckels in das Femur. Das Knochenfenster umfasst ¼ bis 1/3 der Femurzirkumferenz. Anschließend kann das Fenster mithilfe von schmalen Meißeln aufgedeckelt und entfernt werden. So kann der Zement auch um einen noch festsitzenden, zementierten Schaft durchentsprechendes Meißeln entfernt und der Schaft aus seinem Verbund gelöst werden. Nach der Zement- und ggf. Schaftentfernung kann das Fenster dann mithilfe von Cerclagen wieder verschlossen werden. Das Knochenfenster sollte meines Erachtens nicht in der Höhe des Isthmus des Femur angelegt wer-

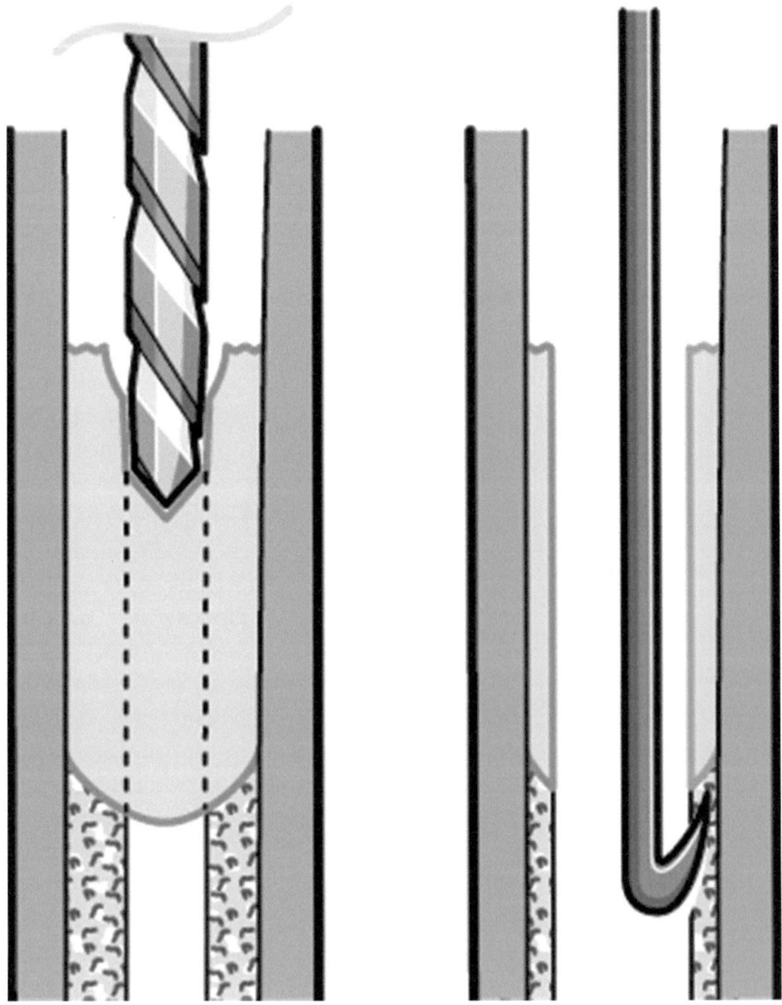

Abb. 9.10 Entfernung von distalen Zementstücken durch Durchbohren und einem retrograden Meißel

den, wie dies Mumme et al. (2007) für die Implantation des distal fixierenden modularen Revisionsschaft MRP (Peter Brehm, Weisendorf, Deutschland) vorschlagen. Hierdurch wird der Bereich der Fixation des modularen Revisionsschaftes geschwächt. Zudem muss der Bereich des Fensters mit dem zementlosen Revisionsschaft ausreichend lange (meist zwei Diaphysenbreiten) überbrückt werden, was die Implantation von langen Revisionsschäften notwendig macht (Lombardi Jr 1992). Moreland et al. (1986) geben an, dass eine Überbrückungsstrecke von 5 bis 6 cm ausreicht. Vermeidet man die Anlage eines Knochendeckels in Höhe des Isthmus des Femur und legt diesen proximal von ihm an, so muss er ausreichend groß geplant und angelegt werden, um von hier aus schräg verlaufend den distal liegenden Zement zu erreichen und zu entfernen. Befindet sich allerdings festsitzender Zement weit distal des Isthmus, in dem Bereich des weiter werdenden Femur, so kann dieser nicht durch den engeren Isthmus des Femur nach proximal gebracht werden, ohne den Isthmus zu frakturieren. Hier muss ein entsprechendes Knochenfenster distal des Isthmus angelegt werden, um den Zement zu entfernen. Der Revisionsschaft sollte so geplant und implantiert werden, dass er eine sichere Verklemmung im Isthmus des Schaftes erzielt und distal das Knochenfenster entsprechend lange überbrückt wird. Somit

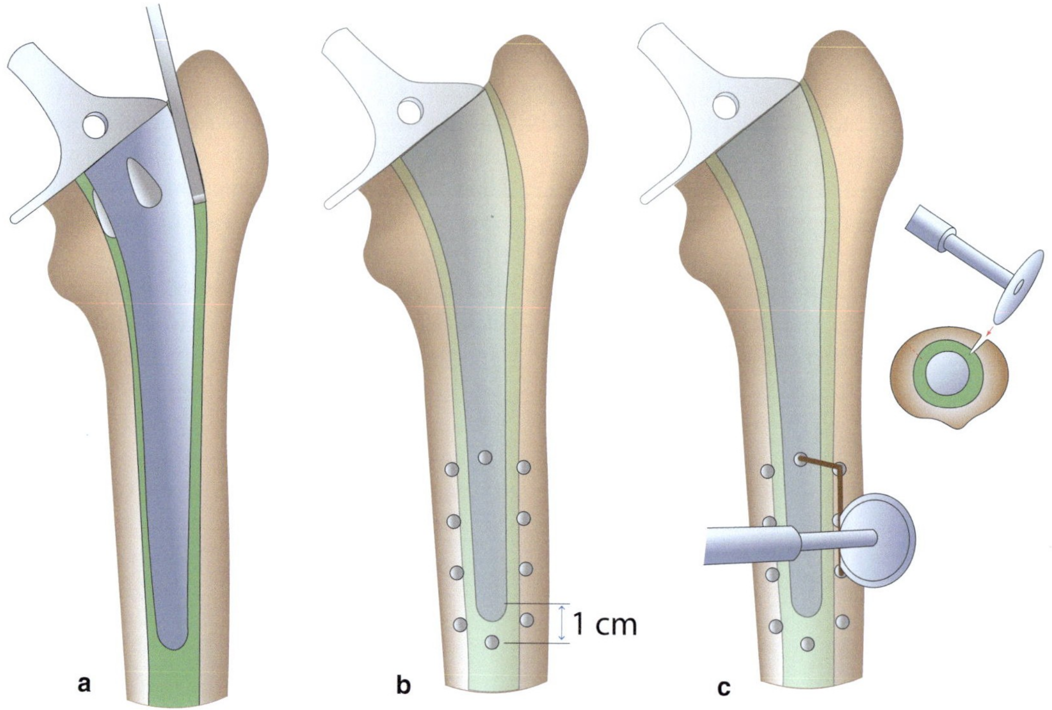

Abb. 9.11 Anlage des Knochenfensters zur Entfernung des distalen Zementes

erfolgt die distale Verklemmung des Schaftes entsprechend weit proximal von der Spitze, was präoperativ zu planen und intraoperativ (ggf. mittels Bildwandler) zu kontrollieren ist.

2. Die Alternative ist der Verfahrenswechsel auf einen transfemoralen Zugang. Dieser wird dann bis kurz oberhalb des noch zu entfernenden distalen Zementstückes geführt, wobei allerdings eine ausreichend lange Strecke des Isthmus für die Fixation des distal fixierenden Schaftes verbleiben muss. In der Regel ist es ausreichend, den Deckel des transfemoralen Zugangs bis direkt oberhalb des Isthmus zu führen (Abb. 9.12). Nach Eröffnung des Deckels kann dann der distale Zementrest unter Sicht wie oben beschrieben angebohrt und entfernt werden (Abb. 9.12).
3. Sydney und Mallory (1988) beschreiben die kontrollierte Perforation des Femur zur Zemententfernung. Hierbei wird eine Reihe von runden oder ovalen Löchern am ventralen Femur kreiert, wobei diese Löcher etwa 9 mm Durchmesser und einen Mindestabstand von

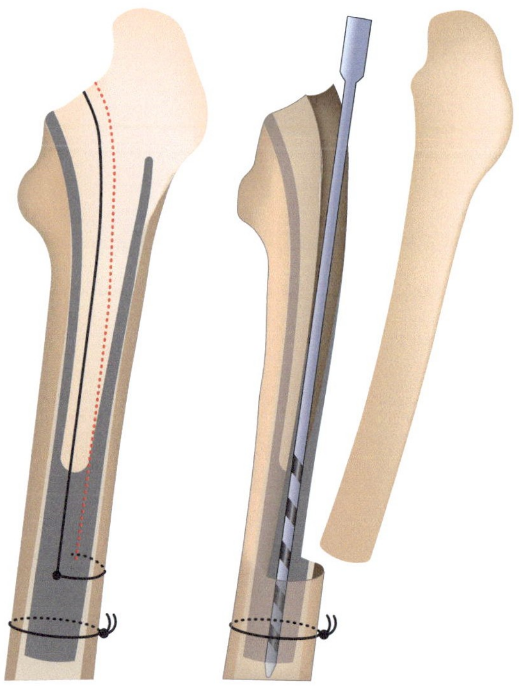

Abb. 9.12 Entfernung des distalen Zementes über einen transfemoralen Zugang

zwei Diaphysenbreiten haben sollen, um kein erhöhtes Frakturrisiko zu generieren (Mallory 1992; Lombardi 1992). Sydney und Mallory (1990) berichten über 219 Fälle, die in dieser Art operiert wurden und sahen in neun Fällen (4,1 %) eine postoperative Fraktur an der Spitze des neuen Schaftes. Über diese Löcher dringt zum einen Licht in den Markraum des Femur zur besseren Visualisierung und zum anderen kann der Lauf der von proximal eingebrachten Instrumente (Bohrer, Fräsen, Meißel etc.) hierüber kontrolliert werden. Allerdings muss das ventrale Femur hierfür ausgedehnt freigelegt und somit von der für seine Vaskularisierung wichtigen Muskulatur getrennt werden. Diese Alteration der Muskulatur und die Limitierung der Sicht durch die Löcher im Vergleich zum Fenster oder transfemoralen Zugang lassen dieses Verfahren nur noch als historisch bewerten.

Bei der Differenzialindikation zwischen den ersten beiden Techniken sollte erwogen werden, mit welcher der beiden Möglichkeiten das Ziel der Zemententfernung sicher, ohne unkontrollierte Frakturen zu riskieren, erreicht werden kann. Aus meiner Sicht empfiehlt sich der transfemorale Zugang eher, da über ihn zum einen der distale Zement unter Sicht entfernt werden kann und der Knochendeckel aufgrund der auf ihm befindlichen Muskulatur vaskularisiert bleibt. Letzteres ist beim Knochenfenster nicht der Fall und die Zemententfernung distal des Knochenfensters ist aufgrund des schrägen Zugangs auch nicht zuverlässig vorhersehbar. Lerch et al. (2008) verglichen Revisionsoperationen von zementierten Schäften mit und ohne transfemoralen Zugang und fanden in 14 % unkontrollierte periprothetische Frakturen beim endofemoralen Zugang im Vergleich zu 0 % beim transfemoralen Zugang.

Transfemoraler Zugang

10

Inhaltsverzeichnis

10.1 Indikation

Aus meiner Sicht gibt es klare Indikationen für einen transfemoralen Zugang, die bei der präoperativen Planung beachtet werden sollten. Liegt eine der nachfolgend aufgeführten Indikationen vor, führen wir den transfemoralen Zugang regelhaft durch. Ist es bei der Planung sicher, ohne erhöhtes Risiko von unkontrollierten Frakturen endofemoral (ohne Osteotomie) bleiben zu können, bleiben

Ergänzende Information Die elektronische Version dieses Kapitels enthält Zusatzmaterial, das berechtigten Benutzern zur Verfügung steht https://doi.org/10.1007/978-3-662-62954-3_10. Die Videos lassen sich durch Anklicken des DOI Links in der Legende einer entsprechenden Abbildung abspielen, oder indem Sie diesen Link mit der SN More Media App scannen.

B. Fink, *Femorale Revisionsendoprothetik*, https://doi.org/10.1007/978-3-662-62954-3_10

wir bei der Wechseloperation endofemoral. Wenn Unsicherheiten bestehen, tendieren wir eher zum transfemoralen Zugang, da hierdurch der Vorteil besteht, unkontrollierte Frakturen zu vermeiden. Diese würden die Operation deutlich schwieriger werden und das Ergebnis weniger reproduzierbar und vorhersagbar machen lassen. Folgende Indikationen sehen wir für einen transfemoralen Zugang als sinnvoll an, die bei jeder präoperativen Planung überprüft werden und teilweise kombiniert vorliegen können:

10.1.1 Gebrochener Prothesenschaft

Bei einem gebrochenen Prothesenschaft (Abb. 10.1a,b) ist die Herausforderung, das gebrochene distale Stück kontrolliert, ohne Risiko unkontrollierter Frakturen des Femur zu entfernen. Der transfemorale Zugang erlaubt es hierbei, einen direkten Zugang zu dem distalen Segment der Prothese zu bekommen, das dann durch Überfräsen mit einer Hohlfräse (Trophine) oder Ummeißelung mit schmalen und dünnen Meißeln oder einem pneumatischen Meißel gelockert werden kann. Der transfemorale Zugang reicht entweder mindestens bis zum Anfang des gebrochenen distalen Prothesensegmentes oder bis oberhalb des Isthmus des Femur (Abb. 10.1b). Ein Knochenfenster auf der Höhe des einliegenden distalen Prothesensegmentes oder unterhalb desselben halten wir für weniger geeignet, da von ihm aus nicht reproduzierbar das distale Segment ummeißelt werden kann. Darüber hinaus würde ein Fenster unterhalb des Prothesenschaftes in der Regel teilweise oder sogar ganz den Bereich des Isthmus des Femur beinhalten und somit die Fixationsstrecke des neuen Schaftes schwächen und sehr lange Revisionsschäfte zur Überbrückung dieses Fensters benötigen.

10.1.2 Dünner frakturgefährdeter Knochen

Weist das Femur entweder durch die Lockerung des zu revidierenden Prothesenschaftes oder generell durch z. B. eine Osteoporose oder rheumatoide Arthritis einen dünnen frakturgefährdeten Knochen auf, besteht ein hohes Risiko, bei der Wechseloperation eine unkontrollierte Fraktur zu erzeugen (Abb. 10.2a,b). Diese Fraktur kann

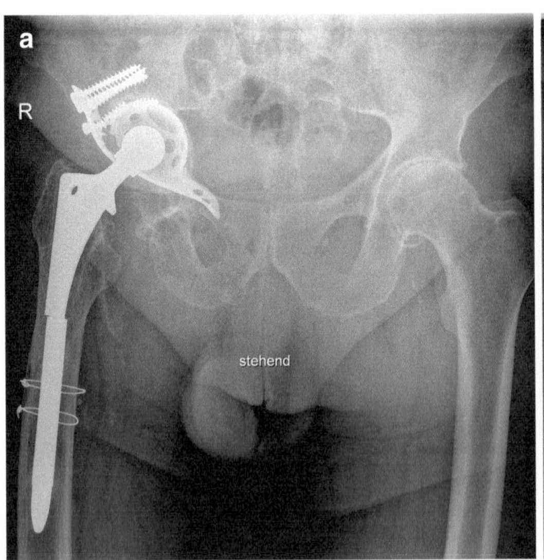

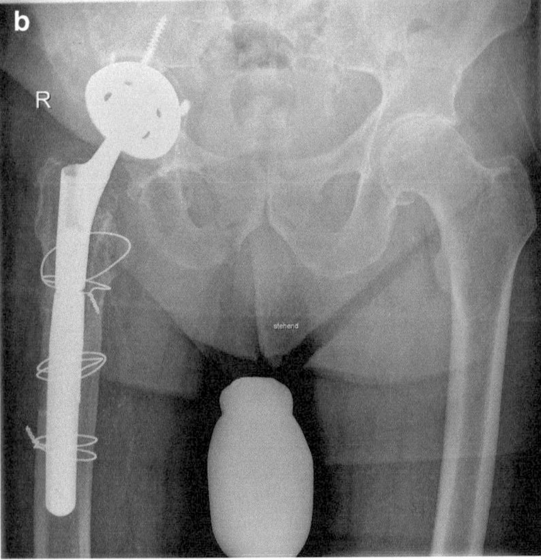

Abb. 10.1 **a,b: a** Gebrochener nicht-modularer Revisionsschaft Solution (DePuySynthes, Warsaw, IN, USA) und Pfannenlockerung einer Burch-Schneider-Abstützring (ZimmerBiomet, Winterthur, Schweiz). **b:** Röntgenbild sechs Monate nach Prothesenwechsel über einen transfemoralen Zugang auf eine modularen Revisionsschaft Revitan Kurviert und TMT-Multiwhole-Press-fit-Pfanne (ZimmerBiomet, Warsaw, IN, USA)

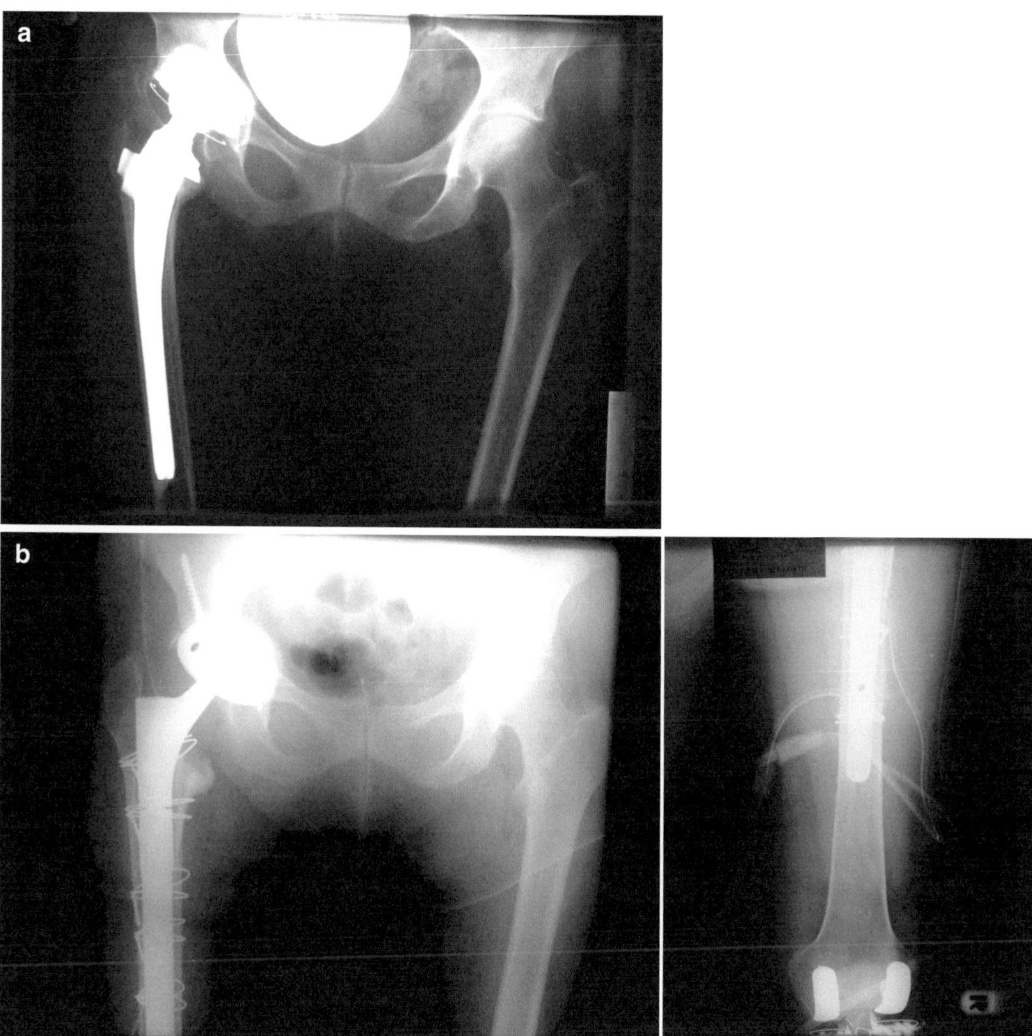

Abb. 10.2 **a,b:** **a** 64-jährige Patientin mit rheumatoider Arthritis und Prothesenlockerung einer zementlosen Thabe-Schraubpfanne (Waldemar Link, Hamburg, Deutschland) und eines zementlosen Schaftes (Rippenprothese, Waldemar Link, Hamburg, Deutschland) mit dünnem frakturgefährdeten Knochen. **b:** Postoperatives Röntgenbild nach transfemoralem Wechsel auf modularen Revisionsschaft Revitan Kurviert und Press-fit-Pfanne Allofit-S (ZimmerBiomet, Winterthur, Schweiz)

einerseits den Trochanter major betreffen. Bei einem operativen Zugang, der die vastogluteale Schlinge alteriert hat, kommt es dann zu einer Proximalisierung des Trochanter. Dies wiederum lässt ein reproduzierbar gutes Ergebnis für die Funktion des Hüftgelenkes nach der Revision nicht mehr wahrscheinlich werden. Andererseits kann als Frakturtyp in diesen Fällen eine Spiralfraktur entstehen, die bis in den Isthmus des Femur läuft (also dort wo die neue Prothese ihre Fixation erhalten soll). Die sichere distale Fixation der Prothese wird schwieriger zu erzielen, sodass der Schwierigkeitsgrad der Operation deutlich erhöht wird. Durch den transfemoralen Zugang werden diese unkontrollierten Frakturen vermieden, da sozusagen eine „kontrollierte Fraktur" erzeugt wird, mit Erhalt des Trochanter major und der vastoglutealen Schlinge für die Funktion und des Isthmus des Femur für die Fixation des neuen Schaftes.

10.1.3 Langer Zementmantel

Reicht der Zementmantel des zu revidierenden zementierten Schaftes bis in den Isthmus des Femur (Abb. 10.3a) und soll auf einen distal fixierenden Revisionsschaft gewechselt werden, so ist es ohne hohes Risiko einer ventralen distalen Perforation nicht möglich, den distalen Zementanteil endofemoral von proximal zu durchbohren oder zu ummeißeln. Eine Fensterung der

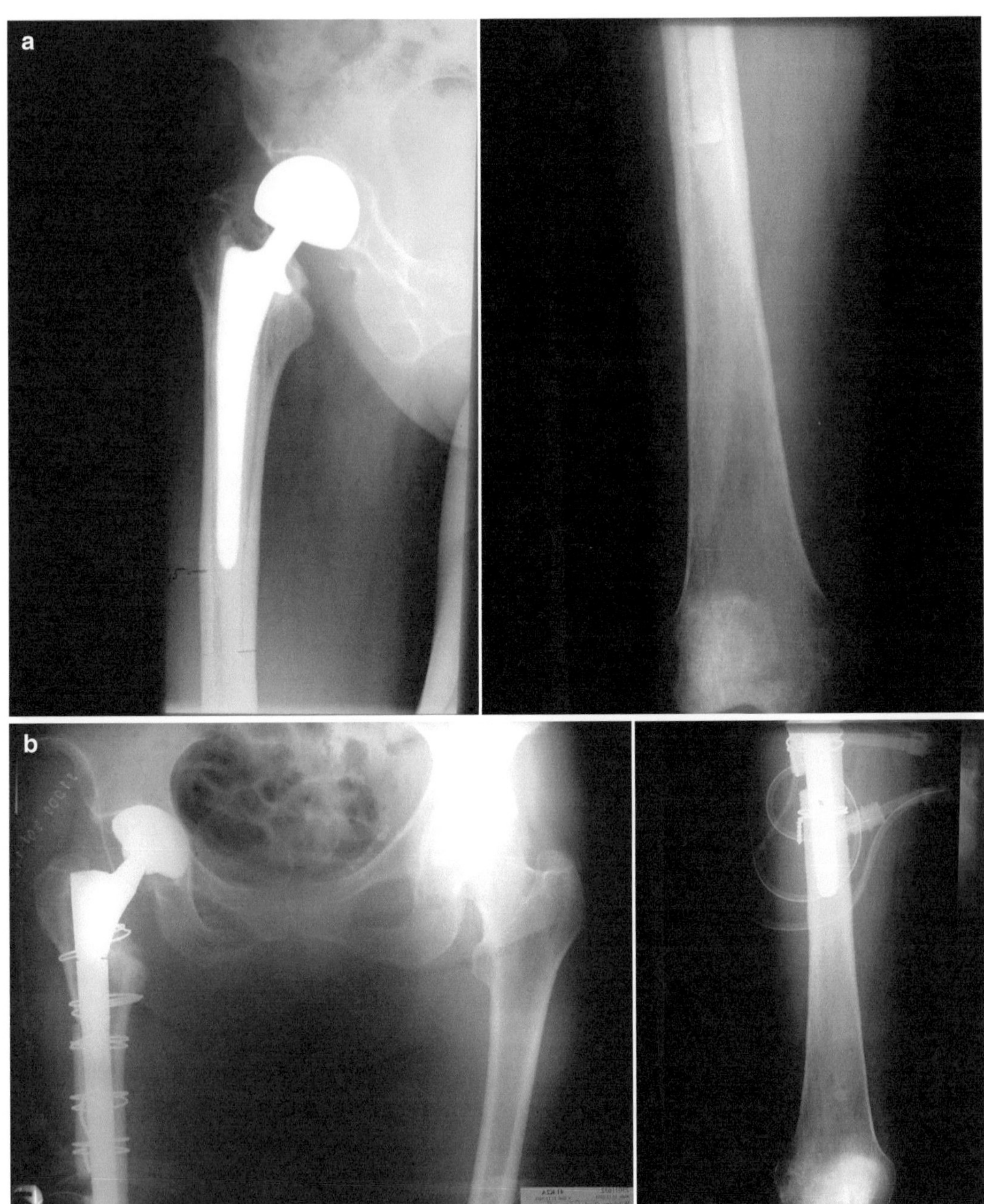

Abb. 10.3 a,b: a Gelockerte Duo-Kopf-Prothese mit langem Zementmantel. **b:** Postoperatives Röntgenbilder nach transfemoralem Prothesenwechsel auf modularen Revisionsschaft Revitan Kurviert und Press-Fit-Pfanne Allofit (ZimmerBiomet, Winterthur, Schweiz)

Femurs auf Höhe des Isthmus schwächt diesen wiederum für die Fixation des neuen Schaftes. Bei einem Fenster oberhalb des Isthmus muss von hier aus um die Ecke der festsitzende distale Zement entfernt werden, was in der Regel schwierig und nicht vorhersehbar gut gelingt. Der transfemorale Zugang wird bis oberhalb des Isthmus geführt und erlaubt nach Wegklappen des Deckels die technisch einfache Entfernung des proximalen Zements und den direkten Zugang zum Isthmus (Abb. 10.3b). Da der Isthmus selber gerade ist, kann nun der distale Zement direkt durchbohrt werden und der Restzement mit Korkenziehern oder retrograden Meißeln entfernt werden (siehe Kap. 9). Lerch et al. (2008) fanden bei einem Vergleich von Revisionsoperationen zementierter Schäfte mit und ohne transfemoralem Zugang (extended trochanteric osteotomy) in 14 % unkontrollierte Perforationen und Frakturen beim endofemoralen, hingegen keine dieser Komplikationen beim transfemoralen Vorgehen.

10.1.4 Festsitzender oder nur teilweise gelockerter zementloser Schaft

Zementlose Schäfte mit einer groben Oberflächenstruktur (z. B. ESKA, Mecron, Solution, Judet, Lord) und ggf. einem proximalen Prothesenkragen, der den Zugang an den distalen Schaftbereich von proximal nicht ermöglicht, stellen die Indikation für einen transfemoralen Zugang dar (Abb. 10.4a). Die grobstrukturierten Schäfte verursachen bei ihrer Lockerung Schmerzen, lassen sich aber aufgrund ihrer Oberflächenstruktur nicht einfach von proximal entfernen. Versucht man es trotzdem, besteht die Gefahr der unkontrollierten Frakturen des proximalen Femur und vor allem des Trochanter major. Das Gleiche gilt auch für Hydroxylapatit-beschichtete Prothesenschäfte. Bei anderen Schäften, die festsitzen und aufgrund z. B. eines periprothetischen Infektes entfernt werden müssen, kann zunächst versucht

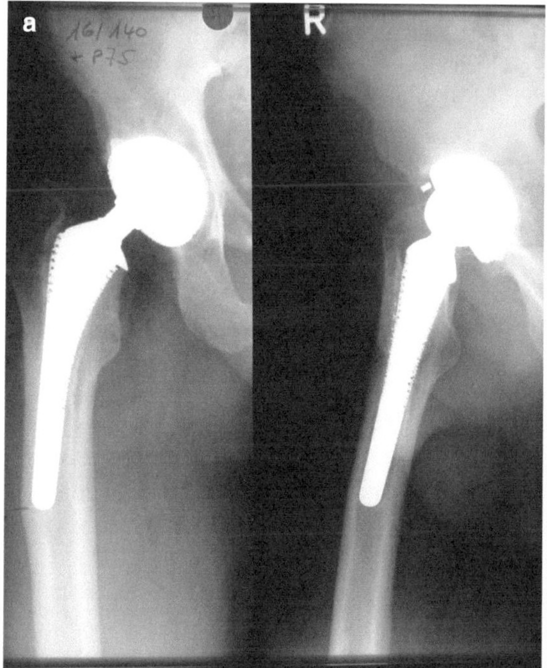

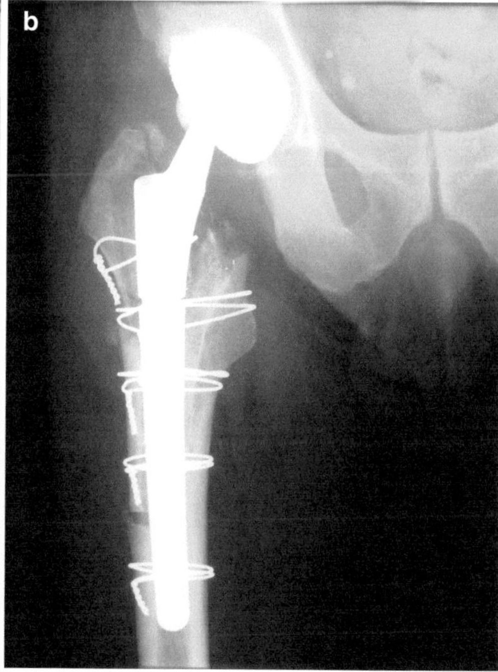

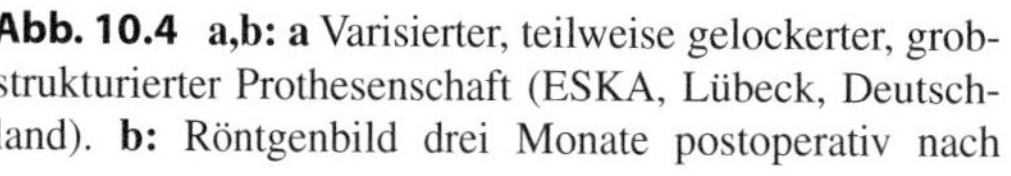

Abb. 10.4 **a,b: a** Varisierter, teilweise gelockerter, grobstrukturierter Prothesenschaft (ESKA, Lübeck, Deutschland). **b:** Röntgenbild drei Monate postoperativ nach transfemoralem Schaftwechsel auf modularen Revisonsschaft (Revitan Kurviert)

werden, diese von proximal durch Ummeißelung oder Umbohren mit Kirschner-Drähten zu lockern. Gelingt dies nicht oder erkennt man währenddessen, dass sich die Fraktur- oder Perforationsgefahr erhöht, sollte auf einen transfemoralen Zugang umgestiegen werden (Abb. 10.4b). Auch lange Revisionsschäfte, die wegen eines periprothetischen Infektes ausgebaut werden müssen, lassen sich so entfernen (Abb. 10.5a). Hierbei ist ein langer Deckel beim transfemoralen Zugang notwendig, um den Revisionsschaft zu lockern. Der Deckel reicht dann bis zu dem Bereich, in dem nur noch eine kurzstreckige Ummeißelung der Prothese aus ihrem Fixationsbett des Isthmus notwendig ist (Abb. 10.5b). Ein Restisthmus sollte aber unbedingt für die spätere Verankerung der neuen Prothese (z. B. beim zweizeitigen septischen Wechsel) erhalten bleiben (dann mit speziellen Techniken wie der Verriegelung, siehe entsprechendes Kapitel) (Abb. 10.5c).

10.1.5 Achsabweichung des Femur

Während des Lockerungsprozesses des Schaftes kommt es aufgrund der Krafteinwirkung auf den Prothesenkopf zu einer Varisierung des Schaftes. Der Knochen folgt dem Schaft nach dem Wolffschen Transformationsgesetz (Wolf 1995) (Abb. 10.6a,b). Hierdurch entsteht eine Varusabweichung des Femur, die bei der Revisionsoperation korrigiert werden muss, da ansonsten Perforationen und unkontrollierte Frakturen entstehen (Abb. 10.7a,b). Die Notwendigkeit zum transfemoralen Zugang erkennt man bei der präoperativen Planung. Bei dem Einsatz der Prothesenschablone liegt diese proximal deutlich im Trochanter major oder sogar außerhalb des Knochens (Abb. 10.8). Diese Achsabweichungen aufgrund von Schaftlockerungen sind nicht selten. In einer Studie von Mac Donald et al. (2003) lag in 31,1 % der Wechseloperationen, bei Paprosky und Martin (2003) in 30 % und in einer eigenen Studie (Fink et al. 2007) in 37 % der Fälle eine Achsabweichung des Femur vor, die durch einen Osteotomie korrigiert werden musste. Hierbei geht der Deckel des transfemorale Zugang bis zur Apex der Deformität, an dem dann die Korrektur der Achse erfolgen muss. Besteht eine ausgeprägte Achsabweichung empfiehlt sich eine Doppelosteotomie zur Korrektur der Femurachse durchzuführen (siehe unten).

10.1.6 Periprothetische Fraktur des Femur (Typ Vancouver B2 oder B3)

Bei einer periprothetischen Fraktur auf Höhe des Schaftes mit Prothesenlockerung (Typ Vancouver B2 oder B3) bedarf es eines Schaftwechsels (Abb. 10.9a-c). Hierbei muss die Fixation des neuen Schaftes unterhalb der Fraktur liegen, also der Schaft mit seiner Fixation die Fraktur überbrücken. Dies kann nur sicher kontrolliert werden, wenn man das proximale Frakturfragment durch eine Osteotomie aufklappt. Dann hat man einen direkten Zugang zum distalen Fixationsbett und kann die Fixationszone unter Sicht präparieren. Der Frakturverlauf bestimmt hierbei das distale Ende des Deckels. Ohne Osteotomie, also ohne transfemoralen Zugang, droht die Gefahr, dass der neue Schaft im Bereich der Fraktur fixiert, was zu einer Subsidence bzw. frühen Lockerung des neuen Schaftes führen würde.

10.1.7 Periprothetische Infektion mit festsitzendem Implantat bzw. Zement oder schwer zu erreichenden Osteolysen

Bei periprothetischen Spätinfektionen (mehr als vier Wochen nach Implantation) haben die Bakterien auf dem Implantat einen Biofilm bilden können, der für die zelluläre Immunabwehr und für Antibiotika nicht mehr suffizient passiert werden kann (Fink 2009). Daher müssen alle Fremdmaterialien (Implantate und Zement) entfernt und das infizierte Prothesenbett debridiert werden. Hierbei ist die Herausforderung, ein suffizientes und radikales Debridement durchzuführen, ohne wichtige Muskulatur (vor allem Musculus gluteus medius und die vastogluteale

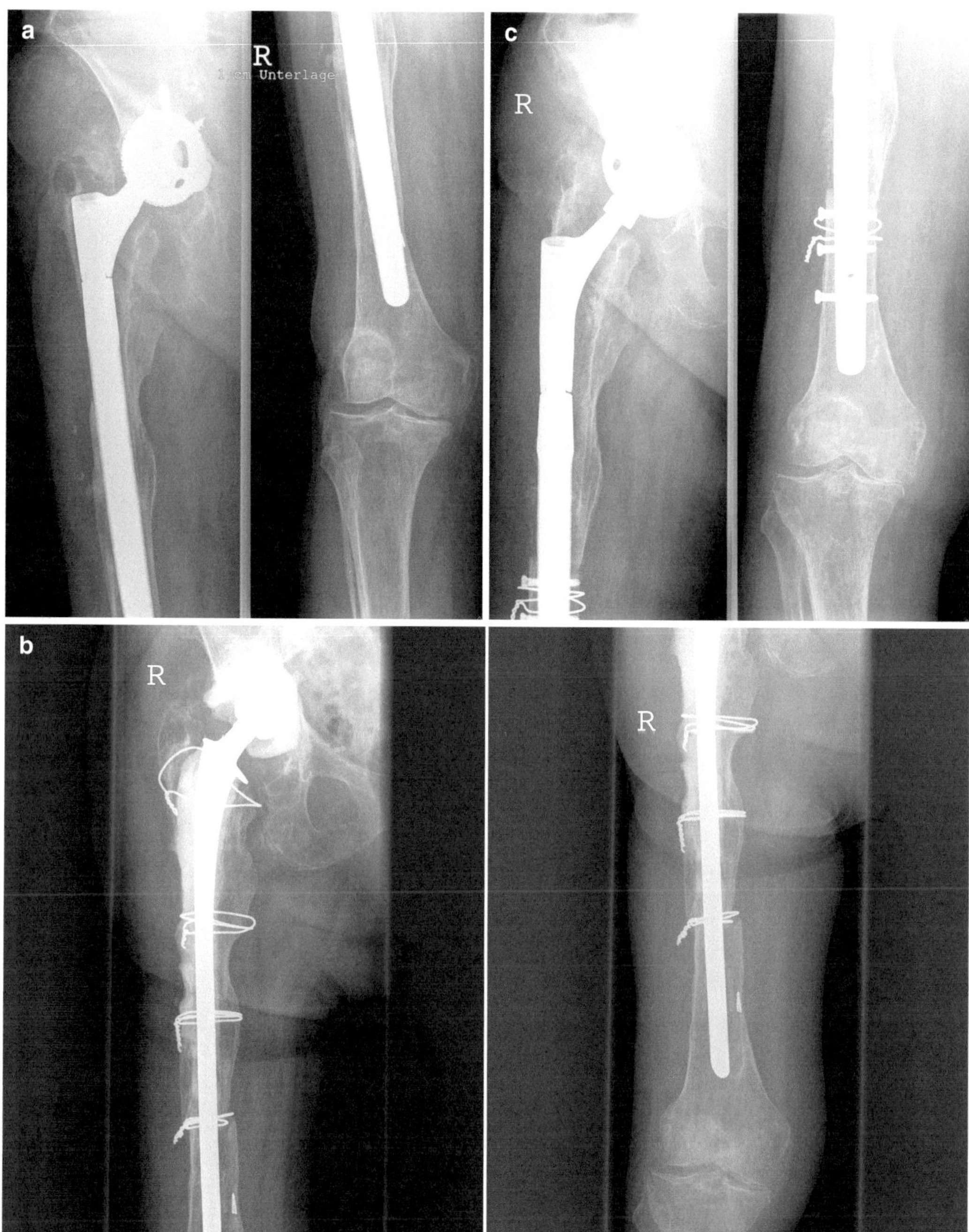

Abb. 10.5 a-c: **a** Langer modularer Revisionsschaft und grobstrukturierte Pfanne mit periprothetischem Spätinfekt. **b links** und **b rechts:** Röntgenbild nach Ausbau der Implantate über einen langen transfemoralen Zugang und Einsatz einer bewusst schlechter einzementierten Interimsprothese als Spacer. **c:** Röntgenbild sechs Monate postoperativ nach Wiedereinbau einer zementlosen modularen Revisionsprothese mit distaler Verriegelung (Revitan Kurviert) und einer zementlosen Press-Fit-Pfanne Allofit-S (ZimmerBiomet, Winterthur, Schweiz)

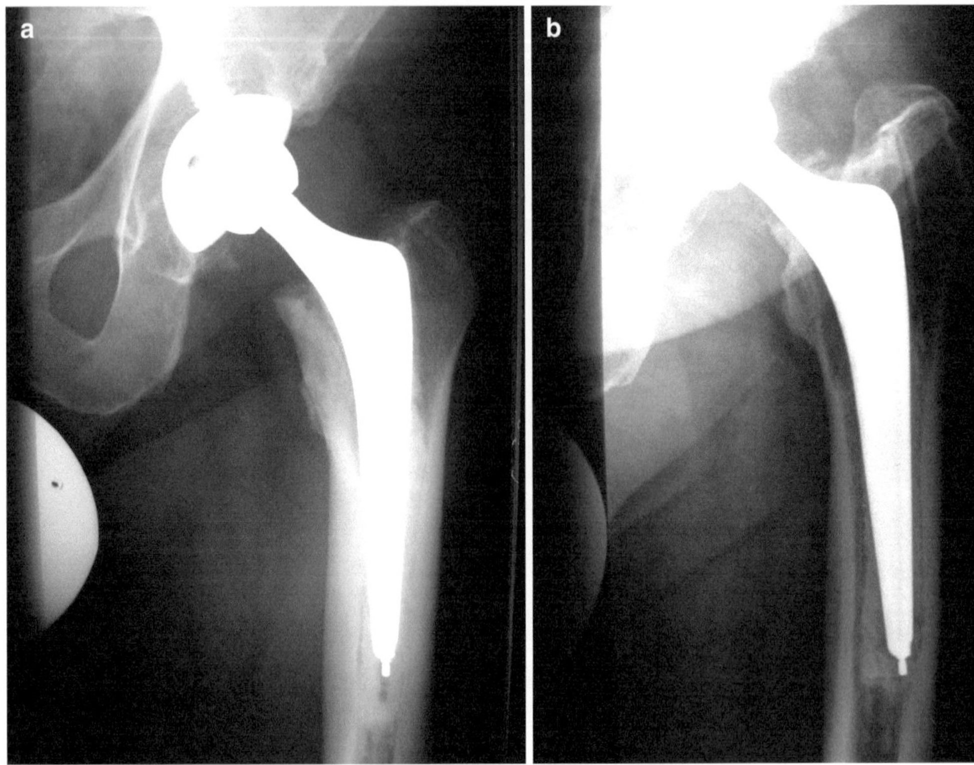

Abb. 10.6 **a,b:** **a** Röntgenbild drei Monate postoperativ nach Implantation einer Hybrid-Totalendoprothese der linken Hüfte. **b:** Röntgenbild zehn Jahre postoperativ mit Lockerung und Varisation des Prothesenschaftes und Varisation des Femur

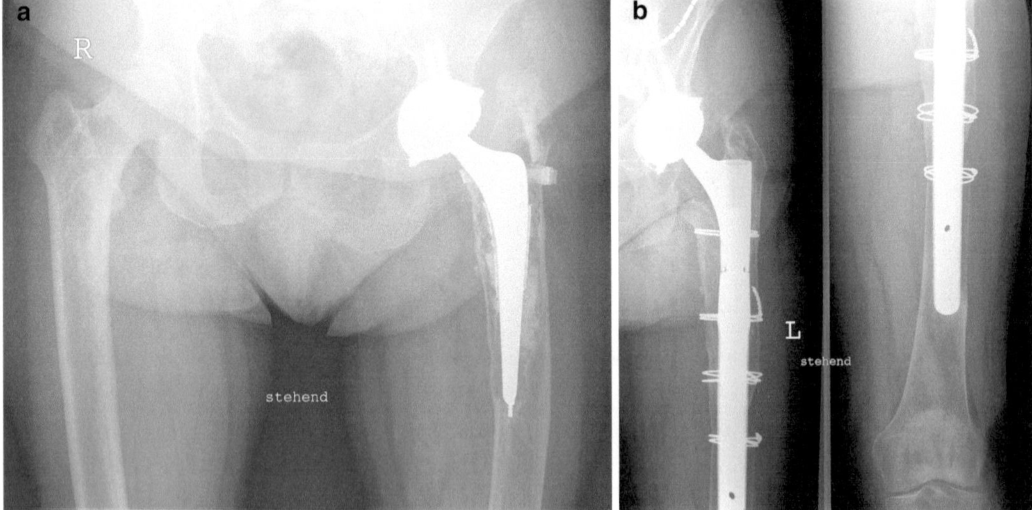

Abb. 10.7 **a,b:** **a** Prothesenlockerung mit einer Varisation des gelockerten Schaftes und des Femur sechs Jahre nach Schaftwechsel mit Impaction grafting. **b:** Röntgenbild sechs Monate nach transfemoralem Prothesenwechsel mit Achskorrektur des Femur auf modularen Revisionsschaft Revitan Kurviert (ZimmerBiomet, Winterthur, Schweiz)

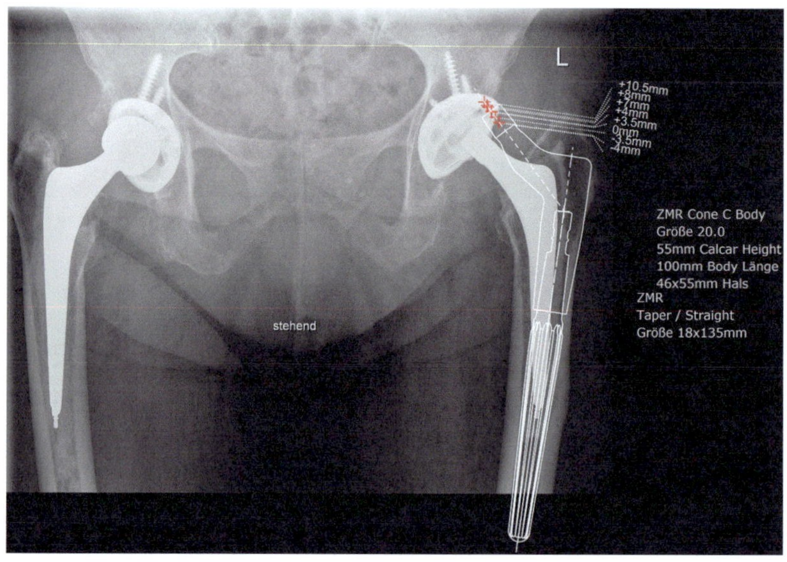

Abb. 10.8 Präoperative Planung eines Schaftwechsels links auf einen modularen Revisionsschaft ZMR (ZimmerBiomet, Warsaw, IN, USA). Die Planung zeigt die proximale Komponente innerhalb und teilweise außerhalb des Trochanter major, was die Notwendigkeit der Achskorrektur des Femur über einen transfemoralen Zugang anzeigt

Schlinge) und Knochen unnötig zu traumatisieren. Vor allem das komplette Debridement der Osteolysen ist von endofemoral sehr schwierig. Der transfemorale Zugang hilft hierbei festsitzende Implantate und Zement zu entfernen und Osteolysen im Bereich des Schaftes zu debridieren (Abb. 10.10a). Nach transfemoraler Entfernung allen Fremdmaterials muss beim Einsatz eines Spacers der Deckel mit diesem Spacer ausreichend langstreckig überbrückt werden. Hierzu legen wir nach Schaffung eines Pfannenspacers Doppelcerclagen bei geöffnetem Deckel vor, ummanteln einen längeren zementierten Prothesenstiel mit antibiotikahaltigem Knochenzement (sechs Minuten nach Anrühren des Zementes) stecken dieses Konstrukt in das distale Femur und verschließen den Deckel durch Anziehen der Doppelcerclagen. Überschüssiger Zement wird entfernt und gewartet bis der Zement ausgehärtet ist (Abb. 10.10b). Die späte Applikation des Spacer-Zementes dient der leichteren Entfernbarkeit bei dem Wiedereinbau einer neuen Prothese, den wir sechs Wochen nach dem Ausbau durchführen. Der Prothesenstiel kann dabei vor der Zementummantelung mit Blut bestrichen werden, was die Verbindung des Prothesenstiels mit dem Zement verschlechtert und somit die Entfernung beim zweiten Schritt des zweizeitigen septischen Prothesenwechsels erleichtert. Bei dem zweiten Schritt des zweizeitigen septischen Wechsels eröffnen wir den transfemoralen Zugang nach Entfernung der Doppelcerclagen wieder, führen ein erneutes Debridement und eine Lavage mit antiseptischer Lösung (z. B. Ocinesept [Schüle & Mayr GmbH, Norderstedt, Deutschland oder LavaSurge, BBraun Melsungen, Deutschland]) durch und Implantieren bei hochgeklapptem Deckel den neuen zementlosen Revisionsschaft. Bei Verwendung eines modularen Revisionsschaftes wird dieser in situ montiert und anschließend der Deckel mit Doppelcerclagen wieder verschlossen. Postoperativ erfolgt wieder eine 6-wöchige systemische Antibiose (zwei Wochen intravenös und vier Wochen oral). Die Implantation einer zementierten Stielprothese empfiehlt sich aus unserer Sicht nicht, da zum einen Zement in die Osteotomiebereiche dringen kann und die sichere knöcherne Konsolidierung des Deckels kompromittiert und zum anderen bei einem osteotomierten Knochenrohr die Qualität der Zementierung beeinträchtigt wird.

10.1.8 Ins kleine Becken protrudierte Pfanne

Liegt bei einer Pfannenlockerung eine stark ins kleine Becken protrudierte Pfanne vor, muss zur kontrollierten Entfernung selbiger die Muskelspannung der Glutealmuskulatur neutralisiert

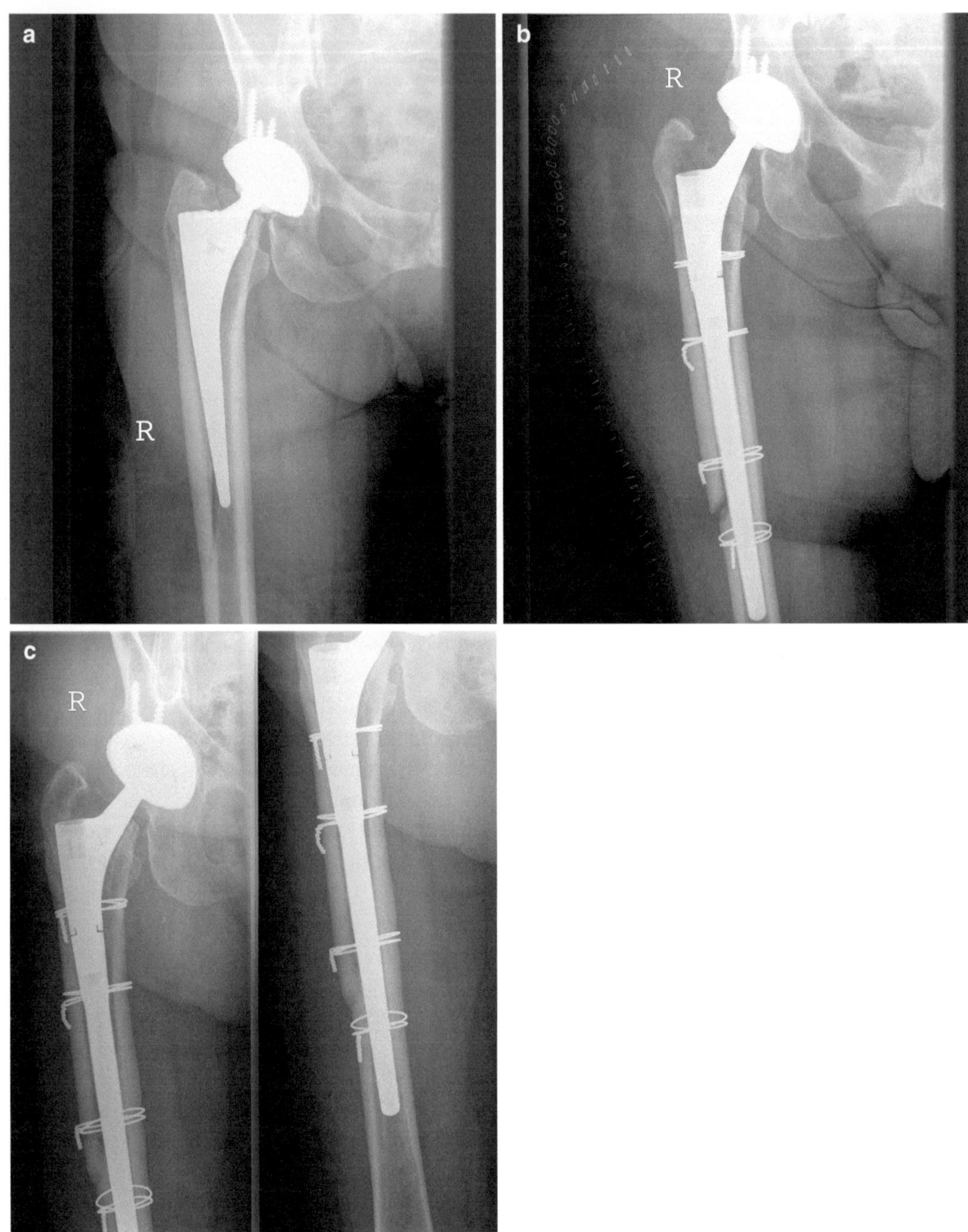

Abb. 10.9 a-c: **a** Periprothestische Fraktur vom Typ Vancouver B2 mit zusätzlicher Fraktur des Trochanter major. **b**: Röntgenbild sieben Tage postoperativ nach transfemoralem Schaftwechsel. **c**: Röntgenbild drei Monate postoperativ mit verheilten Frakturen und Osteotomie

werden (Abb. 10.11a,b). Dies gelingt über einen transtrochantären, einem sog. Trochanteric slide, oder über einen transfemoralen Zugang. Durch diese Osteotomie vor einer Luxation des Hüftgelenks kann die Risiko einer acetabulären oder sogar Beckenfraktur, aber auch Trochanter-oder

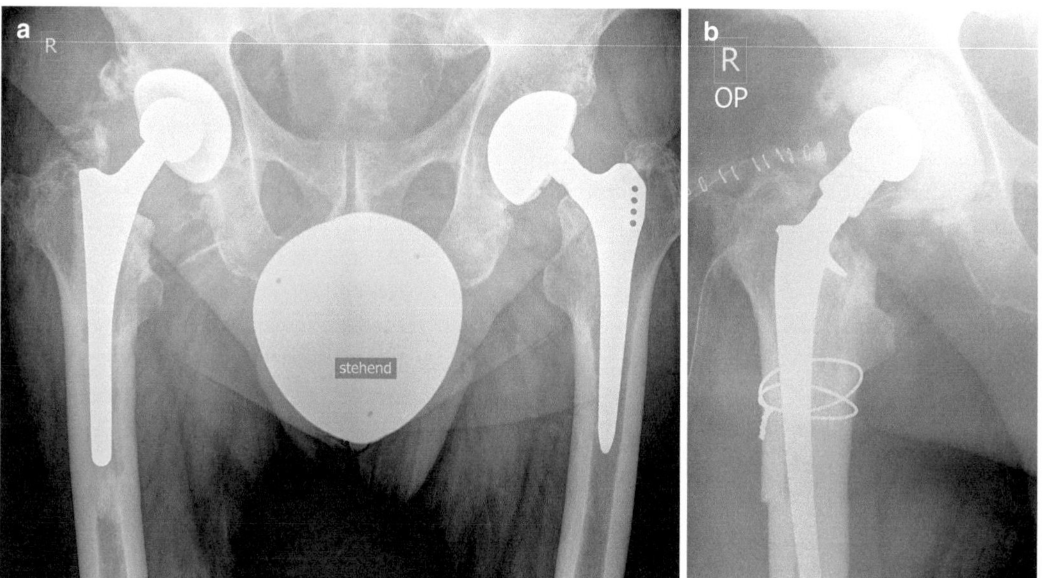

Abb. 10.10 **a,b: a** Periprothetische Infektion einer Hüft-TEP rechts mit Osteolysen im Bereich des Schaftes medial. **b:** Postoperatives Röntgenbild nach Ausbau der infizierten Prothese über den transfemoralen Zugang und Einsatz einer Interimsprothese mit temporärerm Verschluss des Deckels mit Doppelcerclagen

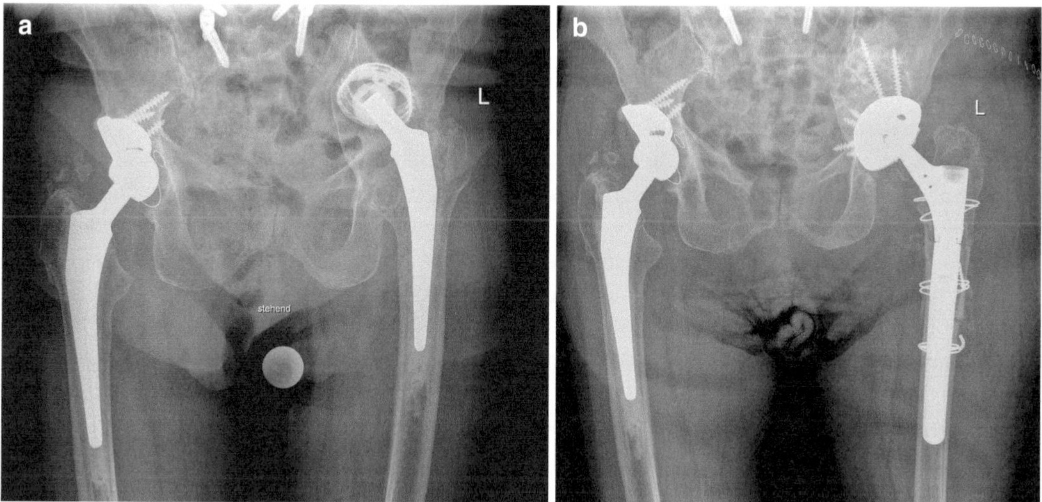

Abb. 10.11 **a,b: a** Ins kleine Becken gewanderte, lockere Pfanne bei einem Pfannendefekt vom Typ Paprosky IIIB. **b:** Postoperatives Röntgenbild nach Pfannenwechsel über einen transfemoralen Zugang, um die Pfanne entfernen zu können und unkontrollierte Frakturen des Trochanter und Femur zu vermeiden. Daher auch Schaftwechsel auf einen distal fixierenden modularen Revisionschaft

Spiral fraktur des Femurs bei der Luxation umgangen werden (Firestone und Hedley 1997). Die erweiterte Osteotomie in Form des transfemoralen Zugangs hat hier im Vergleich zum transtrochantären Zugang und Trochanteric slide den Vorteil der besseren Heilung der Osteotomie. Weiterhin besteht im Vergleich zum transtrochantären Zugang ein geringeres Dislokationsrisikos des Trochanter durch den Verbleib des Musculus vastus lateralis auf dem Knochendeckel als Gegenspieler zur Zugkraft der Glutealmuskulatur. Allerdings macht der transfemorale Zugang dann auch den Wechsel des Schaftes notwendig (Abb. 10.11b). Soll ein distal noch stabiler Prothesenschaft belassen werden, empfiehlt sich in dieser Situation der Trochanteric slide (siehe Kap. 7).

10.2 Vorteile

Die Vorteile des transfemoralen Zugangs sind bei den aufgeführten Indikationen im Vergleich zu alternativen Techniken (Fink 2020):

- Die vorhersehbar bessere Heilung des Deckels im Vergleich zum transtrochantären Zugang und des Trochanteric slide.
- Das geringere Risiko der Trochanterdislokation durch Erhalt der vastoglutealen Schlinge und dem Verbleib des Musculus vastus lateralis auf dem Deckel als Gegenspieler zur den Trochanter major dislozierenden Muskelkraft des Musculus gluteus medius im Vergleich zum traditionellen transtrochantären Zugang und den erweiterten ventralen Zugängen.
- Die Risikominimierung unkontrollierter Frakturen und Perforationen im Vergleich zum endofemoralen Zugang
- Der direkte Zugang zum distalen Femur zur Entfernung des distalen Zementes und zur kontrollierten Präparation des Fixationsbettes des distal fixierenden Revisionsschaftes unter Sicht.
- Der Möglichkeit die Spannung der Abduktormuskulatur durch Verschiebung des Deckels bei dem Verschluss anzupassen.
- Die Verkürzung der Operationszeit bei schwierigen Implantatentfernungen.
- Die Knochenregerenation durch eine kontrollierte, langstreckige Femurosteotomie, bei der es über ein Frakturhämatom zu einer Kallusbildung kommt. Diese führt zu einer Knochenneubildung und Aufwachsen von Knochen auf die neu implantierte zementlose Revisionsprothese mit Osteointegration selbiger. Hierdurch wird sekundär eine zusätzliche proximale Prothesenfixation erreicht.

Meek et al. (2004) fanden in 30 % einer großen Serie von Wechseloperationen eine unkontrollierte Faktur des Trochanter, wenn kein transfemoraler Zugang (extended troachanteric osteotomy) durchgeführt wurde. Park et al. (2007) stellten bei einem Vergleich von 30 Schaftwechseln ohne und 32 mit transfemoralem Zugang (ETO) auf einen distal fixierenden modularen, geraden Revisionsschaft ein signifikant häufigeres Auftreten von Subsidence des Schaftes von mehr als 5 mm und von Femurperforationen in der Gruppe ohne transfemoralen Zugang fest. Darüber hinaus beobachteten McInnis et al. (2006) in 55 % eine Subsidence und in 24 % eine intraoperative Femurfraktur bzw. -perforation bei 70 Schaftrevisionen auf einen modularen, distal fixierenden geraden Revisionsschaft, die bis auf zwei Patienten allesamt endofermoral implantiert worden waren.

10.3 Technik

Beim transfemoralen Zugang kommt es darauf an, entsprechend der präoperativen Planung möglichst atraumatisch einen Knochendeckel zu osteotomieren. Prinzipiell sind mehrere Techniken möglich, die alle hinsichtlich der Reproduzierbarkeit für die Erreichung der Ziele beurteilt werden müssen. Diese Ziele sind:

- Variabilität in der Größe des Deckels (auch lange Deckel für die Revision von langen Revisionsschäften müssen möglich sein).
- Minimale Traumatisierung der Muskulatur auf dem Deckel (Musculus vastus lateralis), die für die Vaskularität des Deckels bedeutend ist und damit eine spätere knöcherne Einheilung des Deckels gewährleistet.
- Unversehrtheit der vastoglutealen Schlinge (Verbindung des M. gluteus medius und Musculus vastus lateralis), die für die Funktion des Hüftgelenkes bedeutsam ist. Vor allem

hilft sie bei Frakturen des Knochendeckels das Risiko einer unkontrollierten Proximalisierung des Trochanter major zu minimieren.
- Gute Möglichkeit des Managements möglicher Komplikationen bei diesem Zugang.
- Reproduzierbar gute Ergebnisse hinsichtlich knöcherner Konsolidierung des Deckels und klinischer Ergebnisse.

Aufgrund dieser aufgeführten Ziele eignet sich der Vastusslide, der die vastogluteale Schlinge von ventral nach dorsal kommend durchtrennt weniger gut. Bei einer Deckelfraktur während der Operation, durch z. B. eine osteolysenbedingten Schwächung, besteht dadurch die Gefahr der unkontrollierten Trochanter-major-Proximalisierung mit negativen Folgen für die Funktion (Trendelenburg-Hinken).

Ein direktes Durchgehen durch den Musculus vastus lateralis, das erforderlich wird, wenn bei einer Rückenlage des Patienten eine Osteotomie erfolgen soll, führt zu einer Kompromittierung und Traumatisierung der Muskulatur auf dem Deckel. Hierdurch wird die Durchblutung des Deckels alteriert und die reproduzierbare Heilung des Knochendeckels ist gefährdet. So fanden Mac Donald et al. (2003) bei dieser Technik ein hohes Risiko für eine unkontrollierte Trochanterdislokation von 9 %, eine Notwendigkeit weiterer Operationen in 11 % und nur eine Heilungsrate des Deckels in 89 % von 45 Prothesenwechseln mit diesem Zugang.

Der transfemorale Zugang kann von ventral durchgeführt werden, wobei dann ventral des Musculus gluteus medius und Musculus vastus lateralis auf das Femur zugegangen wird und der Deckel dann mit der aufliegenden Muskulatur nach dorsal geklappt wird. Diese Technik ist allerdings in ihrer Längenausdehnung des Deckels begrenzt, sodass Deckellängen von in der Regel nur 12 cm möglich sind. Eine Erweiterung nach distal bringt das hohe Risiko der Verletzung von dort querenden Gefäßen mit sich. Pretterklieber et al. (2020) zeigten in einer anatomischen Studie, dass hier die Perforantesgefäße aus der A. femoralis kommend unkontrolliert verletzt werden könnten und es keine sichere Zone 14 bis 36,5 cm von der Spina iliaca anterior superior nach distal auf der medialen Seite gibt, was etwa 9 bis 30 cm vom Trochanter major entsprechen würde.

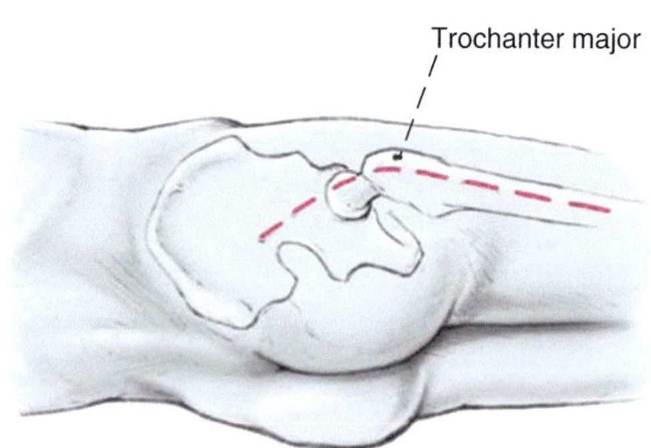

Abb. 10.12 Seitenlage. Ca. 30–40 cm langer Schnitt; er beginnt als posterolateraler Zugang in Faserrichtung des Musculus gluteus maximus, zieht bis zum Trochanter major und verläuft nach distal ca. 20–30 cm in Längsrichtung des Oberschenkels. (Aus Fink und Grossmann 2007; mit freundlicher Genehmigung von © Springer Medizin-Verlag GmbH, Berlin Heidelberg 2007. All Rights Reserved)

Aus all diesen Überlegungen hat der erweiterte posterolaterale Zugang den Vorteil, all die genannten Ziele reproduzierbar zu erreichen und ist daher der beim transfemoralen Zugang meist verwendete Zugang. Er wurde erstmalig von Heinz Wagner beschrieben (Wagner 1987, 1989; Wagner und Wagner 1993, 1997). Wir haben diese Technik modifiziert, um die ventrale Osteotomie zu verbessern und die Heilungsrate des Deckels durch Verschluss desselbigen reproduzierbar zu gestalten. Warren et al. (2002) fanden, dass ein Verschluss des Deckels eine signifikant bessere Heilungsrate aufwies als nur die Annaht desselbigen, wie von Wagner beschrieben (Wagner 1987, 1989).

Im Folgenden wird die von uns beschriebene Technik dargestellt und auf technische Varianten des transfemoralen Zugangs eingegangen (Fink et al. 2007) (Abb. 10.12, 10.13, 10.14, 10.15, 10.16, 10.17, 10.18, 10.19, 10.20, 10.21, 10.22, 10.23, 10.24 und 10.25).

Der Patient wird in Seitenlage positioniert. Hierbei helfen Stützen dorsal am Thorax und ventral am oberen Becken den Patienten in dieser Stellung zu stabilisieren (Abb. 10.12). Ein Vakuumlagerungskissen kann ebenfalls verwendet werden. Nach dem sterilen Abwaschen und Abdecken des

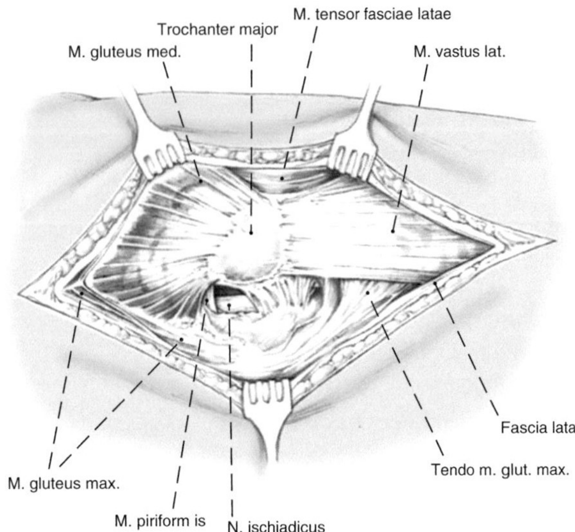

Abb. 10.13 Durchtrennung des Subkutangewebes und der Fascia lata in gleicher Richtung. Stumpfes Spalten des Musculus gluteus maximus in Faserrichtung. (Aus Fink und Grossmann 2007; mit freundlicher Genehmigung von)

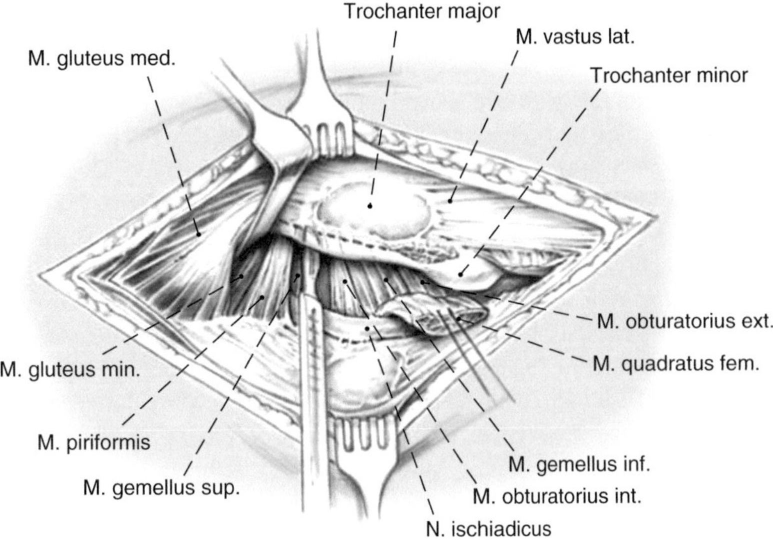

Abb. 10.14 Knochennahe Durchtrennung und Anschlingen der Stümpfe der Außenrotatoren. Identifizierung und Schonung des Nervus ischiadicus. (Aus Fink und Grossmann 2007; mit freundlicher Genehmigung von)

Operationsgebietes erfolgt ein nach distal verlängerter posterolateraler Zugang. Zunächst erfolgt je nach Länge des geplanten Deckels eine ca. 25 bis 40 cm langer Hauschnitt bis zum unter der Haut tastbaren Tuberculum inominatum des Trochanter major, der dann nach dorsal in 45 Grad in Faserrichtung des Musculus gluteus maximus ausläuft (Abb. 10.12). Das Subkutangewebe wird bis auf die Fascia lata durchtrennt und diese ebenso in gleicher Richtung wie der Hautschnitt, wobei die Fasern der Musculus gluteus maximus stumpf gespalten werden (Abb. 10.13). Die Außenrotatoren werden ansatznah abgesetzt und ggf. angeschlungen (Abb. 10.14). Der Nervus ischiadicus kann ertastet werden. Da er bei Revisionsoperationen durch Vernarbungen verzogen sein kann, sollten hier nur breite, stumpfe Wundhaken (z. B. Kastenhaken) eingesetzt werden. Ich empfehle nicht das Einsetzen von spitzen Hohmann-Haken oder gar das Einschlagen eines Nagels ins Sitzbein, um den

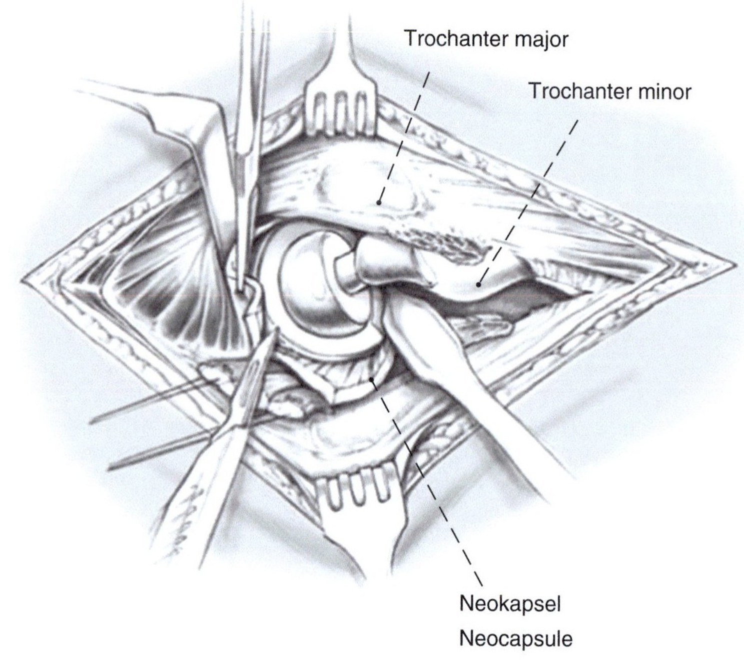

Abb. 10.15 T-förmiges Eröffnen der sog. Neokapsel und des Narbengewebes zur Darstellung des Gelenkes. (Aus Fink und Grossmann 2007; mit freundlicher Genehmigung von © Springer Medizin-Verlag GmbH, Berlin Heidelberg 2007. All Rights Reserved)

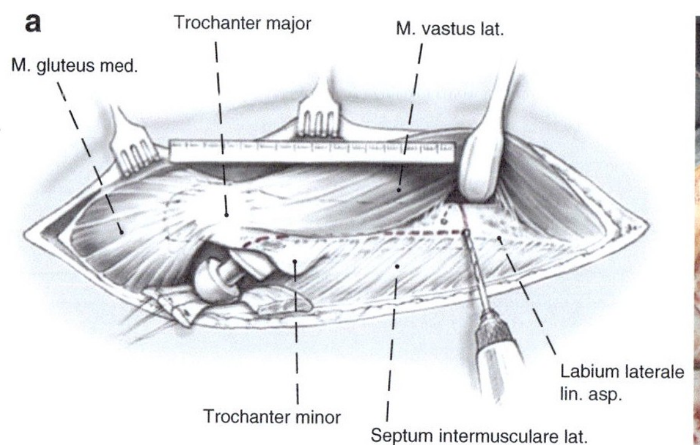

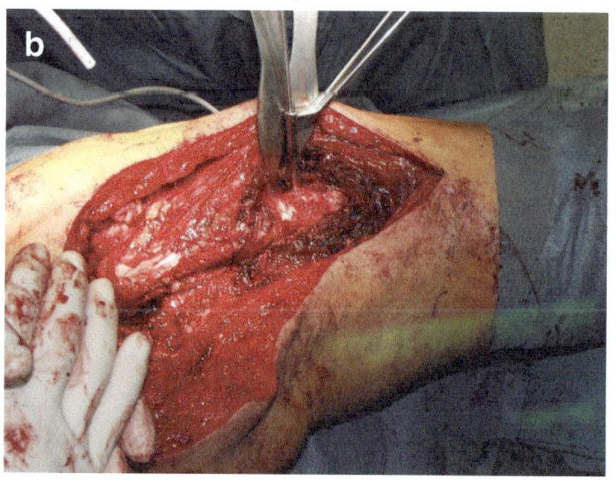

Abb. 10.16 **a,b** (**a Zeichnung** aus Fink und Grossmann 2007; mit freundlicher Genehmigung von © Springer Medizin-Verlag GmbH, Berlin Heidelberg 2007. All Rights Reserved, **b, Foto):** Darstellung des Femur ventral des Labium laterale lineae asperae im Septum intermusculare laterale; die Perforantesgefäße werden ligiert. Darstellung der lateralen Zirkumferenz des Femur und Anlegen eines 3,2 mm dicken Bohrloches am dorsalen und ventralen distalen Ende des geplanten Knochendeckels

Nervus ischiadicus nicht zu gefährden. Die Neokapsel kommt zur Darstellung und wird eröffnet. Zumindest beim erstmaligen Vorgehen von posterior (Primärimplantation war über einen anderen Zugang erfolgt), kann die Kapsel T-förmig eröffnet und Kapsellappen präpariert werden (Abb. 10.15). Dies ist auch bei der Wechseloperation von Vorteil. Die Kapsellappen können dann nach der Implantation der neuen Prothese als Kapsellappenplastik zur Verstärkung der Reinsertion der Außenrotatoren verwendet werden. Hierdurch lässt sich das Luxationsrisiko nach dorsal signifikant reduzieren (White et al. 2001; Goldstein et al. 2001; Pellicci et al. 1998). Pellicci et al. (1998), White Jr et al. (2001) und Goldstein et al. (2001) zeigten jeweils eine signifikante Senkung der Luxationsrate von 3 % bis 6 % ohne Kapselplastik auf unter 1 % mit Kapselplastik.

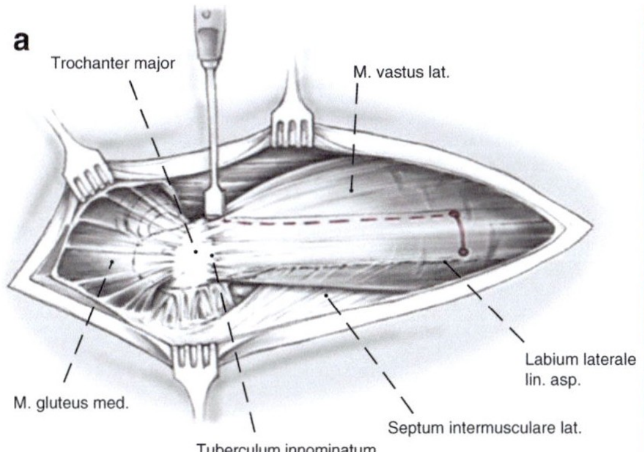

Abb. 10.17 **a,b** (**a Zeichung,** aus Fink und Grossmann 2007; mit freundlicher Genehmigung von © Springer Medizin-Verlag GmbH, Berlin Heidelberg 2007. All Rights Reserved, **b, Foto):** Osteotomie des Femur mit einem breiteren Osteotomiemeißel ventral proximal am Übergang des Musculus vastus lateralis zum Musculus gluteus medius bei außenrotiertem Bein

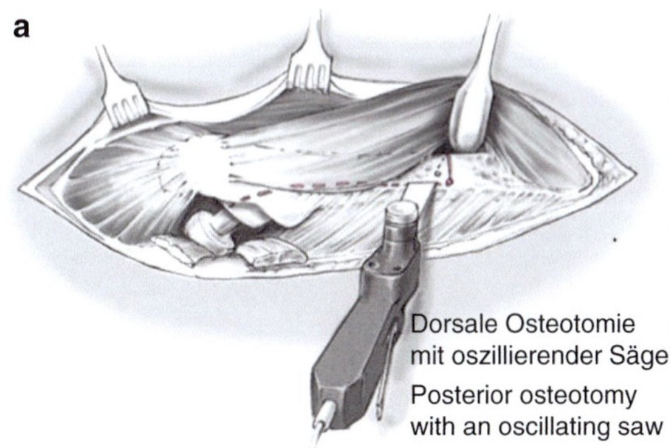

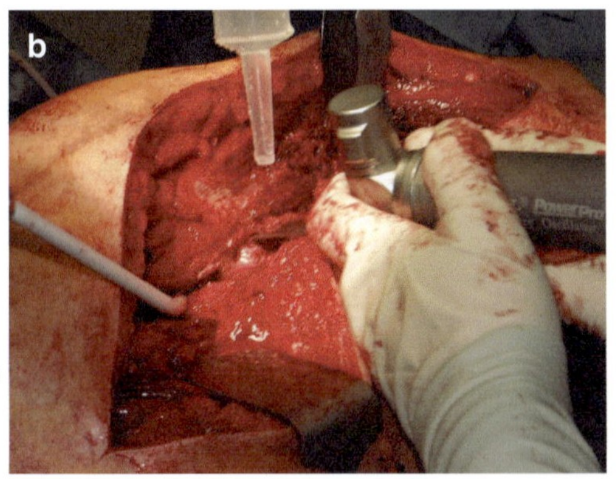

Abb. 10.18 **a,b** (**a: Zeichnung,** aus Fink und Grossmann 2007; mit freundlicher Genehmigung von © Springer Medizin-Verlag GmbH, Berlin Heidelberg 2007. All Rights Reserved, **b: Foto):** Dorsale Osteotomie ventral der Labium laterale der Linea aspera bei innenrotiertem Bein mithilfe einer oszillierenden Säge unter Kühlung mit steriler „Ringer"-Lösung

Es wird nun im Septum intermusculare laterale bis auf die Linea aspera des Femur vorgegangen. Es ist vorteilhaft dies mit einem elektrischen Messer durchzuführen, da hierbei die Muskelfasern einfacher vom Septum getrennt werden können. Proximal wird hierbei der Ansatz des Musculus gluteus maximus am Femur nur beginnend inzidiert bis der Zugang zum Femur gelingt (Abb. 10.16a,b). Geschieht dieses Vorgehen schrittweise, lassen sich die Äste der Perforantesgefäße auffinden und können vor ihrer Durchtrennung ligiert werden. Dies reduziert den Blutverlust bei der Operation. Nun wird das Ende des Deckels präpariert. Nach Aufsuchen der Trochanter-major-Spitze wird mit dem Zentimetermaß das untere Ende des Deckels entsprechend der präoperativen Planung markiert und an dieser Stelle das Femur an seiner lateralen halben Zirkumferenz vom Musculus vastus lateralis quer freigelegt. An der unteren Begrenzung des Knochendeckels wird jeweils an seinem dorsalen und ventralen Ende der Zirkumferenz ein 3,2-mm-Loch unter Kühlung mit Ringer-Lösung gebohrt (Abb. 10.16a,b).

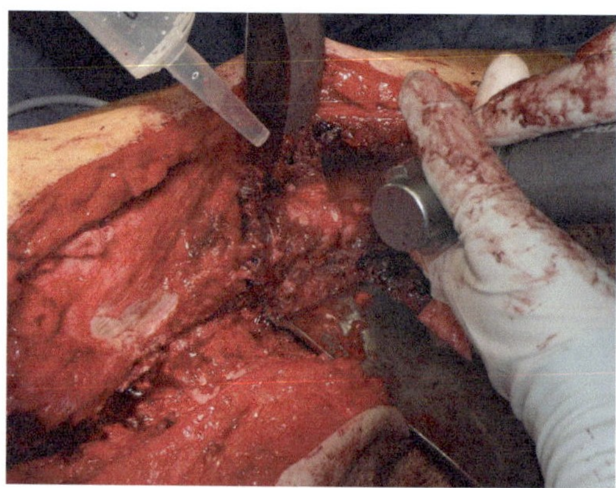

Abb. 10.19 Quere Osteotomie zwischen den beiden Bohrlöchern bei innenrotiertem Bein; mit Hilfe einer oszillierenden Säge unter Kühlung mit steriler „Ringer"-Lösung

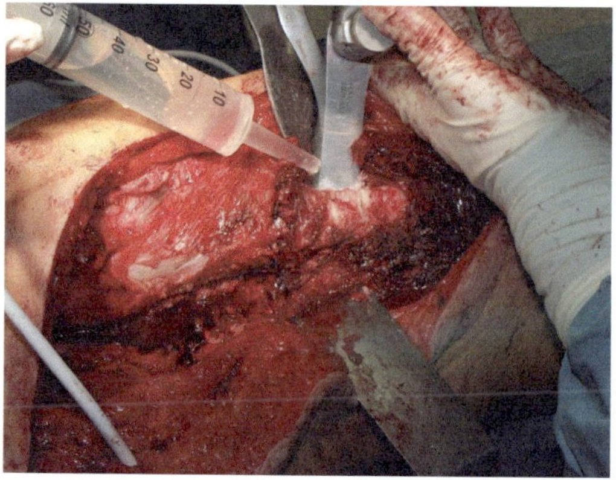

Abb. 10.20 Ventrale distale Osteotomie von ca. 3 cm mithilfe einer oszillierenden Säge unter Kühlung mit steriler „Ringer"-Lösung bei außenrotiertem Bein. (Aus Fink und Grossmann 2007; mit freundlicher Genehmigung von © Springer Medizin-Verlag GmbH, Berlin Heidelberg 2007. All Rights Reserved)

Als nächstes erfolgt die ventrale proximale Osteotomie des Femur (Abb. 10.17a,b). Hierzu wird das Bein außenrotiert. Ein steriles Kissen kann unter das Knie gelegt werden. Am ventralen vastoglutealen Übergang (ventraler Bereich des Trochanter major) wird eine kleine längsverlaufende Stichinzision durchgeführt und so das Interstitium zwischen Musculus gluteus medius und Musculus vastus lateralis eröffnet. Ein größerer Osteotomiemeißel wird an dieser Stelle ein- und die ventrale proximale Osteotomie durchgeführt, wobei der Meißel ein wenig durch Neigung nach proximal geführt wird, um den Trochanterbereich proximal komplett zu osteotomieren. Er kann auch etwas nach distal geneigt werden, um die Osteotomie von hier aus über diesen Eingang ein wenig nach distal zu erweitern.

Die dorsale Osteotomie des Knochendeckels wird im nächsten Schritt mit einer oszillierenden Säge entlang dem Labium externum der Linea aspera unter Kühlung mit Ringer-Lösung angelegt (Abb. 10.18a,b). Wir verwenden ein breites Sägeblatt mit geringer Dicke von 0,7 mm, um den Knochenverlust bei der Anlage des Knochendeckels möglichst gering zu halten. Die Osteotomie beginnt am distalen, dorsalen Bohrloch, wird von distal nach proximal geführt und läuft proximal bogenförmig nach dorsal aus (Abb. 10.18a). Hierdurch gelingt es, den gesamten Trochanter major mit dem gesamten Ansatz der Musculi gluteus medius und minimus am Deckel zu haben. Außerdem könnte ein zu schmaler Deckel proximal dazu führen, dass der später einzubringende distal fixierende Revisionsschaft durch einen Kontakt mit dem proximalen Femurknochen bei seiner distalen Verklemmung im Isthmus des Femur behindert wird.

Mit der oszillierenden Säge werden dann die beiden distalen Bohrlöcher unter Kühlung verbunden und die distale Querosteotomie durchgeführt (Abb. 10.19). Anschließend wird von dem distalen ventralen Bohrloch aus mit der oszillierenden Säge die ventrale distale Osteotomie begonnen. Hier wird nur der Einstieg für die ventrale Osteotomie mit der oszillierenden Säge (wieder unter Kühlung) geschaffen (Abb. 10.20). Für diese Schritte empfiehlt sich wieder die Außenrotaton des Beines durch Unterlagerung des Kniegelenkes mit z. B. einem sterilen Kissen.

Die ventrale Osteotomie wird dann von distal kommend mithilfe eines schmalen Osteotomiemeißels, der unter dem Musculus vastus lateralis geführt wird, vervollständigt (Abb. 10.21a,b). Es genügt in der Regel, dass wenige Zentimeter von distal nach proximal gemeißelt wird. Dann bricht der Deckel meist automatisch bis in die geschaf-

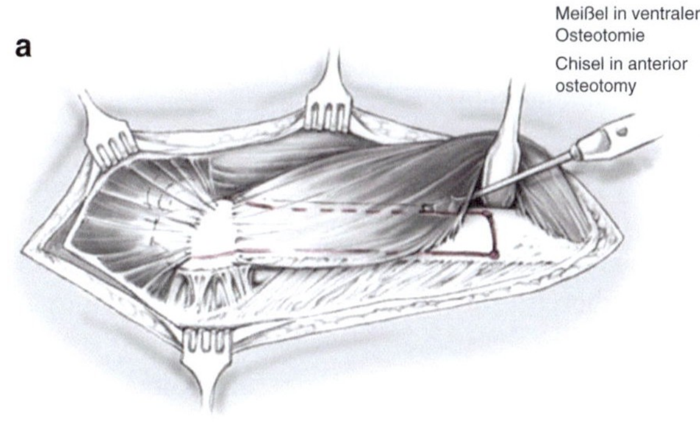

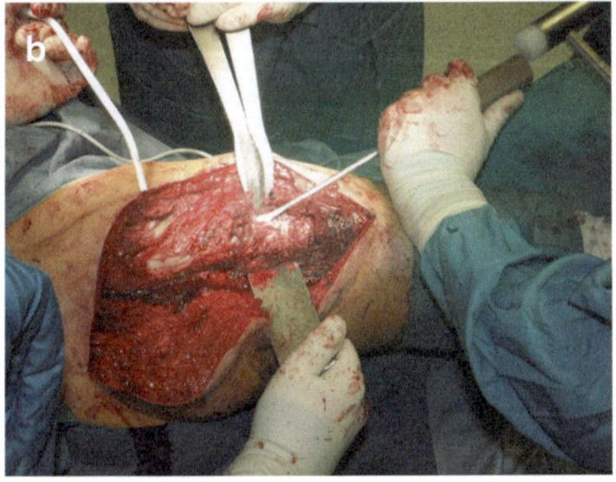

Abb. 10.21 **a,b (a Zeichnung,** aus Fink und Grossmann 2007; mit freundlicher Genehmigung von © Springer Medizin-Verlag GmbH, Berlin Heidelberg 2007. All Rights Reserved**, b, Foto):** Vervollständigung der ventralen Osteotomie mithilfe eines von distal unter dem Musculus vastus lateralis nach proximal geführten Meißels bei außenrotiertem Bein. Die Anheftung des Musculus vastus lateralis auf dem Knochendeckel bleibt erhalten

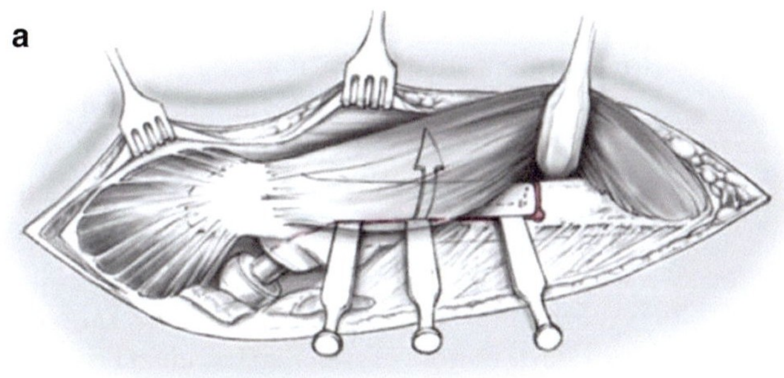

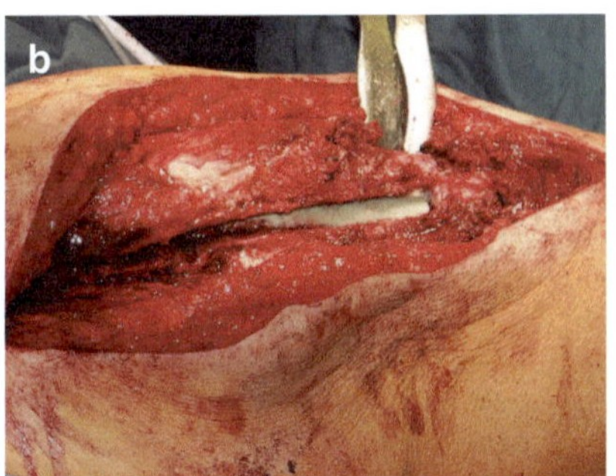

Abb. 10.22 **a,b (a Zeichnung,** aus Fink und Grossmann 2007; mit freundlicher Genehmigung von © Springer Medizin-Verlag GmbH, Berlin Heidelberg 2007. All Rights Reserved**, b, Foto):** Hochklappen des osteotomierten lateralen Femurdeckels mit aufsitzendem Musculus vastus lateralis nach medial

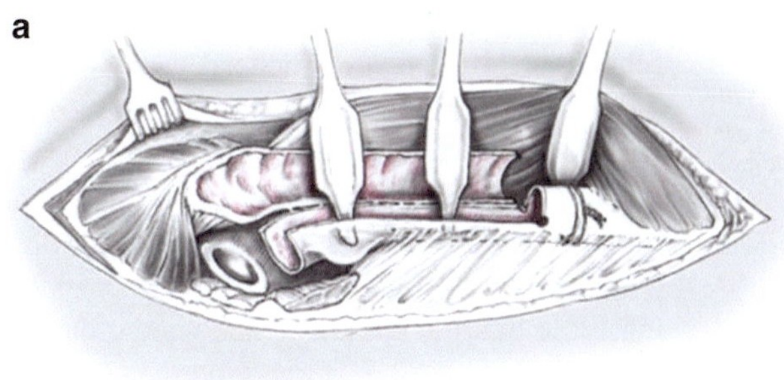

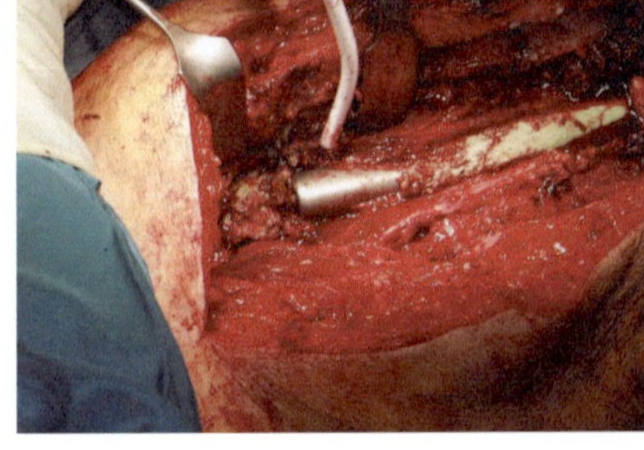

Abb. 10.23 **a,b (a Zeichnung,** aus Fink und Grossmann 2007; mit freundlicher Genehmigung von © Springer Medizin-Verlag GmbH, Berlin Heidelberg 2007. All Rights Reserved**, b Foto):** Prothese und Knochenzement werden vollständig entfernt

fene ventral proximale Osteotomie hinein. Nun wird der Knochendeckel vorsichtig mittels Meißel von dorso-lateral kommend nach ventro-medial aufgeklappt (Abb. 10.22). Bei der Osteotomie ist es für die Durchblutung des Knochendeckels von eminenter Wichtigkeit, dass

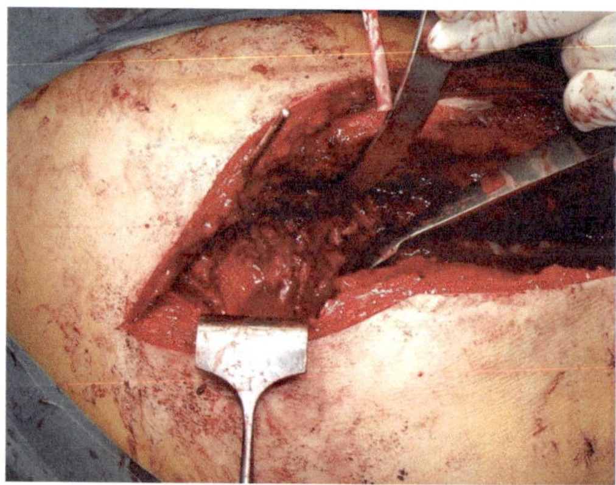

Abb. 10.24 Der Sitz der Prothesenpfanne wird überprüft und ein Inlay oder Pfannenwechsel durchgeführt

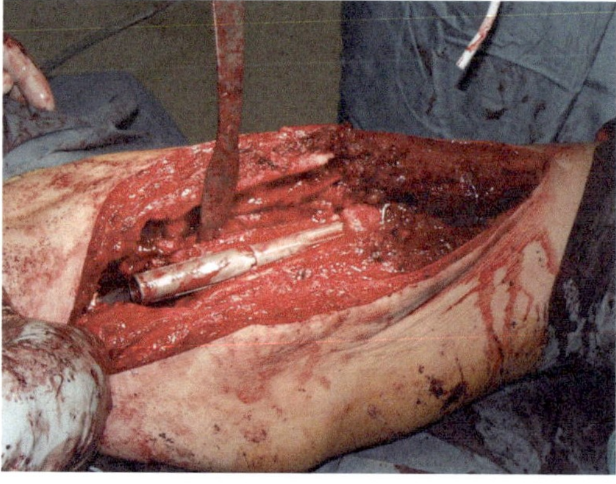

Abb. 10.26 Implantation des modularen zementlosen Revisionsschaftes

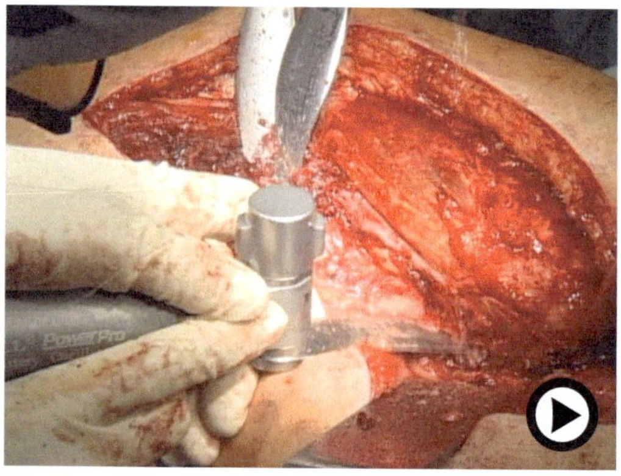

Abb. 10.25 (Video 10.1): Durchführung eines transfemoralen Zugangs (► https://doi.org/10.1007/000-2dh)

die Anheftung des Musculus vastus lateralis auf dem Knochendeckel unversehrt bleibt.

Die einliegende Prothese und gegebenenfalls der Zement können nun ohne Schwierigkeiten vollständig entfernt werden (Abb. 10.23). Es gelingt auch ein direkter Zugang unter Sicht auf den Isthmus des Femur, sodass sich distal des Deckels im Isthmus befindender Zement direkt unter Sicht (mittels Anbohren und Meißeln) ohne Gefahr der Perforation entfernt werden kann.

Über diesen Zugang gelingt eine gute Darstellung des Acetabulums bzw. der Prothesenpfanne, die nun – falls notwendig – revidiert wird (Abb. 10.24). Hiernach empfiehlt sich vor dem Aufbohren, bzw. -fräsen oder Aufraspeln des distalen intakten Femur die Anlage einer prophylaktischen Doppelcerclage mit einem 1,5-mm-Cerclage-Draht (der zweimal um das Femur geführt wird) oder Cerclage-Kabel unmittelbar distal des Knochendeckels. So sollen Fissur- bzw. Frakturbildungen beim Aufbohren bzw. -fräsen, Aufraspeln oder bei dem Einschlagen des Originalimplantates verhindert bzw. beim Auftreten einer Fissur das Weitergehen selbiger vermieden werden. Miner et al. (2001) berichteten in ihrer Serie eine Rate solcher Fissuren in 10,8 %.

Nach Implantation des Originalschaftes wird der Knochendeckel verschlossen und mit meistens zwei bis drei Doppelcerclagen (1,5-m-Cerclage-Draht) oder Cerclage-Kabel fixiert (Abb. 10.26, 10.27a,b und 10.28). Wagner et al. (1996) wiesen in einer biomechanischen Studie nach, dass die Doppelcerclagen mit einem 1,5 mm dicken Draht die stabilste der möglichen Cerclage-Techniken war. Daher bevorzugen wir die Verwendung von zwei Doppelcerclagen. Hierbei wird eine Doppelcerclage am Ende des Deckels und eine zweite, proximale im Bereich des Trochanter minor gelegt. Letztere kann mit einer Tour oberhalb und einer Tour unterhalb des Trochanter minor geführt werden. Schab et al. (2008) fanden in einer Kadaverstudie beim Verschluss der Osteotomie keinen Unterschied zwischen zwei und drei Cerclagekabel hinsichtlich der Festigkeit sowie der axialen und rotatorischen Verschiebbarkeit des Deckels. Wir verwenden daher in der Regel zum Verschluß des Deckels zwei Doppelcerclagen. Zhu et al. (2013) kamen in einer biomechanischen Studie

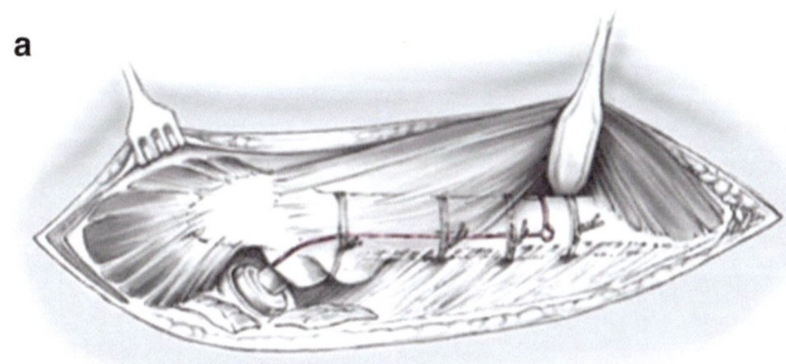

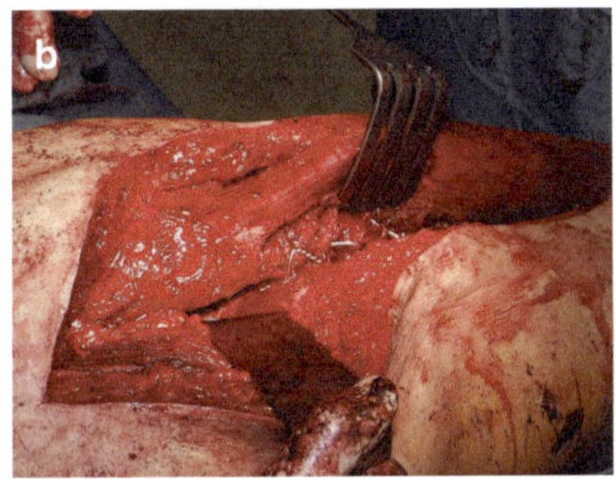

Abb. 10.27 **a (Zeichnung), b (Foto):** Verschluss und Fixation des Knochendeckels zumeist mit zwei Doppelcerclagen (1,5 mm dicke Cerclagedrähte). Alternativ können Cerclagekabel verwendet werden

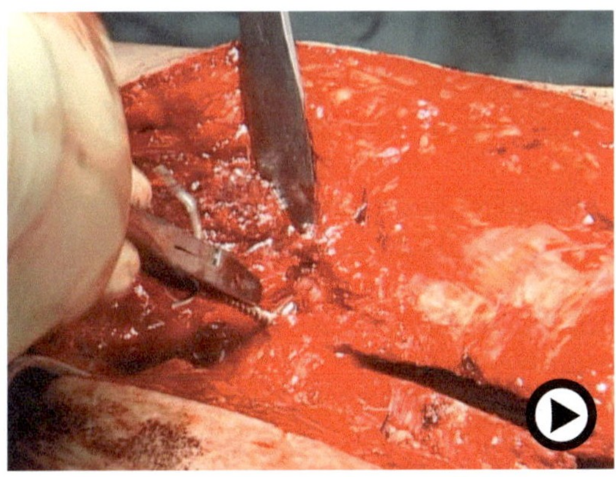

Abb. 10.28 (Video 10.2): Zurücklappen des Deckels und Verschluss des transfemoralen Zugangs mit Doppelcerclagen (► https://doi.org/10.1007/000-2dg) (mit freundlichen Genehmigung von ZimmerBiomet, Winterthur, Schweiz)

zur gleichen Schlussfolgerung. Die Cerclagen- bzw. Kabel-Umführinstrumente sollten nahe am Knochen geführt werden, um eine Schädigung der Muskulatur und der Gefäß-Nerven-Strukturen zu vermeiden.

Cerclagebänder sind unserer Erfahrung nach weniger geeignet, da sie weniger Spannung aufbauen lassen, die Umführung für die Weichteile traumatisierender ist und hierdurch sowie durch die breite Auflage die Durchblutung des Femur und des Knochendeckels mehr kompromittieren. Die alleinige Fixierung des Deckels mittels Nähten, wie sie Professor Heinz Wagner für den ursprünglichen Wagner SL-Schaft (mit einem CCD-Winkel von 145 Grad) beschrieben hat, empfiehlt sich meines Erachtens nicht. Aufgrund der höheren Weichteilspannung bei modernen Revisionsschäften mit höherem Offset ergäbe sich ohne Fixation des Deckels eine hohe Instabilität desselben. Warren et al. (2002) konnten in einer Vergleichsstudie zeigen, dass die Heilungsrate des Deckels im Vergleich zur alleingien Annaht signifikant höher ist, wenn man den Deckel mit Cerclagen verschließt. Weiterhin hilft auch nach Auffassung von Warren et al. (2002) und Wilkes et al. (1994) die Refixation des Knochendeckels mit Cerclagen das Risiko von Subsidence des Schaftes bei schlechteren Knochenverhältnissen des Isthmus zu reduzieren.

Krallenplatten zeigen zwar eine höhere Stabilität bei der Refixation von Trochanterfrakturen, sollten bei dem Verschluss des Knochendeckels aber aufgrund der deutlich höheren Rate an Schmerzen im Bereich des Trochanter (17 % im Vergleich zu 3 % bei Kabeln in einem Review von Mei et al. 2018) nur in Ausnahmen verwendet werden.

Der Knochendeckel lässt sich nicht immer formschlüssig verschließen, sodass manchmal sowohl am Ende des Deckels (bei Proximalisierung desselben aufgrund des Muskelzuges der Glutealmuskulatur) als auch am posterioren Rand des Deckels eine Lücke verbleiben kann. Diese kann akzeptiert werden und es sollte nicht durch eine innere Ausdünnung des Deckels versucht werden, die Anpassung zu verbessern. In diese Lücken kann Fräsmehl, welches bei der Präparation des Fixationsbettes des neuen Schaftes gewonnen wurde, als Knochentransplantat eingefügt werden. Aufgrund des entstehenden Frakturhämatoms und des sich bildenden Kallus werden sich diese Lücken in den ersten Monaten postoperativ verschließen (Abb. 10.31). Um einen besseren Verschluss des Osteotomiedeckels zu erzielen, verwendt der Autor einen kurvierten Revisionsschaft, da dieser dem anatomischen Verlauf des Femur entspricht und keine proximale Distanzerhöhung der beiden Deckelhälften bei Verwendung eines Geradschaftes entsteht.

Nach Verschluss des Knochendeckels erfolgt die Annaht des Musculus vastus lateralis an seiner Absetzungsstelle und anschließend nach Einlage einer Redon-Drainage die Annaht der Außenrotatoren mit wenn möglich Kapsellappenplastik, gefolgt von der Fasziennaht und dem weiterer schichtweisen Wundverschluss. Die Redon-Drainge sollte an einen „Cell-Saver" für in der Regel sechs Stunden mit niedrigem Sog (20 mmHg) angeschlossen werden.

10.4 Variationen

10.4.1 Doppelosteotomie

Besteht eine deutliche Krummung der Femurachse in der Frontalebene und/oder der Sagittalebene, empfiehlt sich zusätzlich eine mediale Osteotomie, um den Kontakt zwischen Knochen und Implantat zu verbessern. Die mediale Querosteotomie sollte oberhalb des distalen Endes des lateralen Knochendeckels liegen, damit eine bessere Stabilität der Knochenfragmente erreicht wird. Es entsteht hierdurch eine Art „Z-förmige-Doppelosteomie". Die Notwenigkeit einer Doppelosteotomie ergibt sich erstens bei der präoperativen Planung und zweitens durch den großen Abstand des medialen Femur vom einliegenden Probeschaft bzw. der distalen Reibahle oder Raspel (Abb. 10.29a,b). Vor der Implantation der distalen Originalkomponente wird die mediale Querostotomie mithilfe einer Schwächung des medialen Femur mittels Bohrungen und anschließender vorsichtiger Meißelung angelegt. Die Verwendung von Cerclagen oder Kabelsystemen bei der Replantation der Knochendeckels erhöht zusätzlich die Stabilität und den Kontakt der Knochenfragmente am Implantat (Abb. 10.30a-c). Ein sekundäres Auseinanderweichen der Knochenfragmente durch den Muskelzug des M. glutaeus medius und des M. iliopsoas wird vermieden. Dies fördert die knöcherne Integration des Prothesenschafes und schützt die Verbindung der modularen Komponenten (Junction) als mechanische Schwachstelle des Prothesenkonstruktes vor einem Ermüdungsbruch.

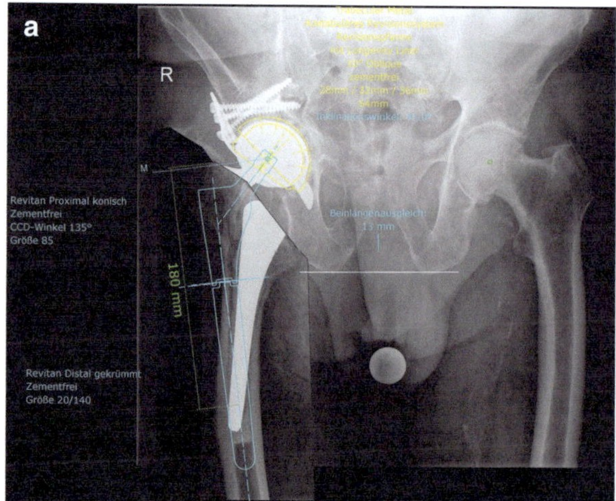

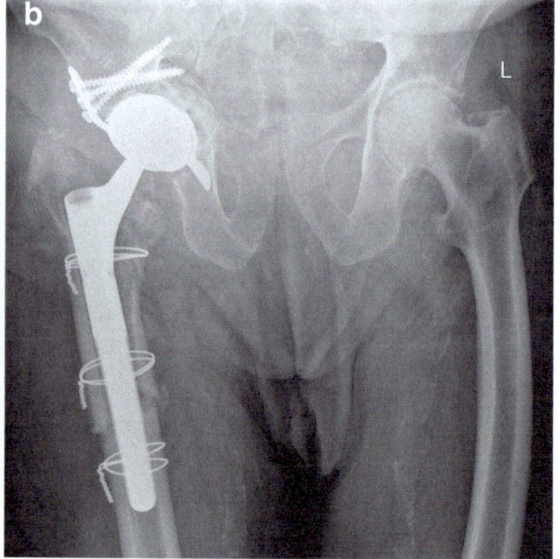

Abb. 10.29 a,b: a Die präoperative Planung zeigt eine deutliche Achsabweichung des Femur, die zur Vermeidung von unkontrollierten Frakturen und zum besseren Kontakt der Prothese zum medialen Femur einer Doppelosteotomie bedarf. **b:** Durchgeführte Doppelosteotomie mit Kontakt des Prothesenschaftes zum medialen Knochen, auch zum Schutz der modularen Verbindung der Komponenten (Junction)

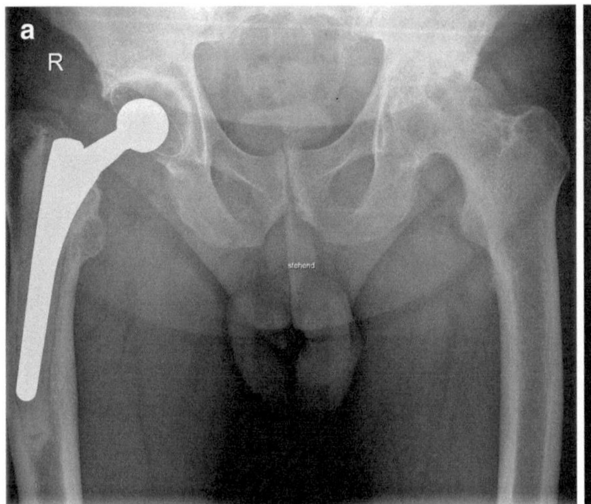

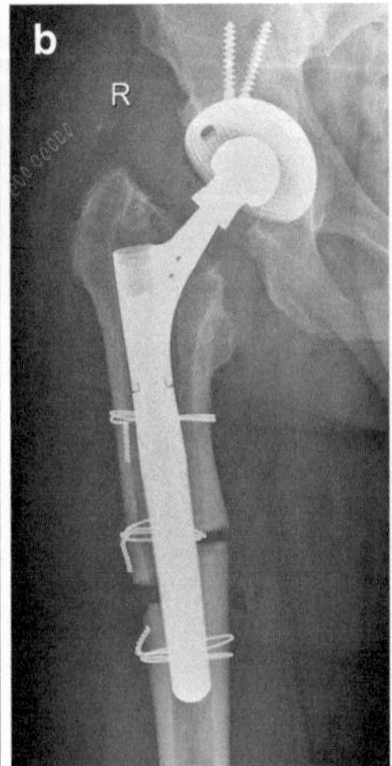

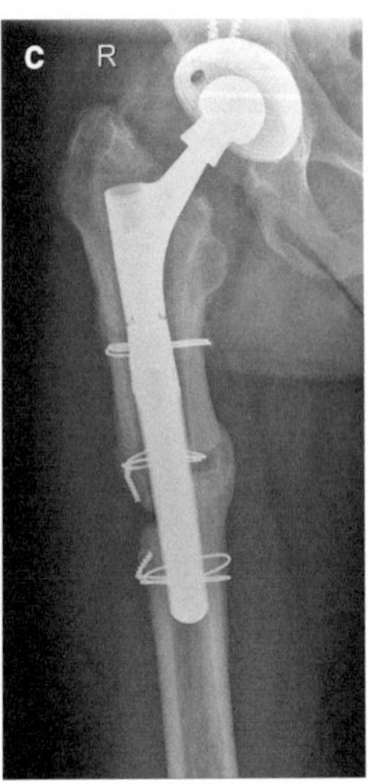

Abb. 10.30 a-c: **a** Schaftlockerung mit Varisation des Prothesenschaftes und des Femur der eine Doppelosteotomie zur Achskorrektur und Adaptation des medialen Femurs an die proximale Prothesenanteil auch zum Schutz der Junction des modularen Prothesenschaftes erfordert. **b:** Röntgenbild sieben Tage postoperativ nach transfemoralem Prothesenwechsel auf modularen Revisionsschaft Revitan Kurviert und Press-Fit-Pfanne Allofit-S (Zimmer-Biomet, Winterthur, Schweiz) mit Doppelosteotomie des Femur. **c:** Röntgenbild 3 Monate postoperativ zeigt eine knöcherne Konsolidierung der medialen Osteotomie

10.4.2 Osteotomie durch das Femur nach vorheriger Entfernung des einliegenden Schaftes

Die mediale Osteotomie des Knochendeckels kann nach Entfernung des Schaftes auch durch das Femur durch Sägung von lateral erfolgen. Hierfür muss aber sichergestellt sein, dass die Schaftentfernung vor der Eröffnung des transfemoralen Zuganges ohne Risiko einer unkontrollierten Fraktur erfolgen kann. Dies kann bei polierten zementierten Schäften der Fall sein, bei denen die Schaftentfernung aus dem zementierten Köcher meist problemlos gelingt. Auch grob gelockerte zementlose Schäfte können zunächst entfernt werden und dann die mediale Osteotomie durch das Femur erfolgen. Hierbei dient der transfemorale Zugang und somit die Osteotomie nicht der Verbesserung der Entfernung des einliegenden Schaftes, sondern der Korrektur bestehender Achsabweichungen des Femur und ggf. der Entfernung des Zementes.

10.4.3 Extended trochanteric osteotomy

Die extended trochanteric osteotomy entpricht im Prinzip dem transfemoralen Zugang. Der Unterschied zwischen dem extended trochanteric osteotomy und dem transfemoralen Zugang liegt in der Deckelbreite und -länge. Bei der extended trochanteric osteotomy wird ein Deckel von 1/3 der Schaftzirkumferenz mit einer Länge von durchschnittlich, je nach Arbeit, 12,6 bis 14,2 cm und Spannbreiten zwischen 7 cm und 19 cm angelegt (Mardones et al. 2005; Della Valle et al. 2003; Glassman 2004; Huffman und Ries 2003; Miner et al. 2001; Chen et al. 2000; Younger et al. 1995). Das Ziel der extended trochanteric osteotomy ist hierbei vor allem, den einliegenden Schaft leichter zu entfernen. Beim transfemoralen Zugang ist die Deckelausdehnung größer und umfasst in ihrer Breite die Hälfte der Schaftzirkumferenz. Nach distal wird die Osteotomie bis unmittelbar oberhalb des Fixationsbettes der neuen Prothese bzw. bis in die Apex der Deformität ausgedehnt (Wagner 1987, 1989; Wagner und Wagner 1997, Fink et al. 2007). Der transfemorale Zugang dient neben der Zugangsverbesserung, der Korrekturosteotomie von proximalen Femurachsabweichungen und vor allem dem direkten, geraden Zugang zum Fixationsbett eines distal verankernden zementlosen Revisionsschaftes. In einer eigenen Arbeit lag die Deckellänge des transfemoralen Zugang durchschnittlich bei 17,4 ± 7,8 cm und betrug von 12,3 bis 27,8 cm (Fink et al. 2007). Daher wird er bevorzugt bei zementlosen Revisionsschäften mit distalem, diaphysären Fixationsprinzip verwendet.

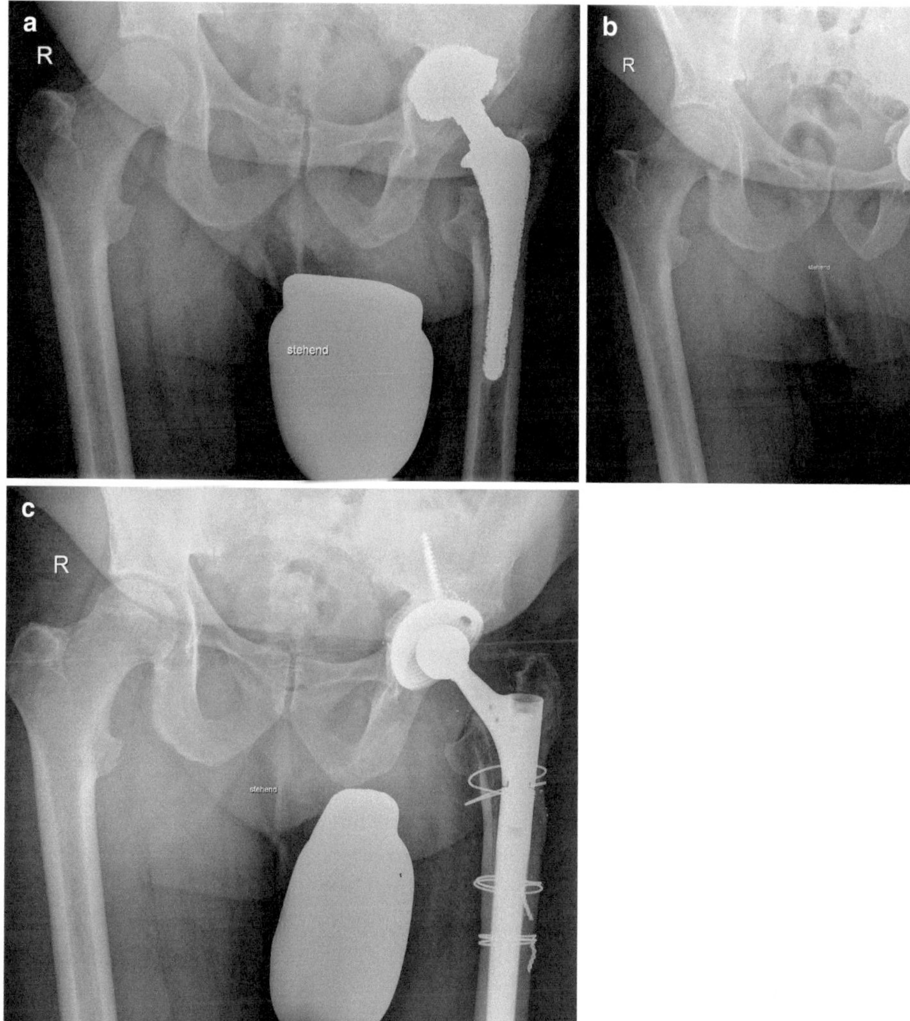

Abb. 10.31 **a-c: a** Prothesenlockerung eines grobstrukturierten Schaftes und einer Pfanne (S&G-Schaft, ESKA, Lübeck, Deuschland) mit Osteolysen im Bereich des Trochanter. **b:** Röntgenbild sieben Tage nach transfemoralem Prothesenwechsel auf modularen Revisionsschaft Revitan Kurviert und Allofit-S-Pfanne (ZimmerBiomet, Winterthur, Schweiz) mit Fraktur des Knochendeckels aufgrund der Osteolysen. Die einzelnen Segmente sind mit den Cerclagen gefasst und der Trochanter major mit einem transossär geführten Fiber-Wire, der unter die proximal Cerclage verläuft. **c:** Röntgenbild ein Jahre postoperativ zeigt die knöcherne Konsolidierung der Frakturen und Osteointegration der Implantate

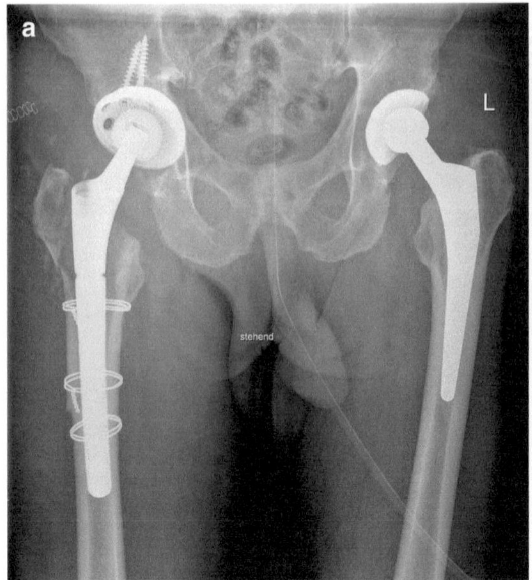

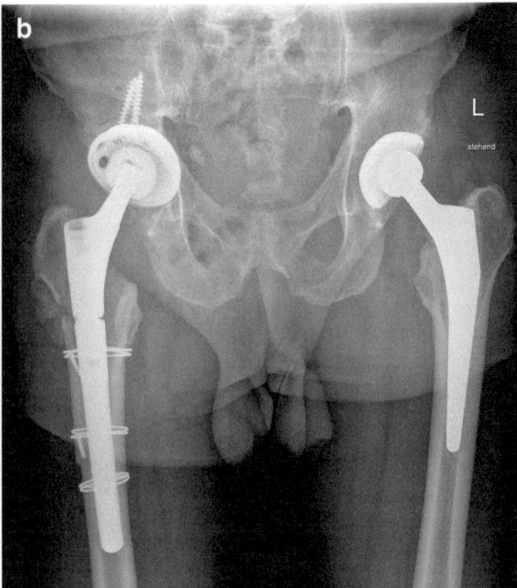

Abb. 10.32 a,b: a Röntgenbild sieben Tage postoperativ nach transfemoralem Prothesenwechsel rechts auf modularen Revisionsschaft Revitan Kurviert und Allofit-S-Pfanne (ZimmerBiomet, Winterthur, Schweiz) mit intraoperativer Trochanterfraktur aufgrund einer Osteolyse. Der Trochanter wurde mit einem Fiber-Wire transossäre gefasst, die unter die proximale Cerclage geführt wurde. Eine zusätzliche proximale autologe Knochentransplantation mit Fräsmehr wurde durchgeführt. **b:** Röntgenbild drei Monate postoperativ zeigt eine nahezu vollständige knöcherne Konsolidierung der Fraktur des Trochanter major

10.5 Komplikationen

Beim Hochklappen des Knochendeckels kann es durch Osteolysen im Deckelbereich zu Frakturen desselbigen kommen. Da die Fragmente im Weichteilverbund der Vastus-lateralis-Muskulatur liegen, bedarf es ggf. einer zusätzlichen Doppelcerclage, die die Fragmente einzeln beim Deckelverschluss fasst (Abb. 10.31a-c). Auch ein intraoperativer Trochanterabriss bzw. eine Fraktur können durch eine transossär gefasste Fiber-Wire-Cerclage, die durch die am weitesten kranial liegende Doppelcerlage geführt wird, stabilisiert werden (Abb. 10.32a,b). Da die vastogluteale Schlinge beim transfemoralen Zugang erhalten bleibt und somit die Zugkräfte der Glutealmuskulatur durch die des Musculus vastus lateralis neutralisiert werden, droht keine Dislokation des Trochanter major. Postoperative Trochanterabrisse treten selten und wenn unterhalb des Tuberculum innominatum auf. Sie führen in der Regel zu keiner wesentlichen Dislokation, sind meist stabil und heilen knöchern wieder an. Hierfür sollte eine verlängerte Teilbelastung von 10 kg durchgeführt werden (Abb. 16.2a,b).

Vor allem bei geraden Revisionsschäften kann sich der Verschluss des Deckels schwierig gestalten. Wir bevorzugen generell den Deckelverschluss mit Cerclagen oder Kabeln. Die alleinige Annaht des Deckels durch Verschluss des Septum intermusculare, wie sie Wagner und Wagner (1997) ursprünglich beschrieben, führt nach meines Erachtes zu einem weniger stabilen Verschluss mit dadurch bedingten Dislokationsmöglichkeiten des Deckels. Aufgrund des leichteren Verschlusses des Deckels bevorzugen wir auch beim transfemoralen Zugang einen kurvierten Revisionsschaft.

10.6 Ergebnisse

In einer eigenen Studie wurden 68 Hüftprothesenwechsel mit dem Revitan Kurviert (Zimmer GmbH, Winterthur, Schweiz), die über einen modifizierten posterolateralen transfemoralen

Zugang nach Wagner implantiert wurden, prospektiv über 32,3 ± 10,2 Monate klinisch und radiologisch verfolgt (Fink et al. 2007). Die Deckellänge beim transfemoralen Zugang lag durchschnittlich bei 17,4 ± 7,8 cm und betrug von 12,3 bis 27,8 cm. Die durchschnittliche distale Distanz des Osteotomiedeckels zum Absetzungsrand betrug 6,6 ± 5,9 mm (1–21 mm). Bei vier Patienten bestand aufgrund von größeren diaphysären Defekten eine Lücke unterhalb des Deckels von 26 bis 46 mm. Der intraoperative Blutverlust lag bei 970 ± 560 ml (420–2100 ml). Intraoperativ kam es sechs Mal zu einer Deckelfraktur bei osteolytischer oder osteoporotischer Schwächung des Knochendeckels, wobei die einzelnen Deckelfragmente durch die Doppelcerclageosteosynthese stabil gefasst und sicher fixiert werden konnten. Der Knochendeckel war in 98,5 % postoperativ vollständig knöchern konsolidiert, in einem Fall bei einem zweizeitigen septischen Wechsel nur partiell. Zwei postoperativ entstandene Trochanterabrisse heilten ohne weitere Maßnahme unter einer verlängerten Teilbelastung von 10 bis 20 kg für acht Wochen knöchern ein. Der Harris-Hip-Score stieg von präoperativ 41,4 ± 14,5 Punkte kontinuierlich auf 85,9 ± 14,6 Punkte 24 Monate postoperativ. Diese Ergebnisse sind vergleichbar bzw. tendenziell besser als die publizierten in der Literatur (Tab. 10.1 und 10.2).

Auch beim Einsatz des transfemoralen Zugangs für die Entfernung von infizierten Protheseschäften zeigen sich durchweg gute Heilungsraten des Deckels zwischen 96 % und 100 % (Tab. 10.3). Für die Analyse der eigenen Ergebnisse des transfemoralen Zugangs beim zweizeitigen septischen Wechsel mit Verschluss des Deckels um die Interimsprothese mit Cerclagen und Wiedereröffnung des Knochendeckels bei der Reimplantation nach sechs Wochen wurden in einer Studie 76 Patienten durchschnittlich 51,2 ± 23,2 (24–118) Monate nachverfolgt (Fink und Oremek 2016). Es zeigte sich eine Heilungsrate des Knochendeckels nach der Reimplantation von 98,7 %, eine Infektfreiheit von 93,4 %, eine Rate von Schaftsubsidence von 6,6 %, eine Luxationsrate von 6,6 % sowie keine aseptische Lockerung der Implantate. Der Harris-Hip-Score betrug 62,2 ± 12,6 Punkte mit dem Spacer vor dem Wiedereinbau einer Prothese und 86,6 ± 15,5 Punkte zwei Jahre nach der Reimplantation. Vier Frakturen des Deckels (5,3 %) traten aufgrund von Osteolysen oder osteoporotischer Knochenausdünnung auf, heilten aber alle im weiteren Verlauf. Somit sind die Ergebnisse der zweizeitigen septischen Revision mit einem transfemoralen Zugang hinsichtlich der Heilungsrate des Deckels und der Infektfreiheit als reproduzierbar gut zu werten. Der Verschluss des Deckels mit Cerclagen führte hierbei trotz Einbringen der Cerclagen als Fremdmaterial nicht zu einem negativen Effekt auf die Infektfreiheit und die Wiedereröffnung des transfemoralen Zuganges mit Hochklappen des Deckels nicht zu einem negativen Effekt auf die Heilungsrate des Deckels. Essentiell ist hierbei aber wiederum die Schonung der Muskulatur auf dem Deckel für die Durch-

Tab. 10.1 Ergebnisse der extended femoral osteotomy

Autor	n	Follow-up [Jahre]	Heilungsrate der Osteotomie	Fraktur des Deckels
Peters 1993	21	3,7	100 %	4,4 %
Chen 2000	46		97,8 %	
Miner 2001	166	3,9	98,7 %	2,4 %
Huffman 2003	42	1,4	100 %	12,0 %
Mardones 2005	74	2,0	98,6 %	5,4 %
Morshed 2005	13 inf.	3,3	100 %	23,1 %
Levine 2008	17 #	>2	100 %	

inf. = periprothetische Infektion, # = periprothetische Fraktur Vancouver B2 und B3

Tab. 10.2 Ergebnisse der transfemoralen Zugangs mit dem Wagner SL-Schaft

Autor	n	Follow-up [a]	Heilungsrate der Osteotomie	Fraktur des Deckels
Wilkes 1994	24	1,5	83,3 %	
Hartwig 1996	23	2,3	95,8 %	
Grünig 1997	18	3,9	94,4 %	
Isacson 2000	42	2,1	97,6 %	
Böhm 2001	60	4,8		60 %
Böhm 2001	60	5,4		60 %
Warren 2002	17	4–7	70,6 %	

Tab. 10.3 Ergebnisse des transfemoralen Zugangs beim zweizeitigen septischen Wechsel

Autor	N	Technik des Deckels	Follow up (Mo)	Deckelheilung (%)	Infektfreiheit	Subsidence	Luxation	Deckelfraktur	HHS
Morshed 2005	13	Kein Verschluss + Re-Eröffnung	>24	100 %	77 %	15.4 %	30.8 %	23 %	
Lim 2011	23	Verschluss + keine Re-Eröffnung	63 (24–123)	100 %	96 %	4.3 %	4.3 %	8.7 %	81,8 (59–93)
Levine 2009	23	Verschluss + unterschiedlich für Re-Eröffnung	49.1 (24–82)	96 %	87 %		8.7 %	8.7 %	
Fink 2016	76	Verschluss + Re-Eröffnung	51.2 (24–118)	98.7 %	93.4 %	6.6 %	6.6 %	1.3 %	86,6 (59–100)

Tab. 10.4 Ergebnisse des transfemoralen Zugangs bei periprothetischen Frakturen Vancouver B2 und B3

Autor	N (B2/B3)	Follow-up [mo]	Heilung	HHS	Subsidence	Luxation	Fraktur	Infektion	Lockerung
Sledge 2002	7/0	33	100 %	83	28,6 %	0 %	0 %	0 %	0 %
O'Shea 2005	10/12	33,7	91 %	≈ 75	9,1 %	0 %	0 %	4,5 %	0 %
Ko 2003	12/0	58,5	100 %	≈ 80	16,6 %	0 %	8,3 %	8,3 %	0 %
Levine 2008	12/5	44,5	100 %	-	17,6 %	5,8 %	5,8 %	5,8 %	0 %
Mulay 2005	10/12	24	91 %	69	77,3 %	22,7 %	4,5 %	4,5 %	0 %
Fink 2012	22/10	32,2	100 %	81,6	0 %	3,4 %	0 %	0 %	0 %
Ladurner 2017	40/3	40	97,6 %	70	7,5 %	5 %	0 %	5 %	2,5 %

blutung des Knochens und damit Einheilung des Deckels.

Die Heilungsrate der Deckel beim transfemorale Zugang bzw. extended trochanteric osteotomy bei periprothetischen Frakturen liegt in der Literatur zwischen 91 % und 100 % (Tab. 10.4). In einer eigenen Studie handelte es sich um 22 Vancouver B2- und 10 B3-Frakturen von 19 zementierten und 13 zementlosen Schäften (Fink et al. 2012). Aufgrund einer Pfannenlockerung wurde zweimal zusätzlich ein Pfannenwechsel durchgeführt, ansonsten wurde die vorliegende Pfanne belassen oder ein Inlay-Wechsel (23-mal) durchgeführt. Entsprechend der Klassifikation von Paprosky et al. (2001) lag in zehn Fällen ein Defekt vom Typ 2, in 15 Fällen ein Typ 3A und in sieben Fällen ein Typ 3B vor. Die Zeitdifferenz zwischen Primärimplantation und periprothetischer Fraktur betrug 4,9 ± 5,1 (1–20) Jahre.

Die röntgenologischen Untersuchungen zeigten sechs Monate nach der Operation in allen Fällen eine Frakturheilung und knöcherne Konsolidierung der Knochensegmente des transfemoralen Zugangs. Die durchschnittliche Zeit der Frakturheilung betrug 14,5 ± 5,2 Wochen (8–24 Wochen). Entsprechend der Klassifikation von Engh et al. (1990) für die biologische Fixation des Schaftes zeigte sich eine sog. „bony-ingrowth fixation" in 28 Fällen und in vier Fällen eine sog. „stable fibrous fixation". Die distale Fixationszones im Isthmus des Femur bei den Fällen mit Paprosky 2- und 3A-Defekten, bei denen keine zusätzliche distale Verriegelung notwendig war betrug 4,5 ± 1,1 cm (3,1–6,2 cm). Es wurde in keinem Fall eine „Subsidence" des Revisionsschaftes noch ein Bruch der Verriegelungsschrauben im Beobachtungszeitraum der Studie gesehen.

Der intraoperative Blutverlust betrug im Durchschnitt 990 ± 570 ml und reichte von 460 bis 2000 ml. Der Harris-Hip-Score stieg kontinuierlich nach der Operation: drei Monate postoperativ betrug er 59,2 ± 14,6 Punkte, sechs Monate postoperativ 66,9 ± 14,8 Punkte, neun Monate postoperativ 72,1 ± 15,4 Punkte, zwölf Monate postoperativ 75,2 ± 14,9 Punkte, 18 Monate postoperativ 77,6 ± 15,9 Punkte und 24 Monate postoperativ 81,6 ± 16,5 Punkte. Eine Luxation trat sechs Wochen postoperativ auf, die konservativ behandelt wurde und eine tiefe Beinvenenthrombose. Entsprechend der Klassifikation von Beals und Tower (1996) konnten alle Ergebnisse dieser Studie als exzellent gewertet werden.

Ladurner et al. (2017) berichten ihre Ergebnisse von 43 Patienten (40 Vancouver B2 und 3 Vancouver B3), bei denen sie den gleichen modularen Revisionsschaft wie in der Studie über einen modifizierten transfemoralen Zugang implantierten. Der transfemorale Zugang wurde hier in Rückenlage durchgeführt, die laterale dorsale Osteotomie durch den Musculus vastus lateralis angelegt und der Trochanter major proximal gespalten. Die Überlegung hierbei war, die hintere Kapsel und Aussenrotatoren nicht wie beim posterioren Zugang zu inzidieren, um die Luxationsrate zu senken. Vergleicht man die Ergebnisse von Ladurner et al. (2017) mit den unseren (Fink et al. 2012), zeigen sich zwar ähnlich hohe Heilungsraten des Deckels und der Fraktur (97,5 % bei Ladurner et al. und 100 % in unserer Studie), die Endergebnisse hinsichtlich der Frakturheilung und Schaftstabilität nach der Klassifikation von Beals and Tower (1996) waren jedoch unterschiedlich. 31 der 40 (77,5 %) nachuntersuchten Frakturen bei Ladurner et al. (2017) konnten als exzellent klassifiziert werden (Prothesenschaft stabil und Fraktur ohne Verkürzung und nur geringer Deformität verheilt), in unserer Studie 100 % (Fink et al. 2012). Der entscheidende Unterschied zeigt sich jedoch in den funktionellen Ergebnissen, die bei Ladurner et al. (2017) deutlich schlechter sind. Während wir einen Harris-Hip-Score von 81,6 erreichen konnten, lag dieser bei Ladurner et al. (2017) nur bei 70. Bei Ladurner et al. (2018) waren nur 52,5 % der Patienten in der Lage ohne Gehhilfen zu gehen und ein Patient war nur im Rollstuhl mobilisierbar. In unserer Studie benötigten zwei Patienten einen Gehstock (93,75 % ohne Gehhilfe). Dies lässt sich meines Erachtens durch die deutlich höhere Traumatisierung der vastoglutealen Schlinge in der Technik von Ladurner et al. (2017) erklären. Hierdurch erklärt sich auch in drei Fällen (7,5 %) die Trochanterdislokation bei Ladurner et al. (2017). Die Luxationsfrequenz war bei Ladurner et al. (2017) mit 5 % nicht geringer als bei uns mit 3,4 % (Fink et al. 2012). Somit ist die Schonung der vastoglutealen Schlinge und der Glutealmuskulatur wichtiger als die Schonung der Außenrotatoren und hinteren Kapsel, sodass wir der Technik des transfemoralen Zugangs über den posterioren Zugang den Vorzug geben.

Bei einer weiteren eigenen Auswertung von 120 Wechseloperationen, bei denen 42 modulare Revisionsendoprothesen (Revitan Kurviert, ZimmerBiomet GmbH, Winterthur, Schweiz) endofemoral und 78 transfemoral (21 periprothetische Frakturen inkludiert) mit einem durchschnittlichen Follow-up von 34,5 ± 11,6 Monate nachuntersucht wurden, wiesen die Patienten mit einem transfemoralen Zugang einen langsameren postoperativen Anstieg des Harris-Hip-Scores und längere Zeit ein positives Trendelenburg-Zeichen auf (Abb. 10.33 und 10.34) (Fink et al. 2009). Allerdings handelte es sich hier nicht um eine randomisierte Studie und die Patienten mit transfemoralem Zugang zeigten größere Knochendefekte und schwierigere Ausgangsbedingungen als die Patienten mit endofemoraler Implantation. Trotz dieser methodischen Schwäche zeigte diese Studie, dass Patienten mit transfemoralem Zugang eine längere Rehabilitationsphase benötigen, letztendlich aber ähnlich gute klinische Ergebnisse erzielen lassen. Hierüber sollte der Patient präoperativ informiert werden.

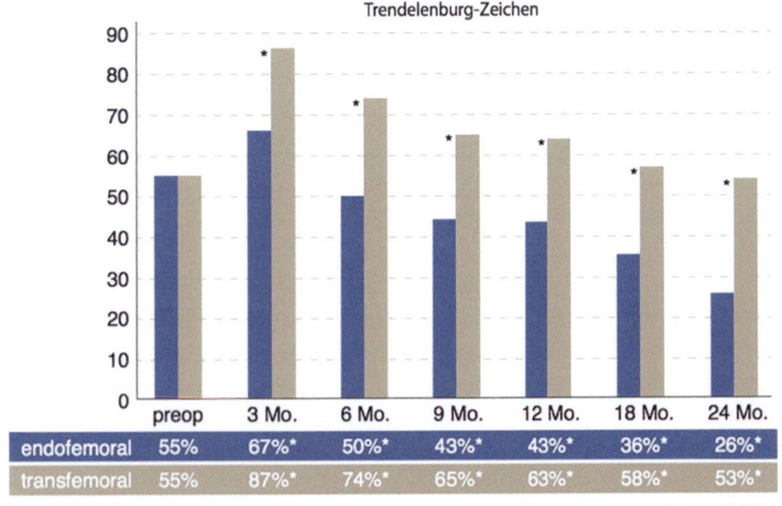

Abb. 10.33 Harris-Hip-Score prä- und im postoperativen Verlauf der endofemoral und transfemoral implantierten Schäfte

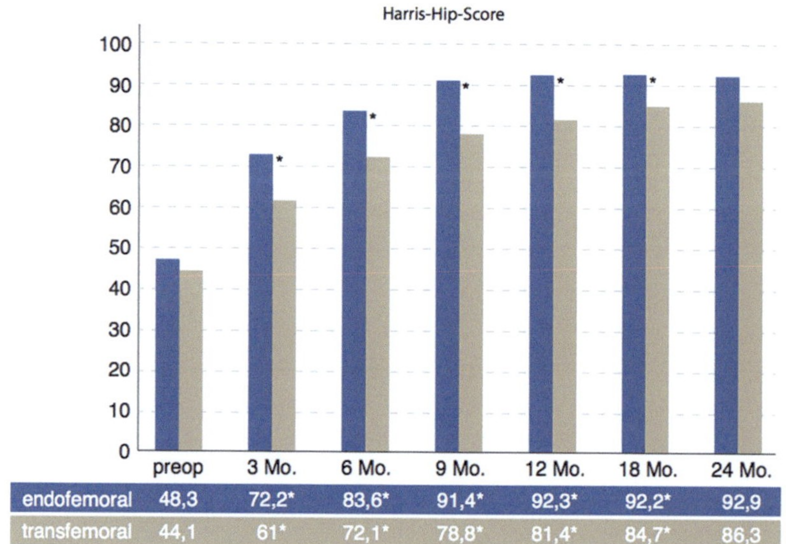

Abb. 10.34 Verlauf des positiven Trendelenburg-Zeichens prä- und postoperativ der endofemoral und transfemoral implantierten Schäfte

Operationstechnik der Schaftimplantation

11

Inhaltsverzeichnis

Nachdem das alte Implantat und ggf. die Zementreste allesamt entfernt wurden, erfolgt die Präparation des Fixationsbettes der Prothese. Je nach verwendetem Schaftsystem und Fixationsprinzip (Scratch-fit mit Zylinder-in-Zylinder-Fixation, Konus-in-Zylinder-Fixation oder Konus-in-Konus-Fixation) erfolgt dies mit zylindrischen Reibahlen, flexiblen Markraumfräsen, konischen Reibahlen oder konischen Raspeln (nach vorheriger Verwendung von zylindrischen Markraumfräsen). Hierbei sollte meines Erachtens immer versucht werden, eine möglichst dicke Reibahle, Raspel bzw. dann auch Prothese bzw. distale Prothesenkomponente in das Fixationsbett zu bekommen. Dies realisiert eine möglichst solide Verankerung ohne Nachsinterung des Schaftes und vermeidet lange dünne Schäfte zu implantieren, die vor allem als Geradschäfte im kurvierten Femur die Gefahr einer unkontrollierten Perforation oder Fraktur mit sich bringen. Hierbei hilft die essenziell durchzuführende präoperative Planung. Erfahrungsgemäß

Ergänzende Information Die elektronische Version dieses Kapitels enthält Zusatzmaterial, das berechtigten Benutzern zur Verfügung steht https://doi.org/10.1007/978-3-662-62954-3_11. Die Videos lassen sich durch Anklicken des DOI Links in der Legende einer entsprechenden Abbildung abspielen, oder indem Sie diesen Link mit der SN More Media App scannen.

B. Fink, *Femorale Revisionsendoprothetik*, https://doi.org/10.1007/978-3-662-62954-3_11

zeigt sich aber, dass nicht selten ein eine Nummer dickerer Schaft bzw. eine distale Komponente implantiert wird, als in der präoperativen Planung festgelegt. Sind dem/der Chirurgen/in die des verwendeten Schaftsystems eigenen Spezifika (Grad der Konizität, Höhe der Dickenbezeichnung, etc.) bekannt, hilft dies ebenfalls die richtige Schaftdicke zu wählen.

11.1 Distale Scratch-fit-Fixation eines modularen Revisionsschaftes

Anhand der entsprechenden Variante des modularen Revisionssystems Arcos (ZimmerBiomet, Warsaw. IN, USA) soll dieses Prinzip exemplarisch dargestellt werden. Zunächst erfolgt die Auffräsung des distalen Femurkanals mit einer flexiblen Markraumfräse bis zu einem soliden

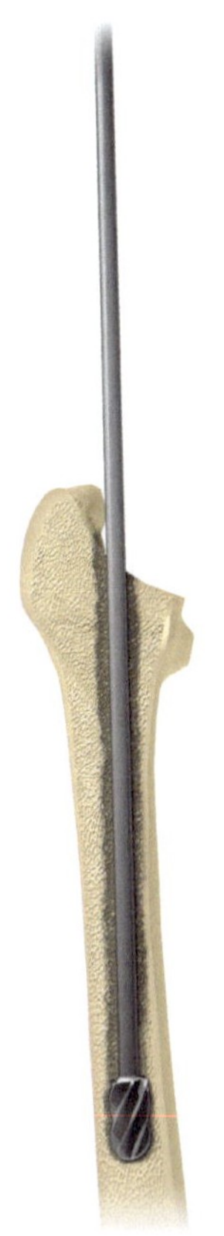

Abb. 11.1 Auffräsen des Markraumes distal mit einer flexiblen Markraumfräse bis zum Kortikaliskontakt. (Firma ZimmerBiomet, Warsaw, IN, USA)

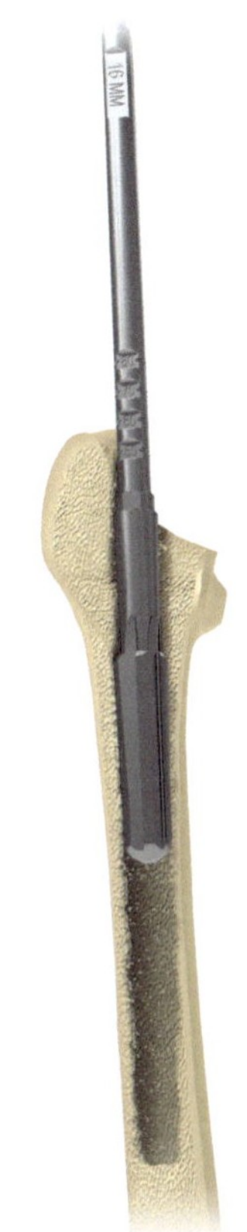

Abb. 11.2 Auffräsen des Markraumes mit starrer, zylindrischer Reibahle bis zum Kortikaliskontakt. (Firma ZimmerBiomet, Warsaw, IN, USA)

Kortikaliskontakt (Abb. 11.1), gefolgt von einer starren zylindrischen Reibahle (Abb. 11.2). Bei anderen Systemen wird direkt mit einer starren Reibahle vorgegangen. Mit einer distalen Testkomponente kann überprüft werden, ob für den distalen Sitz der Komponenten noch Hindernisse bestehen (Abb. 11.3). Anschließend erfolgt die Implantation der distalen Originalkomponente. (Abb. 11.4). Bei den mittels Scratch-fit (Zylinder-in-Zylinder-Fixation) zu implantierenden Schaftsystemen wird je nach Empfehlung des Herstellers ein 0,5 mm bis 1 mm dickere distale Prothesenkomponente als die letzte Markraumfräse gewählt (Paprosky et al. 1999; Weeden und Paprosky 2002). Über eine Führung auf der implantierten distalen Originalkomponente wird dann mit proximalen Fräsern ggf. noch der nötige Platz für die proximale Komponente geschaffen (Abb. 11.5). Mit der dann aufgesetzten

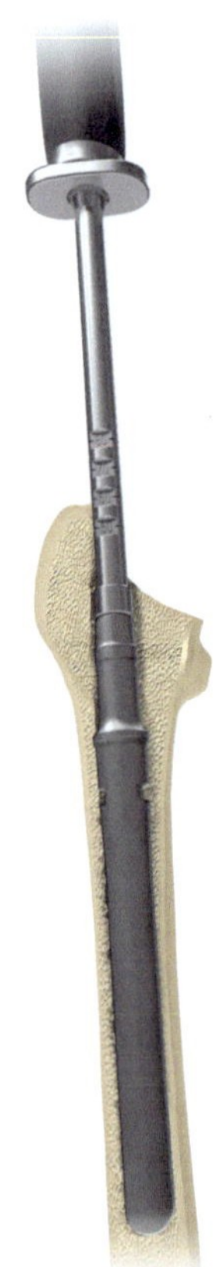

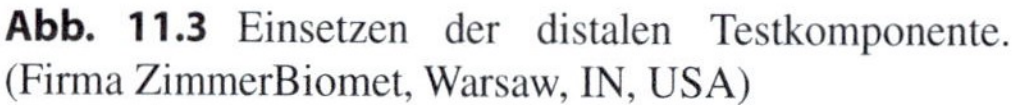

Abb. 11.3 Einsetzen der distalen Testkomponente. (Firma ZimmerBiomet, Warsaw, IN, USA)

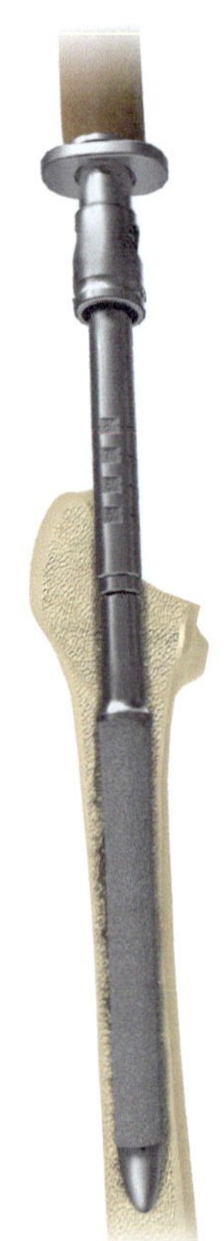

Abb. 11.4 Implantation der distalen Originalkomponente. (Firma ZimmerBiomet, Warsaw, IN, USA)

proximalen Probekomponente kann eine Testreposition durchgeführt werden (Abb. 11.6). Mit dieser wird überprüft, ob die Beinlänge, das Bewegungsausmaß, die Antetorsion, das Offset und die Stabilität wunschgemäß rekonstruiert bzw. erzielt werden kann. Ggf. erfolgt noch einmal eine Positions- oder Komponentenänderung. Nach zufriedenstellender Testung erfolgt dann die In-situ-Montage der proximalen auf die distale Originalkomponente (Abb. 11.7).

11.2 Distale Konus-in-Zylinder-Fixation eines modularen Revisionsschaftes

Bei manchen kurvierten, distal konischen Revisionsschäften erfolgt die Präparation des Fixationsbettes ausschließlich über eine zylindrische flexible Markraumfräse (z. B. MRP-Schaft, Peter Brehm, Weisendorf, Deutschland). So entsteht dann eine Konus-in-Zylinder-Fixation. Je nach Hersteller und Kortikalisdicke wird eine dem Namen nach 2 bis 3 mm dickere distale Komponente als die zuletzt verwendete Dicke der Markraumfräse implantiert (Mumme et al. 2007; Wimmer et al. 2013). Dies beruht auf der Differenz der Dicke des Schaftes an dem distalen Beginn der konischen Strecke und dem Nominaldurchmesser (Tab. 4.15).

11.3 Distale Konus-in-Konus-Fixation eines modularen Revisionsschaftes

Bei den doppelkonisch verklemmenden distalen Revisionssystemen ergeben sich abhängig von der Konizität des Schaftes (Gradzahl des konischen Anteils des distalen Schaftes) eigene Spezifitäten. Das Prinzip des operativen Vorgehens

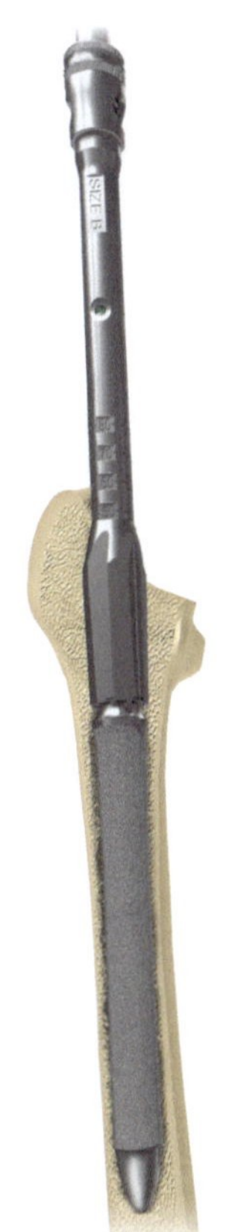

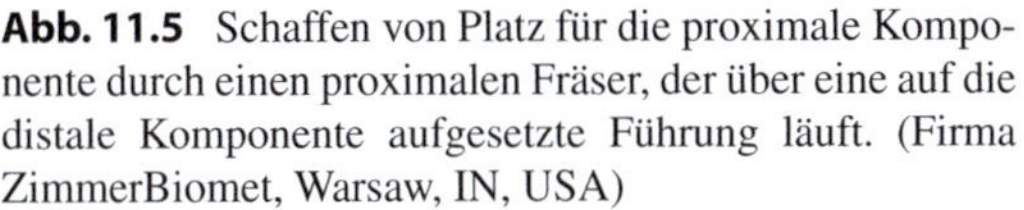

Abb. 11.5 Schaffen von Platz für die proximale Komponente durch einen proximalen Fräser, der über eine auf die distale Komponente aufgesetzte Führung läuft. (Firma ZimmerBiomet, Warsaw, IN, USA)

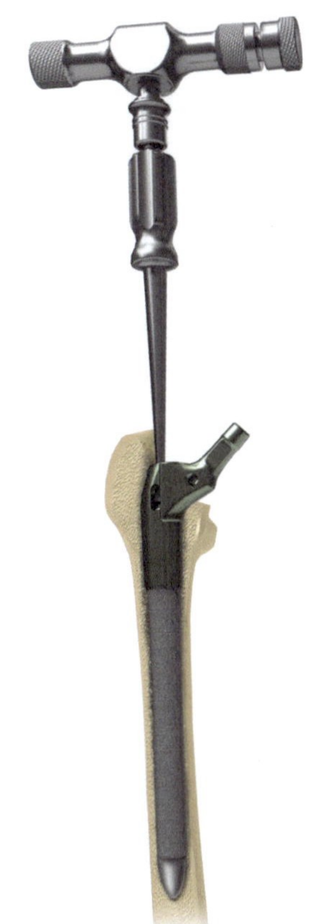

Abb. 11.6 Einsetzen der proximalen Testkomponente. (Firma ZimmerBiomet, Warsaw, IN, USA)

soll zunächst anhand eines modularen Geradschaftsystems (Arcos, ZimmerBiomet, Warsaw, IN, USA) gezeigt und anschließend die Spezifitäten anhand des modularen Revisionsschaftes Revitan Kurviert (ZimmerBiomet, Winterthur, Schweiz) mit den einzelnen Operationsschritte exemplarisch dargestellt werden.

11.4 Prinzipielle Operationsschrittabfolge eines modularen Geradschaftes (am Beispiel Arcos, ZimmerBiomet, Warsaw, IN, USA)

Die Operationsschritte bei einem modularen distal fixierenden konischen Geradschaft sollen hier exemplarisch an der entsprechenden Variante des Arcos-Systems (ZimmerBiomet, Warsaw, IN, USA) dargestellt werden. Zunächst erfolgt die Auffräsung des distalen Femurkanals mit einer konischen Reibahle, bis ein konisches Bett in die Kortikalis eingeschnitten wurde (Abb. 11.8). Mit einer distalen Testkomponente kann bei manchen Systemen überprüft werden, ob für den distalen Sitz der Komponenten noch Hindernisse bestehen (Abb. 11.9). Anschließend erfolgt die Implantation der distalen Originalkomponente (Abb. 11.10). Dabei entspricht die nominale Dicke und Länge der distalen Komponente der zuletzt verwendeten Reibahle. Über eine Führung auf der implantierten distalen Originalkomponente wird dann mit proximalen Fräsen ggf. noch der nötige Platz für die proximale Komponente geschaffen (Abb. 11.11). Mit der aufgesetzten proximalen Probekomponente kann eine Testreposition durchgeführt werden (Abb. 11.12). Mit dieser wird überprüft, ob das Bewegungsausmaß, die Stabilität und die anatomi-

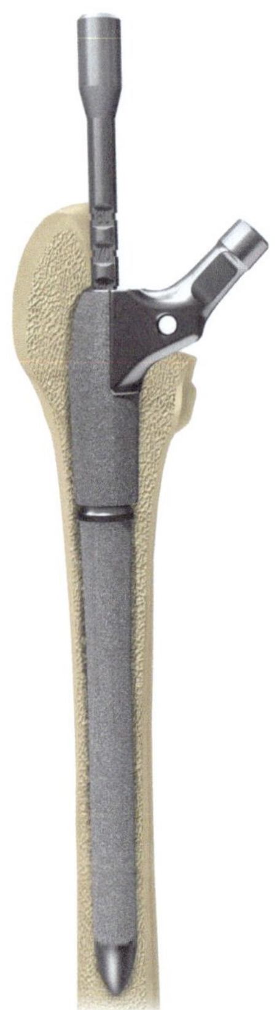

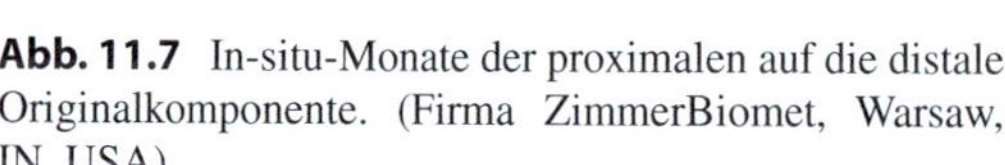

Abb. 11.7 In-situ-Monate der proximalen auf die distale Originalkomponente. (Firma ZimmerBiomet, Warsaw, IN, USA)

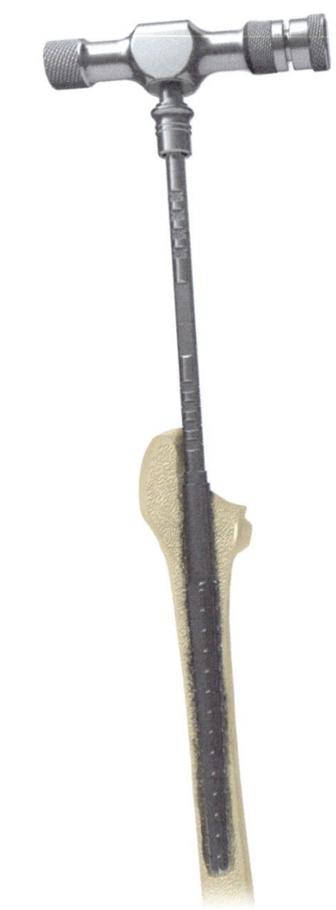

Abb. 11.8 Auffräsen des Markraumes distal mit einer konischen Reibahle mit Schaffen eines konischen Fixationsbettes. (Firma ZimmerBiomet, Warsaw, IN, USA)

sche Rekonstruktion wunschgemäß erfolgt. Ggf. erfolgt noch einmal eine Positions- oder Komponentenänderung. Nach zufriedenstellender Testung erfolgt die In-situ-Montage der proximalen auf die distale Originalkomponente (Abb. 11.13).

11.5 Spezifische Operationsschritte mit einem konischen modularen Revisionsschaft (am Beispiel Revitan Kurviert, ZimmerBiomet, Winterthur, Schweiz)

11.5.1 Transfemorale Implantation

Vor der Vorbereitung des Fixationsbettes im Isthmus des Femur wird direkt unterhalb des eröffneten Deckels am Anfang des erhaltenen Femurrohres eine prophylaktische Doppelcerclage bzw. ein Kabel angelegt. Diese/s soll verhindern, dass eine, eventuell bei der Präparation des Fixationsbettes mit konischen Reibahlen oder Raspeln bzw. beim Einschlagen des Schaftes entstandene, Fissur sich weiter ausdehnen kann. Wir führen diese mit einem zweimal umführten, 1,5mm-Cerclage-Draht durch. Alternativ können auch Cerclagekabel (z. B. Cable Ready-System, ZimmerBiomet, Warsaw, IN., USA) genommen werden (Abb. 11.14 und 11.15).

Für den 2° konischen, modularen Revisionsschaft Revitan Kurviert (ZimmerBiomet, Winterthur, Schweiz) hat sich gezeigt, dass bei einer transfemoralen Implantation die distale Komponente mit einem 4 mm größeren Nominaldurchmesser genommen wird als die Dicke der letzten zylindrische Markraumfräse, die einen guten Kortikaliskontakt im Isthmus des Femur hatte (Abb. 11.16). Diese Differenz ist durch die Festle-

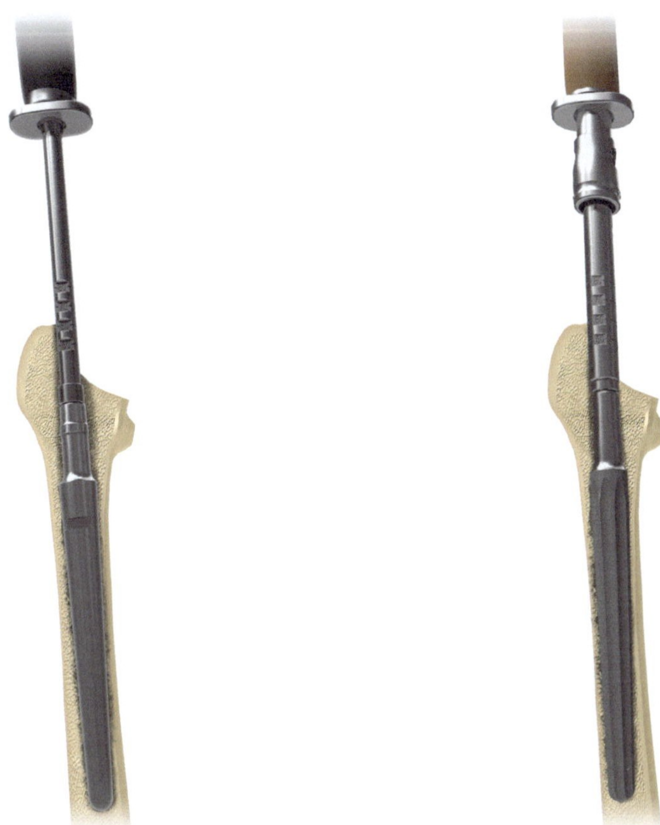

Abb. 11.9 Einsetzen der distalen Testkomponente. (Firma ZimmerBiomet, Warsaw, IN, USA)

Abb. 11.10 Implantation der distalen Originalkomponente. (Firma ZimmerBiomet, Warsaw, IN, USA)

gung der Dickenbezeichnung dieses Systems 11 cm oberhalb der Spitze bedingt. Die Konizität von 2 Grad führt zu einer Durchmesserabnahme nach distal, sodass eine korrekte Konus-in-Konus-Verklemmung von 3 bis 5 cm an der Spitze der 140 mm langen distalen Komponente mit Nominaldurchmesser +4 entsteht. Konkret beträgt der Durchmesser am distalen Beginn des konischen Bereiches der distalen Komponente 3,8 mm weniger als der Nenndurchmesser. Somit erfolgt bei diesem Schaftsystem die Präparation derart, dass ein satter Kortikaliskontakt mit der zylindrischen Markraumfräse erzeugt und dann schrittweise das konische Fixationsbett mit aufsteigenden konischen distalen Raspelkomponenten geschaffen wird (Abb. 11.17 und 11.18). Hierbei wird mit einer Raspelgröße der Dicke der letzten Markraumfräse begonnen und zuletzt mit einer 4 mm größer das entsprechende konische Fixationsbett an der Spitze der Raspel erzeugt. Durch Rotationsbewegungen überzeugt man sich von der soliden Rotationsstabilität der eingebrachten Raspel (Abb. 11.19). Hierbei ist darauf zu achten, dass die Antekurvation der Raspel derjenigen des Femur entspricht. Zur Orientierung hilft die Lage der Patella. Wählt man nun eine Differenz zwischen der letzten zylindrischen Markraumfräse und der konischen Raspeldicke (und damit distalen Prothesenkomponente) von 3 mm, so findet die Konus-in-Konus-Verklemmung gleicher Länge etwas höher als an der Spitze der distalen Komponente statt (Abb. 11.20). Somit taucht die so fixierte distale Komponente etwas tiefer in das Femur hinein. Ein ähnliches Prinzip kann auch bei dem MRP-Schaft (Peter Brehm, Weisendorf, Deutschland) für die ersten drei Längen der distalen Komponente angewendet werden, da hier die Differenz zwischen dem Nenndurchmesser und

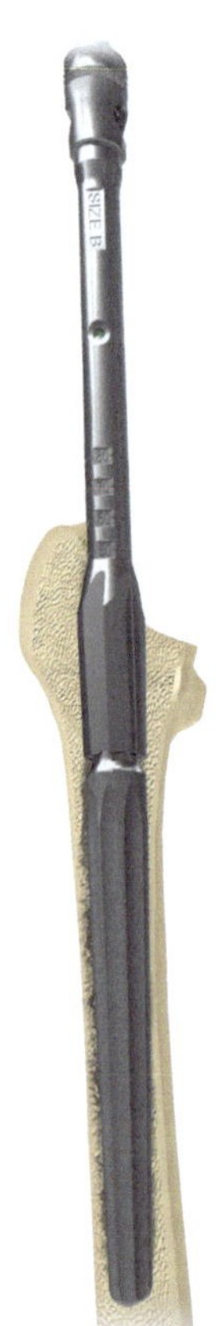

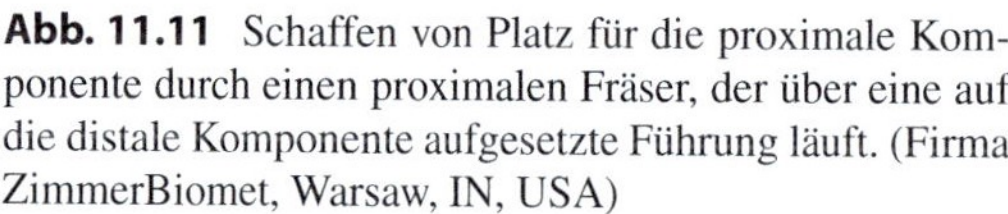

Abb. 11.11 Schaffen von Platz für die proximale Komponente durch einen proximalen Fräser, der über eine auf die distale Komponente aufgesetzte Führung läuft. (Firma ZimmerBiomet, Warsaw, IN, USA)

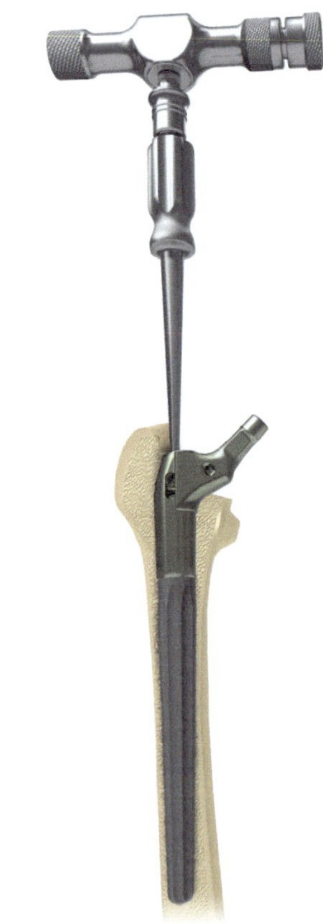

Abb. 11.12 Einsetzen der proximalen Testkomponente. (Firma ZimmerBiomet, Warsaw, IN, USA)

dem Durchmesser am distalen Beginn der konischen Strecke ebenfalls 4 mm beträgt. Allerdings wird das Fixationsbett bei den kurvierten Komponenten nicht konisch präpariert, sondern nur zylindrisch mit Markraumfräsen vorbereitet.

Theoretisch lässt sich dieses Prinzip auch bei den konischen Geradschäften bzw. distalen Komponenten umsetzen. Kennt man die Differenz zwischen dem Nominaldurchmesser der distalen Komponente bzw. des Geradschaftes und dem Durchmesser des distalen Beginns der konischen Strecke (Tab. 4.15), so könnte man mit einer zylindrischen Markraumfräse das Fixationsbett vorbereiten und würde dann einen dieser Differenz entsprechend dickeren Schaft, nach Vorbereitung des konischen Fixationsbettes mit der konischen Reibahle, implantieren. Dieses Vorgehen führt bei einem 2 Grad konischen Schaft zu einer Konus-in-Konus-Verklemmung an der Spitze des Schaftes von 3 bis 5 cm führen, bei höhergradig konischen Schäften etwas kurzstreckiger. Diese Operationstechnik erlaubt somit eine solide Fixation unter Verwendung von kurzen Schäften und somit Vermeidung von unnötig langen Schäften.

Nach Präparation des distalen Fixationsbettes mit den Reibahlen bzw. konischen Raspeln kann an der in das präparierte Fixationsbett zuletzt eingebrachten konischen Reibahle bzw. distalen Raspelkomponente die zu erwartende Länge der proximalen Komponente bzw. die Gesamtlänge des Schaftes (bei den Reibahlen für die Monoblockprothesen) abgelesen werden. Als Referenzmarke dient hier die Spitze des Trochanter major (Abb. 11.18). Beim transfemoralen Vorgehen wird hierzu der, mit dem Trochanter major

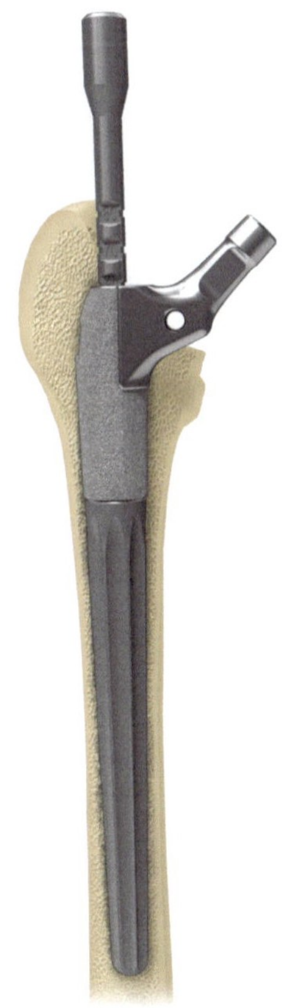

Abb. 11.13 In-situ-Monate der proximalen auf die distale Originalkomponente. (Firma ZimmerBiomet, Warsaw, IN, USA)

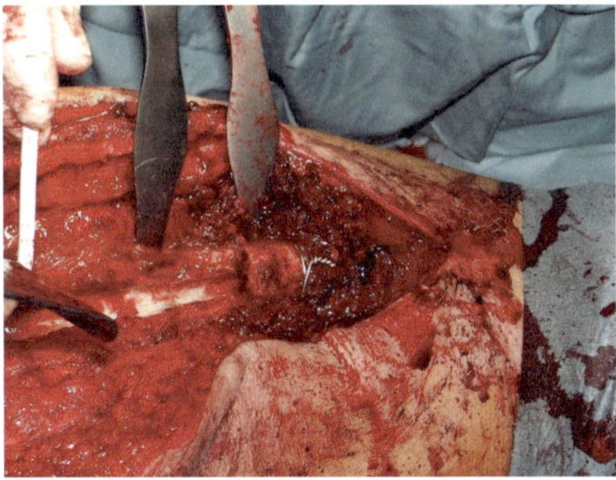

Abb. 11.14 Anlage einer prophylaktischen Doppelcerclage unterhalb des Deckels des transfemoralen Zugangs am proximalen Ende des noch intakten Isthmus des Femur

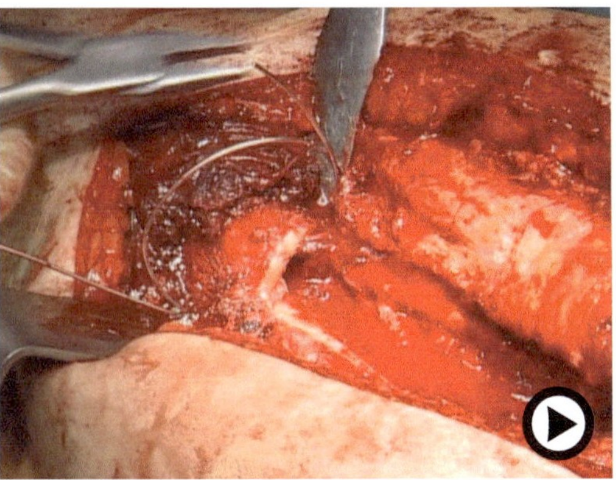

Abb. 11.15 (Video 11.1): Anlage einer prophylaktischen Doppelcerclage unterhalb des Deckels des transfemoralen Zugang am Beginn des intakten Isthmus. (mit freundlicher Genehmigung von ZimmerBiomet, Winterthur, Schweiz) (▶ https://doi.org/10.1007/000-2dr)

nach ventral weggeklappte Knochendeckel, zur besseren Ablesbarkeit zurückgeklappt. Liest man die kürzeste proximale Komponentenlänge ab, muss sichergestellt werden, dass mit den Originalkomponenten später eine Reposition gelingen wird. Hierzu kann eine Probereposition mit Probekomponenten dienen. Bei dem Revitan Kurviert (ZimmerBiomet, Winterthur, Schweiz) wird hierzu die proximale Raspelkomponente auf die distale Raspelkomponente gesetzt und hiermit die Probereposition durchgeführt. Gelingt die Probereposition aufgrund einer zu hochstehenden Prothesenkombination nicht, muss das Schaftsystem tiefer gesetzt werden. Bei einer sehr guten Kortikalis kann mit den konischen Reibahlen bzw. mit den zylindrischen Markraumfräsen eine Nummer weiter aufgefräst werden und der gesamte Vorgang mit den hierdurch etwas tiefer zu liegen kommenden Probeprothesenkomponenten bzw. Raspelkomponenten wiederholt werden (Abb. 11.20). Besteht die Möglichkeit des weiteren Auffräsens aufgrund der Qualität der Kortikalis nicht, wählt man den nächstdünneren Schaft (bzw. Probeschaft oder Raspel), der dann tiefer eine konische Verklemmung erfahren wird. Bei letzterer Lösungsvariante resultiert eine längere Schaftkomponentenkombination (Abb. 11.21).

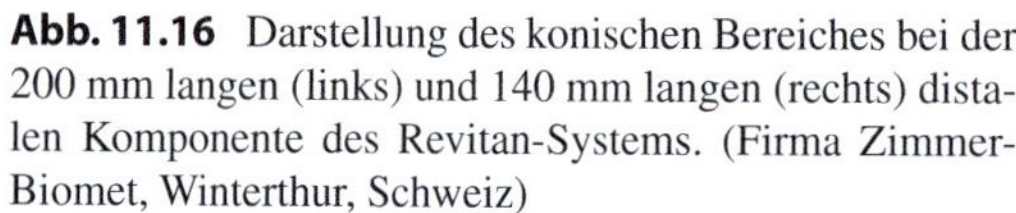

Abb. 11.16 Darstellung des konischen Bereiches bei der 200 mm langen (links) und 140 mm langen (rechts) distalen Komponente des Revitan-Systems. (Firma Zimmer-Biomet, Winterthur, Schweiz)

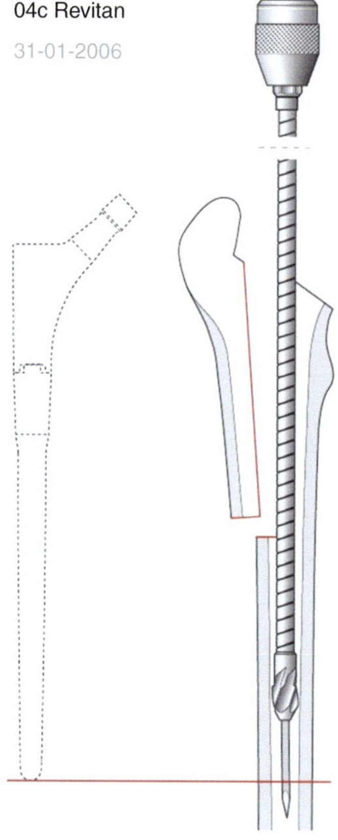

Abb. 11.17 Auffräsung des distalen Fixationsbereiches im Isthmus des Femur mit einem flexiblen Markraumfräser bis ein satter Kortikaliskontakt entsteht. Hierdurch wird ein zunächst zylindrisches Fixationsbett kreiert. (Firma ZimmerBiomet, Winterthur, Schweiz)

Zeigt sich bei dem Ablesen der Länge der proximalen Komponente am Trochanter major, dass die längste Komponente gewählt werden muss, sollte bei einem intakten Isthmus des Femur sichergestellt werden, dass hier nicht eine nächstdickere distale Komponente gewählt werden kann, die das Konstrukt weiter proximalisieren und so die Schaftkombination verkürzen lässt (Abb. 11.22). Somit wird die nächstdickere Reibahle bzw. Raspel gewählt, die dann eine weiter proximal entstehende Verklemmung erfahren sollte, was wieder am Trochanter major abgelesen werden kann. Dieses Procedere wird aus drei Gründen durchgeführt.

- Erstens ist bei einem intakten Isthmus nur sehr selten eine Kombination mit der längsten proximalen Komponente notwendig.
- Zweitens wird durch dieses Vorgehen eine insgesamt kürzere Prothesenkombination mit geringerem Risiko einer Perforation oder Fraktur realisiert.
- Drittens besteht dann die Möglichkeit bei einer etwas tiefer sich verklemmenden Originalkomponente als die Probekomponente bzw. Reibahle oder Raspel, die korrekte Beinlänge durch dann Verwendung der noch zur Verfügung stehenden längeren proximalen Komponenten zu realisieren.

  Bei einer Kombination mit längster proximaler Komponente stünden nur noch extralange modulare Kopfhalssysteme mit ihren Nachteilen

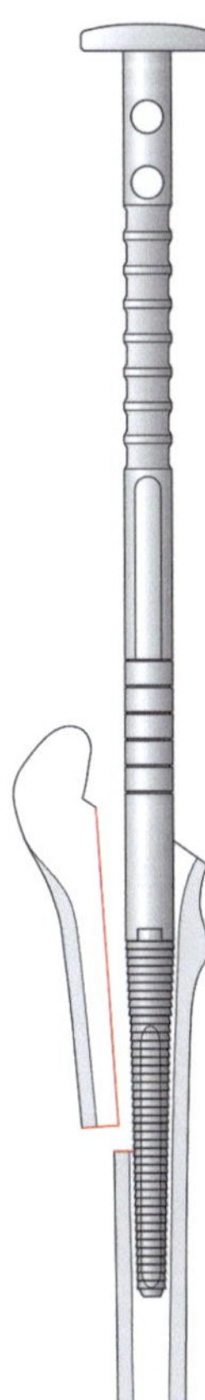

Abb. 11.18 Kreieren des konischen Fixationsbettes im Isthmus des Femur mit konischen Raspeln, wobei eine nominal 4 mm größere Raspel als die letzte Markraumfräse ein Fixationsbett von 3 bis 4 cm im Isthmus erzielt. (Firma ZimmerBiomet, Winterthur, Schweiz)

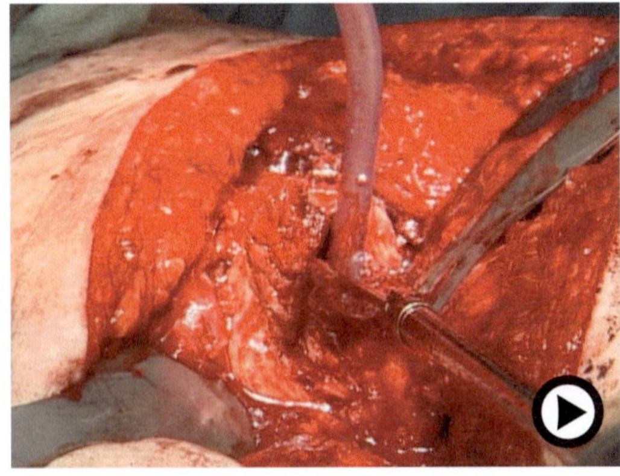

Abb. 11.19 (Video 11.2): Präparation des Fixationsbettes mit zunächst zylindrischem Markraumfräser und dann schaffen eines konischen Fixationsbettes durch aufsteigende Größen konischer Raspeln. (mit freundlicher Genehmigung von ZimmerBiomet, Winterthur, Schweiz) (► https://doi.org/10.1007/000-2dk)

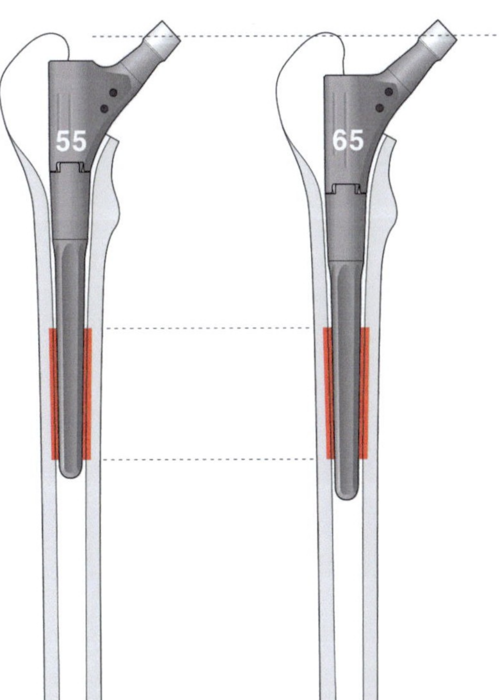

Abb. 11.20 Darstellung der Fixationsbereiches an der distalen Komponente bei einer + 4 mm-Differenz zwischen letzter Markraumfräsen-Dicke und gewähltem Durchmesser der distalen Komponente (links) und einer + 3 mm-Differenz (rechts) mit weiter proximal liegender Fixationszone am Schaft. (Firma ZimmerBiomet, Winterthur, Schweiz)

hinsichtlich Korrosion und „fretting" zur Verfügung, wenn diese Schaft-Kombination etwas tiefer im Femur fixiert als die Probekomponente (Lanting et al. 2016; MacDonald et al. 2017).

Liegt man mit dem Sitz der konischen Reibahle bzw. Raspel in der sicheren Zone zwischen zweitkürzester und zweitlängster proximalen Komponentenlänge, kann entweder eine distale Probekomponente eingesetzt werden (zum Beispiel beim Revitan Gerade, ZimmerBiomet GmbH, Winterthur, Schweiz), auf die proximale Probekomponente gesetzt wird und mit der dann die Probereposition erfolgt. Gleiches gilt für die modularen Probekomponenten für den Monoblockschaft Wagner SL (ZimmerBiomet, Winterthur, Schweiz) oder Redapt (Smith&Nephew, Memphis, TN, USA). Alternativ kann direkt die distale Originalkomponente modularer Sys-

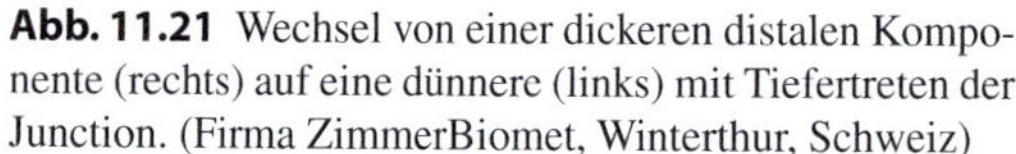

Abb. 11.21 Wechsel von einer dickeren distalen Komponente (rechts) auf eine dünnere (links) mit Tiefertreten der Junction. (Firma ZimmerBiomet, Winterthur, Schweiz)

teme eingesetzt werden. (Abb. 11.23, 11.24 und 11.25).

Das Einschlagen der distalen Komponente bzw. des Monoblockschaftes sollte mit dosierten Hammerschlägen erfolgen. Ein kräftiges Einschlagen erhöht die Gefahr der Fissur in der Fixationsstelle des Schaftes. Entscheidend für das Setzen des Schaftes ist nicht die Kraft, sondern der Impuls, der auf den Schaft wirkt. Daher empfiehl ich hier nur Schläge aus dem Handgelenk mit dem Eigengewicht eines 600 Gramm schweren Hammers.

Nach der Implantation dem distalen Originalkomponente lässt sich an dem Implantationsins-

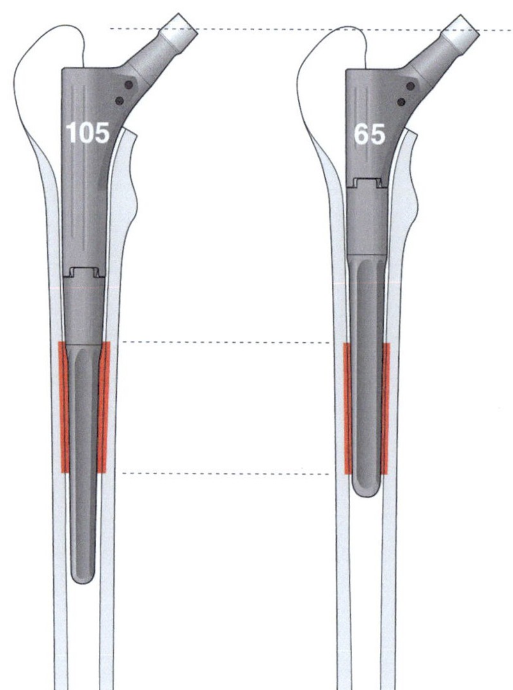

Abb. 11.22 Wechsel von einer dünneren distalen Komponente (links) auf eine dickere (rechts) mit Proximalisierung der Junction und kürzer werdender proximalen Komponente. (Firma ZimmerBiomet, Winterthur, Schweiz)

trumentarium in der Höhe des Trochanter major wiederum die Länge der zu wählenden proximalen Probekomponente ablesen. Hierzu dient die Trochanter-major-Spitze des zurückgeklappten Knochendeckels. Die proximale Probekomponente der gewählten Länge wird nun auf die distale Originalkomponente aufgesetzt und mit einem Probekopf eine Probereposition durchgeführt (Abb. 11.26 und 11.27). Hierbei werden die Beinlänge und Antetorsions-Einstellung der proximalen Komponente hinsichtlich Impingement-freiem Bewegungsausmaß und Stabilität überprüft. Nach zufriedenstellender Testung bzw. eventuell erfolgter Korrektur der Länge oder Stellung der proximalen Komponente und nochmaliger Testung wird das gewählte proximale Originalimplantat mit den entsprechenden Drehmomentschlüsseln in situ auf die distale Originalkomponente montiert (Abb. 11.28 und 11.29). Hiermit kann wiederum eine Probereposition durchgeführt und anschließend die Sicherungsschraube mit dem Drehmomentschlüssel implantiert werden. Nach nochmaliger Probereposition mit Testkopf wird der

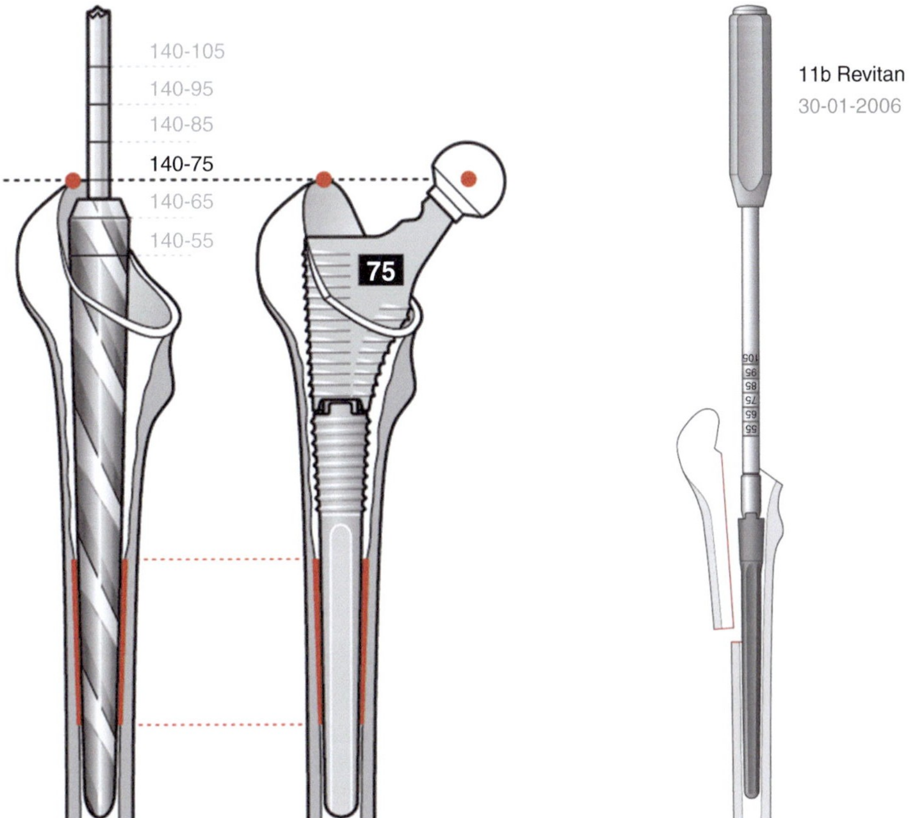

Abb. 11.23 Einsetzen einer Probeprothese bei dem Revitan Gerade. (Firma ZimmerBiomet, Winterthur, Schweiz)

Abb. 11.24 Implantation der distalen Originalkomponente beim Revitan Kurviert entsprechend der gewählten letzten Raspeldicke. (Firma ZimmerBiomet, Winterthur, Schweiz)

gewählte Originalprothesenkopf aufgesetzt. Anschließend erfolgt beim transfemoralen Zugang der Verschluss des Deckels mittels Doppelcerclagen oder Kabeln und der schrittweise Wundverschluss (Abb. 11.30a-c, 11.31a-c und 11.32).

11.5.2 Endofemorale Implantation

Bei einem endofemoralen Vorgehen findet eine Konus-In-Konus-Verklemmung bei dem Revitan Kurviert in Form einer Dreiflächen-Fixation statt (siehe Kap. 4) (Abb. 11.33a-c). Hier kann die Differenz zwischen der letzte zylindrischen Markraumfräse und der das Fixationsbett finalisierenden konischen distalen Raspelkomponente niemals 4 mm sein. Je nach Radius der Antekur-

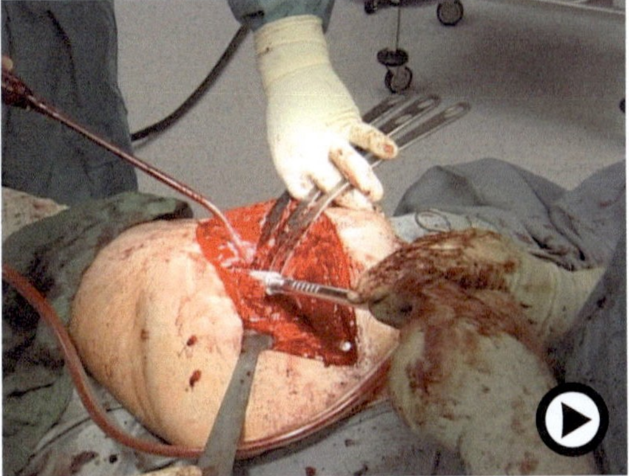

Abb. 11.25 (Video 11.3): Implantation der distalen Originalkomponente (► https://doi.org/10.1007/000-2dm) (mit freundlicher Genehmigung von ZimmerBiomet, Winterthur, Schweiz)

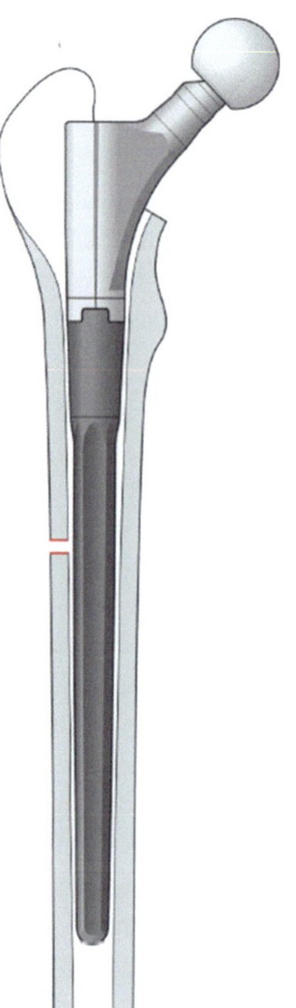

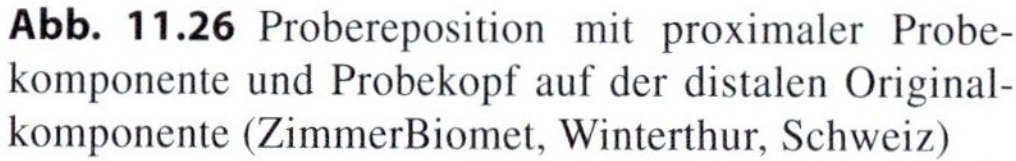

Abb. 11.26 Probereposition mit proximaler Probekomponente und Probekopf auf der distalen Originalkomponente (ZimmerBiomet, Winterthur, Schweiz)

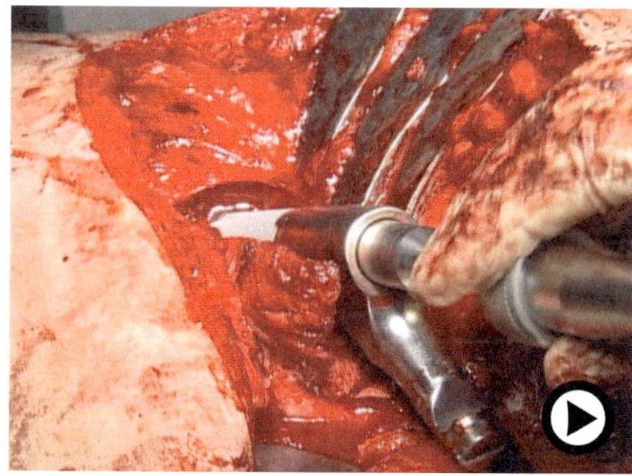

Abb. 11.27 (Video 11.4): Probereposition mit proximaler Probekomponente. (mit freundlicher Genehmigung von ZimmerBiomet, Winterthur, Schweiz) (► https://doi.org/10.1007/000-2dn)

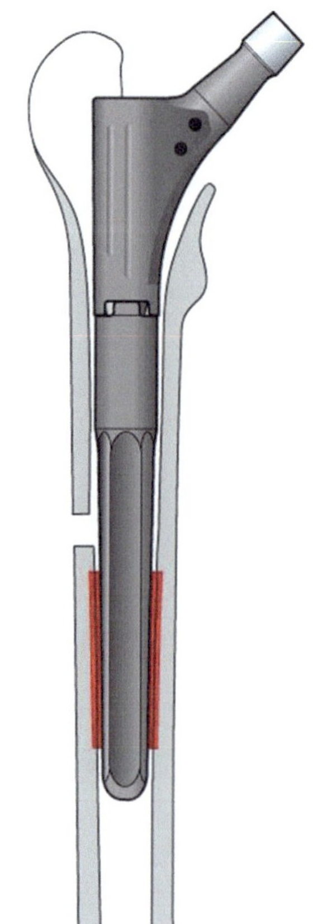

Abb. 11.28 In-situ montierte Originalkomponenten. (Firma ZimmerBiomet, Winterthur, Schweiz)

vation des Femur und der Dicke der Femurkortikalis beträgt die Differenz 2 oder 3 mm, um eine solide Fixation mit der distalen Komponente in der Diaphyse des Femur zu erzeugen. Ähnlich beschreiben dies Mumme et al. (2007) und Wimmer et al. (2013) für die Implantation des MRP-Schaftes (Peter Brehm, Weisendorf, Deutschland), wobei eine 2 bis 3 mm dem Namen nach dickere distale Komponente in das mit Markraumfräsen zylindrisch vorbereitete Fixationsbett eingesetzt wird (Konus-in-Zylinder-Fixation).

Nach der Auffräsung des Markraumes mit der flexiblen Markraumfräse kann bei der anschließend erfolgenden Raspelung des distalen konischen Fixationsbettes an dem Einsatzinstrument der Raspel, auf der Höhe des Trochanter major wiederum die Länge der zu erwartenden proximalen Komponente abgelesen werden (Abb. 11.34a,b und 11.35). Zeigt sich die kürzeste proximale Komponente und möchte man mit der einliegenden distalen Raspelkomponente beim Revitan Kurviert sichergehen, dass eine Reposition möglich ist, so kann wiederum die kürzeste proximale Raspelkomponente auf die distale Raspelkomponente zu Testzwecken aufgesetzt werden. Es muss hierbei aber sichergestellt werden, dass bei dem endofemoralen Vorgehen Platz im Trochanterbereich für die proximale Raspelkomponente be- und keine Gefahr einer unkontrollierten Trochanterfraktur entsteht (Abb. 11.36). Ist kein Platz für die proximale Raspel- bzw. Probekomponente vorhanden, muss er durch eine vorsichtige Präparation mit Meißeln und prothesenspezifischen Hohlfräsen per Hand geschaffen werden. Es empfiehlt sich, nicht die proximale Raspelkomponente als solche zu benutzen, da so unnötig Druck auf den Trochanterbereich ausgeübt wird und unkontrollierte Trochanterfrakturen entstehen könnten. Wir verwendeen die proximalen Raspelkomponenten daher nicht, allenfalls die kürzeste zur Testung einer Repositionsfähigkeit bei der beschriebenen Komponentenkombination mit kürzester proximaler Komponente.

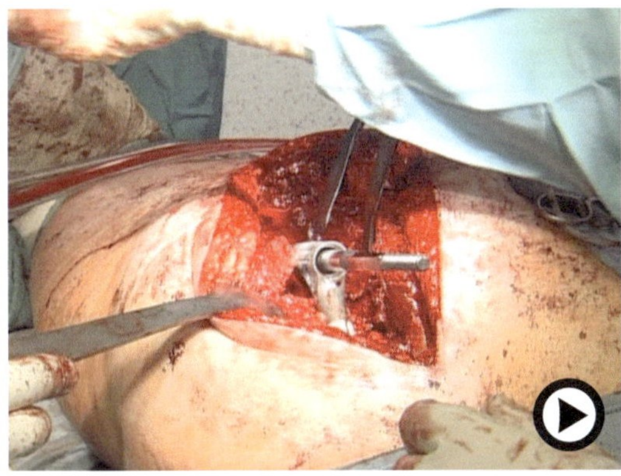

Abb. 11.29 (Video 11.5): In-situ-Montage der proximalen Originalkomponente mit der distalen Originalkomponente. (mit freundlicher Genehmigung von ZimmerBiomet, Winterthur, Schweiz) (► https://doi.org/10.1007/000-2dp)

Auch beim endofemoralen Vorgehen sollte das Einschlagen der distalen Originalkomponente bzw. des Monoblockschaftes mit dosierten Hammerschlägen erfolgen, um Fissuren oder Frakturen zu vermeiden (Abb. 11.37). Auch hier ist es empfehlenswert, durch das Eigengewicht eines 600 Gramm schweren Hammers aus dem Handgelenk dem Schaft die entsprechenden Impulse für das Setzen zu geben (Abb. 11.38).

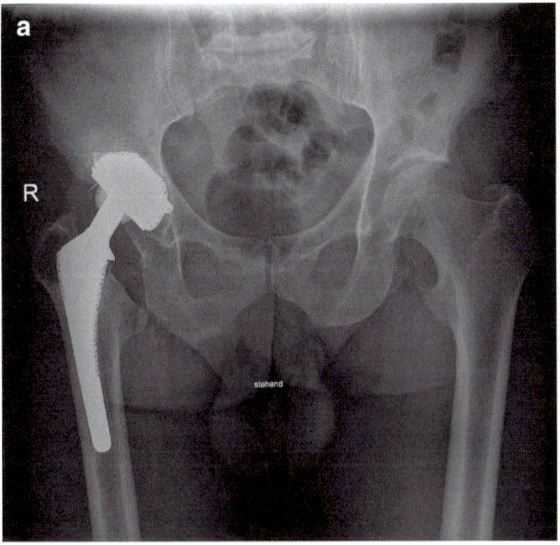

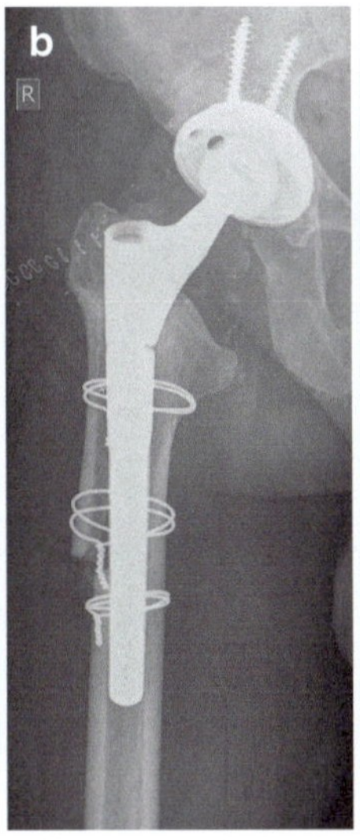

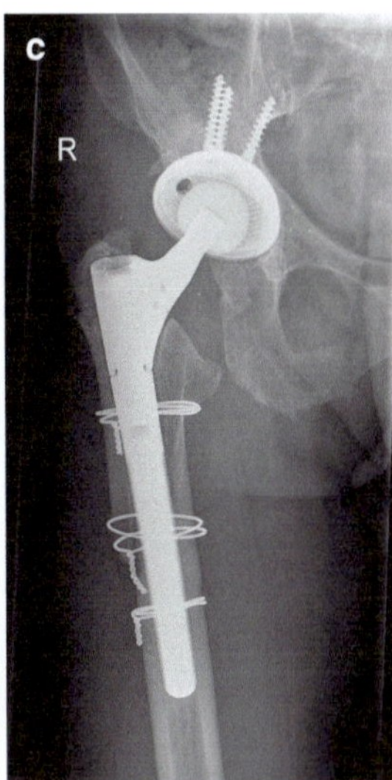

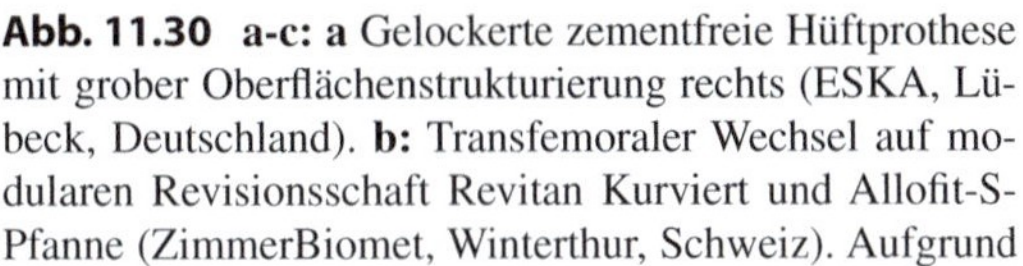

Abb. 11.30 **a-c:** **a** Gelockerte zementfreie Hüftprothese mit grober Oberflächenstrukturierung rechts (ESKA, Lübeck, Deutschland). **b:** Transfemoraler Wechsel auf modularen Revisionsschaft Revitan Kurviert und Allofit-S-Pfanne (ZimmerBiomet, Winterthur, Schweiz). Aufgrund einer guten Kortikalisdicke kann eine kurze distale Fixationsstrecke durch die Differenz zwischen letzter Markraumfräsendicke und nominaler Schaftdicke von 4 mm erzielt werden. **c:** Röntgenbild zwölf Monate postoperativ mit unveränderter Stellung der Implantate

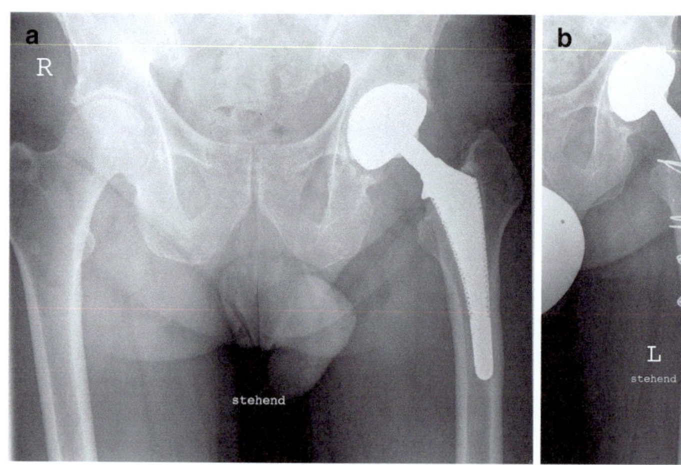

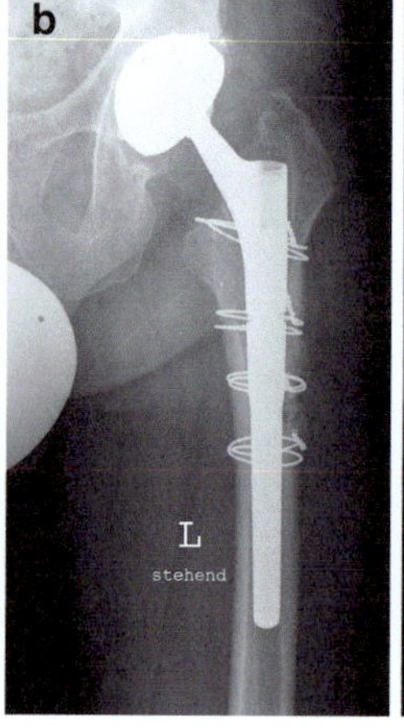

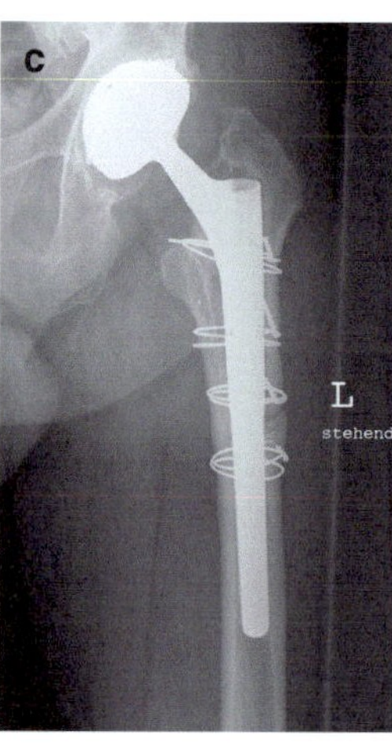

Abb. 11.31 **a-c:** **a** Gelockerte zementfreie Hüftprothese mit grober Oberflächenstrukturierung links (ESKA, Lübeck, Deutschland). **b:** Transfemoraler Schaftwechsel auf modularen Revisionsschaft Revitan Kurviert (ZimmerBiomet, Winterthur, Schweiz). Aufgrund einer gewählten Differenz zwischen letzter Markraumfräsen-Dicke und letzter nominalen Dicke der distalen Raspel bzw. distalen Prothesenkomponente von 3 mm tritt die distale Komponente tiefer in das Femur hinein. **c:** Röntgenbild zwölf Monate postoperativ mit unveränderter Stellung der Implantate

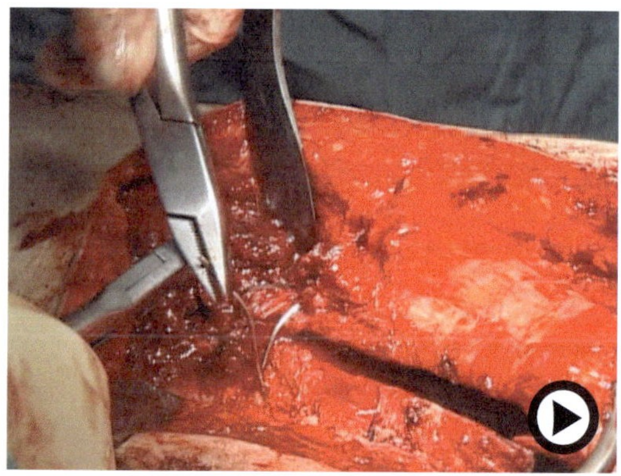

Abb. 11.32 (Video 11.6): Verschluss des transfemoralen Zugangs mit Doppelcerclagen (▶ https://doi.org/10.1007/000-2dq) (mit freundlicher Genehmigung von ZimmerBiomet, Winterthur, Schweiz)

Nach der Implantation der distalen Originalkomponente lässt sich an dem Implantationsinstrumentarium am Trochanter major wiederum die Länge der zu wählenden proximalen Probekomponente ablesen (Abb. 11.37). Es muss sichergestellt werden, dass für die proximale Probekomponente genügend Platz vorliegt und kein unnötiger Druck auf den Trochanter major mit Frakturgefahr entsteht. Daher sind bei den distal fixierenden Schäften rein zylindrische proximale Komponenten und keine konischen empfehlenswert. Der Schaft ist bereits distal solide fixiert und es bedarf der proximalen Komponente nicht für die Fixation. Daher reichen zylindrische Komponenten, um die korrekte Einstellung der Beinlänge, der Antetorsion und des Offsets durch die proximale Komponente zu realisieren. Die Verwendung konischer proximaler Komponenten erhöht nur das Risiko einer Trochanterfraktur. In der Regel muss durch einen Meißel oder eine auf die distale Komponente aufgesetzte Hohlfräse per Hand vorsichtig etwas Knochen im Trochanter-major-Bereich entfernt werden, damit die proximale Probekomponente ohne Spannung auf den Trochanter major mit der distalen Originalkomponente in situ kombiniert werden kann (Abb. 11.39 und 11.40). Dieser, im Trochanter major mit der Hohlfräse zu entfernende Knochen ist jener, der bei einer Tischmontage der modularen Komponenten das distale Setzen des Schaftes durch den früheren proximalen Kontakt verhindert. in diesem Fall kommt es später bei der Belastung zu einer Subsidence des Schaftes. Daher ist es sinnreich, niemals eine Tischmontage der modularen Komponenten, sondern immer eine In-situ-Montage durchzuführen.

Mit der in situ kombinierten proximalen Probekomponente auf der distalen Originalkomponente erfolgt eine Probereposition (Abb. 11.41). Es wird die Beinlänge, das Bewegungsausmaß, die Impingement-freie Bewegung und die Luxa-

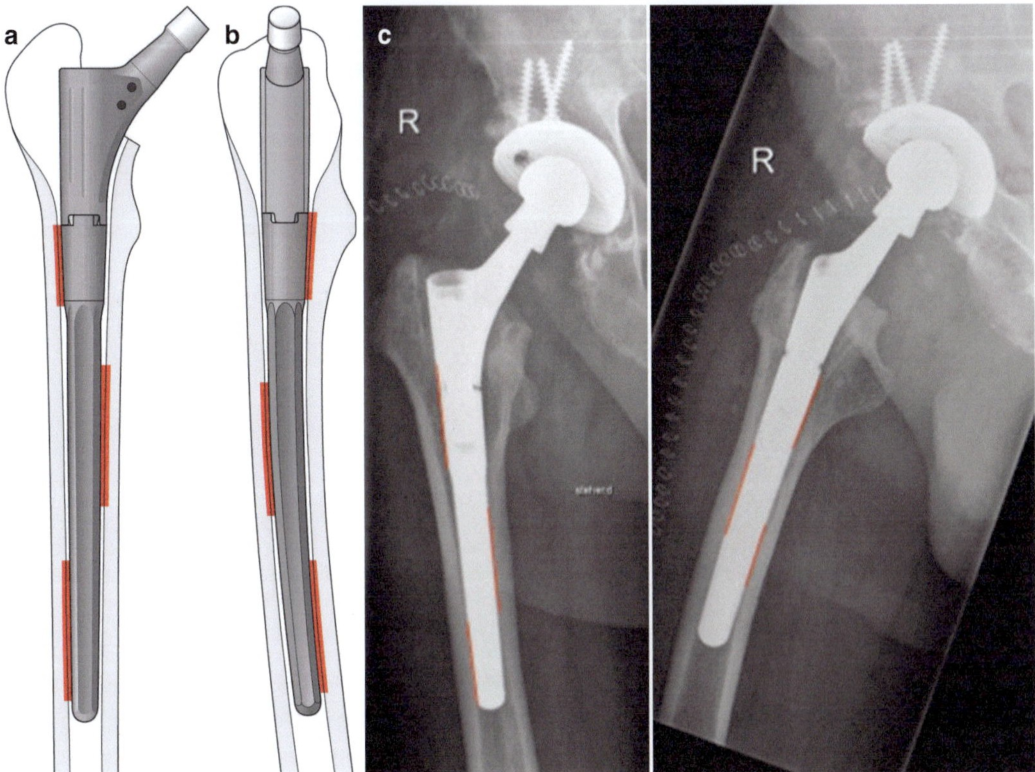

Abb. 11.33 a-c: Dreiflächenfixation eines endofemoral implantierten Revitan Kurviert. **a:** Ansicht anterior-posterior. **b:** Seitliche Ansicht. **c:** Dreiflächenfixation des Revitan Kurviert am Röntgenbild dargestellt. Die roten Linien zeigen die Fixationsflächen des Schaftes. (Firma ZimmerBiomet, Winterthur, Schweiz)

tionssicherheit überprüft. Gegebenenfalls ändert man die proximale Probekomponente noch einmal in ihrer Länge, dem Offset oder in ihrer Position hinsichtlich der Antetorsion. Nach zufriedenstellender Probereposition wird das proximale Probeteil entfernt und dann die proximale Originalkomponente mit der distalen Originalkomponente mit den entsprechenden Spezialinstrumenten (Drehmomentschlüssel) in situ kombiniert (Abb. 11.42 und 11.43). Anschließend erfolgt noch einmal die Probereposition und Testung der Beweglichkeit sowie Stabilität mit den entsprechenden Probeköpfen, gefolgt von der Implantation des gewählten Originalkopfes (Abb. 11.44).

11.5.3 Distale Verriegelung

Eine Sondersituation liegt bei einem defizitären Isthmus des Femur vor, der für eine normale distale Fixation (welcher Fixationsart auch immer) nicht mehr geeignet ist (Paprosky Typ IIIB und IV) (Paprosky et al. 1999). Hier gibt es bei einigen Revisionsschaftsystemen die Möglichkeit einer additiven Fixation durch distale Verriegelungsschrauben. Wichtig ist, wie schon im Kap. 4 dargestellt, dass die Fixation nicht alleine auf den Verriegelungsschrauben basieren darf, sondern eine (je nach Schaft) Konus-in-Konus- bzw. Konus-in-Zylinder-Fixation sein sollte, die die Verriegelungsschrauben temporär unterstützt. Es ist empfehlenswert, dieses ausschließlich unter Verwendung eines transfemoralen Zugangs (bzw. extended trochanteric osteotomy) durchzuführen. Erstens kann die kurze distale Verklemmung der distalen Komponente so besser kontrolliert werden. Zweitens ist bei diesen Fällen der femoralen Knochen fragil, sodass bei einem endofemoralen Vorgehen die Frakturgefahr sehr hoch ist. Durch das transfemorale Vorgehen wird diese Gefahr adressiert. Drittens entsteht durch die Osteotomie bei dem transfemoralen Vorgehen eine quasi ge-

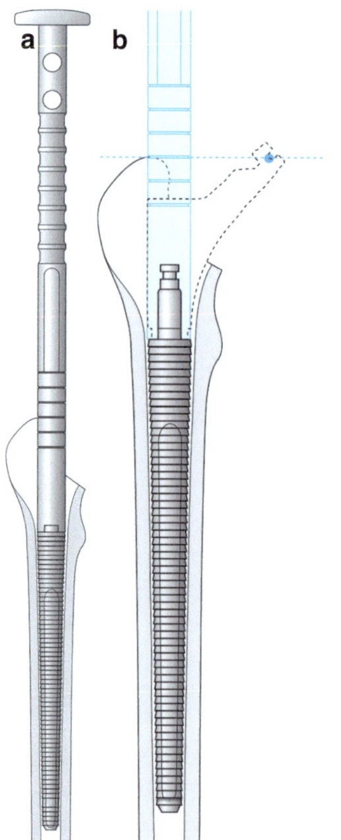

Abb. 11.34 **a,b:** Kreieren des distalen konischen Fixationsbettes mit der konischen Raspelkomponente. An dem Einsatzinstrument kann auf Höhe des Trochanter major die zu erwartende Länge der proximalen Komponente abgelesen werden. **b:** Zu erwartende Länge der proximalen Komponente entsprechend der Anzeige an dem Einsatzinstrument der distalen Raspelkomponente

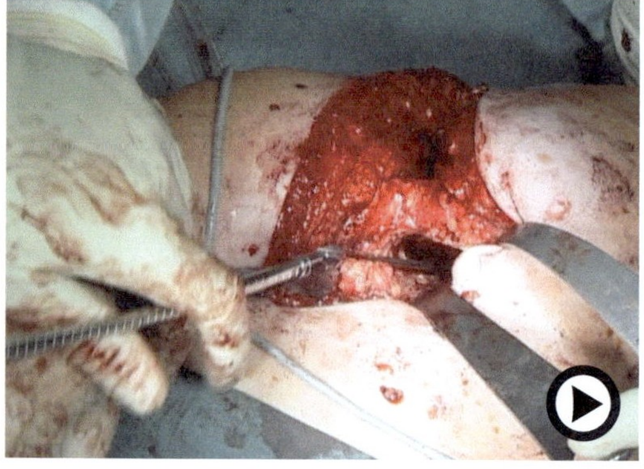

Abb. 11.35 (Video 11.7): Präparation des Fixationsbettes durch zunächst zylindrische Markraumfräsen und anschließende konische Raspeln. (mit freundlicher Genehmigung von ZimmerBiomet, Winterthur, Schweiz) (► https://doi.org/10.1007/000-2dj)

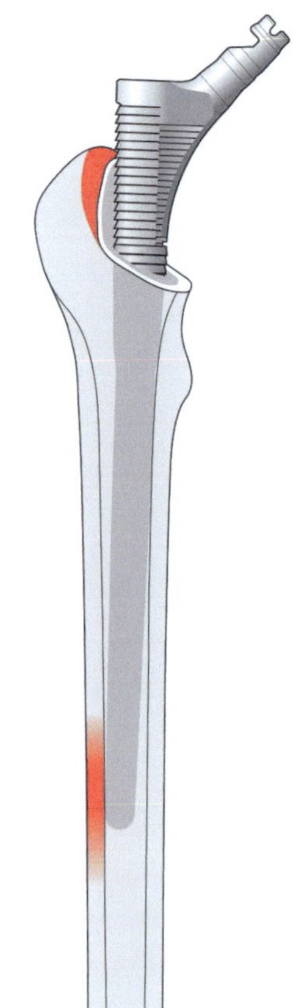

Abb. 11.36 Kontakt der proximalen Raspelkomponente am Trochanter major. Der rote dargestellte proximale Bereich des Trochanter muss für die spannungsfreie Platzierung der proximalen Raspelkomponente vorher vorsichtig entfernt werden. (Firma ZimmerBiomet, Winterthur, Schweiz)

wollte Osteotomie-bedingte Kallusbildung, die zu einer Osteointegration des proximalen Schaftbereiches führt. Diese gewährleistet letztendlich die Stabilität des Schaftes und macht die Verriegelungsschrauben nach erfolgter Osteointegration überflüssig.

Hierbei wird das Fixationsbett der distalen Komponente wie für das verwendete Schaftsystem üblich präpariert. Anhand der präoperativen Planung erkennt man, dass die Mindestfixationsstrecke für den Schaft und das Fixationsprinzip im Isthmus des Schaftes aufgrund der bestehenden Knochendefekte oder einer bestehenden Fraktur nicht erreicht wird. Bei einer Konus-in-Zylinder-Fixation sollte das gewählte Übermaß des Schaftes im Vergleich zur letzten Markraumfräse nur 0,5 mm betragen, um keine periprotheti-

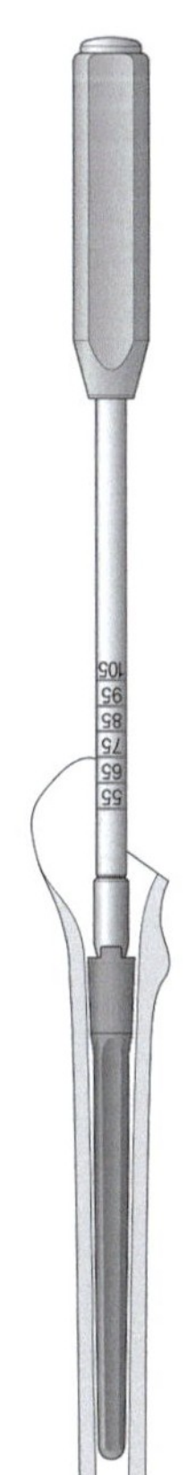

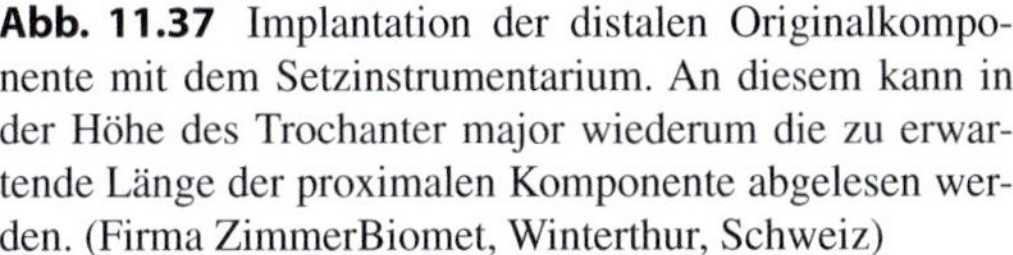

Abb. 11.37 Implantation der distalen Originalkomponente mit dem Setzinstrumentarium. An diesem kann in der Höhe des Trochanter major wiederum die zu erwartende Länge der proximalen Komponente abgelesen werden. (Firma ZimmerBiomet, Winterthur, Schweiz)

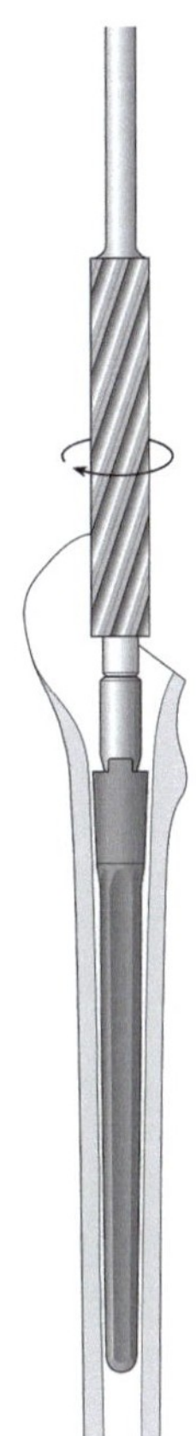

Abb. 11.39 Entfernen von etwas Knochen im Bereich des Trochanter major durch eine Hohlfräse, damit die proximalen zylindrische Probekomponente und später Originalkomponente ohne Spannung auf den Trochanter major aufgesetzt werden kann. (Firma ZimmerBiomet, Winterthur, Schweiz)

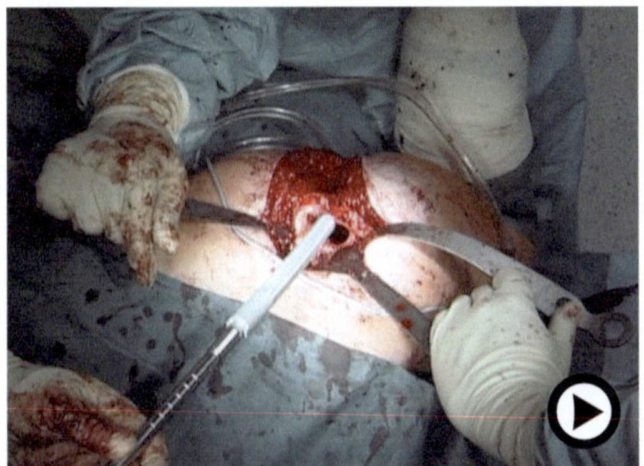

Abb. 11.38 (Video 11.8): Implantation der distalen Originalkomponente. (mit freundlicher Genehmigung von ZimmerBiomet, Winterthur, Schweiz) (► https://doi.org/10.1007/000-2ds)

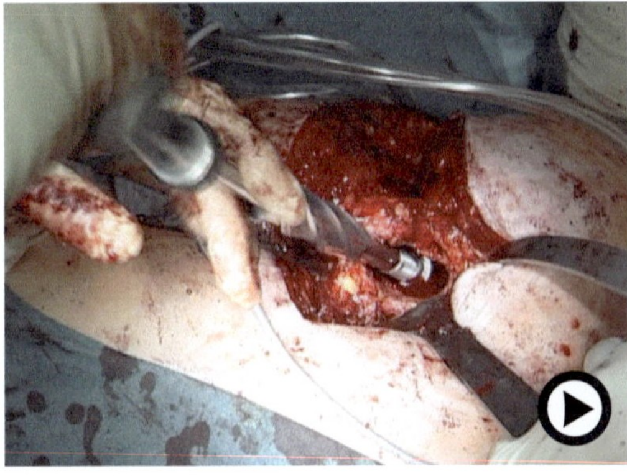

Abb. 11.40 (Video 11.9): Schaffen von Platz für die zylindrische proximale Probe- und dann Originalkomponente durch eine zylindrische Hohlfräse (► https://doi.org/10.1007/000-2dt) (mit freundlicher Genehmigung von ZimmerBiomet, Winterthur, Schweiz)

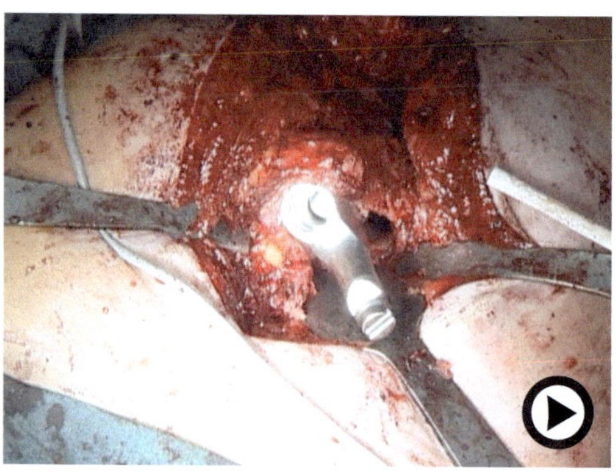

Abb. 11.41 (Video 11.10): Aufsetzten der proximalen Probekomponente in situ auf die distale Originalkomponente. Mit dieser Kombination erfolgt mit einem Probekopf eine Probereposition (► https://doi.org/10.1007/000-2dv)

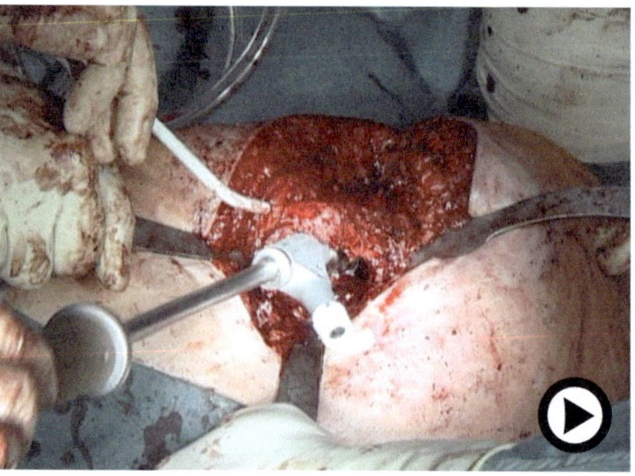

Abb. 11.43 (Video 11.11): In-situ-Montage der proximalen mit der distalen Originalkomponente (► https://doi.org/10.1007/000-2dw) (mit freundicher Genehmigung von ZimmerBiomet, Winterthur, Schweiz)

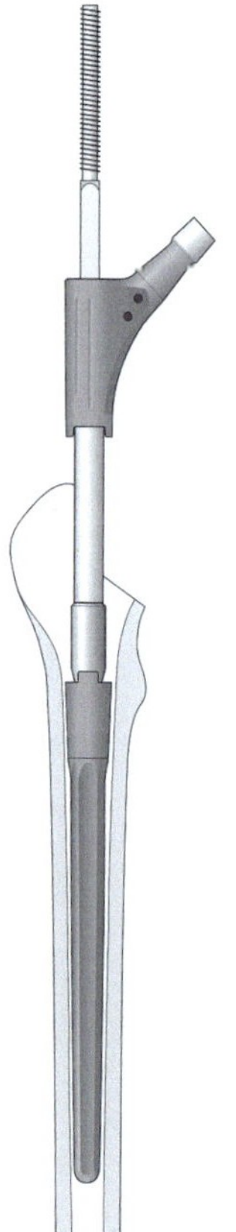

Abb. 11.42 Aufsetzen der originalen proximalen Komponente über den Zentrierstab auf die distale Originalkomponente für die In-situ-Montage (ZimmerBiomet, Winterthur, Schweiz)

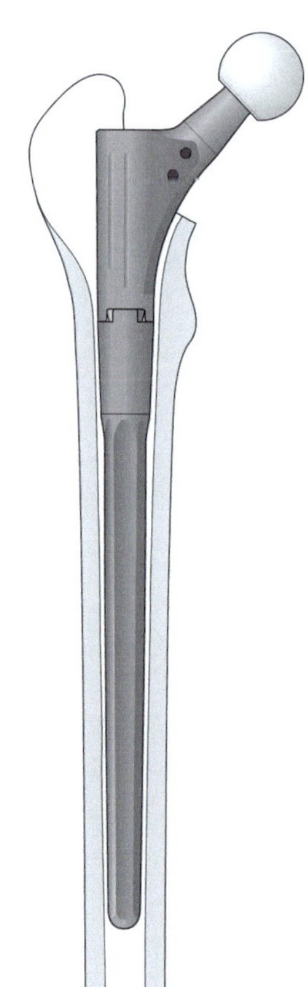

Abb. 11.44 In-situ-montierte Originalkomponenten und aufgesetzter Originalkopf (ZimmerBiomet, Winterthur, Schweiz)

schen Frakturen zu riskieren. Dafür muss auf die jeweilige schaftspezifische Dickennominierung der distalen Komponente geachtet werden. Bei einer Konus-In-Konus-Verklemmung mit distaler Verriegelung (Revitan Kurviert, ZimmerBiomet, Winterthur, Schweiz) wird eine Differenz zwischen zylindrischer Markraumfräse und letztendlicher Schaftdicke von nur 2 bis 3 mm gewählt, damit eine entsprechend hoch lokalisierte Fixationsstecke am Schaft im Restisthmus entsteht und so distal von selbiger noch die distalen Verriegelungsschrauben gesetzt werden können (Abb. 11.45a,b).

Auf die implantierte und in der kurzen Fixationszone beim vorsichtigen Einschlagen zum Stillstand kommende distale Komponente wird der jeweilige Zielbügel des Schaftes für die Platzierung der distalen Verriegelungsschrauben gesetzt (Abb. 11.46 und 11.47). Manche Systeme haben keinen Zielbügel (z. B. Prevision-Schaft, Aesculap, Tuttlingen, Deutschland oder Mutars RS, Implantcast, Buxtehude, Deutschland). Hier muss die distale Verriegelung mittels Bildwandler erfolgen. Anschließend wird durch den Zielbügel die entsprechenden Verriegelungsschrauben gesetzt (Abb. 11.48 und 11.49). Nach der distalen Verriegelung der distalen Komponente wird wiederum die proximale Probekomponente aufgesetzt und eine Probereposition wie oben beschrieben durchgeführt. Die distale Komponente des Schaftes darf hierbei nicht mit dem aufgesetzten Zielbügel implantiert werden (wie bei einem Marknagel), da so der Zielbügel durch die Hammerschläge verbogen werden kann und die entsprechenden Schraubenlöcher nicht mehr getroffen werden.

Nach der In-situ-Montage der proximalen Originalkomponente erfolgt wiederum eine Probereposition mit dem Probekopf. Danach wird auf den gewählten Originalkopf gewechselt und es erfolgt der Verschluss des transfemoralen Zugangs mit Doppelcerclagen (zweimal umführte

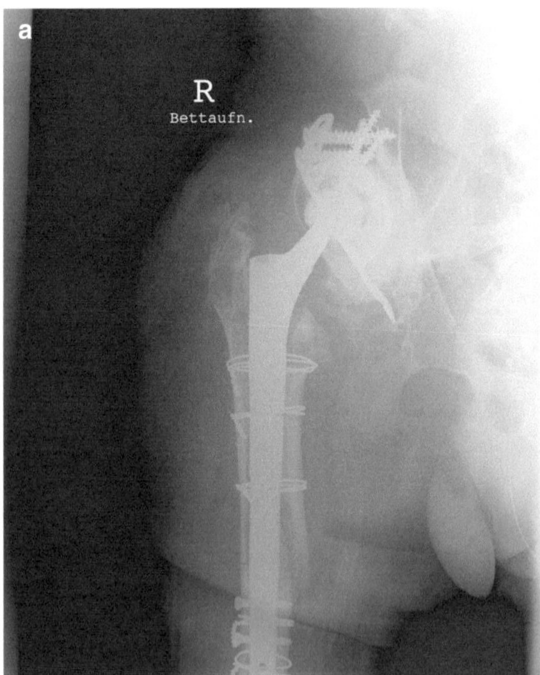

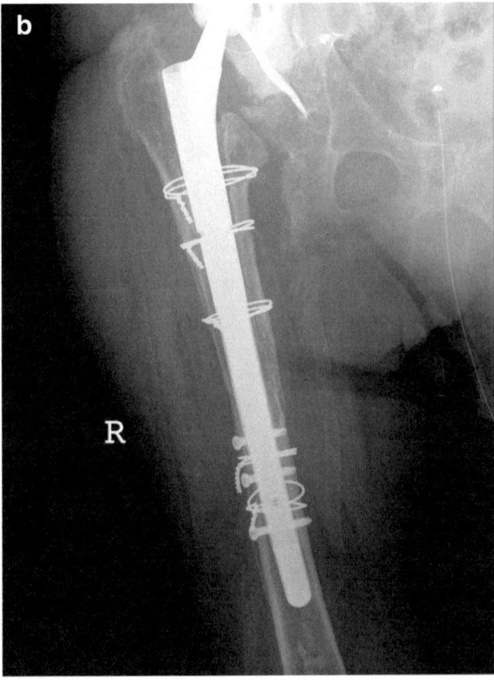

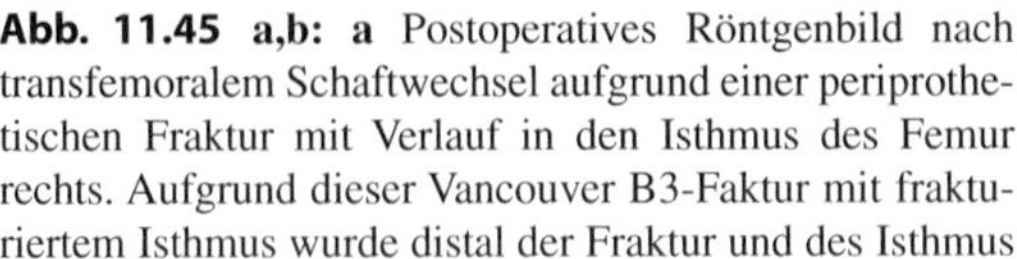

Abb. 11.45 a,b: a Postoperatives Röntgenbild nach transfemoralem Schaftwechsel aufgrund einer periprothetischen Fraktur mit Verlauf in den Isthmus des Femur rechts. Aufgrund dieser Vancouver B3-Faktur mit frakturiertem Isthmus wurde distal der Fraktur und des Isthmus eine zusätzliche distale Verriegelung durchgeführt. **b:** Röntgenbild zwölf Monate postoperativ mit unveränderter Stellung der Implantate sowie konsolidierter periprothetischer Fraktur und Osteotomie des transfemoralen Zugangs

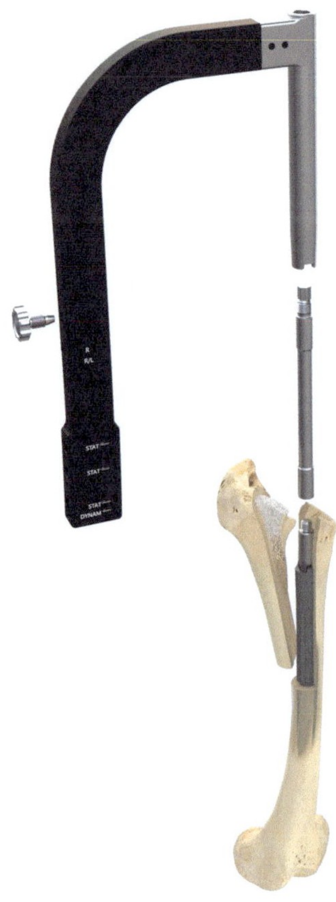

Abb. 11.46 Aufsetzen des Zielbügels auf die transfemoral implantierte distale Komponente

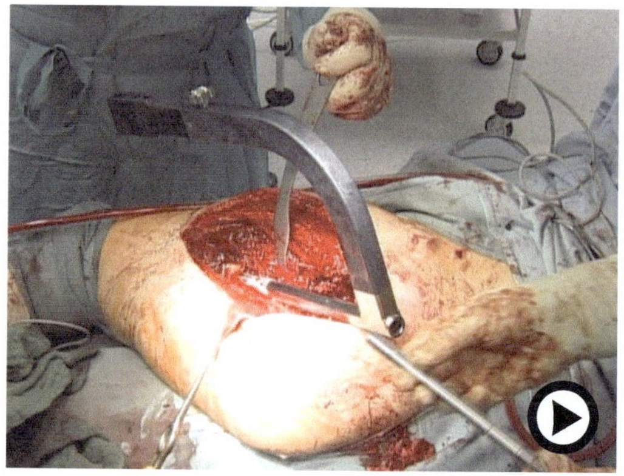

Abb. 11.47 (Video 11.12): Aufsetzen des Zielbügels für die distale Verriegelung (▶ https://doi.org/10.1007/000-2dx) (mit freundlicher Genehmigung von ZimmerBiomet, Winterthur, Schweiz)

1,5er Cerclage-Draht) oder Kabelsystemen sowie der Wundverschluss (Abb. 11.45a,b).

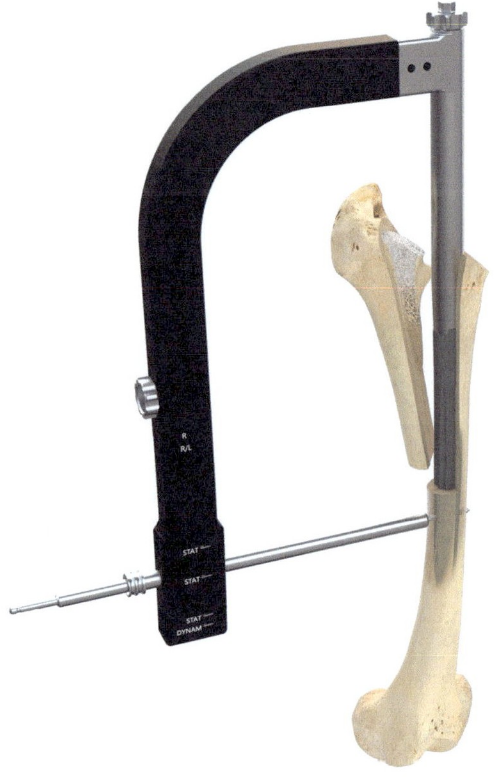

Abb. 11.48 Bohren der Löcher für die Verriegelungsschrauben durch den Zielbügel

Folgende Punkte sind generell vor der Montage der Originalimplantate und deren endgültigen Implantation zu beachten:

a. Es liegt keine Perforation oder Infraktion des Femur vor. Dies kann mit einer Sonde überprüft werden. Gegebenenfalls sollte man zur Sicherheit eine bildgebende Kontrolle in zwei Ebenen durchführen.
b. Die Schaftprothese ist nicht zu klein gewählt. Ansonsten besteht die Gefahr einer späteren Subsidence. Dies kann auch durch einen Bildwandler kontrolliert werden.
c. Es ist nicht zu einer vorzeitigen Drei-Punkte-Verklemmung z. B. durch die Krümmungen des proximalen Femur gekommen. Die Prothese hat in diesem Fall bei der distalen Fixationstechnik keine zirkuläre Flächenfixation im Isthmus und die Gefahr der Subsidence ist gegeben (Abb. 11.50). Zudem kann es über die Drei-Punkte-Fixierung an der Spitze der Pro-

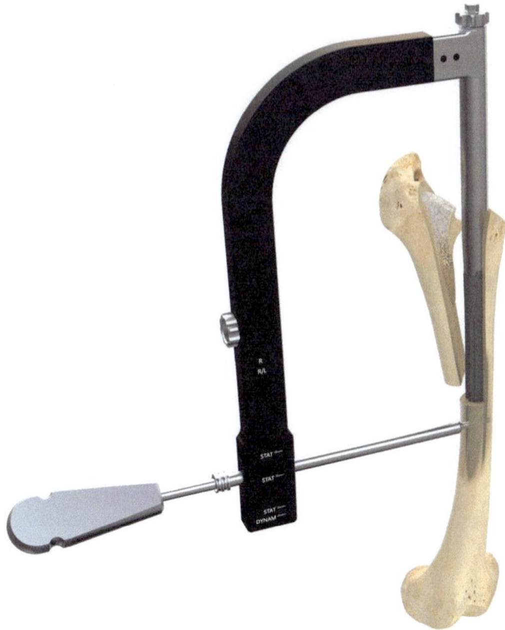

Abb. 11.49 Einbringen der distalen Verriegelungsschrauben

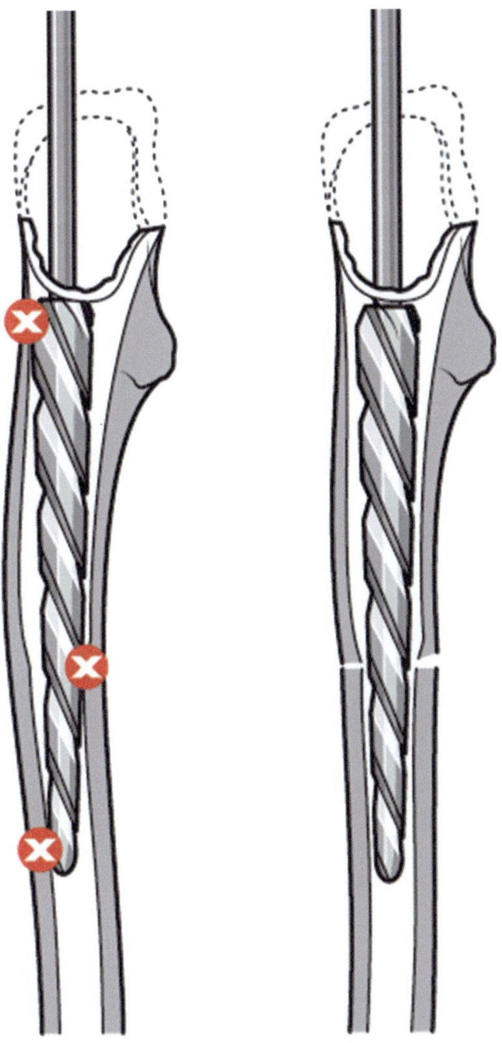

Abb. 11.50 Drohende Drei-Punkte-Fixation eines Schafts, die durch einen transfemoralen Zugang bzw. eine Doppelosteotomie in eine distale Flächenfixation als Konus-in-Konus-Verankerung umgewandelt wird (ZimmerBiomet, Winterthur, Schweiz)

these zu „Stress-Risern" kommen, die Ausgangspunkt für eine spätere Femurfraktur werden können. Die Fixationsstrecken können mithilfe des Bildwandlers überprüft werden.

d. Die distale Komponente ist nicht in Fehlrotation eingebracht worden, was bei einer kurvierten Variante zu den gleichen Komplikationen wie unter c. beschrieben führen kann. Darüber hinaus kann je nach Schaft die Antetorsion nicht mehr korrekt eingestellt werden und Luxationen resultieren. Somit ergibt sich e).
e. Die Antetorsion der proximalen Komponente ist korrekt einstellbar und es bestehen keine Einschränkungen aufgrund einer unkorrekten Positionierung der distalen Komponente, die eine Hüftluxation begünstigen könnten (Abb. 11.51).

11.6 Kommentar zu OP-Beschreibungen bzw. Montage modularer Schäfte

In manchen OP-Beschreibungen werden weitere Techniken der Implantation, wie Tischmontage oder Verwendung von proximalen Raspelsystemen, beschrieben. Beides ist aus meiner Sicht nicht empfehlenswert. Die Tischmontage macht, wie bereits erwähnt, aus einem modularen System ein nicht-modulares System, mit allen sich daraus ergebenden Nachteilen der Notwendigkeit des gleichzeitigen Erreichens mehrerer Operationsziele mit einem Operationsschritt (sichere Implantatverankerung, korrekte Beinlänge, Anteversion und Offset). Der Vorteil der in-situ-Montage besteht darin, die Vorzüge des modularen Aufbaus der Prothese zu nutzen und die beiden Aufgaben

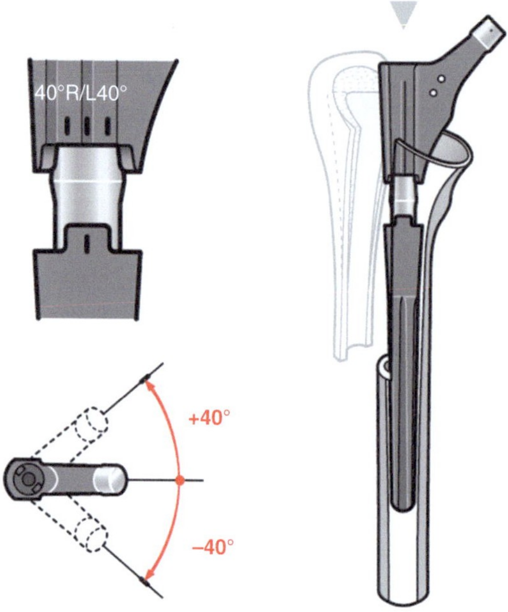

Abb. 11.51 Darstellung der Einstellungsfreiheit der proximalen Komponente hinsichtlich der Antetorsion des modularen Revisionsschaftes Revitan (ZimmerBiomet, Winterthur, Schweiz)

der Wechseloperation (Implantatfestigkeit und Wiederherstellung der Beinlänge, Offset sowie Antetorsion) schrittweise, voneinander getrennt zu realisieren. Zuerst wird mit der distalen Komponente eine sichere distale Fixation erreicht und im zweiten Schritt mit der proximalen Komponente die richtige Beinlänge und Antetorsion und ggf. das Offset eingestellt.

Das Verwenden proximaler Raspeln birgt aufgrund des notwendigen Kraftaufwandes die höhere Gefahr einer unkontrollierten Fraktur im Bereich des Trochanter major im Vergleich zu vorsichtig per Hand bedienten Hohlfräsen. Das gleiche Risiko besteht bei der Verwendung von Monoblockprothesen, die bei einem sofortigen Einbringen nach der distalen Präparation zudem eine erhöhte Frakturgefahr des Trochanter major mit sich bringen, wenn nicht vorher durch Hohlfräsen entsprechend Platz für den proximalen Anteil geschaffen wurde.

Dieser, im Trochanter major mit der Hohlfräse zu entfernende Knochen, ist jener, der bei einer Tischmontage der modularen Komponenten das distale Setzen des Schaftes durch den früheren proximalen Kontakt verhindert. Es kommt so später bei der Belastung zu einer Subsidence des Schaftes. Daher ist es sinnreich, niemals eine Tischmontage der modularen Komponenten, sondern immer eine In-situ-Montage durchzuführen.

12 Notwendige Länge des Revisionsschaftes

Die notwendige Länge von Revisionsschäften hängt von mehreren Faktoren ab, und zwar von:

1. dem **Knochendefekt**. Vereinfacht ausgedrückt kann gesagt werden, dass je größer der Defekt ist, umso größer wird die notwendige Schaftlänge. Während Paprosky I-Defekte mit Standardschäften und Paprosky II-Defekte häufig mit verlängerten Standardschäften oder proximal fixierenden Revisionsschäften von etwas größerer Länge als Standardschäfte versorgt werden können, müssen die distal fixierenden Schäfte für Paprosky IIIA-Defekte zumindest bis in den Isthmus reichen, wo sie ihre Fixation erfahren (Abb. 12.1a,b). Beim Paprosky IIIB- und IV-Defekt müssen die Schäfte bis über den Isthmus des Femur reichen, da sie entweder ihre Fixation zusätzlich unterhalb des Isthmus durch Verriegelung (z. B. Revitan Kurviert, ZimmerBiomet, Winterthur, Schweiz; MPR-Schaft, Peter Brehm, Weisendorf, Deutschland) oder Einzementierung (Link MP-Schaft, Waldemar Link, Hamburg, Deutschland) erfahren (Abb. 12.2a,b), oder durch ihre höhere Konizität eine kurzstreckige Fixation im Isthmus oberhalb der Spitze des Schaftes erhalten (z. B. ZMR-Schaft, ZimmerBiomet, Warsaw, IN, USA) (Abb. 12.3a,b).
2. der **Art des verwendeten Fixationsprinzips**. Wie bereits im Kap. 4 ausgeführt, führen unterschiedliche Fixationsprinzipien zu unterschiedlichen Mindestfixationsstrecken. Bei der Zylinder-in-Zylinder-Fixation eines extensively porous-coated-Schafts beträgt diese 4 cm, bei einer Konus-in-Konus-Verklemmung eines 2 Grad konischen Schaftes 3 cm und bei einem 3,5 Grad konischen Schaft kann sie sogar bei gutem Knochen im Fixationsbereich auf 2 cm reduziert werden (siehe Abschn. 4.3). Bei dem 2-Grad konischen Schaft kann diese Fixationsstrecke an der Spitze des Schaftes bzw. der distalen Komponente liegen (Abb. 12.1a,b, 12.3a und 12.4b,c), beim 3,5-Grad-konischen Schaft aufgrund des stärkeren Neigungswinkels nur oberhalb der Spitze (Abb. 12.3b). Daher sind bei höhergradigen Revisionsschäften automatisch bei gleichen Bedingungen längere Schäfte zu implantieren.
3. somit dem **Konizitätsgrad** des verwendeten Revisionsschaftes. Wie bereits ausgeführt, kann die Fixation bei einem 2-Grad-konischen Schaft an der Spitze des Schaftes im Isthmus des Femur erfolgen. Somit kann der Revisionsschaft kurz sein. Je größer der Konizitätsgrad des Schaftes ist, umso weiter nach proximal wandert der Bereich, an dem sich der Schaft in die Kortikalis des Isthmus einschneidet und die Konus-in-Konus-Verklemmung erzeugt (Abb. 4.41 und 4.50a,b). Somit wird der Schaft mit steigendem Konizitätsgrad bei gleicher Fixationsstelle im Isthmus automatisch zunehmend länger.

B. Fink, *Femorale Revisionsendoprothetik*, https://doi.org/10.1007/978-3-662-62954-3_12

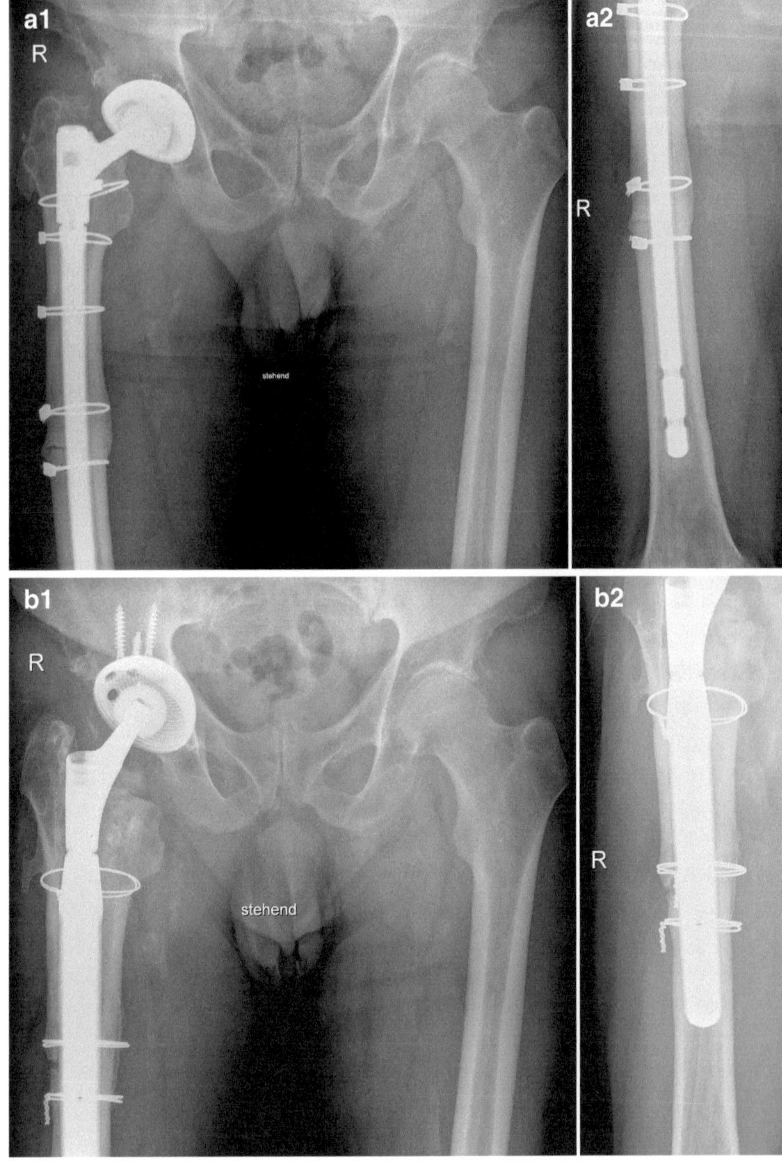

Abb. 12.1 **a,b: a** Lockerer, zu dünner und zu langer modularer Revisionsschaft nach auswärtiger transfemoraler Implantation vor sechs Monaten. Der Patient beklagt Oberschenkelschmerzen bei Belastung und Rotationsbewegungen. **a1:** Beckenübersichts-Röntgenaufnahme. **a2:** Röntgenaufnahme a.p. des distalen Oberschenkes. Es zeigt sich ein Röntgensaum um den Schaft. **b:** Röntgenbilder sechs Monate nach transfemoralem Prothesenwechsel auf einen kürzeren, aber dickeren modularen Revisionsschaft Revitan Kurviert und Press-fit-Pfanne Allofit-S bei intraoperativ sich zeigender Schwingung der Pfanne (ZimmerBiomet, Winterthur, Schweiz). Es zeigt sich eine Osteointegration der Implantate. **b1:** Beckenübersicht-Röntgenbild. **b2:** Röntgenbild a.p. des Oberschenkels

4. der **Dicke** und **Qualität der verbleibenden Kortikalis** im Fixationsbereich bei distal fixierenden Revisionsschäften. Je dünner die Kortikalis ist und damit frakturgefährdet, umso weniger aggressiv kann der/die Chirurg/in ein konisches Fixationsbett in diese hineinpräparieren. Es bleibt dann nur, die ausreichende Verklemmung durch einen längerstreckigen Kontakt des Prothesenschaftes entlang des Wirtsknochens (Abb. 12.4a-c und 12.5a,b). Wie dies erreicht wird, wurde in Kap. 11 beschrieben.

Generell sollte versucht werden, die Revisionsschäfte so kurz wie möglich zu implantieren. Dieser Grundsatz beruht auf folgenden Gründen:

1. Bei einem intakten Isthmus kann die Fixation an der Spitze des Schaftes (bei einem 2-Grad-konischen Schaft) erfolgen (Abb. 12.1b und 12.4b,c). Dadurch wird der Isthmus des Femur mit dem Revisionsschaft nicht passiert und somit das Risiko unkontrollierter periprothetischer Frakturen gesenkt. Gerade bei der Verwendung von geraden Revisionsschäften

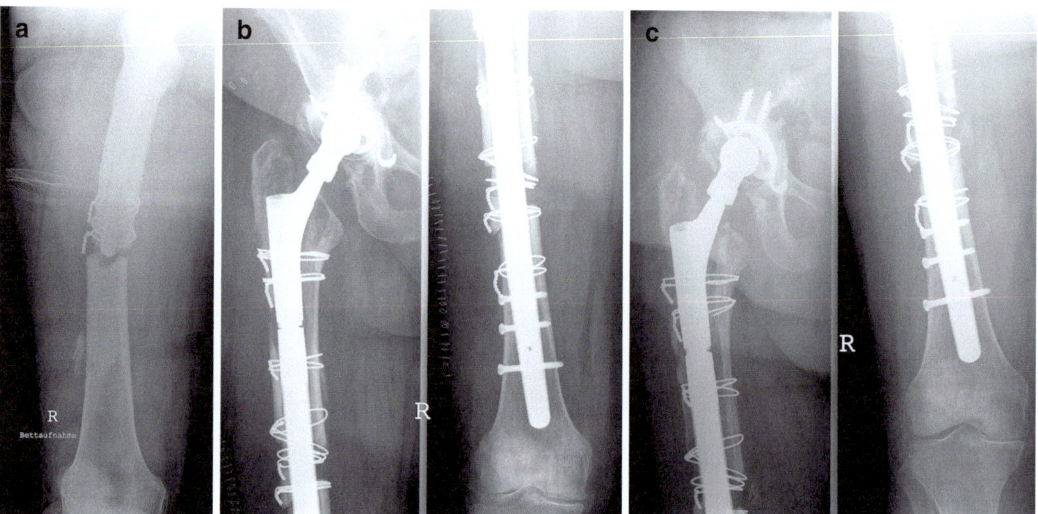

Abb. 12.2 **a-c: a** Periprothetische Fraktur nach auswärtig durchgeführtem Schaftwechsel auf eine zementierte Revisionsprothese mit angelegtem Fenster in Höhe der Schaftspitze und langem distalen, festsitzendem Zementpfropfen. **b:** Röntgenbild sieben Tage postoperativ nach transfemoralem Schaftwechsel auf modularen Revisionsschaft Revitan Kurviert (ZimmerBiomet, Winterthur, Schweiz) mit distaler Verriegelung aufgrund kurzem intaktem Restisthmus (<3 cm) (Defekt Paprosky Typ IIIB). **c:** Röntgenbild sechs Monate postoperativ mit Konsolidierung des Osteotomiedeckels und Knochenregeneration proximal medial

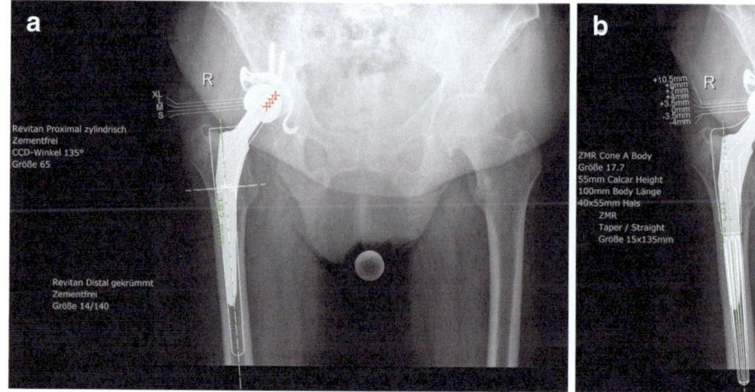

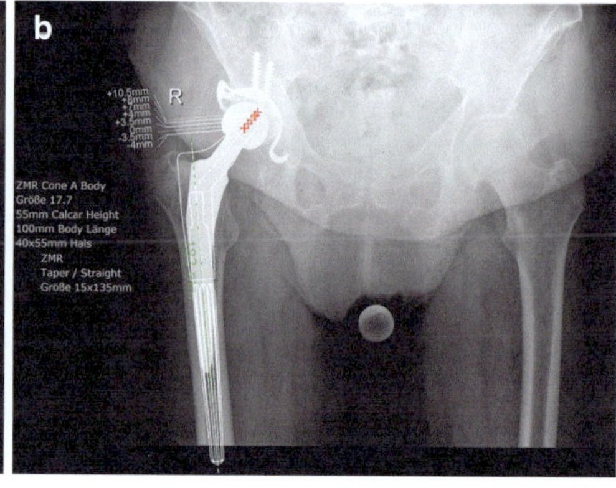

Abb. 12.3 **a,b: a** Planung des Schaftwechsels mit 2-Grad-konischem modularen Revisionsschaft Revitan Kurviert (ZimmerBiomet, Winterthur, Schweiz). **b:** Planung des Schaftwechsels mit 3,5-Grad-konischem modularen Revisionsschaft ZMR (ZimmerBiomet, Warsaw, IN, USA). Aufgrund der höheren Konizität liegt die Fixationsstrecke am Schaft oberhalb der Spitze, was dazu führt, dass die Schaftkombination länger wird als für den Revitan-Schaft

kann eine Implantation über den Isthmus hinaus im kurvierten Femur zu einem ventralen Anstoßen des Schaftes an die Kortikalis führen und damit die Gefahr der periprothetischen Fraktur erhöhen. So sind periprothetische Frakturen bei langen, geraden Revisionsprothesen zum Teil in zweistelliger Höhe beschrieben worden (Tab. 4.9, 4.12 und 4.13 in Kap. 4). Im Gegensatz dazu wurden bei zwei eigenen Untersuchungen mit konsequenter Verwendung der kürzesten distalen Komponente (140 mm) bei intaktem Isthmus keine periprothetischen Frakturen beobachtet (Fink et al. 2014, 2019).

2. Die Verwendung von kurzen Revisionsschäften hat den Vorteil, dass sie im Falle einer notwendigen Revision (z. B. aufgrund eines

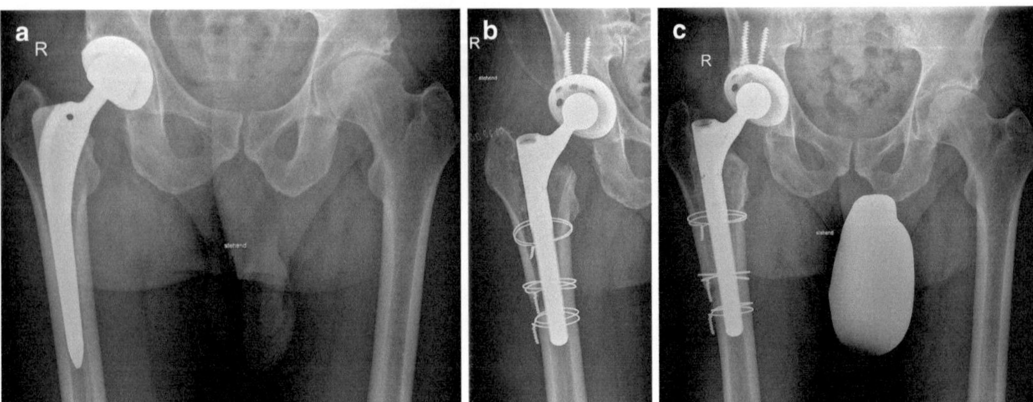

Abb. 12.4 **a-c:** **a** Präoperatives Röntgenbild einer zementlosen, festsitzenden Prothese mit periprothetischem Spätinfekt. Es wurde ein zweizeitiger septischer Wechsel über jeweils einen transfemoralen Zugang durchgeführt. **b:** Röntgenbild zehn Tage nach transfemoraler Reimplantation eines modularen Revisionsschaftes Revitan Kurviert und einer zementlosen Press-fit-Pfanne Allofit-S (ZimmerBiomet, Winterthur, Schweiz). Aufgrund der dicken Kortikalis kann eine kurzstreckige Fixation im Isthmus des Femur an der Spitze des Schaftes erzielt werden. **c:** Röntgenbild zwei Jahre postoperativ. Unveränderte Stellung der Implantate und Konsolidierung der Osteotomie

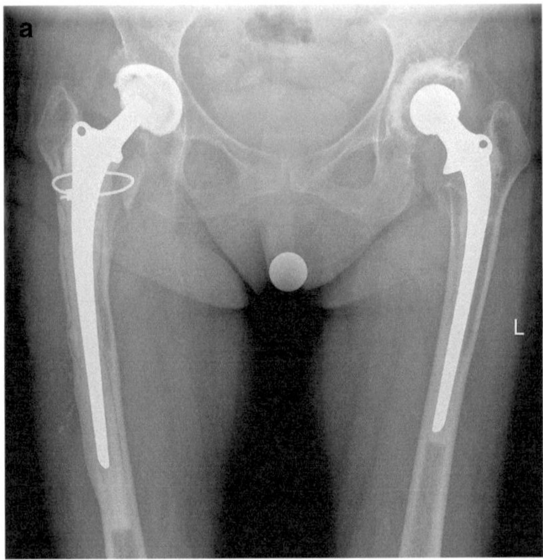

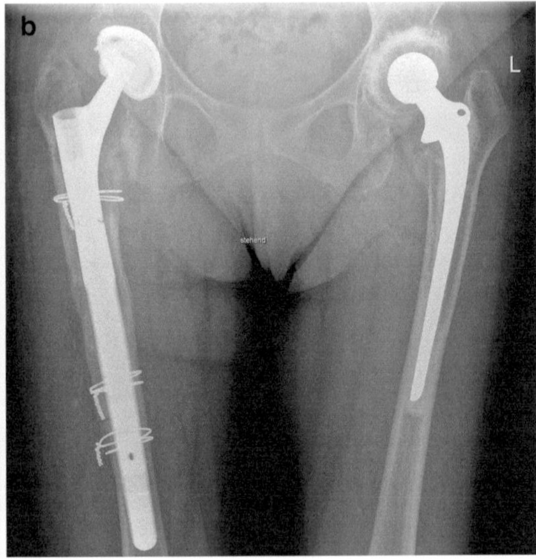

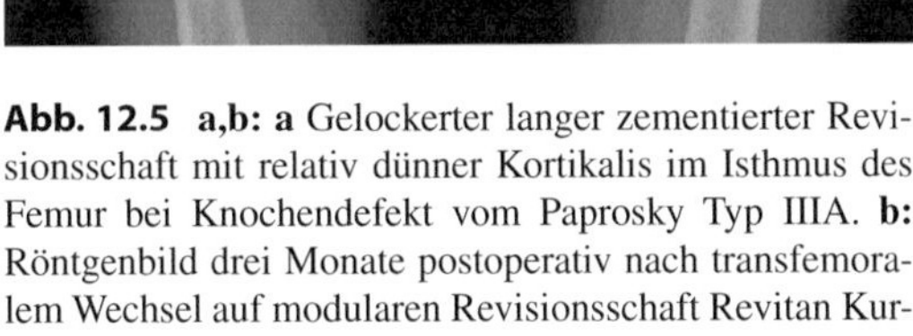

Abb. 12.5 **a,b:** **a** Gelockerter langer zementierter Revisionsschaft mit relativ dünner Kortikalis im Isthmus des Femur bei Knochendefekt vom Paprosky Typ IIIA. **b:** Röntgenbild drei Monate postoperativ nach transfemoralem Wechsel auf modularen Revisionsschaft Revitan Kurviert (ZimmerBiomet, Winterthur, Schweiz). Die Fixationsstrecke im distalen Isthmus ist mit einem längeren Prothesenschaft im verbleibenden Isthmus aufgrund der dünneren Kortikalis länger als im Beispiel zuvor (Abb. 12.4a-c)

periprothetischen Infektes) einfacher revidiert werden können als lange, osteointegrierte Revisionsschäfte. Im Falle eines dann notwenigen transfemoralen Zugangs besteht die Chance, den Revisionsschaft ohne vollständige Eröffnung des Isthmus entfernen zu können. Bei der Reimplantation eines neuen Schaftes bei einem zweizeitigen Vorgehen bleibt somit noch eine Fixationsstrecke im Isthmus vorhanden.

3. Bei gleichzeitiger Einlage einer gestielten Knie-Endoprothese kommt es nicht zu einer nur kurzen Strecke von Knochen ohne intramedullären Metallstiel zwischen den beiden

Stielenden. Dies reduziert das Risiko einer interprothetischen Fraktur (Typ D im United Classification System (Duncan et al. 2014)).

4. Bei einem intakten Isthmus können regelhaft die kürzeren distalen Komponenten bei 2-Grad-konischen, modularen, distal fixierenden Revisionsschäften verwendet werden. Dies führt dazu, dass die mechanisch schwächste Stelle der modularen Revisionsendoprothese, die Junction (Verbindungsstelle der modularen Komponenten) weiter distal in das Femur zu liegen kommt und somit eine mediale knöcherne Abstützung erfährt. Diese Lokalisation mit medialem „Support der Junction" verhindert einen möglichen, wenn auch seltenen Bruch der Junction (Fink 2018).

In einer eigenen Analyse von 202 Revitan Kurviert (ZimmerBiomet, Winterthur, Schweiz), die bei einem intakten Isthmus (58 Paprosky Typ II- und 146 Typ IIIA-Defekte) implantiert wurden (62 Mal endofemoral und 140-mal transfemoral inkl. 38 periprothetischen Vancouver B2-Frakturen) zeigte sich, dass in 96,8 % der endofemoral und 97,8 % der transfemoral implantierten Schäfte die kurze distale Komponente verwendet werden konnte (Fink et al. 2019, Paprosky et al. 1990, 1999). Abb. 12.6 zeigt die Verteilung der verwendeten Schaftlängen dieser Studie. Innerhalb des durchschnittlichen Nachuntersuchungszeitraums von 7,44 ± 2,09 Jahren (3 – 13 Jahren) wurde in 3,3 % (zwei Patienten) der endofemoral implantierten und in 2,1 % (zwei Patienten) der transfemoral implantierten Schäfte eine nicht-progressive Subsidence des Schaftes von über 5 mm gesehen. Die Fixationsstrecke dieser beiden endofemoral implantierten Schäfte (die Summe der beiden distalen Fixationstrecken im Röntgenbild) betrug 5,2 und 6 cm und die der transfemoral implantierten 3 cm in beiden Fällen. Eine Lockerung wurde in keinem der 202 Fälle gesehen, ebenso keine periprothetische Fraktur.

Somit konnte mit dieser Studie gezeigt werden, dass bei einem intakten Isthmus, also bei Defekttypen von Paprosky II und IIIA, regelhaft kurze Schaftkombinationen mit der kurzen distalen Komponente von 140 mm Länge verwendet werden und hiermit reproduzierbar gute Ergebnisse hinsichtlich aseptischer Lockerung, Subsidence des Schaftes und periprothetischer Frakturraten erzielt werden können. Die Verwendung von längeren Schäften führt bei einer Konus-in-Konus-Verklemmung nicht zu einer längeren Fixationszone, sondern zu einer gleichlangen Fixationszone wie bei kürzeren Schäften, aber weiter oberhalb der Spitze des Schaftes (Abb. 12.7). Die Subcidence-Rate der vorliegenden Studie liegt mit 2,5 % und aseptische Lockerungsrate von 0 % im Bereich der besten

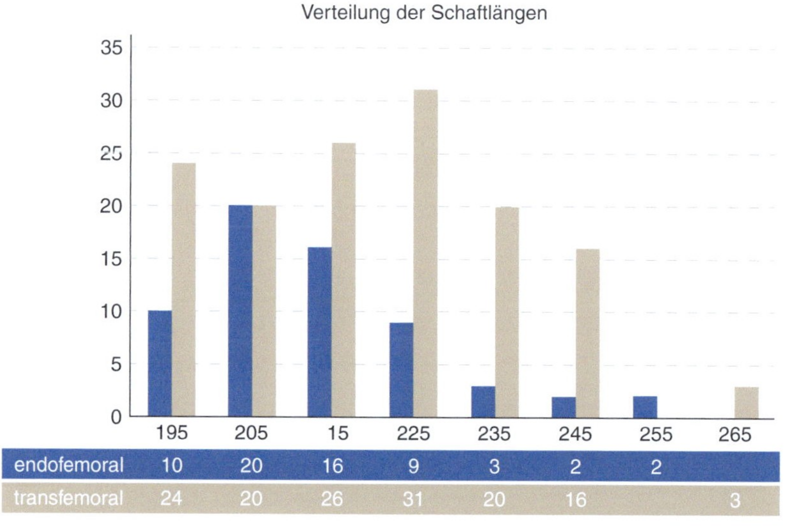

Abb. 12.6 Verteilung der verwendeten Schaftlängen

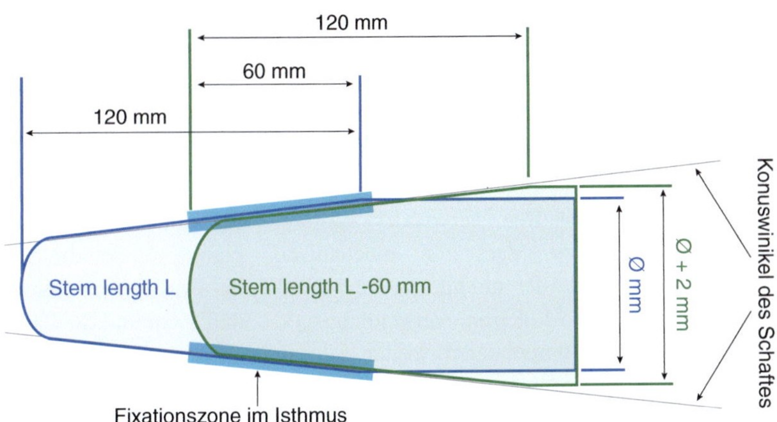

Abb. 12.7 Darstellung der Fixationsstrecke bei Verwendung eines kürzeren im Vergleich zum längeren Schaft

Ergebnisse in Publikationen über modulare Revisionsschäfte, bei denen in der Regel deutlich längere tapered-Revisionsschäfte verwendet wurden (Artiaco et al. 2011; Pattyn et al. 2012; Wirtz et al. 2000; Fink et al. 2014; van Houwelingen et al. 2013; Köster et al. 2008; Kwong et al. 2003). Dies entspricht den Beobachtungen von de Menezes et al. (2012), die bei 100 geraden Revitan-Schäften, die über einen transfemoralen Zugang implantiert wurden, zeigen konnten, dass die Subsidencerate bei kurzen Schäften mit der Fixation an der Spitze des Prothesenschaftes signifikant geringer war als bei längeren Schäften. Somit führt die Verwendung von kurzen Revisionsschäften zumindest zu vergleichbar geringen Subcidence- und Lockerungsraten wie lange Revisionsschäfte. Umgekehrt gesagt hat die Verwendung von langen Revisionsschäften keine Vor- sondern nur Nachteile.

Weist der Isthmus des Femur allerdings nicht mehr eine ausreichend lange intakte Fixationsstrecke für den verwendeten Revisionsschaft auf (Paprosky Typ IIIB- und IV-Defekte), so kann bei manchen Schäften (z. B. Revitan Kurviert, ZimmerBiomet, Winterthur, Schweiz; MRP-Schaft, Peter Brehm, Weissendorf, Deutschland; Prevision-Schaft, Aesculap, Tuttlingen, Deutschland) eine zusätzliche distale Verriegelung als additive Fixationsmethode gewählt werden. Hierbei findet die distale Verriegelung unterhalb des Isthmus des Femur statt. Somit müssen bei Paprosky Typ-IIIB- und IV-Defekten lange Revisionsschäfte mit den längeren distalen Komponenten verwendet werden. Hierbei gilt, dass der Schaft umso länger gewählt werden muss, je schwächer die Kortikalis unterhalb des Isthmus ist, damit hier eine ausreichend lange intramedulläre Führung des Schaftes erfolgt (Abb. 12.2b, c).

Schaftwechsel bei periprothetischen Frakturen 13

Inhaltsverzeichnis

Periprothetische Frakturen des Femur bei Hüfttotalendoprothesen sind relativ seltene, aber schwierig zu behandelnde Komplikationen. In der Literatur sind zahlreiche Klassifikationen für periprothetische Frakturen zu finden. Hierbei hat sich die von Duncan und Masri (1995) vorgestellte sog. Vancouver-Klassifikation allgemein durchgesetzt. Sie wurde in die UCS (Unified Classification System) der Frakturen integriert bzw. durch diese erweitert (Duncan und Haddad 2014).

Die Ziele der Behandlung periprothetischer Frakturen sind die frühe Frakturheilung, der Erhalt bzw. Wiederaufbau des Knochens, die Wiederherstellung des korrekten Alignments und Länge des Knochens, eine stabile Prothesenfixierung, eine frühe Mobilisation und eine Wiederherstellung der Funktion des Beines, die der vor der Fraktur entsprechen oder besser sein sollte (Kelley 1994; Beals und Tower 1996; Haddad et al. 2002; Tsiridis et al. 2003; Fink et al. 2005). Für die Funktion ist vor allem die Glutealmuskulatur von entscheidener Bedeutung, sodass die Schonung dieser Muskulatur und der vastoglutealen Schlinge hilfreich und der Erhalt des Trochanter major notwendig ist.

Bei einer periprothetischen Fraktur ist der Wechsel der Prothese bei einer gelockerten Endoprothese (Vancouver Typ-B2- und B3-Frakturen) und bei gleichzeitig gebrochenen Implantaten notwendig (Abb. 13.1) (Duncan und Masri 1995; Cooke und Newman 1988; Adolphson et al. 1987; Namba et al. 1991; Fink et al. 2005). Nach der Studie von Bethea et al. (1982) liegen bei 75 % der postoperativen periprothetischen Frakturen gelockerte Prothesenschäfte vor. Im Schwedischen Prothesenregister waren von 1049 periprothetischen Femurfrakturen 555 (53 %) vom Typ B2 und 43 (4,1 %) vom Typ B3 locker (Lindahl et al. 2005). Nach Lindahl et al. (2006b) haben 51–66 % der Patienten mit einer periprothetischen Fraktur einen gelockerten Schaft. Duncan und Masri (1995) zufolge lagen in ihrer Studie bei 82 % der Typ-B-Frakturen

B. Fink, *Femorale Revisionsendoprothetik*, https://doi.org/10.1007/978-3-662-62954-3_13

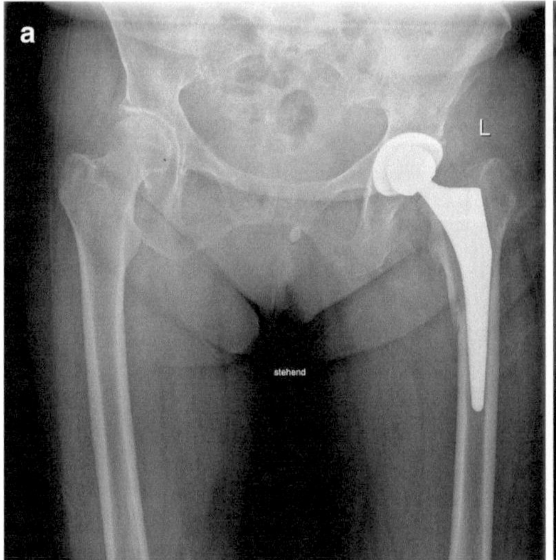

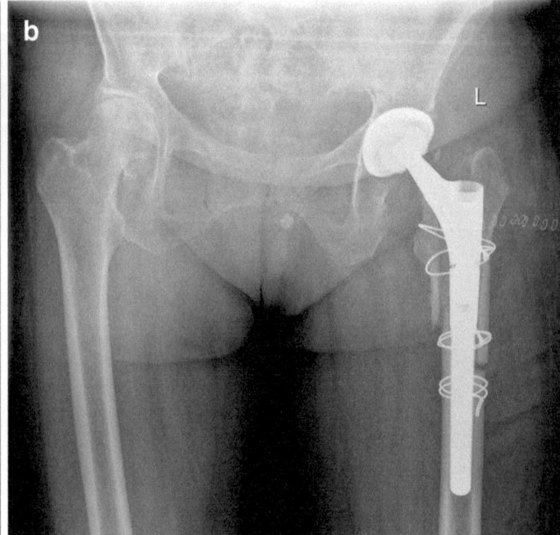

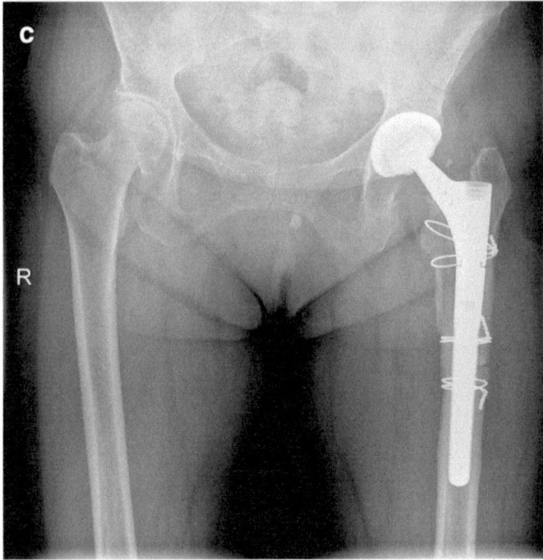

Abb. 13.1 **a-c: a** Periprothetische Fraktur vom Typ Vancouver B2 mit eingesunkenem zementlosen Schaft. **b:** Röntgenbild sieben Tage postoperativ nach transfemoralem Schaftwechsel auf eine modularen Revisionsschaft Revitan Kurviert (ZimmerBiomet, Winterthur, Schweiz). **c:** Röntgenbild sechs Monate postoperativ zeigt eine komplette Konsolidierung der Fraktur und Osteointegration des Schaftes

gelockerte Implantate vor, bei Abdel et al. (2015) und bei Lindahl et al. (2005) sind es über 70 % der Vancouver B2- und B3-Frakturen (bei Lindahl et al. (2005) in 75 % der Fälle).

13.1 Prinzipien

Prinzipiell kann der Prothesenwechsel auf einen zementierten oder einen zementlosen Stiel erfolgen. Obwohl, wie Beals und Tower (1996) zeigen konnten, zementierte Schäfte verwendet werden können, haben sie den Nachteil, dass ein Eintreten von Zement in den Frakturspalt die Frakturheilung behindern kann (Abb. 13.2). Darüber hinaus ist die Interdigitation des Zementes und somit die Qualität der Zementierung bei Frakturen deutlich eingeschränkt (Abb. 13.2). So fanden Beals und Tower (1996) bei Revisionen mit zementierten Stielen in 31 % Pseudarthrosen, in 15 % erneute Frakturen und in weiteren 15 % verbleibende Knochendefekte, hingegen bei zementlosen Stielendoprothesen in 7 % erneute Frakturen. Springer et al. (2003) fanden bei 42

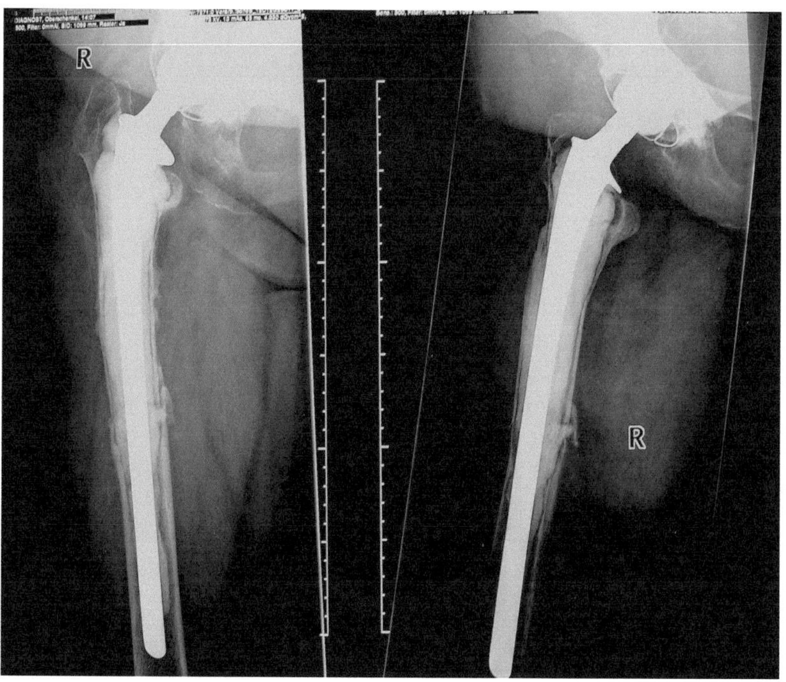

Abb. 13.2 Röntgenbild sechs Monate postoperativ nach Schaftwechsel auf einen langen zementiereten Revisionsschaft bei einer periprothetischen Fraktur vom Typ Vancouver B2 mit Zementaustritt im Bereich der Frakturspalte

Patienten mit Typ B2- und B3-Fakturen, die mit einem zementierten Langschaft behandelt wurden, nach durchschnittlich 68 Monaten nur in 60 % ein stabiles Implantat mit verheilter Fraktur. Sechs Patienten erfuhren wieder eine Revision aufgrund einer Lockerung, Pseudarthrose oder Luxation, zwei Patienten aufgrund einer Infektion. 18 % der nicht revidierten Schäfte zeigten röntgenologisch eine Lockerung. Daher wird der Wechsel auf zementierte Stiele allgemein nur in Ausnahmefällen bei älteren Patienten und/oder osteoporotischen Knochen empfohlen, die eine zementlose Fixation unmöglich machen (Schmidt und Kyle 2002; Beals und Tower 1996; Kyle und Crickard III 1998; Jukkala-Partio et al. 1998).

Somit stellt der zementlose Schaftwechsel das Standardverfahren bei den Vancouver B2- und B3-Frakturen dar. Bei den zementlosen Implantaten unterscheidet man solche, die die Primärverankerung im proximalen Femur erzielen, von solchen mit distaler Fixation. Der Nachteil erstgenannter Prothesentypen bei periprothetischen Frakturen ist, dass diese ihre Fixation im instabilen Frakturbereich haben. In diesen Fällen kann eine Bewegung zwischen den proximalen Frakturfragmenten und der Prothese die knöcherne Inkorporation des Implanates behindern (Incavo et al. 1998). Daher zeigt die isolierte Verwendung dieser Schäfte bei periprothetischen Frakturen keine reproduzierbar guten Ergebnisse (Lewallen und Berry 1998). Zur Verbesserung der proximalen Stabilität werden diese Prothesentypen bei periprothetischen Frakturen in der Regel mit einem Strutgraft kombiniert. Trotzdem berichteten Incavo et al. (1998) über 50 % Prothesenlockerungen bei regelhaft verheilter periprothetischer Fraktur. Andere Autoren beobachteten diese Probleme hingegen nicht (Wang und Wang 2000; Sledge 3rd und Abiri 2002). Insgesamt sind die Fallzahlen in allen erwähnten Studien (mit jeweils weniger als zehn Fällen) klein und zuverlässige Aussagen können daher nicht getroffen werden (Tab. 13.1).

Zementlose Prothesen mit distaler Fixierung haben den Vorteil, dass die Prothesenverankerung distal des Frakturbereiches erfolgt und die Fraktur mit der Fixationszone somit überbrückt wird. Die Frakturfragmente werden mit Cerclagen um die distal festsitzende Prothese gebunden und somit osteosynthetisiert. Diese Technik scheint zuverlässig gute Ergebnisse zu erzielen, was die bisher veröffentlichten Studien zeigen (Abb. 13.1a–c).

Tab. 13.1 Ergebnisse der Prothesenwechsel bei periprothetischen Frakturen

Autor	N	VancouverTyp	Follow-up	Heilungsrate	Lockerung	Komplikationen
Wang 2000	6 PC+SG	B2, B3	6 mo	100 %	0 %	0 %
Sledge III 2002	7 PC+SG	B2	33 mo	100 %	0 %	0 %
Incavo 1998	8 PC+SG	B2	49 mo	100 %	50 %	12,5 % #
	5 EPC	B2	49 mo	100 %	0 %	0 %

AG = Allograft; PC+SG = proximal coated with strutgrafts, proximal fixation; EPC = extensively porous coated, distal fixation; # = fracture

Hierbei muss die Fraktur mit dem neuen Implantat ausreichend lange überbrückt werden. Laut früherer Angaben sollte die Fraktur mindestens eine Überbrückung erhalten, die zweimal dem Schaftdurchmesser entspricht (Duncan und Masri 1995; Cooke und Newman 1988; Adolphson et al. 1987; Namba et al. 1991). Richtig ist, dass die Länge der Überbrückung von der Fixationsart des distalen Schaftes und der Qualität des Knochens unterhalb der Fraktur abhängt. Ein mit Scratch-fit implantierter zylindrischer Schaft braucht eine Mindestfixationsstrecke von 4 cm (Weeden und Paprosky 2002). Da diese Fixationsstrecke an der Spitze des Schaftes sein kann, bedarf es somit einer Überbrückung der Frakturzone von einer Länge, die eine Mindestfixationsstrecke von 4 cm im Isthmus mit einem solchen Schaft gewährleistet. Verwendet man einen 2 Grad konischen Schaft mit distaler Konus-in-Konus-Verklemmung bedarf es einer Mindestfixationsstrecke von 3 cm (Fink et al. 2009). Diese kann auch bei diesem Schaft an der Spitze des Schaftes liegen, sodass wiederum das Gleiche gilt wie eben gesagt, nur mit 3 cm anstatt 4 cm (Abb. 13.3a-c). Verwendet man nun einen konischen Schaft mit einem höheren Konuswinkel und der Isthmus des Femur weist eine gute Kortikalis auf, so kann die Fixationszone nach den Untersuchungen von Tangsataporn et al. (2015) mindestens sogar nur 2 cm sein. Da bei diesen Schäften die Fixationszone aber aufgrund des Konizitätswinkels nicht an der Spitze, sondern oberhalb selbiger liegt, ergibt sich aus der Höhe der Fixationszone und dem distal dieser liegenden Schaftanteils die Mindestüberbrückungslänge der Fraktur mit einem solchen Schaft. Voraussetzungen für eine kurze Überbrückung der Fraktur ist generell eine gute Stabilität des Knochens unterhalb der Fraktur (Abb. 13.3a-c). Liegt dies nicht vor, muss dies mit berücksichtigt werden und die Fraktur dann bewusst mit einem längeren Schaft überbrückt werden. Dieser längere Schaft ist dann dünner, als die eben aufgezeigten Konstellationen, fixiert aber an der gleich Stelle des Femur wie die eben aufgeführten kürzeren, dickeren Prothesenschäfte. Vor allem bei Vancouver B3-Frakturen mit einer derart dünnen Kortikalis, die einem Knochendefekt vom Paprosky Typ IV entspricht, muss ein langer Revisionsschaft mit zusätzlicher distaler Verriegelung implantiert werden, da eine suffiziente Konus-in-Konus-Verklemmung in dem Isthmus nicht mehr erzeugt werden kann (Abb. 13.4a-c).

Ein anderes Prinzip der Behandlung besteht in der sog. regelhaften distalen Verriegelung. Hierbei wird der Frakturbereich wiederum mit einem Prothesenstiel überbrückt, der distal der Fraktur wie ein intramedullärer Nagel regelhaft verriegelt wird. Nach Heilung der Fraktur werden die Verriegelungsschrauben (sechs bis neun Monate postoperativ) entfernt. Aufgrund der geringen Konizität dieser Schäfte findet keine distale Verklemmung statt und die Schäfte rutschen nach der Entfernung der Verriegelungsschrauben tiefer. Durch die Subsidence der Prothese soll eine proximale Fixation erwirkt werden. Eingartner et al. (1997) berichteten über 100 %ige Frakturheilungsrate und keine Prothesenlockerung bei zwölf periprothetische Frakturen vom Typ Vancouver B2 mit einem Follow-up von zwei Jahren. Es erscheint mir schwierig, diesen Vorgang in der vorhersehbaren Kontrolle des/der Chirurgen/in zu haben und reproduzierbar gute Ergebnisse zu erzielen. So berichten Eingarnter et al. (2007) in einer späteren Studie bei 41 periprothetischen Frakturen (2 Vancouver Typ A, 14 B1, 8 B2 und 13 Vancouver B3-Frakturen) mit dem damals gering-konischen Revisionsschaft Bicontact Revision (Aesculap, Tuttlingen, Deutschland) (0,6 Grad Konizität) und zusätzlicher Verriegelung ein Versagen des Systems in über 12 % (5 Fällen).

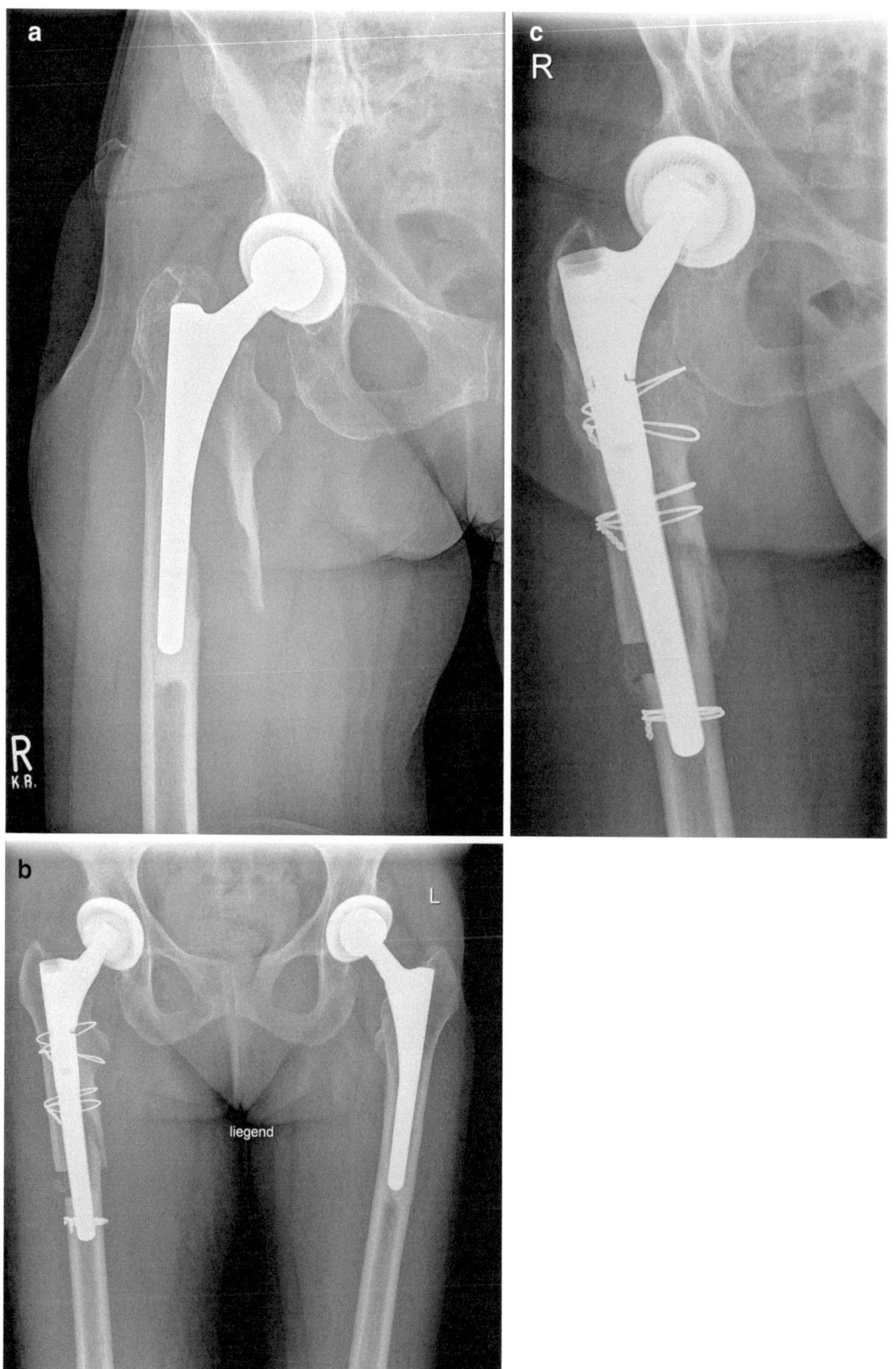

Abb. 13.3 a-c: **a** Periprothetische Fraktur vom Typ Vancouver B2 eines zementlosen Schaftes mit intraoperativ festgestellter nicht mehr stabiler Fixation. **b:** Postoperatives Röntgenbild nach transfemoralem Prothesenwechsel auf modularen Revisionsschaft Revitan Kurviert (ZimmerBiomet, Winterthur, Schweiz). Die Fixationsstrecke an der Spitze des Schaftes im Isthmus des Femur ist mit 3 cm kurz. Aufgrund der guten Kortikalis reicht diese kurze Konus-in-Konus-Verklemmung für eine suffiziente Stabilität aus. **c:** Röntgenbild sechs Monate postoperativ zeigt eine vollständige knöcherne Konsolidierung der Fraktur und Osteointegration des Schaftes

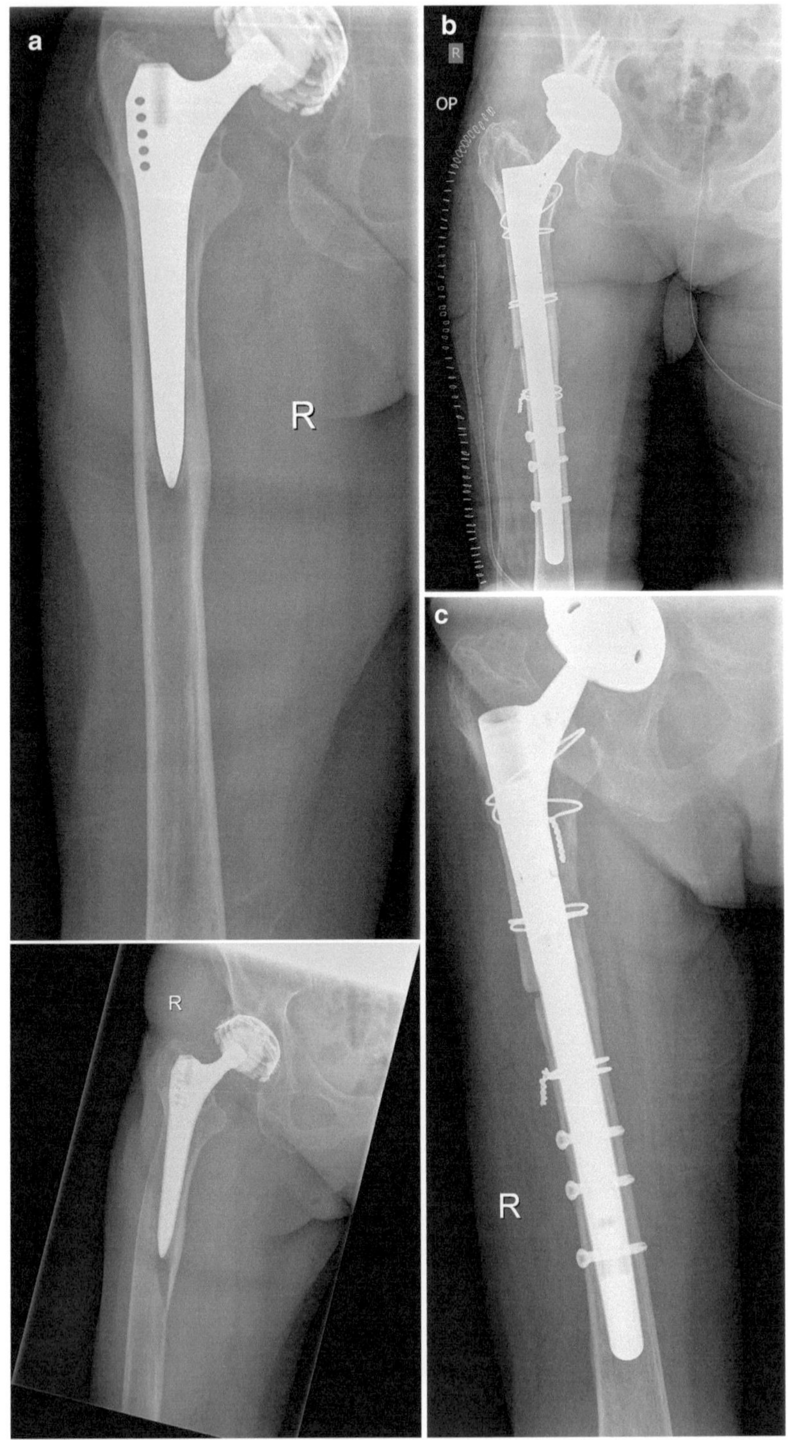

Abb. 13.4 **a-c: a** Röntgenbilder a.p. **(links)** und seitlich **(rechts)** einer periprothetischen Fraktur vom Typ Vancouver B3 mit gelockertem zementlosen Alloclassic-Schaft und gelockerter Alloclassic-Schraubpfanne. **b:** Postoperatives Röntgenbild nach transfemoralem Prothesenwechsel auf modularen Revisionsschaft Revitan Kurviert mit distaler Verriegelung unterhalb des insuffizienten Isthmus und TMT-Pfanne mit Augmentat (ZimmerBiomet, Warsaw, IN; USA). **c:** Röntgenbild zwölf Monate postoperative zeigt eine konsolidierte Fraktur

Nicht verwechselt werden darf dieses Verfahren, mit einer distalen Verriegelung bei einer B3-Faktur, die keinen intakten Isthmusbereich mehr entsprechend der notwendigen Mindestfixationslänge des jeweiligen Schaftes für eine suffiziente Konus-in-Konus-Verklemmung hat. Hier kann dann die erzeugte kurzstreckige Konus-in-Konus-Fixation (z. B. beim Revitan Kurviert, ZimmerBiomet GmbH, Winterthur, Schweiz) oder Konus-in-Zylinder-Fixation (z. B. MRP-Schaft, Peter Brehm, Weissendorf, Deutschland) durch eine additive distale Verriegelung verbessert werden. Diese Schäfte sind dann aufgrund der notwendigen additiven distalen Verriegelung lang und die Überbrückung der Fraktur mit diesen Schäfte entsprechend langstreckig (Abb. 13.4a–c).

Eine weitere Möglichkeit der Versorgung von periprothetischen Vancouver B3-Frakturen besteht in dem sog. Allograft-Prosthesis-Composite (APC). Hierbei wird in das Allograft eine herkömmliche Prothese einzementiert und die verbleibenden eigenen proximalen Knochenreste mit Cerclagen um das Allograft befestigt (Wong und Gross 1999; Rasouli et al. 2012). Diese APCs können indiziert sein, wenn neben einer periprothetischen Fraktur vom Typ Vancouver B3 zusätzliche größere segmentale Knochendefekte bestehen, die sich über mindestens 8 cm in die Diaphyse ausdehnen (Kellett et al. 2007). Da eine Knochenregeneration für das Einheilen des Allografts nötig ist, werden APCs nur bei jüngeren Patienten empfohlen (Wong und Gross 1999; Rasouli et al. 2012; Kellett et al. 2007). Wong und Gross (1999) berichten über 5-Jahres-Ergebnisse bei 15 mit Allograft behandelten Typ B3-Frakturen. Die Einheilungsrate der Allografts betrug 93,3 % und die Lockerungsrate der implantierten Prothesen 6,6 %. Die häufigsten Probleme mit dieser Lösung sind Luxationen und Infektion (siehe Kap. 4).

Als weitere Prothesenvariante wird die Verwendung von Tumorprothesen beschrieben. Sie kommen bei Vancouver Typ-B3-Frakturen mit erheblichem Knochenverlust infrage, da sie u. a. gegenüber der Verwendung von z. B. Allografts die frühere Belastbarkeit der Extremität erlauben (Dorotka et al. 2000; Wilson et al. 2001). Die verbleibenden Knochenreste sollten mit den anhängenden Weichteilstrukturen an der Megaprothese befestigt werden (Dorotka et al. 2000; Wilson et al. 2001). Diese Lösung wird von manchen Autoren für ältere Patienten vorgeschlagen. Auch hier sind es die Luxation und Infektion, die die häufigsten Komplikationen dieser Lösung darstellen (siehe Kap. 4). Klein et al. (2005) konnten die 21 proximalen Femurersätzen bei B3-Frakturen bei einem Druchschnittsalter der Patienten von 78,3 Jahren (52–90 Jahren) einen Harris-Hip-Score von durchschnittlich 71 Punkten (56 bis 90 Punkte) erreichen und sahen jeweils zwei Luxationen und zwei Infektionen nach durchschnittlich 3,2 Jahren Beobachtungszeit. Acht Patienten (38 %) waren beim letzten Follow-up in der Lage, ohne Gehhilfen zu gehen.

13.2 Behandlung von Vancouver Typ-B2-Frakturen (UCS-Typ IV.3-B2)

Typ-B2-Frakturen bedürfen einer Revision des Schaftes. Hierbei sollte die Fraktur mit der Fixationszone des neuen Schaftes überbrückt werden, also selbige distal der Fraktur liegen. Zementierte Schäfte sind auch bei osteoporotischen Knochen älterer Patienten nur in Ausnahmen zu empfehlen, die keine zementlose Fixation erlauben (somit Vancouver B3). Generell ist bei Vancouver B2-Frakturen ein zementloser Revisionsschaft vorzuziehen, wobei die Verwendung von distal fixierten Prothesenstielen technisch einfacher ist und reproduzierbarere Ergebnisse liefert als proximal fixierte Stiele mit der gleichzeitigen Anlage von Strutgrafts. Grundsätzlich empfiehlt sich die Verwendung distal fixierender zementloser Revisionsschäfte, wobei modulare Revisionsschäfte den operativen Prozess erleichtern (Abb. 13.1a-c und 13.3a-c). Mit der distalen Komponente kann die Fixation des Schaftes distal der Fraktur im Isthmus des Femur erzielt werden. Anschließend werden mit der proximalen Probekomponente Beinlänge, Offset und Anteversion unabhängig voneinander eingestellt und schließlich mit der gewählten Orginalkomponente realisiert.

13.3 Behandlung von Vancouver Typ-B3-Frakturen (USC-Typ IV.3-B3)

Die Optionen für Typ-B3-Frakturen sind die distal fixierenden Schäfte mit zementierter oder zementloser distaler Fixation, ein Allograft-Prosthesis-Composite (APC) oder die Verwendung einer Tumorprothese (Megaprothese) als sog. proximaler Femurersatz. Unabhängig des verwendeten Verfahrens sollte der frakturierte proximale Knochen des Femur auf jeden Fall erhalten bleiben und um die implantierte Prothese „gewickelt" werden (Abb. 13.4a-c).

Bei Typ-B3-Frakturen ist der regelhafte zementierte Prothesenwechsel aufgrund des dünnen, sklerosierten Knochenbettes und damit verbundenen schlechten Zementierqualität nicht zu empfehlen. Diese Frakturen können mit zementlosen Revisionsschäften und zusätzlicher Augmentation behandelt werden. Diese Augmentation geschieht entweder durch die Kombination von Impaction grafting und Strutgrafts oder mithilfe eines proximalen Allografts mit und ohne zusätzlicher Anlage von Strutgrafts (Wong und Gross 1999; Aigner et al. 2002; Haddad et al. 2002; Brady et al. 1999; Tsiridis et al. 2003; Munro et al. 2013, 2014). Diese Techniken eignen sich eher bei jüngeren Patienten (Wong und Gross 1999). Bei älteren Patienten (>80 Jahren) können solche Frakturen durch Tumorprothesen (proximaler Femruersatz) mit Anlage der Knochenfragmente an die Prothese therapiert werden (Dorotka et al. 2000; Wilson et al. 2001). Die Verwendung von diesen Megaprothesen erlaubt die frühere Belastbarkeit des Beines, was bei älteren Patienten von Vorteil ist (Wilson et al. 2001). Die Voraussetzung für die Verwendung von Tumorprothesen ist allerdings, dass der distal der Fraktur vorliegende Knochen noch ausreichend stabil ist für die Implanation eines proximalen Femurersatzes. Ist dies nicht der Fall oder ist der distale Femurbereich ebenfalls frakturiert, bleibt als Lösung die Implantation einer Durchsteckprothese mit gleichzeitigem Ersatz des Kniegelenkes. Auch hier sollte der Knochen mit den ansetzenden Muskeln erhalten bleiben und kein totaler Femurersatz verwendet werden. Generell zeigen B3-Fakturen ein etwas höheres Risiko für Reoperationen als B2-Fakturen (Kahn et al. 2017). Allerdings sahen Munro et al. (2013, 2014) zwischen B2- und B3-Frakturen keinen Unterschied in der Komplikationsrate, der Überlebensrate und den klinischen Scores.

13.4 Operationstechniken von Revisionprothesen

Die Analyse der Literatur bei der Behandlung von periprothetischen Frakturen Vancouver B2 und B3 lassen Unterschiede in den verwendeten Operationstechniken und den zementlosen Implantaten erkennen (Tab. 13.2).

Bei der Verwendung von proximal fixierenden zementlosen Schäften liegt der Ort der Fixation im Bereich der Fraktur. Daher ist die Qualität der primären Schaftfixation durch diese reduziert. Incavo et al. (1998) sahen daher mit dieser Technik in 1/4 ihrer Fälle Schaftlockerungen und Sledge 3rd und Abiri (2002) in über 1/4 ihrer Fälle ein Subsidence des Schaftes.

Zementlose Schäfte mit distaler Fixation im Isthmus haben den Vorteil, dass sie den Frakturbereich mit ihrer Fixation überbrücken. Daher ist die Stabilität des Schaftes nicht durch die Qualität der Frakturosteosynthese beeinflusst und die Faktur kann ohne unerwünschten Krafteinwirkungen durch die Schaftfixation heilen (Abb. 13.1a-c, 13.3a-c und 13.4a-c). Modulare Revisionsschäfte bieten auch bei periprothetischen Frakturen den Vorteil, die beiden Operationsziele separat voneinander kontrolliert erzielen zu lassen: mit der distalen Schaftkomponente die solide distale Fixation der Prothese im Isthmus des Femur mit Überbrückung der Fraktur und die korrekte Einstellung der Beinlänge, des Offsets und der Antetorsion, im zweiten Schritt mit der proximalen Prothesenkomponente.

Der distal fixierende Prothesenschaft kann hierbei auf zwei verschiedene Arten implantiert werden.

Tab. 13.2 Überblick über die verschiedenen Operationstechniken und Schäfte beim Schaftwechsel in Vancouver B2 und B3-Frakturen

Autor	N (B2/B3)	ETO	OP-Tech.	Schaft	Follow-up [mo]	Union	HHS	Subsidence	Luxation	Fraktur	Infektion	Lockerung
Incavo 1998	8/0	–	1	1	49	87,5 %	67,6	–	0 %	37,5 %	0 %	25 %
Sledge 2002	7/0	+	1	1,2	33	100 %	83	28,6 %	0 %	0 %	0 %	0 %
O'Shea 2005	10/12	+	2	2	33,7	91 %	≈ 75	9,1 %	0 %	0 %	4,5 %	0 %
Invaco 1998	4/0	–	1	2	49	100 %	78,3	–	0 %	0 %	0 %	25 %
Moran 1996	4/0	–	1	2	24	100 %	87	–	0 %	0 %	0 %	0 %
Ko 2003	12/0	+	2	3	58,5	100 %	≈ 80	16,6 %	0 %	8,3 %	8,3 %	0 %
Levine 2008	12/5	+	2	2,4 (in B3)	44,5	100 %	–	17,6 %	5,8 %	5,8 %	5,8 %	0 %
Park 2009	16/11	in 2	1	4	57,6	92,6 %	84,7	7,4 %	0 %	7,4 %	3,7 %	7,4 %
Mulay 2005	10/12	+	2	4	24	91 %	69	77,3 %	22,7 %	4,5 %	4,5 %	0 %
Neumann 2011	35/20	in 4	1	4	67	100 %	72	3,8 %	3,8 %	0 %	1,9 %	4 %
Munro 2013 u. 2014	30/17	+	2*	4	54	98 %	76W	8,5 %	4 %	4 %	2 %	2 %
Fink 2012	22/10	+	2	4	32,2	100 %	81.6	0 %	3,4 %	0 %	0 %	0 %
Amenabar 2015	66/10	+	2	4	74,4				5,3 %	2,6 %	1,3 %	6,6 %
Van Laarhoven 2020	70/12	?	?	4	34,8	94,3 %		8,1 %	18 %		4,6 %	0 %

ETO = extended trochanteric osteotomy,
OP-Technik 1 = Reposition und Retention der Fragmente vor Implantation des Schaftes
OP-Technik 2 = transfemoral, Implantation des Schaftes und dann Cerclage der Fragemente um den Schaft; * = zusätzlich Strutgrafts bei Vancouver B3
Schaft 1 = mit proximaler Fixation; Schaft 2 = nicht-modular, distale Fixation, fully porous-coated; Schaft 3 = nicht-modular, distale Fixation, konisch; Stem 4 = modular, distale Fixation, konisch

- **Technik1:** Bei der ersten Technik wird zuerst die Fraktur reponiert und die Stellung der Fragmente mit Cerclagen oder Repositionszangen gehalten. Anschließend erfolgt dann die endofemorale Implantation des Prothesenschaftes.
- **Technik 2:** Bei der zweiten Technik wird zunächst das proximale Fragment (meistens spiralformig) bis zu seiner Spitze über einen transfemoralen Zugang eröffnet. Anschließend wird unter Sicht das Fixationsbett der Revisionsprothese im distalen Fragment präpariert und der Revisionsschaft in dasselbige implantiert, wodurch die Fraktur überbrückt wird. Abschließend erfolgt die Readaptation der proximalen Fragmente an den Prothesenschaft durch Cerclagen. Bei modularen Schäften erfolgt erst nach erfolgreicher Testung die in-situ-Montage und dann die Osteosynthese der proximalen Frakturfragmente um den implantierten Schaft.

Der Nachteil erstgenannter Technik 1 liegt in dem nicht sicher überprüfbaren Ort der Fixation des Prothesenschaftes und der somit nicht eindeutigen Überbrückung der Fraktur mit der Fixationszone. Somit dürfte auch nach den Ausführung zu den Fixationsprinzipien distal fixierender Schäfte bei der endofemoralen Implantation (siehe Kap. 4) die Fixationszone des so endofemoral implantierten Schaftes zumindest zum Teil im Bereich der Fraktur liegen und die Erzielung reproduzierbarer Ergebnisse mit dieser Technik deutlich schwieriger sein. Obwohl Moran (1996) bei der Verwendung von distal fixierenden Schäften mit dieser Implantationstechnik in einer kleinen Fallzahl keine Komplikationen sahen, war bei Incavo et al. (1998) in einem von vier Fällen eine Lockerung aufgetreten und bei Park et al. (2009) in je ca. 7 % eine Lockerung, eine Subsidence und eine intraoperative Fraktur.

Der Vorteil der letztgenannten Implantationstechnik 2 mit Verwendung des transfemoralen Zugangs liegt vor allem darin, dass das Fixationsbett der neuen Prothese direkt unter Sicht bearbeitet werden kann und eventuell verbliebene Zementreste relativ leicht entfernt werden können. Weiterhin werden so unkontrollierte weitere Frakturen oder Perforationen vermeiden (Fink et al. 2014). Der Nachteil der letztgenannten Technik liegt hingegen darin, dass der Zugang durch die Osteotomie des transfemoralen Zugangs erweitert wird und aus in der Regel frakturbedingten zwei Fragmenten durch die Erweiterung des Zuganges drei Fragmente entstehen. In einer eigenen Studie wurde jedoch ebenso wie in der Literatur kein Nachteil in dieser Zugangserweiterung gesehen und die Heilungsrate der Fraktur war hierdurch nicht beeinflusst (Fink et al. 2012) (Tab. 13.2).

In der eigenen Studie handelte es sich um 22 Vancouver B2- und zehn B3-Frakturen von 19 zementierten und 13 zementlosen Schäften. Aufgrund einer Pfannenlockerung wurde zweimal zusätzlich ein Pfannenwechsel durchgeführt, ansonsten wurde die vorliegende Pfanne belassen oder es erfolgte ein Inlay-Wechsel (23 Fälle). Entsprechend der Klassifikation von Paprosky et al. (1999) lag in zehn Fällen ein Defekt vom Typ II, in 15 Fällen ein Typ IIIA und in sieben Fällen ein Typ IIIB vor. Die Zeitdifferenz zwischen Primärimplantation und periprothetischer Fraktur betrug 4,9 ± 5,1 (1–20) Jahre.

Die röntgenologischen Untersuchungen zeigten sechs Monate nach der Operation in allen Fällen eine Frakturheilung und knöcherne Konsolidierung der Knochensegmente des transfemoralen Zugangs. Die durchschnittliche Zeit der Frakturheilung betrug 14,5 ± 5,2 Wochen (8–24 Wochen). Entsprechend der Klassifikation von Engh et al. (1990) für die biologische Fixation des Schaftes zeigte sich eine sog. „bony-ingrowth fixation" in 28 Fällen und in vier Fällen eine sog. „stable fibrous fixation". Die distale Fixationszones im Isthmus des Femur bei den Fällen mit Paprosky II- und IIIA-Defekten, bei denen keine zusätzliche distale Verriegelung notwendig war, betrug 4,5 ± 1,1 cm (3,1–6,2 cm). Es wurde in keinem Fall eine „Subsidence" des Revisionsschaftes, noch ein Bruch der Verriegelungsschrauben im Beobachtungszeitraum der Studie gesehen.

Der intraoperative Blutverlust betrug im Durchschnitt 990 ± 570 ml und reichte von 460 bis 2000 ml. Der Harris-Hip-Score stieg kontinuierlich nach der Operation: 3 Monate postoperativ betrug er 59,2 ± 14,6 Punkte, 6 Monate postoperativ 66,9 ± 14,8 Punkte, 9 Monate postoperativ 72,1 ± 15,4 Punkte, 12 Monate postoperativ 75,2 ± 14,9 Punkte, 18 Monate postoperativ 77,6 ± 15,9 Punkte und 24 Monate postoperativ 81,6 ± 16,5 Punkte. Es trat eine Luxation sechs Wochen postoperativ auf, die konservativ behandelt wurde, und eine tiefe Beinvenenthrombose. Entsprechend der Klassifikation von Beals und Tower (1996) konnten alle Ergebnisse dieser Studie als exzellent gewertet werden.

Eine andere Operationtechnik stellt, wie bereits aufgeführt, die sog. „distal locking technique" dar. Hier wird wiederum die Fraktur mit einem Prothesenschaft überbrückt, welcher dann wie ein intramedullärer Nagel regelhaft distal verriegelt wird. Sobald die Fraktur verheilt ist, können die distalen Verriegelungsschrauben entfernt werden und der Schaft soll nachsinken und so eine proximale Schaftfixation erzielen. Das Problem dieser Technik ist, das eine distale Verklemmung mit sekundärer Osteointegration aufgrund einer nur sehr geringen Konizität des verwendeten Schaftes von 0,6° nicht stattfindet und die Fixation durch alleinige Verriegelungsschrauben nicht suffizient ist. Somit kann nicht kontrolliert werden, wie gut und lange die Verriegelungsschrauben die Prothese fixieren und nicht brechen. Nach dem Brechen bzw. Entfernen selbiger ist die proximale Fixationsqualität des Schaftes durch sekundäre Subsidence ebenfalls nicht kontrollierbar. Obwohl Eingartner et al. (1997) über eine 100 %ige Heilungsrate und keine Schaftlockerung bei zwölf Vancouver B1- und B2-Frakturen mit einem Follow up von zwei Jahren berichten, die sie in dieser Art therapiert haben, denken wir, dass die von uns beschriebene Technik gegenüber der von Eingartner den Vorteil hat, dass die einzelnen Operationsschritte und die Fixation des Schaftes mit Ort und Qualität besser kontrolliert werden kann. So berichten Eingartner et al. (2007) in einer späteren Studie von 41 periprothetischen Fakturen vom Typ Vancouver A bis C von einer Revisionsrate von 12 % bei Verwendung dieser Technik.

13.5 Fehlgeschlagene Osteosynthese von Vancouver B1-Frakturen (UCS-Typ IV.3-B1)

Aufgrund der sehr guten Erfahrung mit diesem von uns verwendeten operativen Vorgehen bei der Behandlung von periprothetischen Frakturen vom Typ Vancouver B2 und B3 hinsichtlich Heilungsrate der Fraktur, Stabilität des Schaftes, Luxationsrate, intraoperativer Frakturrate und klinischen Ergebnissen, sehen wir auch die Indikation zu einem Prothesenwechsel in dieser Technik bei einem Versagen einer technisch korrekt durchgeführten Osteosynthese bei eine Vancouver B1-Fraktur (in Höhe des festsitzenden Prothesenstiels). Trotz korrekter Durchführung dieser Osteosynthesen werden u. a. aufgrund des Frakturverlaufs (quere Fraktur) und/oder der Knochenqualität Versager mit Plattenbrüchen beobachet. Diese liegen je nach Studie zwischen 0 und 25 % (Boesmmueller et al. 2015). Lindahl et al. (2006a) fanden in einer Analyse des Schwedischen Prothesenregisters eine Rate von 6,6 % und Dehghan et al. (2014) in einer Metaanalyse eine Häufigkeit von 5 %.

Bei fehlgeschlagenen Osteosynthesen von Vancouver B1-Frakturen ist es hilfreich, ein Verfahren aus den verschienden Therapieobptionen zu wählen, das vorhersehbar und reproduzierbar gute Ergebnisse liefern kann. Liegen offensichtlich chirurgische-technische Fehler vor, wie zu kurze Osteosyntheseplatten oder Schrauben im Frakturbereich, erscheint eine Reosteosynthese (mit z. B. Doppel-Platten-Osteosythese oder zusätzlichem Strutgraft) erfolgversprechend zu sein (Frohberg et al. 2012; Graham et al. 2013; Moloney et al. 2014). Liegen die Versagensgründe aber eher in der schlechten Knochenqualität oder dem Frakturverlauf, so versprechen die alternativen Operationsverfahren wie Reosteosynthese mit Doppelplatten oder Platte und Strutgraft aus meiner Sicht keine reproduzierbaren Erfolgsaussichten (Leonidou et al. 2015). Wir wählen in diesen Fällen der fehlgeschlagenen Osteosynthese den Verfahrenswechsel auf einen modularen Revisionsschaft, da dies im

Vergleich zur Plattenosteosynthesen bei Vancouver B1-Frakturen generell eine niedrigere Komplikationsrate aufweist und somit die Erfolgsaussichten bei diesen Reoperationen höher erscheinen lassen (Laurer et al. 2011). Weiterhin können Plattenosteosynthesen nicht regelhaft vollbelastet werden. Eine Teilbelastung bei den zum Großteil älteren Patienten ist jedoch selten möglich, was eventuell zum Versagen der vorhergegangen Osteosynthese beigetragen hat (Moazen et al. 2014). Im Gegenzug dazu ist eine Konus-in-Konus-verklemmte Prothese in einem Isthmus mit guter Knochenqualität belastungsstabil (Abb. 13.5a-c).

In einer eigenen Studie wurden 14 Patienten mit fehlgeschlagenen Osteosynthesen von Vancouver B1-Frakturen prospektiv mit einem Mindestnachuntersuchungszeitraum von zwei Jahren (2–10 Jahre, Durchschnitt 4 ± 1,7 Jahre) untersucht (Abb. 13.5a-c) (Fink und Oremek 2017). Es waren elf Frauen und drei Männer in einem Durschnittsalter von 72,4 ± 13,5 (65–90) Jahren. Die Zeit zwischen der primären Implantation und der periprothetischen B1-Fraktur betrug 5,9 ± 4,1 (1–10) Jahre. Der Body-Mass-Index zum Zeitpunkt der Operation betrug 27,7 ± 5,0 (20,9–35,4). Entsprechend des Frakturverlaufes handelte sich um zehn Paprosky Typ-IIIA-Defekte und viermal um einen Typ-IIIB-Defekt, bei dem der Frakturverlauf durch den Isthmus des Femur lief und weniger als 3 cm intakten Isthmus vorhanden war. In diesen zuletzt genannten Fällen wurde eine zusätzliche distale Verriegelung durchgeführt (Abb. 13.6a-c).

Die Auswertung der Röntgenbilder ergab, dass es in allen Fällen innerhalb von sechs Monaten zu einer knöchernen Heilung der Fraktur und des Knochendeckels kam, der bei dem transfemoralen Zugang angelegt worden war. Die durchschnittliche Dauer der Frakturheilung betrug 15,5 ± 5,7 Wochen (10–24 Wochen). Entsprechend der Klassifikation von Engh et al. (1990) für die biologische Fixation des Schaftes zeigte sich eine sog. „bony-ingrowth fixation“ in allen Fällen. Die distale Fixationszone im Isthmus des Femur bei den Fällen mit Paprosky IIIA-Defekten, bei denen keine zusätzliche distale Verriegelung notwendig war, betrug 4,6 ± 1,4 cm (3,1–6,1 cm). Es wurde in keinem Fall eine „Subsidence“ des Revisionsschaftes, noch ein Bruch der Verriegelungsschrauben (bei den vier Fällen mit Paprosky IIIB-Defekt) im Beobachtungszeitraum der Studie gesehen.

Der intraoperative Blutverlust betrug im Durchschnitt 980 ± 430 ml und reichte von 470 bis 2000 ml. Der Harris-Hip-Score stieg kontinuierlich nach der Operation an: 3 Monate postoperativ betrug er 61,2 ± 15,7 Punkte, 6 Monate postoperativ 67,3 ± 14,4 Punkte, 12 Monate postoperativ 75,9 ± 15,3 Punkte und 24 Monate postoperativ 81,5 ± 16,8 Punkte. Entsprechend der Klassifikation von Beals und Tower (1996) konnten alle Ergebnisse dieser Studie als exzellent gewertet werden.

Somit zeigten sich auch bei fehlgeschlagenen Plattenosteosynthesen von Vancouver B1-Frakturen durch einen Verfahrenswechsel auf einen transfemoral implantierten distal fixierenden modularen, konischen Revisionsschaft reproduzierbar gute Ergebnisse hinsichtlich stabiler Fixation des Schaftes, der Subsidence des Schaftes, der Heilung der Fraktur und des klinischen Outcomes. Die Erweiterung des Zugangs mit proximaler Längsosteotomie des Femur beim transfemoralen Zugang fördert durch die Anregung der zusätzlichen Kallusbildung die Frakturheilung und Osteointegration des Schaftes.

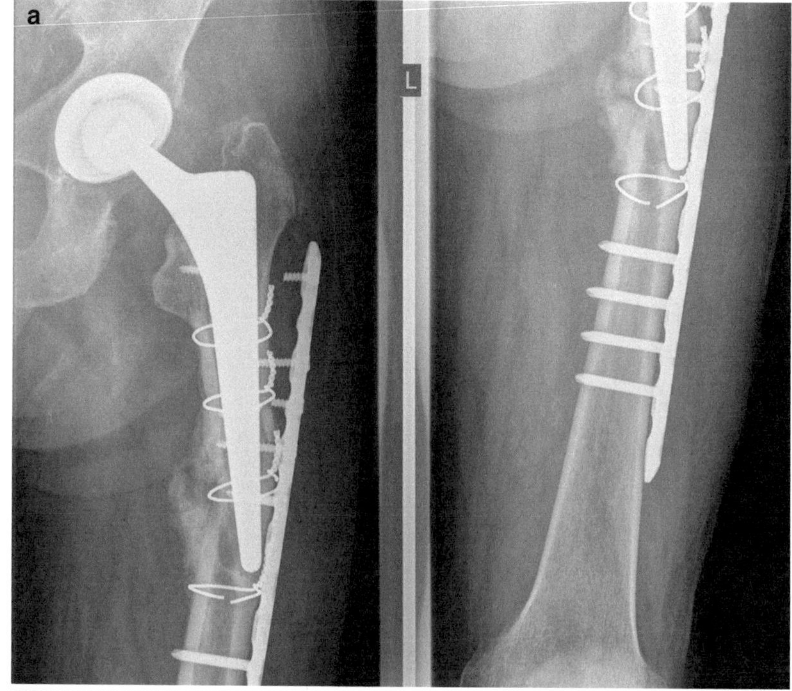

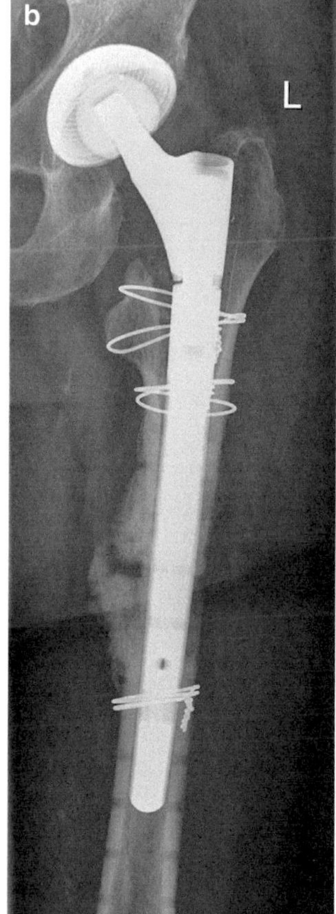

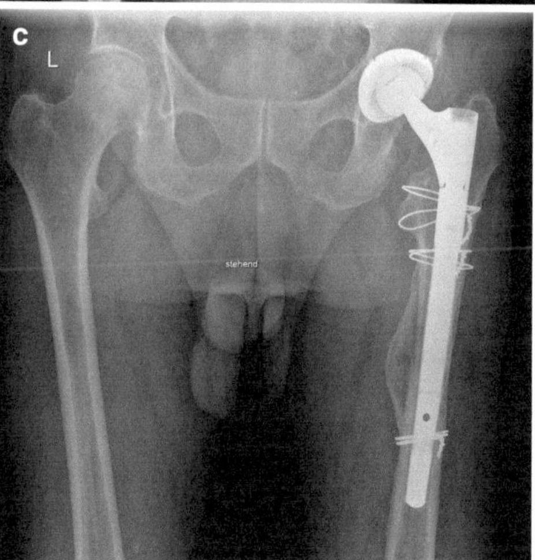

Abb. 13.5 **a-c:** Fehlgeschlagene Plattenosteosynthese einer Vancouver B1-Fraktur mit Plattenbruch. **b:** Röntgenbild zehn Tage nach transfemoralem Schaftwechsel auf Revitan Kurviert (ZimmerBiomet, Winterthur, Schweiz). **c:** Röntgenbild sechs Monate postoperativ zeigt eine knöcherne Konsolidierung der Fraktur

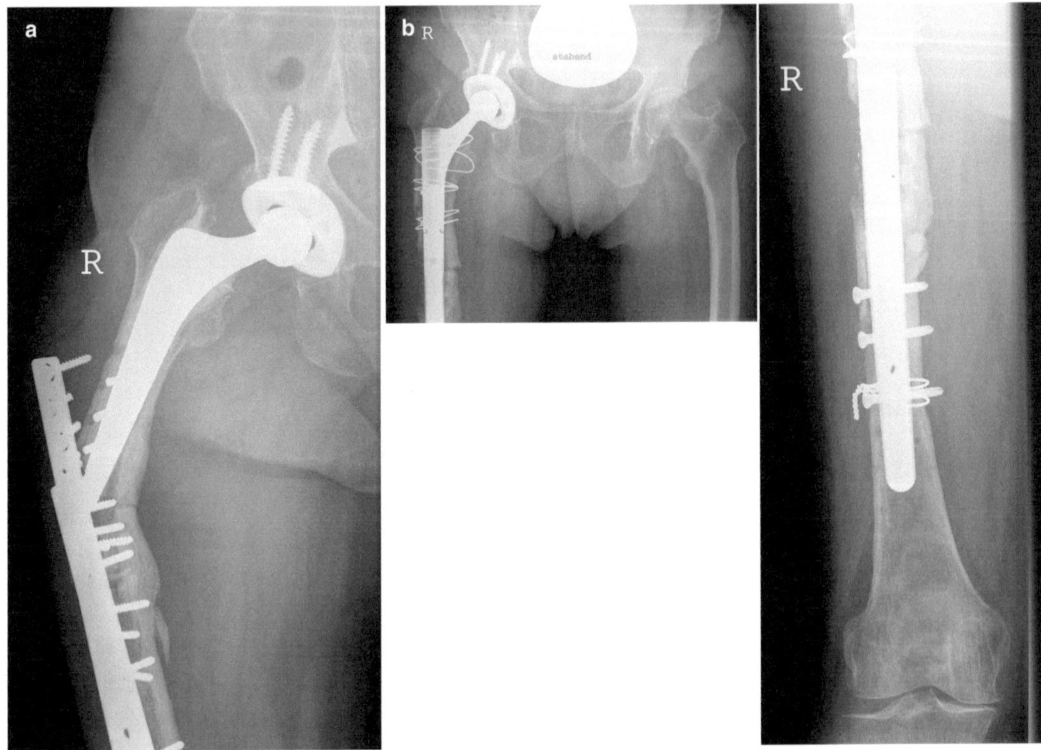

Abb. 13.6 a-c: Fehlgeschlagene Doppel-Plattenosteosynthese einer Vancouver B1-Fraktur mit Plattenbruch. **b:** Röntgenbild zehn Tage nach transfemoralem Schaftwechsel auf Revitan Kurviert (ZimmerBiomet, Winterthur, Schweiz). **c:** Röntgenbild zwölf Monate postoperativ zeigt eine knöcherne Konsolidierung der Fraktur

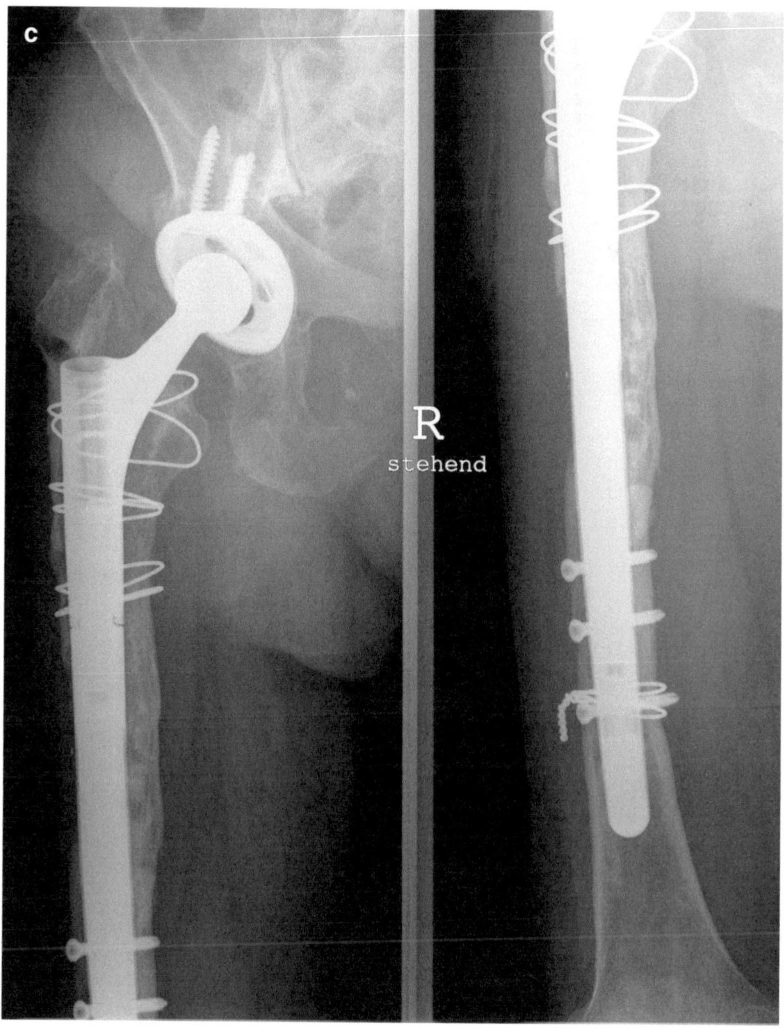

Abb. 13.6 (Fortsetzung)

Spacerimplantation beim zweizeitigen septischen Wechsel

14

Inhaltsverzeichnis

Periprothetische Infektionen sind eine schwerwiegende Komplikation nach Implantation einer Hüfttotalendoprothese und treten mit einer Inzidenz von ca. 1–2 % der Patienten auf (Li et al. 2018; Pulido et al. 2008; Fink et al. 2009). Bei Frühinfektionen, die innerhalb von vier Wochen nach der Implantation auftreten, kann das Implantat in der Regel belassen werden und in einer sofortigen Operation muss ein radikales Debridement und Wechsel der mobilen Teile (Kopf, Inlay) durchgeführt werden. Hingegen müssen bei einem Spätinfekt (später als vier Wochen nach der Operation) alle Fremdkörper (Implantat, Zement, Schrauben) entfernt werden. In solchen Fällen kann zwischen ein- und zweizeitigen septischen Revisionen unterschieden werden. Der zweizeitige septische Wechsel umfasst eine erste Operation mit Entfernung aller Fremdkörper sowie radikalem Debridement und ggf. Implantation eines antibiotikahaltigen Platzhalters (Spacer). Anschließend folgt eine Zwischenphase von meist sechs bis zwölf Wochen entweder mit einem Spacer oder in der eine Girdlestone-Situation belassen wird. Hiernach erfolgt die Reimplantation einer Prothese, entweder zementiert oder zementlos, gefolgt von sechs bis zwölf Wochen Antibiotikatherapie (Fink et al. 2009). Beim einzeitigen septischen Wechsel wird nach der Entfernung aller Fremdkörper und dem radikalen Debridement in der gleichen Operation eine neue, meist zementierte Prothese mit antibiotikahaltigem Zement implantiert. Hierbei ist allerdings die Kenntnis des die Infektion auslösenden Mikroorganismus und dessen Antibiogramm essenziell (Garvin und Hanssen 1995; Fink et al. 2009; Cui et al. 2007; Hanssen und Osmon 2002). Mit diesem Konzept lassen sich ähnlich hohe Erfolgsraten erzielen wie beim zweizeitigen septischen Wechsel (George et al. 2016; Svensson et al. 2019).

B. Fink, *Femorale Revisionsendoprothetik*, https://doi.org/10.1007/978-3-662-62954-3_14

Die zweizeitige septische Revision ist nach wie vor die am häufigsten verwendete Methode zur Behandlung von periprothetischen Spätinfektionen. Der Nachteil des zweizeitigen Konzepts ist, dass zwei Operationen notwendig sind. Der Vorteil besteht darin, dass das chirurgische Debridement zweimal durchgeführt wird, wobei die zweite Operation die Eradikation von ggf. nach dem ersten Debridement verbliebenen Restorganismen ermöglicht. In den Zement des Spacers werden auf die Empfindlichkeit des Keimes zugeschnittene Antibiotika beigemischt. Eine Beimischung von mehr als 10 % des Zementes führt allerdings zu einer Schwächung der mechanischen Eigenschaften des Spacers. Da der Zement des Spacers jedoch nicht für die dauerhafte Fixierung einer Endoprothese gedacht ist und somit die mechanischen Eigenschaften des Zements in diesem Stadium nicht von vorrangiger Bedeutung sind, können große Mengen an Antibiotika in den Zement beigemischt werden. Mit zweizeitigen Revisionskonzepten für infizierte Hüftendoprothesen konnten Erfolgsraten von 90 % bis 100 % erreicht werden (Burnett et al. 2007; Fink et al. 2009; Garvin et al. 1994; Lieberman et al. 1994).

Beim zweizeitigen septischen Wechsel wird meistens ein Antibiotika-haltiger Spacer für in der Regel sechs bis zwölf Wochen eingesetzt, bevor die endgültige Prothese implantiert wird. Die Funktion des Spacers besteht einerseits darin, das Antibiotikum in das infizierte Bett der Prothese freizusetzen und andererseits Weichteilkontrakturen zu minimieren, die Weichteilspannung beizubehalten und so eine angemessene Funktionalität aufrechtzuerhalten (Burnett et al. 2007). Hierdurch wird die Reimplantation der neuen Prothese im zweiten Schritt technisch einfacher im Vergleich zur Girdlestone-Situation mit verkürztem Bein und der ausgeprägten Narbenbildung im ehemaligen Gelenk (Fink et al. 2009).

Es gibt viele Fragen zum ein- und zweizeitigen Vorgehen, die noch beantwortet werden müssen, und bestehende Verfahren basieren mehr auf empirischen Ergebnissen als auf Daten aus prospektiven oder gar randomisierten Studien mit einem hohen Evidenzniveau. Aus diesem Grund werden die folgenden Aspekte der zweizeitigen Revision von verschiedenen Gruppen sehr unterschiedlich behandelt: die Art des Spacers, die Art des im Spacer verwendeten Antibiotikums, die Dauer der Spacer-Periode, die Dauer der systemischen Antibiotikabehandlung, der Aspiration vor der erneuten Implantation und die Art der erneuten Implantation (zementiert oder zementfrei).

14.1 Art des Spacers

Es gibt verschiedene Arten von Spacern: statische und mobile Spacer, Monoblock- und zweiteilige mobile Spacer, vorgefertigte (z. B. Spacer G, Tecres, Verona, Italien), und individuell am Operationssaal herzustellende Spacer (z. B. StageOne Select, ZimmerBiomet, Warsaw, IN, USA oder Prostalac, DePuySynthes, Warsaw, IN, USA) (Abb. 14.1a-c).

Antibiotika-beladene Ketten bilden eine Art Spacer, der keine spezifische Gelenkfläche aufweist und dadurch mehr oder weniger statisch ist, da er nur die Lücke des entfernten künstlichen Gelenks ausfüllt. Der Nachteil dieses Verfahrens besteht darin, dass üblicherweise vorgefertigte Ketten verwendet werden, die nur Gentamicin oder Vancomycin enthalten (Fehring et al. 1999; Haddad et al. 2000). Beinverkürzung und Instabilität treten wie bei einer Girdlestone-Situation auf und verursachen Probleme bei der Mobilisierung. Die Reimplantation einer Prothese wird häufig auch durch Narbenbildung, Gewebeschrumpfung und Osteoporose aufgrund von Inaktivität erschwert (Hsieh et al. 2004b; Leunig et al. 1998; Mitchell et al. 2003). Darüber hinaus ist während der Mobilisierung mit Brüchen der Kettenkugeln und Abrieb von Zirkoniumdioxidpartikeln zu rechnen, die nach erneuter Implantation der Prothese zu einem Dritt-Körper-Verschleiß führen kann. Disch et al. (2007) beschlossen daher, nach Entfernung der Prothese beim zweizeitigen Wechsel keine lokalen Antibiotikaträger zu verwenden und eine Girdlesonte-Situation für durchschnittlich 13 Monate zu belassen. Sie beobachteten bei 32

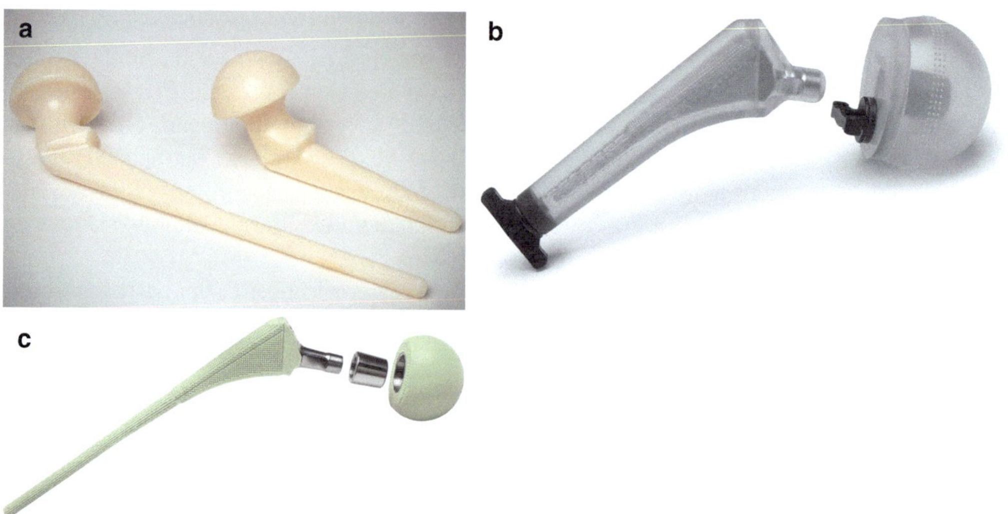

Abb. 14.1 a-c: a Spacer G (Tecres, Verona, Italien), nicht-modularer Hemispacer. **b:** Gußform des StageOne Select-Spacers (ZimmerBiomet, Warsaw, IN, USA) der als modularer Hemispacer auf dem Operationstisch erstellt wird. **c:** Erstellter StageOne Select-Spacer (ZimmerBiomet, Warsaw, IN, USA)

Hüften während der Girdlestone-Phase eine erhebliche Reduzierung der Lebensqualität und 41,3 Monate nach der Reimplantation eine Reinfektionsrate von 6,3 %.

Mobile Spacer können in Hemi- und artikulierende Spacer unterschieden werden. Die Hemispacer (nur auf der femoralen Seite) können als Monoblock (z. B. Spacer G, Tecres, Verona, Italien) oder modular (z. B. StageOne Select, ZimmerBiomet, Warsaw, IN, USA) konzipiert sein. Die möglichen Nachteile dieser Spacer sind Spacer-Frakturen, Luxationen und Knochenresorption am Acetabulum (Leunig et al. 1998; Hsieh et al. 2005). Der Hemispacer induziert eine Knochenresorption am Acetabulum, da der harte Zement gegen den durch die Infektion bedingten osteoporotischen Knochen artikulieren muss. Dies wird mit zweiteiligen, artikulierenden Spacern vermieden, indem der Spacer eine eigene Gelenkfläche aufweist. Diese zementbasierte Gelenkfläche im zweiteiligen Spacer kann jedoch zur Freisetzung von abriebinduzierten Zementpartikeln führen, die bei der Reimplantation durch Debridement und Synovektomie entfernt werden müssen (Disch et al. 2007; Fink et al. 2011a).

14.2 Fixation des Spacers

Die femorale Komponente des Spacers ist mit dem Risiko eines Spacerbruchs verbunden. Dieses Risiko ist besonders hoch, wenn die femorale Komponente nur aus Zement besteht. Jung et al. (2009) sahen eine Frakturrate von 10,2 % bei 88 Hüftspacern. Es wird daher empfohlen, dass der Spacer aus einem in Zement eingeschlossenen Metallkern besteht, wie dies bei handelsüblichen Spacern der Fall ist. Ein weiteres Risiko ist die Möglichkeit einer Luxation des Spacers aus dem femoralen Knochen (entweder mit oder ohne Fraktur). Jung et al. (2009) berichteten über eine Luxationsrate von 17 %. Um diese Komplikation zu vermeiden wird empfohlen, den vorbereiteten Spacer nicht einfach in den Femur einzuführen, sondern durch Aufbringen von Zement in der Metaphyse des Femur zu fixieren (Fink et al. 2009).

Wir verwenden einen artikulierenden Spacer, bei dem der Acetabulum-Spacer aus mit Antibiotika-beladenem Zement besteht (mit auf einer den Keim zugeschnittenen speziellen Mischung von Antibiotika). Die Spacer-Stem-Komponente besteht aus kostengünstigen zementierten Prothesen-Schaft-Modellen. Sie werden vor der Implantation mit dem eigenen Blut des Patienten bestrichen und mit Antibiotika (speziell auf den Keim zugeschnitten) supplementiertem Zement etwa sechs Minuten nach dem Anrühren umhüllt. Diese Maßnahmen erfolgen, um die Zementierung in dem Maße zu schwächen, dass die Entfernung des Spacers im zweiten Schritt der Operation erleichtert wird. Die beiden Komponenten des Spacers werden durch einen Metallkopf verbunden (Abb. 14.2a,b) (Fink et al. 2009). Eine Analyse der Synovialmembranen, die während der zweiten Operation beim Entfernen des Spacers gewonnen wurde, ließ Abrieb-Partikel des Zementes, u. a. Zirkoniumdioxidpartikel, erkennen (Fink et al. 2011a). Es ist jedoch davon auszugehen, dass alle Arten von Spacern abriebinduzierte Zementpartikel produzieren. Dies unterstreicht nur die Notwendigkeit eines radikalen Debridements des Gelenkbereichs zum Zeitpunkt der Prothesenimplantation in der zweiten Phase der Revision (Fink et al. 2011a). Die Verwendung von zirkoniumfreiem Spacerzement (Heraeus Medical GmbH, Wertheim, Deutschland) zielt darauf ab, dieses Problem der Zirkoniumdioxid-haltigen Abrieb-Partikel zu umgehen.

Ein weiterer wichtiger Faktor bei der Entscheidung über die Art des zu verwendenden Spacers ist das Ausmaß des Knochendefektes, der ggf. auch durch die Explantation der infizierten Prothese mit verursacht wird. Die Entfernung gut fixierter zementierter oder zementfrei infizierter Femurimplantate ist eine Herausforderung für den Chirurgen. Das infizierte Prothesenbett muss radikal debridiert werden, wobei die funktionell wichtigen Knochenbereiche wie der Trochanter major als Ansatzbereich für die Glutealmuskulatur so

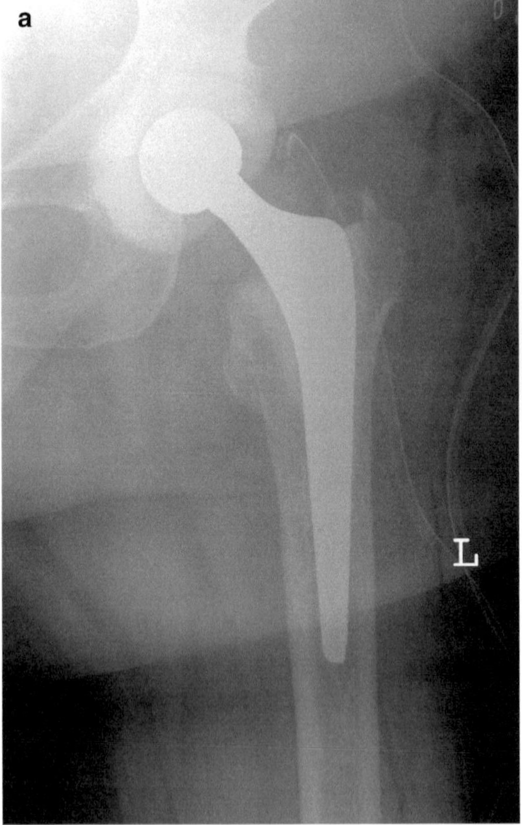

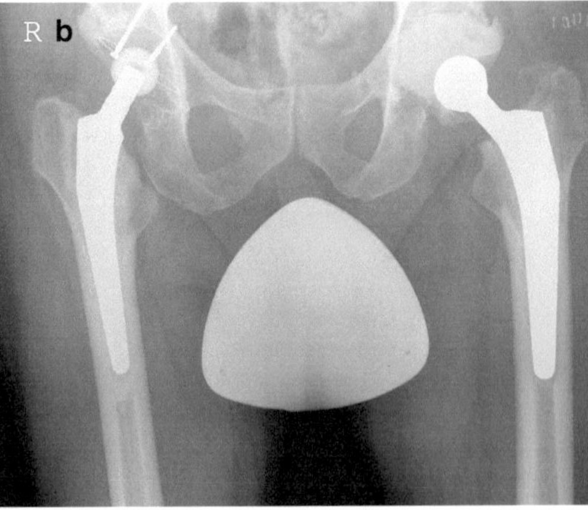

Abb. 14.2 a,b: Interimsprothese als mobiler Spacer bestehend aus einem zementierten Schaft (mit bewusst schlechter Zementierung), der mit einem Metallkopf in einer Zementpfanne artikuliert

weit wie möglich geschont werden müssen. Aus diesem Grund ist dem transfemoralen Zugang zur Entfernung festsitzender infizierter femoraler Komponenten Vorzug zu geben. Dieser Zugang ermöglicht ein wirksames Debridement des infizierten Prothesenbettes und der häufig vorhandenen osteolytischen Bereiche, während die Schädigung des Trochanter major, der vastoglutealen Schlinge und des Isthmus femoris, als Fixationsort für die neue Prothese, minimiert wird. Der endofemorale Zugang zur Entfernung der Femurkomponente ermöglicht nicht immer ein reproduzierbares Debridement der osteolytischen Bereiche und birgt ein höheres Risiko für Femurfrakturen. Der transfemorale Ansatz hilft, dieses Risiko zu vermeiden. Somit führen wir die Operation dann endofemoral durch, wenn die Entfernung des Schaftes und ggf. des Zements sowie das notwendige Debridement in dieser Form komplikationslos zu erwarten ist. Falls hierfür jedoch bei der präoperativen Planung oder der intraoperativen Durchführung Probleme zu erwarten sind, ist der transfemorale Zugang sinnvoll. Bei intraoperativ zu erkennenden Problemen sollte daher auf den transfemoralen Zugang rechtzeitig umgestiegen werden. Bei der transfemoralen Revision ist es jedoch wichtig, dass der Spacer lang genug ist und über die Grenzen des resultierenden Knochendeckels ausreichend lang hinaus geht (zwei Schaftbreiten), damit die gesamte Konstruktion ausreichend stabil ist. Einige handelsübliche Spacer weisen größere Längen auf (Spacer G bis zu 211 mm, StageOne bis 200 mm und Prostalac bis 240 mm). Werden noch größere Längen benötigt (z. B. nach der Entfernung eines infizierten zementlosen langen Revisionsschaftes mit entsprechend langem Knochendeckel), müssen ggf. lange zementierte Prothesenschäfte als Spacer umfunktioniert und dementsprechend „schlechter" einzementiert werden (Abb. 10.5a-c, Abb. 14.3a-d).

Bei der Verwendung des transfemoralen Zugang bevorzugen wir den Verschluss des knöchernen Deckels mit Cerclage-Drähten, wie dies von Morshed et al. (2005) empfohlen wird, um eine Migration des Deckels oder dessen Dislokation zu vermeiden (Abb. 14.4a). Hierbei werden zwei Doppelcerclagen beim geöffneten Deckel vorgelegt, der Spacer blutbestrichen, mit sechs bis sieben Minuten altem, auf dem Keim zugeschnittenen Antibiotika-durchsetzten Zement umhüllt, in das distale Femur gesteckt und dann der Knochendeckel des transfemoralen Zugangs durch Anziehen der Cerclagen verschlossen. Der überschüssige Zement wird anschließend entfernt. Bei der zweiten Operation öffnen wir den Deckel wieder, indem die Cerclage-Drähte entfernt werden, damit wir ein zweites radikales Debridement des Prothesenbettes durchführen und sicherstellen können, dass der distal fixierte, zementfreie, modulare Revisionsschaft korrekt im Isthmus des Femur distal der Osteotomie verklemmt (Abb. 14.4b,c).

Um die Ergebnisse dieses Vorgehens zur Revision infizierter Hüftprothesen zu analysieren, wurden prospektiv 76 septische zweizeitige Revisionen mit einem mittleren Nachuntersuchungszeitraum von 51,2 ± 23,2 (24–118) Monaten verfolgt, bei denen der transfemorale Zugang gewählt wurde und der knöcherne Deckel im ersten Stadium mit Cerclage-Drähten fixiert und bei der zweiten Operation wieder geöffnet wurde (Fink et al. 2016). Die Rate der knöchernen Konsolidierung des Deckels nach erneuter Implantation betrug 98,7 %, und in 93,4 % aller Fälle wurde ein erfolgreiches Ergebnis ohne eine Reinfektion verzeichnet. Eine Subsidence und eine Luxation des Schaftes erfolgten je in 6,6 % der Fälle. Eine aseptische Lockerung der Implantate wurde nicht beobachtet. Der Harris-Hip-Score betrug mit dem Spacer 62,2 ± 12,6 Punkte und zwei Jahre nach der Implantation des neuen Implantats 86,6 ± 15,5 Punkte. Neun Frakturen (11,8 %) des Deckels traten während der Operation aufgrund einer osteolytischen oder osteoporotischen Schwäche auf und wurden mittels Doppelcerclagen osteosynthetisiert. Alle heilten ohne weitere Intervention (Fink et al. 2016) aus. Die eigenen Daten zeigen, dass der transfemorale Ansatz eine sichere Methode zur septischen Revision festsitzender zementierter oder zementfreier Hüftprothesen ist und dass die Verwendung von Cerclagedrähten zum Schließen des Osteotomiedeckels im ersten Schritt zu keinen höheren Reinfektionsraten führt. Genauso wenig führt die Wiedereröffnung des transfemoralen Zugangs in der zweiten Operation zu einer reduzierten

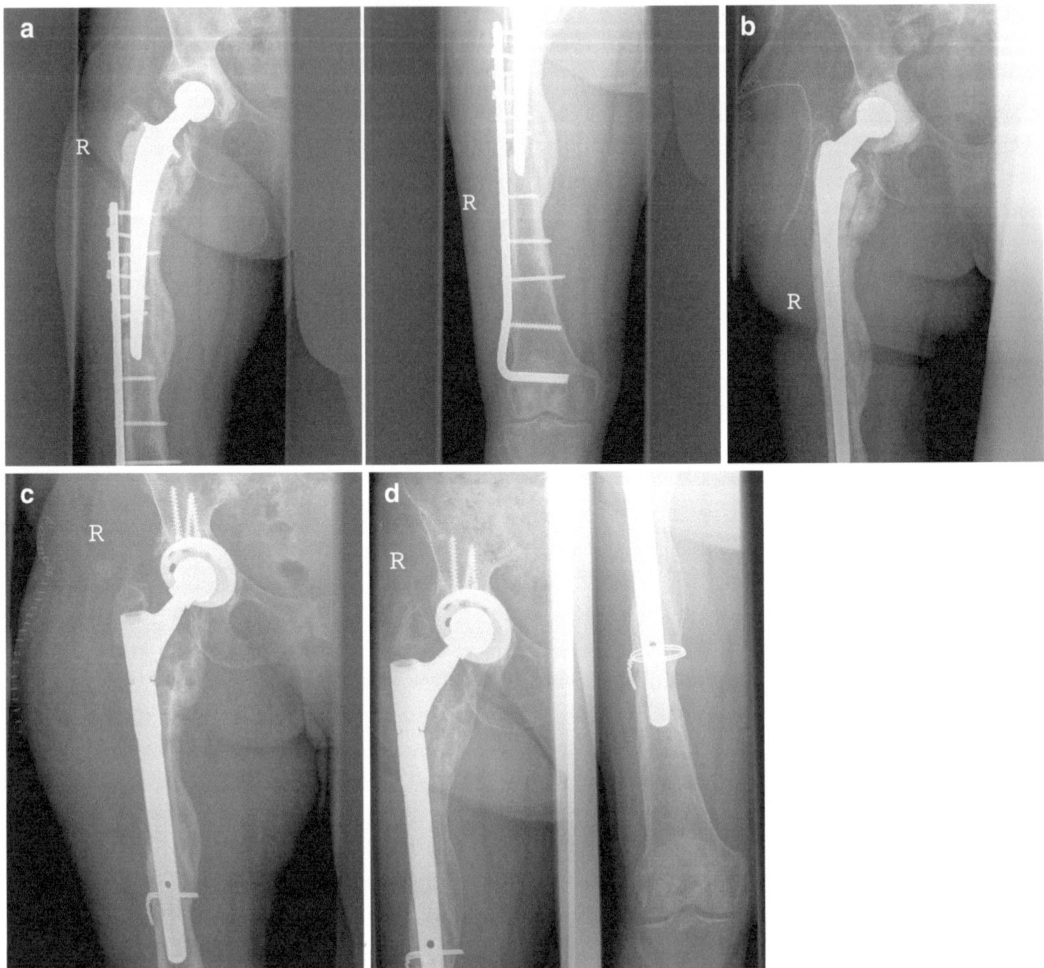

Abb. 14.3 **a-c: a** Mit *Enterococcus faecalis* infizierte, auswärtig implantierte zementierte Prothese mit plattenosteosynthetisch versorgter periprothetischer Fraktur und Plattenlagerinfekt sowie Sequester. **b:** Postoperatives Röntgenbild nach transfemoralem Ausbau der Implantate, Debridement und Sequestrektomie sowie Implantation eines zementumhüllten langen zementierten Schaftes und einer Zementpfanne als Spacer. **c:** Postoperatives Röntgenbild nach transfemoraler Implantation eines modularen Revisionsschafts Revitan Kurviert und einer Alloft-S-Pfanne (ZimmerBiomet, Winterthur, Schweiz). **d:** Röntgenbild ein Jahr postoperativ zeigt eine unveränderte Stellung der Prothese und nur geringe Proximalisierung des Trochanter major

Einheilung des Deckels. Wichtig ist hierbei aber die Unversehrtheit der Muskulatur auf dem Knochendeckel für seine Vaskularisierung.

Ein weiteres Problem im Zusammenhang mit der Spacer-Implantation können Knochendefekte der Pfanne sein. Dies kann zu Situationen führen, in denen eine stabile Fixierung des Pfannenspacers oder eines Monoblock-Spacers nicht möglich ist. In solchen Fällen und wenn der infizierende Organismus identifiziert werden kann, führen wir eine einzeitige Revision durch, bei der der Hüftgelenkpfannendefekt durch Verwendung einer Ganz-Schale, eines Burch-Schneider-Rings, einer Defektrekonstruktion mit Augmentaten oder eines Cup-Cage-Konstrukts stabilisiert und in die eine Polyethylen-Pfanne einzementiert wird (Abb. 14.5a,b). Manchmal ist es jedoch erforderlich, eine zweizeitige Revision der femoralen Komponente unter Verwendung des transfemoralen Ansatzes zur Explantation einer septischen Prothese durchzuführen. In diesen Fällen mit gleichzeiti-

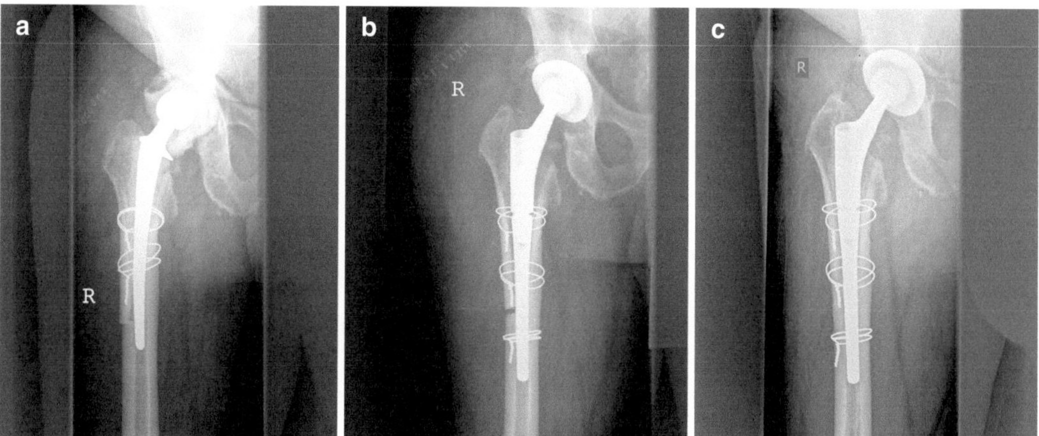

Abb. 14.4 **a-c: a** Interimsprothese als Spacer, der über einen transfemoralen Zugang implantiert wurde. **b:** Postoperatives Röntgenbild nach transfemoraler Reimplantation eines modularen Revisionsschaftes und Allofit-Pfanne (ZimmerBiomet, Winterthur, Schweiz). **c:** Röntgenbild sechs Monate postoperativ zeigt eine komplette Konsolidierung der Osteotomie und Osteointegration der Implantate

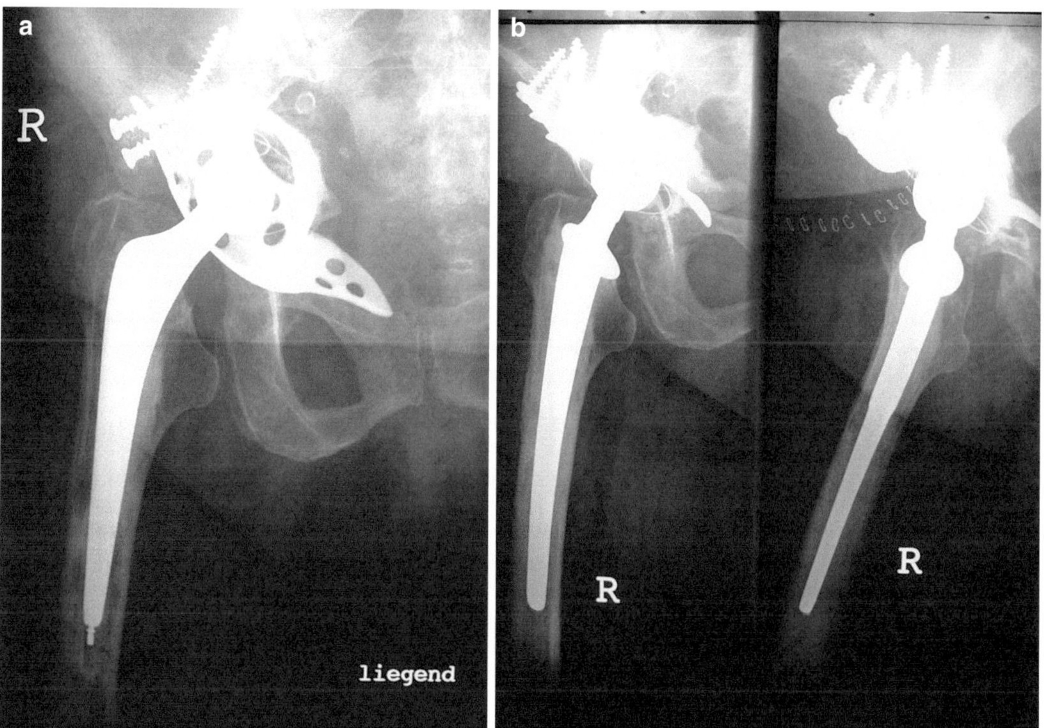

Abb. 14.5 **a,b: a** Periprothetischer Infekt mit Osteolysen im Femur und großem Pfannendefekt, der den Einsatz eines Spacers nicht erlaubt. **b:** Röntgenbilder sieben Tage postoperativ nach einzeitigem septischem Wechsel auf zementiertem SPII-Schaft (Waldemar Link, Hamburg, Deutschland) und Burch-Schneider-Pfanne und zementierter Müller-Flachprofil-Pfanne (ZimmerBiomet, Winterthur, Schweiz)

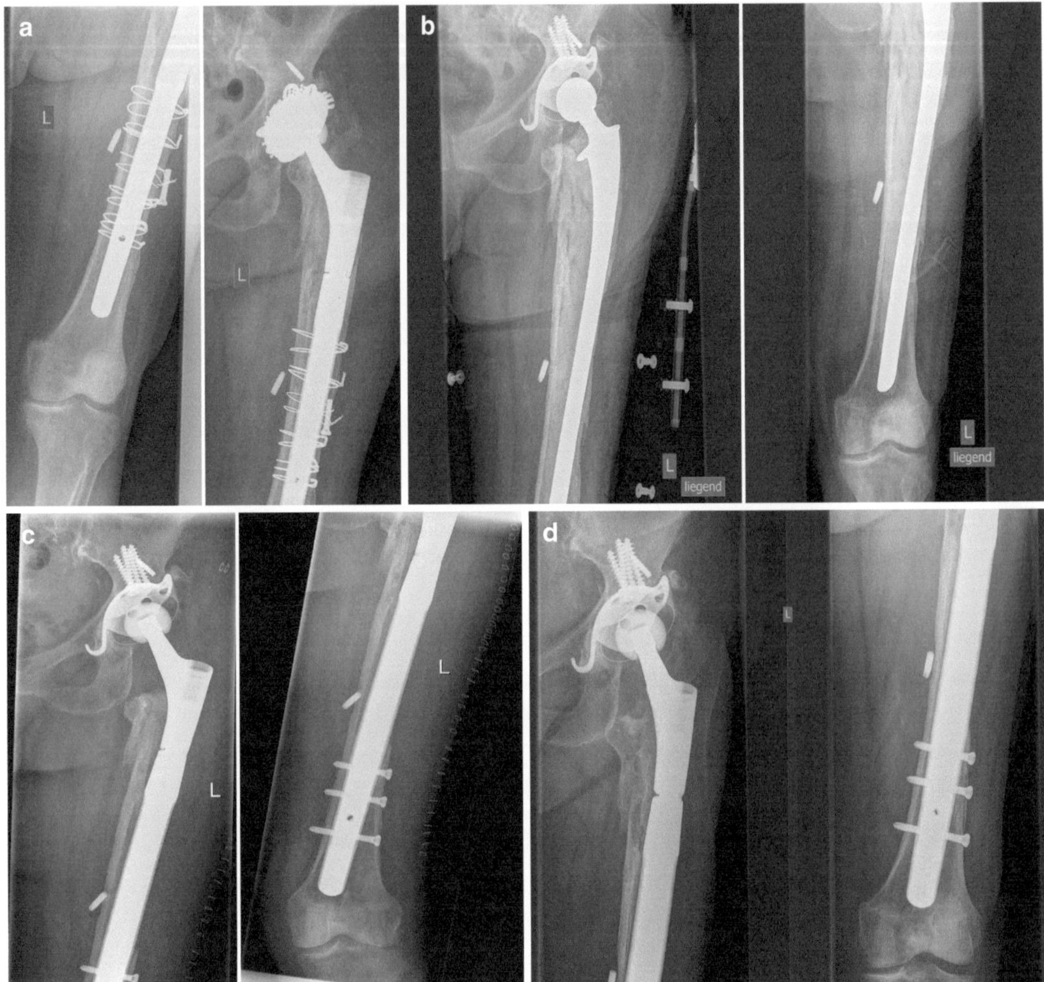

Abb. 14.6 **a-d: a** Infizierte modulare Revisionsprothese und grobstrukturierte Pfanne (Holz-Zopf-Pfanne) nach auswärtig durchgeführtem Schaftwechsel mit Verlust des Trochanter major. **b:** Ausbau der infizierten Implantate und Implantation eines Interimsschaftes und permanenten Pfannensystems aus Ganz-Schale und zementierter Müller-Flachprofil-Pfanne (ZimmerBiomet, Winterthur, Schweiz) als septischem, einzeitigem Pfannenwechsel. **c:** Röntgenbild sieben Tage nach Wechsel des Schaftes auf modularen Revisionsschaft Revitan Kurviert mit distaler Verriegelung (ZimmerBiomet, Winterthur, Schweiz) als septischer zweizeitiger Schaftwechsel. **d:** Röntenbild ein Jahr postoperative mit distaler knöcherner Osteointegration des Schaftes

gem großen Pfannendefekt führen wir eine Kombination aus einer einzeitigen Revision der Hüftgelenkpfannenkomponente und einer zweizeitigen Revision der femoralen Komponente durch (Abb. 14.6a-d). In eine eigene Anlayse gingen 35 solcher Fälle mit einer Nachbeobachtungszeit von 42,2 ± 17,2 (24–84) Monaten ein. In 97,1 % aller Fälle konnte ein erfolgreiches Ergebnis ohne erneutes Auftreten einer Reinfektion erreicht werden. Der Harris-Hip-Score betrug 61,2 ± 12,8 Punkte nach der ersten Operation und 82,4 ± 15,7 Punkte zwei Jahre nach der zweiten Operation (Fink et al. 2017).

14.3 Lokale Antibiotika im Spacer

Für die antibiotische Wirkung des Spacers ist es wichtig, dass die lokale Antibiotikakonzentration höher ist als die minimale Hemmkonzentration für die Mikroorganismen, die die periprothetische Infektion verursachen, und dass diese während der gesamten Spacer-Periode anhält. Andernfalls besteht die Gefahr eines erneuten Auftretens der Infektion und resistenter Mikroorganismen. Es gibt nur sehr wenige Veröffentlichungen zur Elution von Antibiotika aus dem Spacer-Zement in vivo über einen Zeitraum von mehreren Wochen. Masri et al. (1998) verfolgten 49 Patienten über einen durchschnittlichen Zeitraum von 118 Tagen nach der Spacer-Explantation und fanden ausreichend hohe Konzentrationen der Antibiotika Vancomycin und Tobramycin. In ähnlicher Weise untersuchten Hsieh et al. (2006) 46 Patienten über einen durchschnittlichen Zeitraum von 107 Tagen und fanden ausreichende Vancomycin- und Aztreonam-Spiegel. Bertazzoni Minelli et al. (2004) untersuchten 20 Patienten und zeigten eine suffiziente Elution der Antibiotika Gentamycin und Vancomycin direkt nach der Spacer-Implantation, gefolgt von einer konstanten Freisetzung über einen Zeitraum von drei bis sechs Monaten. In einer eigene in-vivo-Studie wurde erstmalig die Antibiotikakonzentration in den die Spacer umgebenden Gewebemembranen von 14 Gentamycin- und Clindamycin-haltigem sowie Vancomycin-haltigen Spacern gemessen und damit die Menge an Antibiotika an der Stelle der späteren Implantation der neuen Prothese bestimmt. Sechs Wochen nach der Spacer-Implantation zeigten sich regelhaft Antibiotika-Spiegel in Spacermembranen, die höher waren als die minimale Hemmkonzentration für die Bakterien, die die periprothetische Infektion verursacht hatten (Fink et al. 2011b).

Nicht alle Antibiotika können zur Beimischung in den Zement verwendet werden, da sie in Pulverform verfügbar, wasserlöslich und thermostabil sein müssen. Am häufigsten werden Gentamicin, Clindamycin, Vancomycin, Tobramycin, Aztreonam, Ampicillin und Ofloxacin verwendet (Hofmann et al. 2005; Anagnostakos et al. 2005; Hoff et al. 1981). Die meisten veröffentlichten Studien enthalten immer die gleichen Antibiotika im Zement. Einige Autoren verwenden Vancomycin und Tobramycin regelmäßig als lokale Antibiotika, da sie ein breites Wirkungsspektrum aufweisen (Fehring et al. 1999; Kraay et al. 2005). Es können jedoch nicht alle Bakterien erfolgreich mit diesen Antibiotika behandelt werden (z. B. einige gramnegative Organismen). Dies ist auch der Nachteil von kommerziell hergestellten Fertig-Spacern, die nur Gentamycin, Vancomycin oder bei manchen beides enthalten. Das ist weiterhin ein Argument für die präoperative Detektierung des Antibiotikaresistenzmusters der jeweiligen Bakterien und die Auswahl von spezifischen Antibiotika für die Behandlung. Masri et al. (2007) berichteten über eine Erfolgsrate von 89,7 % in ihrer retrospektiven Studie mit bakterienspezifischen Antibiotika, die in den Zement eines PROSTALAC®-Spacers (DePuySynthes, Warschau, IN) eingemischt wurden. Wir sahen keine erneute Infektion von 36 Fällen mit einem Minimum-Follow-up von zwei Jahren mit diesem Konzept für handgefertigte Spacer (Fink et al. 2009).

Verschiedene Antibiotika werden unterschiedlich schnell von den Spacern freigesetzt und beeinflussen sich gegenseitig in Kombination mit anderen Antibiotika (Cui et al. 2007). Die Verwendung von zwei Antibiotika führt zu einer synergistischen Wirkung und die Elution jedes einzelnen Antibiotikums ist besser als bei einem Spacer mit nur einem Antibiotikum allein (Anagnostakos et al. 2005; Baleani et al. 2008; Ensing et al. 2008; Penner et al. 1996; Simpson et al. 2005). Viele Chirurgen verwenden heute Zement mit Gentamycin und Clindamycin in Kombination (Copal, Heraeus Medical GmbH, Wertheim, Deutschland) anstelle von Gentamycin allein, da erste eine bessere Kinetik der Antibiotika-Elution aufweisen. Ein drittes Antibiotikum (normalerweise Vancomycin) wird häufig gemäß der durch ein Antibiogramm definierten Organismus-Spezifität hinzugefügt (Ensing et al. 2008). Dieses Konzept ermöglicht es, eine Eradikationsrate zwischen 93,5 % und 100 % zu erreichen, was impliziert, dass in den die Spacer umgebenden Geweben ein ausreichendes Antibiotikakonzentrat verfügbar war (Fink et al. 2009, 2011; Hsieh et al. 2005). In der eigenen In-vivo-Studie führte die Zugabe von Vancomycin jedoch nicht zu einer Erhöhung der Freisetzung der in Copal-Knochenzement vorhandenen Antibiotika

Gentamicin und Clindamycin (Fink et al. 2011b). Darüber hinaus führt handgemischter Zement zu einer besseren Elution von Antibiotika als unter Vakuum angemischter Zement. Dies liegt daran, dass der handgemischte Zement Luftblasen enthält, die die Gesamtoberfläche vergrößert, aus der Antibiotika eluieren kann. Die mechanischen Eigenschaften (z. B. Bruchfestigkeit) des handgemischten Zements sind jedoch schlechter als die des vakuumgemischten (Hanssen und Spangehl 2004). Die mechanischen Eigenschaften des Spacerzements müssen jedoch nicht unbedingt denen des Zements entsprechen, der zur Fixierung der Implantate verwendet wird. Ich empfiehle daher die Zugabe mehrerer Organismus-spezifischer Antibiotika zum Spacer-Zement. Mit diesem Konzept konnte gezeigt werden, dass die lokalen Antibiotikakonzentrationen sechs Wochen nach der Implantation immer noch über den relevanten minimalen Hemmkonzentrationen lagen (Fink et al. 2011b). Darüber hinaus beobachteten wir im klinischen Umfeld eine sehr geringe Rezidivrate bei oder um 0 % (Fink et al. 2009, 2016). Somit erfüllt der Antibiotika-haltige Spacer nicht nur eine mechanische Funktion, sondern spielt auch eine wichtige Rolle bei der Behandlung von periprothetischen Infektionen.

14.4 Dauer der Spacer-Periode und der systemischen Antibiotikatherapie

Der Zeitraum zwischen den beiden Operationen einer zweizeitigen Revision und der systemischen Antibiotikatherapie ist in den verschienden Studien sehr unterschiedlich. Sie reichen von wenigen Tagen bis zu mehreren Jahren für die Dauer der Spacer-Periode und von zwei Wochen bis zu mehreren Monaten für die Dauer der systemischen Antibiotikatherapie nach Reimplantation (Tab. 13.1 und 13.2). Viele Autoren bestimmen den Zeitpunkt der Reimplantation einer Prothese anhand klinischer Parameter und klinisch-chemischer Daten oder führen vor der Operation eine Aspiration des Gelenkes durch (Lieberman et al. 1994; Hsieh et al. 2005; Masri et al. 2007; McDonald et al. 1989). Andere Autoren haben einen mehr oder weniger starren Verfahrensplan (Garvin et al. 1994; Evans 2004; Haddad et al. 2000). Aufgrund dieser Unterschiede im Verfahren, nicht nur zwischen den Studien, sondern auch innerhalb der Studien, kann nicht entschieden werden, welcher Zeitraum zwischen den beiden Operationen und somit welche Dauer der Spacer-Einlage und Antibiotikagabe am besten geeignet ist. Dies scheint auch die Bedeutung des chirurgischen Debridements für den therapeutischen Erfolg der zweizeitigen Revision zu unterstreichen. Die meisten Chirurgen wählen jedoch eine Spacer-Periode von sechs bis zwölf Wochen und eine systemische Antibiotikatherapie von sechs bis zwölf Wochen nach der Reimplantation (Tab. 14.1 und 14.2).

14.5 Punktion vor der erneuten Implantation

In der Literatur gibt es keine vergleichende Studie, die diesen Aspekt des therapeutischen Konzepts berücksichtigt. Um das mikrobiologische Ergebnis einer Gelenkaspiration für die Entscheidung, ob eine Reimplantation durchgeführt werden kann oder nicht, reproduzierbar beurteilen zu können, muss die Antibiotikabehandlung für einen Zeitraum von mindestens zwei Wochen, besser sogar vier, abgebrochen werden (Mont et al. 2000). Da die empfohlene bakterielle Kultivierungsdauer zwei Wochen beträgt, führt die Aspiration des Gelenks vor der Reimplantation zu einer Verzögerung dieser Operation zwischen vier und sechs Wochen (Schäfer et al. 2008). In der eigenen Untersuchung der lokalen Antibiotikakonzentrationen in der Spacermembran zeigte sich, dass die lokalen Antibiotikaspiegel sechs Wochen nach der Spacer-Implantation höher waren als die minimale Hemmkonzentration (Fink et al. 2011b). Aber ob dies auch nach weiteren vier bis sechs Wochen zutreffen würde, ist unklar. Die Tatsache, dass zum Zeitpunkt der Aspiration ein wirksamer Antibiotikaspiegel im Gewebe vorhanden ist, bedeutet jedoch, dass der prognostische Wert des gesamten Aspirationsverfahrens vor der Reimplantation überbewertet wird. Diese Hypothese wird durch die Studie von Preininger

Tab. 14.1 Ergebnisse von zweizeitigen zementierten Wechseln von infizierten Hüfttotalendoprothesen

Autor	N	Follow-up	Spacer/Ketten	Lokale Antibiotika	Dauer der intravenösen Antibiotikatherapie	Interval bis Reimplantation	Antbiotika nach Reimplantation	Infektfreiheit	Aseptische Lockerung
McDonald 1989	82	5,5 Jahre	keine (Girdle-stone)	keine	26,1 (4–59 Tage)	1,5 Jahre (6 Tage–6,2 Jahre)	Keine Antibiotika im Zement	87 %	
Colyer 1994	37	2,7 Jahre	keine (Girdle-stone)	keine	6 Wochen parenteral	6 Wochen (4–214 Wochen)	2 Wochen parenteral, 3 Monate oral	84 %	
Garvin 1994	32	≥2 Jahre, 4,1 Jahre	Ketten	Gentamicin	6 Wochen parenteral	6 Wochen		91 %	0 %
Lieberman 1994	32	40 (24–80) mo	Ketten Spacer	Gentamicin Tobramycin Vancomycin	6 Wochen (20–49 Tage)	8,8 Wochen (3 Wochen–32 Monate)		91 %	
Younger 1997	48	43 (24–63) mo	Spacer	Gentamicin	3 Wochen parenteral, 3 Wochen oral	13 Wochen (5–42 Wochen)	3 Wochen parenteral, 3 Wochen oral	94 %	0 %
Leunig 1998	12	2.2 Jahre	Spacer	Gentamicin		4 (2–7) Monate		100 %	
Evans 2004	23		Spacer	Gentamicin	6 Wochen	12 Monate	Keine	95.7 %	
Hsieh et al. 2004a	24	4.2 Jahre	Spacer	Spezifisch: Vancomycin Piperacillin Aztreonam Teicoplanin	2 Wochen parenteral, 4 Wochen oral	11–17 Wochen, bis CRP normal	1 Woche parenteral	100 %	0 %
Matar 2019	29	5 (2–9) Jahre	Spacer	Vancomycin Gentamycin	1 Woche parenteral 5 Wochen oral	12 Wochen	keine	96,5 %	

Tab. 14.2 Ergebnisse von zweizeitigen zementfreien Wechseln von infizierten Hüfttotalendoprothesen

Autor	N	Follow-up	Spacer/ Ketten	Lokale Antibiotika	Dauer der intravenösen Antibiotikatherapie	Interval bis Reimplantation	Antibiotika nach Reimplantation	Infektfreiheit	Aseptische Lockerung
Wilson 1989	22/13**	≥3 Jahre, 48 Monate	Resection arthroplasty	Keine	3 Wochen parenteral	6–12 Wochen	3 Tagen parenteral	91 %/ 100 % zementfrei	7.6 % Schaft Lockerung
Nestor 1994	34	47 (24–72) mo	Resection arthroplasty	Keine	≥4 Wochen parenteral	8 (3–19) Monate	verschiedene	82 %	18 % Schaft Lockerung
Fehring 1999	25	41 (24–98) mo	Ketten	Tobramicin in 16 Fällen	6 Wochen parenteral	4.8 Monate		92 %	0 %
Haddad 2000	50	5.8 (2–8,7) Jahre	Ketten + cement ball	Gentamycin	5 Tagen parenteral und danach oral	3 Wochen	≥3 Monate	92 %	8 % Schaft -Sinterung
Koo 2001	22	41 (24–78) mo	Spacer Ketten	Vancomycin Gentamicin Cefotaxime	6 Wochen	6–12 Wochen		95 %	5 % Pfannenlockerung 30 % Schaft Subs.
Hofmann 2005	27	76 (28–148) mo	Old stem and new polyethy-lene cup	Tobramicin	6 Wochen parenteral, in 17 Fällen zusätzlich oral für 6 Wochen			94 %	0 %
Kraay 2005	33	≥2 Jahre	Spacer in 16 cases	Tobramicin in 16 cases	≥6 Wochen parenteral	7.4 (3–37) Monate		92 %	9 % Pfanne 0 % Schaft
Masri 2007	29	≥2 Jahre	Prostalac spacer	Tobramicin Vancomycin Cefuroxime Penicillin*	6 Wochen parenteral oder in Kompoination mit oral	12 Wochen	5 Tagen intra-venös	90 %	0 %
Yamamoto 2009	17	38 mo	Spacer	Gentamicin Vancomycin	>3 Wochen		1 week parenteral, oral until CRP normal	100 %	
Fink 2009	36	≥2 Jahre	Spacer	Specific: Gentamicin Clindamycin Vancomycin Ampicillin Ofloxacin	2 Wochen parenteral, 4 Wochen oral	6 Wochen	2 Wochen parenteral, 4 Wochen oral	100 %	6 % Schaft Subsidence 0 % Lockerung

Berend 2013	189	53 (24–180) Mo	Spacer (70 % articulating, 30 % non-articulating)	Vancomycin + Gentamicin or Vancomycin + Tobramycin)	6 Wochen parenteral	≥6 Wochen	2 Tagen	83 %	
Camurcu 2015	41	54 (24–96) Mo	Spacer	Teicoplanin	≤2 Wochen parenteral, 8 (4–20) Wochen in total	6 (1–13) Monate	≤4 Wochen	95.1 %	5 % Pfanne 0 % Schaft
Akgün 2019	84	33,1 (24–48) Mo	Meist Girdlestone	Keine	61 ± 29,8 Tage	61 ± 29,8 Tage	2 Wochen parenteral 10 Wochen oral	90,5 %	

* = Kombination eines anderen lokalen Antibiotikums mit Tobramycin, Mo = Monate, ** = 13 der 22 Reimplantationen zementfrei; stem subsid = Schaft-Sinterung; nm = nicht-modular; pf = proximale Fixation

et al. (2017) für zweizeitige Revisionen infizierter Knie-Endoprothesen unterstützt, bei denen eine Sensitivität von nur 21 % für die Aspiration der Spacer-Synovialflüssigkeit vor der Reimplantation festgestellt wurde. Hoell et al. (2016) fanden bei Hüft- und Knierevisionen sogar nur eine Sensitivität von 5% für die Punktion vor der Reimplantation. Darüber hinaus geben Parvizi et al. (2013) als Konsenzmeinung von Experten an, dass vor dem Wiederaufbau keine diagnostische Punktion vorgenommen werden soll um eine Infektionsfreiheit nachzuweisen.

Aus diesem Grund verzichten wir auf die Punktion vor der Reimplantation und verlassen uns ausschließlich auf die klinische Beobachtung und Überwachung der CRP-Werte. Frühere Erfahrungen haben gezeigt, dass der CRP innerhalb von zwei oder drei Wochen nach der Operation auf ein Niveau zwischen 10 und 30 mg/L abfällt. Ein normaler Wert von weniger als 5 mg/L ist nicht zu erwarten, wenn ein Spacer implantiert wurde. Wenn der CRP-Spiegel innerhalb von drei Wochen nicht auf o. g. Wertebereich abfällt, eine anhaltende Wundsekretion vorliegt oder andere Anzeichen und Symptome auf eine tiefe Infektion hinweisen, führen wir jedoch keine Reimplantation durch, sondern einen Spacerwechsel mit dem begleitenden Debridement des Prothesenbettes.

14.6 Art der zur Reimplantation verwendeten Prothese

Obwohl die Verwendung einer zementierten Prothese zur Reimplantation den Vorteil hat, dass dem Zement Antibiotika zugesetzt werden können, gibt es keine offensichtlichen Unterschiede in der Reinfektionsrate zwischen zementierten und zementfreien Prothesen bei der Reimplantation (Tab. 14.1 und 14.2). Daher scheinen die in der ersten Operation angewendeten Maßnahmen, die ein radikales Debridement und eine lokale und systemische Antibiotikabehandlung zur Aufrechterhaltung der Infektionsfreiheit beinhalten, für die Behandlung periprothetischer Infektionen entscheidender zu sein als die Art des Implantates, das bei der Reimplantation verwendet wird. Da die optimale Interdigitation des Zements eine Spongiosa des Knochens erfordert und diese nach dem Debridement des Femur nicht vorgefunden wird, ist es wahrscheinlich, dass die Qualität der Langzeitfixierung der zementierten Prothese an glatten Knochenoberflächen beeinträchtigt wird. Obwohl es keine Berichte über die aseptische Lockerung von zementierten Reimplantaten nach einer zweizeitigen septischen Wechseloperationen gibt, ist die Lockerungsrate von zementierten Revisionsstielen aus klinischen Erfahrungen heraus unter solchen Bedingungen höher anzunehmen als die von zementfreien Schäften (Fink et al. 2009; Wirtz und Niethard 1997). Wir verwenden daher zementfreie Revisionsstiele für die Reimplantation und es sind die Nachteile der zementierten Reimplantation, die uns dazu bewogen haben, ein zweizeitiges Verfahren anstelle des einzeitigen Verfahrens für die septische Revision des Hüftgelenks zu wählen.

Mit dem hier beschriebenen Konzept konnten Studienergebnisse von 100 % und 93,5 % Infektionsfreiheit erzielt werden (Fink et al. 2009, 2016). Diese Ergebnisse legen nahe, dass dieses Konzept für die septische Revision weiterhin reproduzierbar gute klinische Ergebnisse liefern wird.

Postoperative Nachbehandlung 15

Inhaltsverzeichnis

15.1 Zementierte Revision und Zement-in-Zement-Revision

Hier ist wie bei einer zementierten Primärimplantation die Vollbelastung postoperativ sofort möglich und die Nachbehandlung erfolgt in üblicher Weise wie bei der Primärendoprothetik.

15.2 Impaction grafting

Da die Inkorporation des Knochentransplantates mit dem ihm umgegebenden Wirtsknochen entscheidend für die Standzeit des gesamten Konstruktes zu sein scheint, führen die meisten Autoren eine sehr lange Zeit der Teilbelastung und schrittweisen Belastungssteigerung bis zur Vollbelastung von vier bis sechs Monaten durch (te Stroet et al. 2015). Te Stroet et al. (2015) ließen in den ersten Jahren nach Einführung dieser Methode die Patienten postoperativ für sechs Wochen sogar im Bett liegen. In den zweiten sechs Wochen war dann eine Mobilisation mit 10 bis 15 kg Teilbelastung erlaubt und in den nächsten sechs Wochen mit 50 % des Körpergewichts.

15.3 Zementlose Revision:

Die postoperative Nachbehandlung richtet sich zum einen danach, ob eine Femurosteotomie bzw. ein transfemoraler Zugang durchgeführt wurde. Zum anderen spielen die Knochenqualität, das Alter des Patienten und die intraoperativ erzielte Qualität der Pressfit-Verankerung eine Rolle. Daher können in dieser Operationslehre keine allgemeinverbindlichen Aussagen getroffen werden. In der Regel empfiehlt sich jedoch eine Teilbelastung für ca. sechs Wochen postoperativ. Wurde ein transfemoraler Zugang gewählt, sollte die Belastung für ca. sechs Wochen nicht mehr als 20 kg betragen und der weitere Belastungsaufbau

B. Fink, *Femorale Revisionsendoprothetik*, https://doi.org/10.1007/978-3-662-62954-3_15

schrittwiese bis zur Vollbelastung nach drei Monaten erfolgen. Während dieser Zeit sind Verlaufsröntgenbilder nach sechs und zwölf Wochen postoperativ sinnvoll. Weiterhin sollte beim transfemoralen Zugang in den ersten sechs Wochen keine verstärkte Beugung über 70 bis 80 Grad durchgeführt werden, um die knöcherne Einheilung des Knochendeckels nicht zu gefährden.

15.4 Allograft-Prosthesis-Composite (APC)

Die postoperative Nachbehandlung hängt von der Art der Fixation der Prothese im Wirtsknochen ab:

- Bei einer zementlosen Implantation sollte eine Teilbelastung von ca. 20 kg erfolgen, bis erste Zeichen der Inkorporation des Allograft radiologisch sichtbar sind. Manche Autoren empfehlen eine geringe Teilbelastung von drei Monaten (Maury et al. 2006).
- Bei einer zementierten Implantation kann ein Vollbelastung erlaubt werden.
- Eine aktive Abduktion und aggressive Physiotherapie mit Krafttraining sollten die ersten drei Monate unterbleiben.

15.5 Proximaler Femurersatz

Auch beim proximalen Femurersatz hängt die Nachbehandlung von der Art der Fixation desselbigen im Rest des Femur ab.

- Bei der zumeist zementierten Verankerung im distalen Femur kann eine sofortige Vollbelastung durchgeführt werden.
- Bei einer zementlosen Fixation bedarf es wiederum des schrittweisen Belastungsaufbaus entsprechend dem bei zementlosen Revisionsprothesen mit distaler Fixation.
- Der erhöhten Luxationsneigung sollte bezüglich des erlaubten Bewegungsumfangs in den ersten drei Monaten postoperativ Rechnung getragen und luxationsfördernde Bewegung unterlassen werden.

15.6 Totaler Femurersatz

Der totale Femurersatz kann sofort voll belastet werden. Aufgrund der erhöhten Luxationsneigung sollte wieder luxationsfördernde Bewegung für drei Monate unterlassen und das Bewegungsausmaß ggf. entsprechend limitiert werden.

Komplikationsmanagement 16

Inhaltsverzeichnis

16.1 Komplikationen bei Verwendung des transfemoralen Zugangs

Beim Hochklappen des Knochendeckels kann es durch Osteolysen im Deckelbereich zu Frakturen desselbigen kommen. Da die Fragmente im Weichteilverbund des Musculus vastus lateralis liegen, bedarf es nur einer zusätzlichen Doppelcerclage, die die Fragmente einzeln beim Deckelverschluss fassen (Abb. 16.1a,b). Auch ein intraoperativer Trochanterabriss bzw. eine Fraktur kann durch eine transossär gefasste Fiber-Wire-Cerclage, die durch die am weitesten kranial liegende Doppelcerlage geführt wird, stabilisiert werden. Da die vastogluteale Schlinge beim transfemoralen Zugang erhalten bleibt und somit die Zugkräfte des Musculus gluteus medius durch die des Musculus vastus lateralis neutralisiert werden, droht keine Dislokation des Trochanter major.

B. Fink, *Femorale Revisionsendoprothetik*, https://doi.org/10.1007/978-3-662-62954-3_16

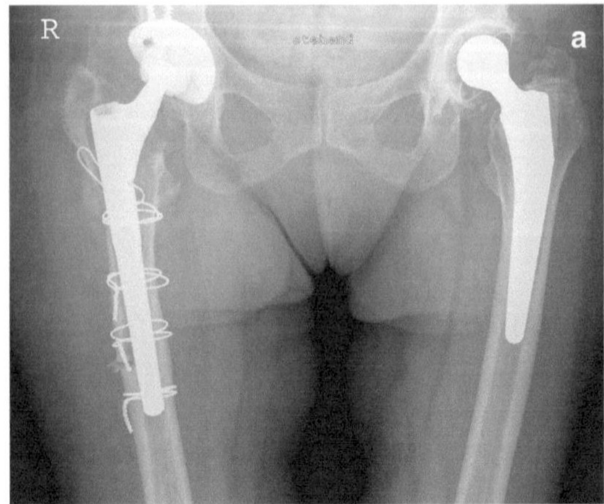

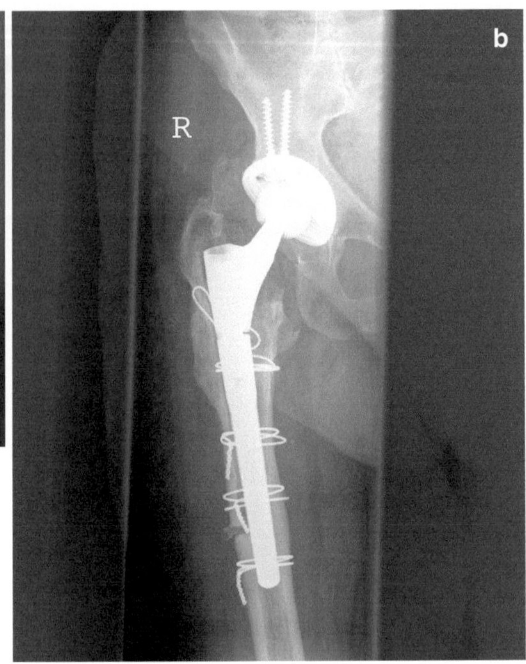

Abb. 16.1 **a,b** **a:** Röntgenbild drei Monate postoperativ nach transfemoralem Prothesenwechsel rechts. Eine intraoperativ aufgrund einer Osteolyse entstandene Fraktur des Deckels wurde mittels Cerclage osteosynthetisiert. **b:** Röntgenbild sechs Monate postoperativ zeigt die vollständige knöcherne Konsolidierung der Fraktur

Postoperative Trochanterabrisse treten selten und wenn unterhalb des Tuberculum inominatum auf. Sie führen in der Regel zu keiner wesentlichen Dislokation, sind meist stabil und heilen knöchern wieder an (Abb. 16.2a,b). Hierfür sollte eine verlängerte Teilbelastung mit ca. 10 kg von acht Wochen durchgeführt werden. Wöchentliche Röntgenkontrollen sollten die Lokalisation des Trochanter überprüfen. Kommt es allerdings zu einer sekundären Dislokation, bedarf es einer Osteosynthese des Trochanter mit Cerclagen, Zuggurtung oder ggf. Hakenplatte.

Vor allem bei geraden Revisionschäften kann sich der Verschluss des Deckels schwierig gestalten. Daher bevorzugen wir auch beim transfemoralen Zugang einen kurvierten Revisionsschaft, da der kurvierte Schaft der anatomischen Form des Femur folgt und keine quasi Offset-Erhöhung erzeugt (wie der Geradschaft). Diese Offset-Erhöhung verursacht bei den Geradschäften das häufigere Auftreten von Schwierigkeiten beim Deckelverschluss. Wir bevorzugen generell den Deckelverschluss mit Cerclagen oder Kabeln. Die alleinige Annaht des Deckels durch Verschluss des Septum intermusculare, wie sie Heinz Wagner ursprünglich beschrieb, führt aus meiner Sicht zu einem weniger stabilen Verschluss mit dadurch bedingten Dislokationsmöglichkeiten des Deckels (Wagner und Wagner 1993). Eine gewisse Distanz des Deckels von bis zu 1 cm kann unserer Erfahrung nach akzeptiert werden. Durch die nachfolgende Kallusbildung schließt sich diese Lücke. Wir raten von einer exzessiven Ausdünnung des Trochanter-major-Bereiches ab, die dem besseren Deckelverschluss dienen soll. Sie birgt die hohe Gefahr der Knochenschwächung mit nachfolgender, unkontrollierter Trochanterfraktur. Es muss aber überprüft werden, dass nicht verbliebene Zementreste im Trochanterbereich den Deckelverschluss erschweren. Störende Knochenvorsprünge im Trochanterbereich sollten ebenfalls entfernt werden. Wurde

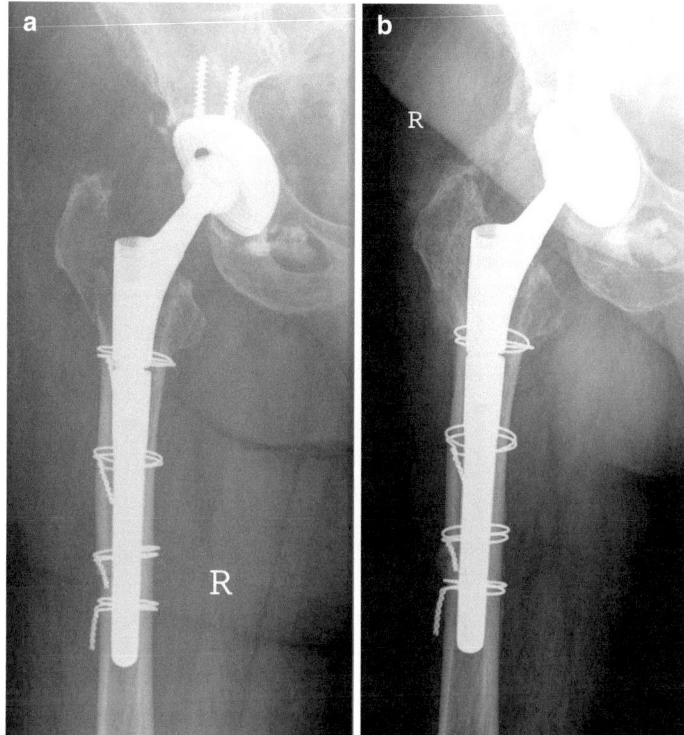

Abb. 16.2 **a,b** **a:** Postoperativer, nicht dislozierter Trochanter-major-Fraktur aufgrund einer osteolytischen Schwächung dieses Bereiches. **b:** Röntgenbild drei Monate später. Die Trochanter-major-Fraktur ist mit konservativer Therapie mit Kallusbildung verheilt

während der Operation Fräsmehl gewonnen (bei der Auffräsung der Pfanne oder des Femur), kann dieses in die Lücke eingebracht werden.

16.2 Proximalisierung der Knochendeckels

Die Lockerung eines Prothesenschaftes führt nicht selten zu einem Einsinken des Schaftes und dadurch zu einer Beinverkürzung, die bei einem längeren Bestehen eine Verkürzung der Glutealmuskulatur bedingt. Diese wiederum erzeugt dann bei der Rekonstruktion der korrekten Beinlänge während der Wechseloperation eine Proximalisierung des Knochendeckels. Dadurch kann eine Lücke zwischen dem refixierten Deckel und dem distalen Femur am Ende des Deckels entstehen (Abb. 16.3a-c). Diese Lücke kann ebenfalls mit intraoperativ gewonnenem Fräsmehl gefüllt werden. Sie verschließt sich aber auch ohne diese Auffüllung in der Regel durch die Kallusbildung im Laufe der ersten postoperativen Monate knöchern (Abb. 16.3b,c). Die Tendenz der Deckelproximalisierung ist vor allem bei kurzen Deckeln gegeben, da nur ein geringer Anteil des Musculus vastus lateralis auf dem Deckel als Gegenspieler für die den Deckel nach kranial und ventral ziehende Glutealmuskulatur verbleibt.

Kommt es dagegen zu einer postoperativen Proximalisierung des Deckels, resultiert diese aus einem seltenen Bruch der Cerclagedrähte, die den Deckel instabil werden lassen. Bei dieser sehr seltenen Komplikation wurde eine zu große Aktivität mit Stress auf den Deckel und dessen Verschluss ausgeübt. Meist kommt es dann nicht nur zu einer Proximalisierung, sondern durch den Zug der Glutealmuskulatur auch zu einer Ventralisierung des Deckels, die zu einem Impingement führen können. Hier bedarf es einer Revision mit Neuverschluss des Deckels.

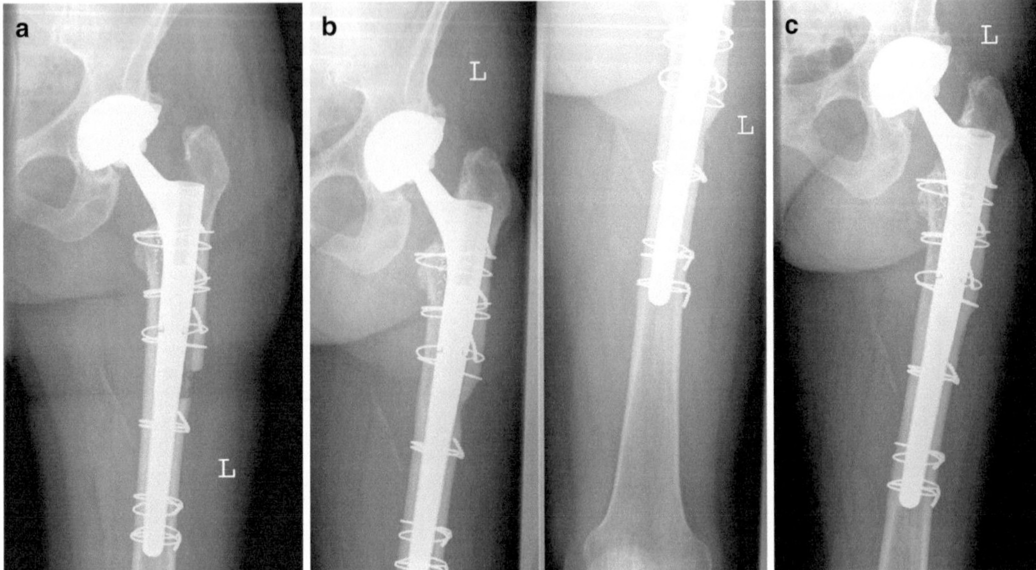

Abb. 16.3 **a-c** **a:** Röntgenbild zwei Wochen postoperativ nach transfemoralem Schaftwechsel. Zwischen Deckel und distalem Femur ist durch den Zug der Glutealmuskulatur eine Lücke entstanden, die intraoperativ mit Fräsmehl aufgefüllt wurde. Distal wurden zwei zusätzliche Doppelcerclagen angelegt aufgrund einer intraoperativ entstandenen Fissur. **b:** Röntgenbild drei Monate postoperativ: Nach 6-wöchiger Teilbelastung mit 10 kg und anschließendem schrittweisem Belastungsaufbau ist eine knöcherne Konsolidierung des Deckels und Osteointegration des Schaftes ohne Subsidence entstanden. Die ehemalige Lücke unter dem Deckel ist bereits knöchern verschlossen. **c:** Röntgenbild ein Jahr postoperativ. Kompletter Verschluss der ehemaligen Lücke und unveränderte Stellung des Schaftes ohne Subsidence

16.3 Subsidence eines zementlosen Revisionsschaftes

Eine Nachsinterung des Schaftes tritt dann auf, wenn eine solide Fixierung der Prothese nicht stattgefunden hat. Die Ursache liegt in der Wahl eines für den Knochendefekt nicht passenden Fixationsprinzips (z. B. proximal fixierender Revisionsschaft bei proximal defizitärem Femur vom Typ Paprosky III) oder einem zu dünnen Schaftdurchmesser, der anstatt einer zirkulären Zylinder-in-Zylinder-, Konus-in-Zylinder- oder Konus-in-Konus-Verklemmung nur eine Drei-Punkte-Fixation im Femur erfährt. Eine solche Drei-Punkte-Verklemmung führt zu keinem ausreichend langem Knochenkontakt, sodass die Subsidence resultiert (Abb. 16.4a,b). Hancock et al. (2019) fanden als Ausdruck des Zusammenhangs von Subsidence und Wahl eines zu dünnen Schaftes einen signifikanten negativen Zusammenhang zwischen der Schaftdicke und dem Ausmaß der Subsidence des Schaftes. Daher kann grundsätzlich gesagt werden, dass eine nennenswerte Sinterung des Schaftes von fünf und mehr Millimetern durch die Wahl eines zu dünnen Schaftes bedingt ist. Die Subsidence tritt in den ersten Monaten postoperativ auf (Fink et al. 2009, 2014). Zur Vermeidung muss zum einen eine dem Knochendefekt angepasste Auswahl des Revisionssystems gewählt werden, wobei Paprosky III- und IV-Defekte aus meiner Sicht nur mit distal fixierenden Schaftsystemen versorgt werden sollten. Zum anderen müssen technische Fehler vermieden werden, die zur Wahl eines zu dünnen Implantates bzw. zur Subsidence führen können. Hierzu zählen:

1. Eine **Achsabweichung des Femur wird nicht durch einen transfemoralen Zugang korrigiert**: Vor allem bei der Implantation eines geraden Revisionsschaftes wird ein zu dünner Schaft gewählt, der anstatt einer zirkulären

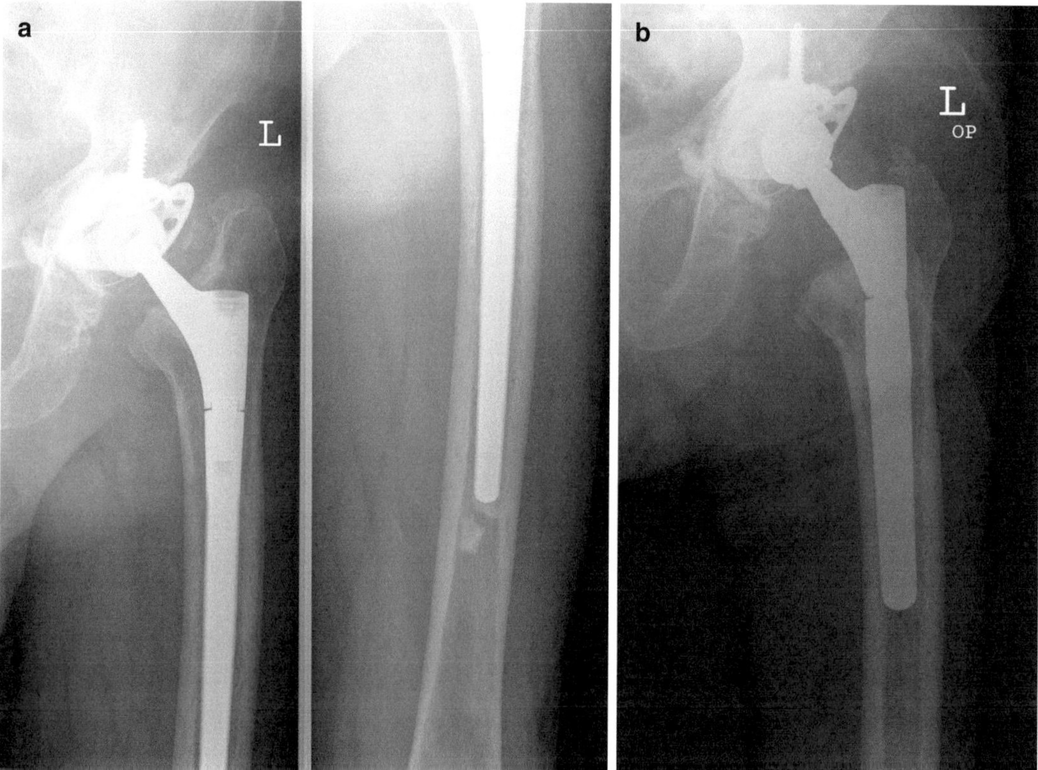

Abb. 16.4 a,b a: Auswärtig endofemoral implantierter modularer Revisionsschaft mittels Tischmontage der modularen Komponenten (Revitan Kurviert, ZimmerBiomet, Winterthur, Schweiz). Der Schaft ist zu dünn und zu lang und daher mit Subsidence nicht fest geworden. **b:** Röntgenbild sechs Monate postoperativ nach Wechsel auf einen 6 mm dickeren und 6 cm kürzeren Revisionsschaft Revitan Kurviert

Fixation nur eine Drei-Punkte-Fixation mit wenig Knochenkontakt erfährt (Abb. 16.5). Bei zunehmender postoperativer Belastung kommt es dann zur Subsidence des Schaftes. So sahen Park et al. (2007) signifikant häufiger eine Subsidence des modularen geraden konischen Revisionschaftes bei der endofemoralen Implantation (13 %) im Vergleich zur transfemoralen Implantation (0 %).

2. Die **Tischmontage modularer Revisionsschäfte bei endofemoraler Implantation**: Hierbei wird durch den frühen Knochenkontakt der proximalen Komponente die solide Fixierung der distalen Komponente in dem präparierten Fixationsbett verhindert. Gibt der proximale Knochen aufgrund seiner Elastizität postoperativ nach, kommt es zur Subsidence des Schaftes, der dann meistens in das präparierte Fixationsbett nachrutscht und dort eventuell fest wird (Abb. 16.4a,b). Das gleiche Phänomen kann auch bei geraden, nicht-modularen Revisionsschäften auftreten (Fink et al. 2016). Vermieden werden kann dieses Phänomen bei modularen, distal fixierenden Schäften, indem zuerst die distale Originalkomponente in das präparierte distale Fixationsbett gesetzt und anschließend Platz für das solide Setzen der proximalen Komponente (meist mit einer Hohlfräse) geschaffen wird. Hierdurch wird auch das Risiko unkontrollierter Trochanterfrakturen gesenkt.
3. Die **Wahl zu langer gerader Revisionsschäfte**: Je länger ein gerader Revisionsschaft in das kurvierte Femur implantiert wird, umso geringer wird die Kontaktfläche des Schaftes zum Knochen und es resultiert wieder die Subsidence-gefährdete Drei-Punkte-Fixation (Abb. 16.6).

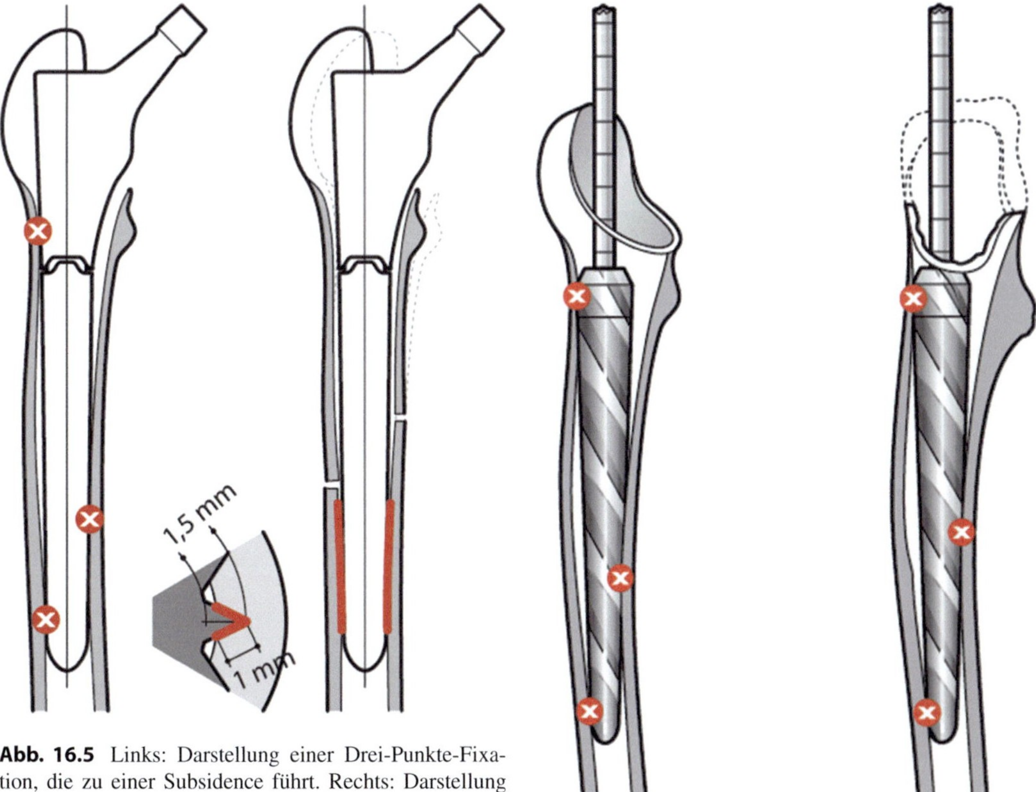

Abb. 16.5 Links: Darstellung einer Drei-Punkte-Fixation, die zu einer Subsidence führt. Rechts: Darstellung der distalen Konus-in-Konus-Verklemmung, die bei Verwendung eines transfemoralen Zugangs in der gleichen Situation wie links erzielt wird. (Firma ZimmerBiomet, Winterthur, Schweiz)

Abb. 16.6 Darstellung der Drei-Punkte-Fixation bei Verwendung eines langen, geraden Revisionsschaftes im kurvierten Femur. (Firma ZimmerBiomet, Winterthur, Schweiz)

4. Die **Fixationsstrecke ist zu kurz**: Je nach verwendetem, distal fixierendem Revisionsschaft und Fixationsprinzip werden unterschiedlich lange Fixationsstrecken im Isthmus des Femur benötigt. Bei der Zylinder-in-Zylinder-Fixation (des Scratch-fits) von extensively porous coated Schäften sind es mindestens 4 cm, bei der Konus-in-Konus-Verklemmung von Titanschäften mit einem Konus von 2 Grad sind es mindestens 3 cm (Fink et al. 2009). Weist der Isthmus aufgrund von Defekten oder Frakturen nur noch eine intakte Fixationsstrecke unterhalb der jeweiligen Mindestfixationsstrecke auf, so kommt es zur Subsidence des Schaftes. In diesen Fällen bedarf es entweder zur Vermeidung der Schaft-Subsidence zusätzlich zur noch möglichen Fixation additiver Fixationsprinzipien wie z. B. der distalen Verriegelung (Fink et al. 2010).

Die Subsidence tritt je nach Studie und Definition (bei manchen Autoren ab 5 mm, bei manchen erst ab 10 mm) zwischen 0 % und 28 % auf (Tab. 4.5, 4.6, 4.7, 4.8, 4.9, 4.10, 4.11, 4.12, 4.1 3, und 4.14 im Kap. 4). Verklemmt sich der Schaft weiter distal neu, wird er in der Regel fest. Wenn dies zu keinen Problemen, wie z. B. Luxation oder Impingement führt, bedarf es keiner weiteren Maßnahmen. Beinlängendifferenzen sollten allerdings durch Einlagen oder Schuhzurichtungen ausgeglichen werden. Entstehen jedoch für den Patienten Probleme, bedarf es einer Revision. Bei fest gewordener distaler Komponente kann dann nur ein Wechsel der proximalen Komponente notwendig werden. Eine Analyse von 812 Link MP-Schäften des Schwedischen Prothesenregisters durch Weiss et al. (2011) mit einem durchschnittlichen Follow-up von 3,4

Jahren zeigte eine Revisionsrate von 5 %, wobei mehr als die Hälfte dieser Fälle einen Wechsel der proximalen Komponente aufgrund von Schaft-Subsidence erhielten. Kommt es hingegen zu einer progredienten Sinterung (Abb. 16.4a), ist der Schaft locker und verursacht Schmerzen. Daher muss er auf einen dickeren Schaft (meist auch kürzer) gewechselt werden (Abb. 16.4b).

16.4 Intraoperative Fraktur des Trochanter major

Intraoperative Frakturen des Trochanter major entstehen bei einem erhöhten Druck bzw. Krafteinwirkung auf den Trochanter bei einer endofemoralen Entfernung der alten Prothese, der Präparation des neuen Prothesenbettes oder der Implantation der neuen Prothese. Meek et al. (2004) registrierten bei 5,7 % von 211 Prothesenwechseln eine Trochanterfraktur bei Verwendung eines extensively porous-coated Cobalt-Chrom-Schaftes. Folgende Faktoren beeinflussen das Risiko einer unkontrollierten Trochanterfraktur:

1. **Anatomie des proximalen Femurs**: Über der Schulter des zu wechselnden Prothesenschaftes kann Knochen oder Narbengewebe entstanden sein. Dies muss entfernt werden, bevor der alte Schaft nach proximal herausgeschlagen wird. Ansonsten droht die unkontrollierte Trochanterfraktur. Ein Überhang des Trochanter major kann ebenfalls den Weg für das Ausschlagen des alten Schaftes versperren. Hier muss vorsichtig Platz im Trochanter geschaffen werden, um den Schaft zu entfernen. Ist der Überhang deutlich, empfiehlt sich eher, eine erweiterte Trochanterosteotomie (transfemoraler Zugang) durchzuführen, um das Risiko unkontrollierter Frakturen des Trochanter major zu umgehen.
2. **Der gewählte Zugang**: Die anterioren Zugänge erlauben keinen geraden Einstieg in den Femurkanal. Es muss von ventral kommend bogenförmig in den Femurschaft eingegangen werden. Dies führt zu einem erhöhten Druck auf den Trochanter major bei der Präparation des Fixationsbettes und der Implantation des neuen Schaftes, was die Frakturgefahr steigen lässt. So fanden Regis et al. (2011) in 77,7 % (7 von 9) der über den anterolateralen Zugang eingebrachten Wanger-SL-Revisionsschäfte eine Fraktur des Trochanter major.
3. **Form des proximalen Anteils der Prothese**: Prothesen, die eine nach lateral ausladende Schulter aufweisen, gehen bei der Implantation zum Teil weit in den Trochanter-major-Bereich hinein und erhöhen damit den Druck auf diesen und somit dessen Frakturgefahr. Solche Schäfte sollten bei frakturgefährdeter Ausdünnung des Trochanter vermieden werden.

Intraoperative Frakturen des Trochanter major bedürfen der Osteosynthese. Bei einer endofemoralen Implantation kann abhängig von der Größe und Lokalisation der Fraktur nach der endofemoralen Implantation des Originalschaftes die Osteosynthese mittels einer Zuggurtung oder einer Trochanter-Krallenplatte wie bei einer bereits präoperativ bestehenden Trochanter-Fraktur durchgeführt werden. Bei letzterer ist es wichtig, dass diese nicht nur mittels Cerclagen an das proximale Femur befestigt wird. Es bedarf zumindest einer distal der Fraktur platzierten Schraube, um eine Rotationsstabilität der Osteosynthese zu erzielen (Abb. 16.7a,b). Zum Teil gelingt es bei diesen Plattensystemen, mit Schrauben schräg an dem Prothesenschaft vorbeizukommen. Wo dies nicht gelingt, bedarf es entweder monokorikaler Schrauben oder Cerlagen, die mit Ösen oder Clips an der Platte befestigt werden. Ist ein transfemoraler Wechsel durchgeführt worden, so kann es aufgrund einer osteolysebedingten Schwächung des Knochens zu einer intraoperativen Trochanterfraktur des Deckels kommen. Hier wird nach dem Verschluss des Deckels der Trochanter entweder mit einer Doppelcerclage oder einem transossär laufenden Fiberwire gefasst, der dann unter die am weitesten proximal liegende Doppelcerclage geführt wird (Abb. 16.1a,b).

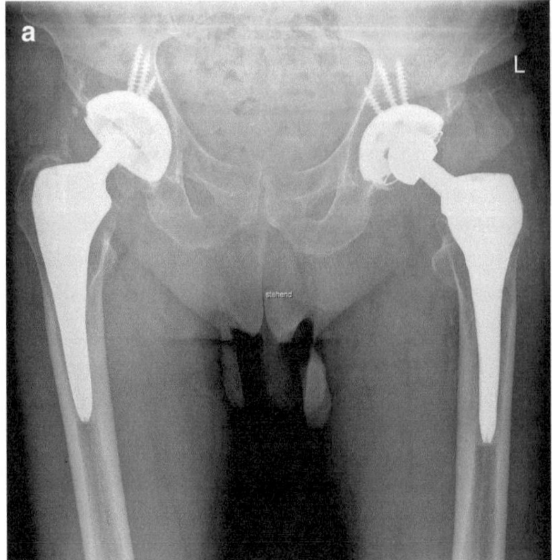

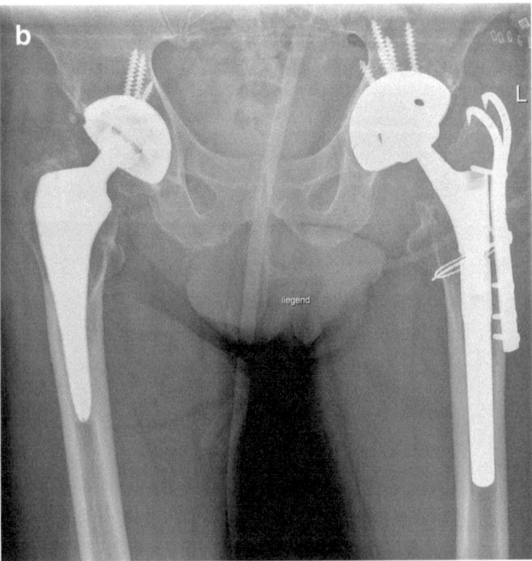

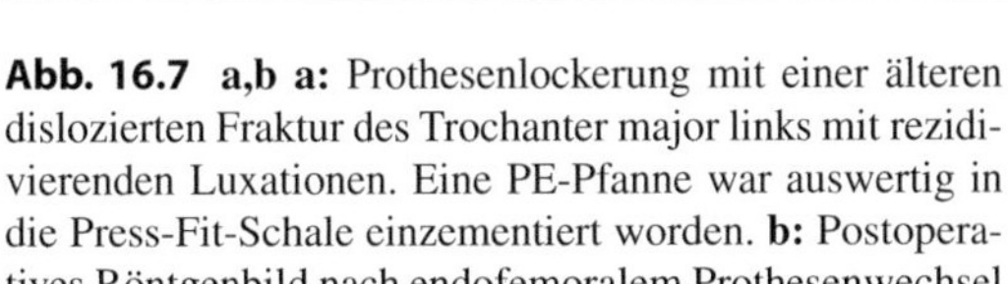

Abb. 16.7 a,b **a:** Prothesenlockerung mit einer älteren dislozierten Fraktur des Trochanter major links mit rezidivierenden Luxationen. Eine PE-Pfanne war auswertig in die Press-Fit-Schale einzementiert worden. **b:** Postoperatives Röntgenbild nach endofemoralem Prothesenwechsel auf einen modularen Revisionsschaft Revitan Kurviert und einer Trabecular Metall Multwhole-Pfanne (Zimmer-Biomet, Warsaw, IN, USA) sowie Osteosynthese der Trochanter major-Fraktur mit PeriPlate Krallenplatte (Merete, Berlin, Deuschland)

16.5 Postoperative Fraktur des Trochanter major

Postoperative Frakturen des Trochanter major entstehen als Folge von bereits intraoperativ gesetzten inkompletten Frakturen, die dann durch den Muskelzug bei der postoperativen Mobilisation des Patienten evident werden. Das Handeln richtet sich nach der Dislokation des Trochanter major. Ist die vastogluteale Schlinge intakt und somit der Gegenspieler zur Glutealmuskulatur, der Musculus vastus lateralis damit funktionell intakt, wird der Trochanter major sehr häufig nicht dislozieren. Somit kann eine konservative Therapie begonnen werden. Der Patient sollte eine Teilbelastung von ca. 10 bis 20 kg durchführen und die aktive Abduktion für mindestens sechs Wochen vermeiden. In wöchentlichen Röntgenkontrollen sollte überprüft werden, dass der Trochanter nicht sekundär disloziert und eine Frakturheilung einsetzt (Abb. 16.2a,b). Eine sekundäre Trochanterdislokation bedarf erneut der operativen Behandlung (wie bei der intraoperativen Trochanterfraktur). Hierbei kommt es darauf an, dass diese Trochanterdislokation frühzeitig erkannt und behandelt wird, damit keine Muskelverkürzungen der Glutealmuskulatur entstehen. Monate lang bereits dislozierte, kranial stehende Trochanteren lassen sich sehr schwer bis gar nicht mehr nach kaudal reponieren, sodass eine bleibende Glutealschwäche resultiert.

16.6 Intraoperative Perforation des Femur

Eine intraoperativ entstehende Perforation des Femur resultiert entweder aus dem Versuch, einen distalen Zementköcher bzw. einen knöchernen Verschluss des Femur im Isthmus endofemoral, von kranial kommend zu durchbohren oder bei der Präparation des Fixationsbettes durch eine gerade Reibahle. Paprosky et al. (1999) gaben eine Rate von intraoperativen Perforationen von 5,9 % an. Hierbei liegt die Perforation in der Regel ventral bzw. bei einem varisch kurvierten

Schaft lateral oder anterolateral. Die Perforation kann mit einem Führungsdraht von einer flexiblen Markraumfräse entdeckt und mit dem Bildwandler gesichert werden. Solche Perforationen lassen sich durch eine korrekte präoperative Planung und eine daraus resultierende Entscheidung zu einem transfemoralen Zugang in der Regel umgehen. Ist eine solche Perforation intraoperativ entstanden und entdeckt worden, sollte ein Umstieg vom endofemoralen auf einen transfemoralen bzw. anderen erweiterten Zugang durchgeführt werden. Da in der Regel unterhalb der Perforation noch genügend intakte Fixationsstrecke im Isthmus des Femur vorhanden ist, gilt es in erster Linie nach Entdeckung der Perforation die Situation beherrschbar bleiben zu lassen und eine unkontrollierte Vergrößerung der Perforation oder gar Frakturen zu vermeiden. Dies gelingt mit der Eröffnung des proximalen Femur bis zur Perforation durch den transfemoralen Zugang. Dann kann unter Sicht der Rest des distalen Zementes gerade durchbohrt und selbiger entfernt werden sowie das Fixationsbett für den distal fixierenden Revisionsschaft kreiert werden. Es empfiehlt sich, nicht durch Anlegen von Fenstern zu versuchen, über die Perforation und das Fenster den distalen Zement zu entfernen, da der Erfolg dieses Vorgehens zum einen nicht sicher vorhergesagt werden kann und zum anderen der Isthmus des Femur (also die Fixationsstrecke des Schaftes) weiter geschwächt wird. Abhängig von der verbleibenden Fixationsstrecke des Isthmus entscheidet sich die zu wählende Fixationsart bzw. der zu wählende Schaft. Für eine Scratch-fit-Fixation eines extensively porous coated-Schaftes bedarf es eines intakten Isthmus von 4 cm und bei einem 2° konischen Schaft mit Konus-in-Konus-Verklemmung mindestens 3 cm. Für einen 3,5° konischen Schaft können sogar 2 cm des intakten Isthmus reichen, wenn dieser verbleibende Knochen eine dicke und stabile Kortikalis aufweist. Liegen diese Voraussetzungen nicht vor, kann durch eine Kombination einer Konus-in-Konus-Verklemmung im restlichen Isthmus und einer distalen Verriegelung der Schaft stabilisiert werden (siehe Kap. 4, Prinzipien der distalen Fixation).

16.7 Intraoperative Fissur und periprothetische Frakturen des Femurschafts

Intraoperative Frakturen des Femur bei Endoprothesenwechsel werden mit 6,3 % für zementierte Stiele und zwischen 3 % und 26 % für zementlose Stiele angegeben (Abdel et al. 2016; Christensen et al. 1989; Grabuz et al. 1998; Fitzgerald Jr et al. 1988; Della Rocca et al. 2011; Meek et al. 2004). Abdel et al. (2016) fanden intraoperative Frakturen in 12 % von 5417 Hüft-Prothesenwechseln.

Intraoperative Frakturen entstehen meistens bei der Luxation des Gelenkes, bei der Entfernung des einliegenden Schaftes oder Zementresten, bei der Präparation des femoralen Prothesenbettes und bei dem Einschlagen der Prothese (vor allem der zementlosen Stiele) (Bogoch et al. 1999; Pellicci et al. 1980; Taylor et al. 1978; Fink et al. 2005, 2014). Hierbei sind Risikofaktoren für die Entstehung dieser Frakturen mitverantwortlich und sollten vom Operateur berücksichtigt werden. Diese Risikofaktoren lassen sich in patientenbezogene und technische Risikofaktoren unterteilen, wobei die erste Gruppe wiederum in allgemein patientenbezogene und in lokale patientenbezogene Risikofaktoren untergliedert werden können.

Zu den allgemeinen patientenbezogenen Risikofaktoren zählen vor allem metabolische Knochenerkrankungen, die die mechanische Härte des Knochens reduzieren. Hierzu zählen Osteoporose, Osteomalazie, Osteogenesis imperfecta oder der Morbus Paget (Kelley 1994; Pellicci et al. 1980; Haddad et al. 1999). Die ersten beiden metabolischen Knochenveränderungen sind z. B. bei der rheumatoiden Arthritis vorhanden, weshalb das Risiko für periprothetische Frakturen bei diesen Patienten deutlich erhöht ist (Akesson et al. 1994; Bogoch und Moran 1998, 1999; Bogoch et al. 1988; Younger et al. 1998; Fink et al. 2005).

Zu den lokalen patientenbezogenen Risikofaktoren gehören vor allem Deformitäten des Femurs, wie sie z. B. bei Dyplasiecoxathrosen oder Morbus Perthes, bei alten verheilten Schenkelhalsfrakturen, nach Umstellungsosteotomien oder auch bei metabolischen Knochenerkrankungen wie z. B. dem Morbus Paget anzutreffen sind (Haddad et al. 1999; Tsiridis et al. 2003). Aber auch lokale Osteolysen erhöhen als Stressriser das Frakturrisiko (Meek et al. 2004). Die Kortikalisdicke spielt eine entscheidende Rolle. Bei dünner Kortikalis erhöht sich die Frakturgefahr. Dickere Revisionsschäfte sollten die Frakturgefahr ebenfalls erhöhen (Meek et al. 2004), aus meiner Sicht vermutlich indirekt durch den Zusammenhang mit der dünneren Kortikalis. Aufgeweitete Femura bzw. Isthmus des Femur bedürfen automatisch eines dickeren Schaftes.

Technische Risikofaktoren für intraoperative periprothetische Frakturen beinhalten die Verwendung von zementlosen Stielendoprothesen und die Perforation des Femur bei z. B. der Zemententfernung (Fitzgerald et al. 1988; Schwartz et al. 1989; Stuchin 1990; Haddad et al. 1999; Tsiridis et al. 2003).

Das Risiko einer intraoperative Fissuren und von Frakturen ist je nach verwendetem Schaft und Implantationstechnik unterschiedlich. Sie treten bei den mit Scratch-fit-implantierten zylindrischen Schäften, die in einem Übermaß (Durchmesser des Schaftes dicker als die letzte Fräsung) implantiert werden, häufiger auf als bei den line-to-line (ohne Übermaß) implantierten konischen Schäften (Meek et al. 2004; Richards et al. 2010). So beschrieben Meek et al. (2004) in 26 % von 211 Prothesenwechseln mit Scratch-fit-implantieren zylindrischen, nicht-modularen Cobalt-chrom-Schäften eine Schaftfissur bzw. -fraktur. Hierbei waren diese signifikant häufiger bei Schäften, die im Übermaß (dicker als die Auffräsung) implantiert wurden als bei Schäften mit Line-to-line-Implantation (gleiche Größe letzte Auffräsung und Schaftdurchmesser). Richards et al. (2010) sahen bei einem Vergleich von mit Scratch-fit-implantieren zylindrischen, nicht-modularen Cobalt-chrom-Schäften mit 29 von 114 Schäften signifikant häufiger eine periprothetische Fraktur als bei 9 von 103 konischen, modularen Titanschäften (siehe Tabellen in Kap. 4). Miner et al. (2001) beobachteten in ihrer Serie bei transfemoraler Implantation von zementlosen Revisionsschäften mit Scratch-fit Fissuren und Frakturen im Isthmusbereich in 10,8 %. Das Risiko einer Fissur im Isthumsbereich hängt dabei von der Qualität des Knochens (Dicke der Kortikalis im Isthmus) und der Konizität des verwendeten Schaftes ab. Huddleston et al. (2016) sahen in einer Multicenterstudie beim Vergleich modularer Revisionsschäfte (zumeist ZMR-Schäfte mit 3,5-Grad-Konizität) und nicht-modulare Revisionsschäfte (mit 2-Grad-Konizität) bei Knochendefekten von Paprosky I bis IIIA eine höheres Risiko intraoperativer Frakturen für die modularen Revisionsschäfte mit höherer Konizität (11 % versus 7 %). Der Unterschied liegt nach meiner Ansicht in der unterschiedlichen Konizität und nicht in der Modularität des Revisionsschaftes begründet.

Intraoperative Fissuren bzw. Frakturen entstehen beim Ausschlagen des alten Schaftes oder zumeist Einschlagen des neuen nicht-modularen Schaftes oder der distalen Komponente des modularen Schaftsystems. Ein nennenswert tieferes Eindringen des Originalimplantates als die Probeprothese bzw. Raspel lässt den Verdacht einer entstandenen Fissur aufkommen. Sicherheitshalber sollte mit einem Bildwandler die Fixationsstelle kontrolliert werden. Allerdings sind Fissuren nicht immer im Bildwandler zu erkennen. Wurde ein transfemoraler Zugang gewählt, ist die Fissur am Isthmus erkennbar und kann in ihrer Länge dargestellt werden. Solange es sich hier nur um eine Fissur handelt, stellt diese kein wirkliches Problem dar. Die Fissurentstehung spricht für eine ausreichende distale Pressfit-Fixation des Revisionsschaftes, sodass es keiner Entfernung desselbigen bedarf. Im Gegenteil, eine Entfernung des Schaftes würde sehr wahrscheinlich die Fissur vergrößern oder sogar zu einer Fraktur werden lassen. Zur Sicherheit sollte ein weitere Doppelcerclage im Bereich der Fissur (unterhalb der prophylaktischen Cerclage) angelegt werden und der Patient für sechs bis acht Wochen nur eine Teilbelastung von 10 bis 20 kg ausüben (Abb. 16.3a-c). Ist es sogar zu einer Fraktur gekommen, so bedarf es eines Verfahrenswechsels. Die Frakturzone muss mit der Fixationszone des nun neu zu wählenden Revisionsschaftes überbrückt werden, weshalb dieser neue Schaft deutlich länger wird. In der Regel ist die Fixationszone im Isthmus des Femur frakturiert und die noch intakte Fixationszone im Isthmus liegt unterhalb der Mindestlänge für den neu gewählten Schaft. Eine distale Verriegelung eines dann transfemoral implantierten längeren Revisionsschaftes kann als additives Fixationskonzept in diesen Fällen helfen (Fink et al. 2010). Die alleinige Fixation über die Verriegelungsschrauben reicht allerdings nicht aus. Es erfolgt nach der transfemoralen Darstellung die Präparation des Fixationsbettes, dann die Implantation der distalen Komponente mit anschließender distaler Verriegelung, die Probereposition mit einer proximalen Probekomponente und dann die In-situ-Montage der beiden modularen Komponenten. Am Ende wird der Deckel bzw. die Frakturfragmente mit Cerclagen um die neu implantierte Prothese verschlossen bzw. reponiert (Abb. 11.35, 11.36, und 11.37).

Park et al. (2007) fanden eine intraoperative Frakturrate von 20 %, wenn der modulare distal fixierende gerade Revisionsschaft endofemoral implantiert wurde und bei 6 % bei einem transfemoralen Vorgehen. Darüber hinaus trat eine anteriore Kortexperforation in 13 % beim endofemoralen Vorgehen, aber kein Mal (0 %) beim transfemoralen Vorgehen auf. Dies spricht für die präoperative Analyse von Frakturrisiken, die durch einen transfemoralen Zugang umgangen werden können.

16.8 Postoperative periprothetische Fraktur des Femurschaftes

Postoperative periprothetische Frakturen des Femur werden nach Wechseloperationen zwischen 1,5 und 4,2 % angegeben (Morrey und Kavanagh 1992; Kavanagh 1992; Lewallen und Berry 1998; Fink et al. 2005; Lamb et al. 2020). Hierbei liegen die Inzidenzen für zementierte Stielendoprothese bei 2,8 % bis 4 % und 1,5 % bis 17,6 % bei zementlosen Stielendoprothesen (Morrey und Kavanagh 1992; Kavanagh 1992; Lewallen und Berry 1998; Lamb et al. 2020).

Die Hauptursache für postoperative periprothetische Frakturen sind Bagatelltraumen bei gelockerten Stielendoprothesen, bei denen der Lockerungsprozess zu einer Schwächung des Knochens geführt hat. Daher muss eine periprothetische Fraktur aufgrund eines Bagatelltraumas immer an eine Prothesenlockerung denken lassen, auch wenn diese radiologisch nicht eindeutig zu erkennen ist.

Bei den postoperativen Frakturen können die Risikofaktoren in patientenbezogene allgemeine und in lokale unterteilt werden.

Als patientenbezogene allgemeine Risikofaktoren sind auch bei den postoperativen Frakturen die metabolischen Knochenerkrankungen mit Schwächung der mechanischen Härte des Knochens anzuführen (Bethea et al. 1982; Tower und Beals 1999).

Als lokale Risikofaktoren sind gelockerte Implantate, heterotope Ossifikationen und Stress riser zu nennen (Larsen et al. 1987; Haddad et al. 1999). Heterotope Ossifikationen führen zu einem akuten Stopp der Bewegung und verursachen durch eine Art Hypomochlion in der Regel lange Spiralfrakturen. Als Stress riser fungieren alte Schraubenlöcher, Osteolysen, Perforationen, Knochenfenster (zur Zemententfernung), ausgetretener Zement, das Ende von Osteosyntheseplatten, die Varuspositionierung des Stiels mit Spannungsspitzen an der lateralen Prothesenspitze und das Impingement von lockeren Stielimplantaten gegen die laterale Femurkortikalis (Larsen et al. 1987; Haddad et al. 1999).

Je nach Lokalisation und Festigkeit der Prothese bedarf es einer Osteosynthese oder eines Prosthesenwechsels. Periprothetische Frakturen auf Höhe des Schaftes mit festsitzender Prothese (Vancouver B1-Fraktur) sind in der Wechselendoprothetik eher selten. Somit ist in der Regel der Schaft gelockert (Vancouver B2 und B3-Frakturen) und es bedarf eines Prothesenwechsels. Hierzu wird auf das Kap. 13 dieses Buches verwiesen.

16.9 Hämatom

Postoperative Hämatome sind selten, treten eher beim transfemoralen Zugang auf und entstehen dann durch Blutungen aus den Perforantesgefäßen oder dem Knochen. Die prä- und intra- bzw. postoperative Gabe von Tranexamsäure sowie der postoperative Anschluss der Drainagen an

Cellsaver kann helfen, die Hämatomentwicklung zu verringern. Redondrainagen können dann ggf. ausnahmsweise erst am dritten postoperativen Tag entfernt werden. Die postoperative Kompressionswickelung kann helfen das Ausmaß des Hämatoms zu verringern und eine Lymphdrainage die Resorption des Hämatoms zu beschleunigen. Ist jedoch eine signifikante akute Blutung zu vermuten, sollte die Blutungsquelle mit einem Angio-CT erkannt und die entsprechende Revision durchgeführt werden.

16.10 Periprothetische Infektion

Periprothetische Infektionen treten nach Wechseloperationen mit im Durchschnitt um die 4 % (siehe Tabellen Kap. 4) deutlich häufiger als nach Primärimplantationen auf. Die Prinzipien der Behandlung von periprothetischen Früh- und Spätinfektionen gelten natürlich auch nach Wechseloperationen. Während bei Frühinfekten, die innerhalb von vier Wochen nach Implantation auftreten, mit großer Erfolgsaussicht das Implantat belassen werden kann, bedürfen Spätinfekte eines Implantatwechsels (Fink 2009). Beim Frühinfekt bedarf es einer sofortigen Revision mit Debridement der Wunde und Spülung mit einer antiseptischen Lösung (z. B. Octinesept, Schülke & Mayr, Norderstedt, Deutschland oder Lavasurge, BBraun., Melsungen, Deutschland) sowie dem Austausch der mobilen Komponenten. Liegt ein transfemoraler Zugang vor, sollte dieser wieder unter Schonung der Muskulatur geöffnet werden, der Deckel auch innenseitig gesäubert und gespült werden und mit neuen Cerclagen wieder verschlossen werden. Für die verschiedenen therapeutischen Konzepte der Behandlung des Spätinfektes sei auf die hierzu zahlreich existierende Literatur verwiesen. Auszugsweise wird dies in Kap. 14 behandelt.

16.11 Luxationen

Postoperative Luxationen sind nach Wechseloperationen mit 3 bis 30 % (siehe Tabellen in Kap. 4) nicht selten (Bozic et al. 2009; Philippot et al. 2009). 75 % aller Luxationen treten nach Wechseloperationen auf (Guo et al. 2017). Die Ursachen hierfür sind vielschichtig und brauchen einer Analyse vor einer Revisionsoperation. Nicht selten liegt eine Schädigung der stabilisierenden Glutealmuskulatur bzw. vastoglutealen Schlinge bis hin zum Verlust des Trochanter major vor. Hierfür spielen die Anzahl der vorangegangenen Revisionsoperationen und die jeweils gewählten Zugänge bei den Wechseloperationen eine Rolle (Guo et al. 2017). So fanden Guo et al. (2017) in einer Metaanalyse ein 1,95-fach höhere Risiko für eine Luxation, wenn zwei und mehr Voroperationen stattgefunden haben und ein 2,23-fach höheres Risiko bei drei und mehr Voroperationen. Beim originalen Wagner-SL-Revisionsschaft lagen die Luxationsraten bis zu 30 % (Tab. 4.9). Dies war zum einen durch die Subsidence aber vor allem durch das geringe Offset des originalen Schaftes von 36 mm bei einem hohen Collum-Diaphysen-Winkel (CCD-Winkel) von 145° bedingt. So sahen Procenca und Cabral (2005) beim Vergleich von zwei konischen Monoblockprothesen mit unterschiedlichem Offset und CCD-Winkel (145° und 135°) signifikant geringere Luxationsraten beim Schaft mit dem höheren Offset (3 % versus 12 %). Bei modularen Prothesen treten Luxationen tendenziell seltener auf (Regis et al. 2009), da bei ihnen die Möglichkeit besteht die Beinlänge und die Antetorsion separat und unabhängig von der Fixation der distalen Komponente einzustellen und zudem bei vielen Schäften verschiedene Offset-Varianten der proximalen Komponente existieren. Das trotzdem die Luxationsrate bei den modularen Schäften nicht signifikant geringer als bei den nicht-modularen Schäften ist, spricht wiederum für die Alteration der Weichteile durch die Voroperation als Ursache für die Luxationen (Regis et al. 2009) (Tab. 4.11, 4.12, 4.13, und 4.14).

Sind Schaft und Pfanne korrekt positioniert, kann bei der ersten Luxation wie in der Primärendoprothetik ein konservativer Versuch unternommen werden. Gegebenenfalls werden schon dann nach der Wechseloperation protektive Orthesen getragen. Mehrfache Luxationen (spätestens nach der dritten) bedürfen einer Revisionsoperation. Es muss intraoperativ noch einmal die Stellung der Implantate und ein Impingement-freies Bewegungsausmaß überprüft werden. Wechsel des Kopfes, der proximalen Prothesenkomponente oder der Pfanne sind Behandlungsoptionen. Ansonsten kann durch einen Pfannenwechsel auf eine Duo-Mobility-Pfanne das Gelenk stabilisiert werden (Philippot et al. 2009).

Zeigen sich intraoperative Luxationstendenzen bei der Probereposition, vor allem bei nicht gewechselten Pfannen mit geringer Anteversion und Revision über einen posterolateralen Zugang muss bei modularen Schaft-Komponenten eine höhere Antetorsion eingestellt werden. Hilfreich sind auch in diesen Fällen die Verwendung von randerhöhten Inlays, wobei darauf geachtet werden muss, dass es zu keinem Impingement des Schaftes mit der Randerhöhung des Inlays kommt. Mit längeren Kopfsystemen kann bis zu einem gewissen Maß über eine höhere Weichteilspannung die Stabilität verbessert werden. Reichen diese Anpassungen nicht, bedarf es eines Pfannenwechsels mit Korrektur der Orientierung. Bei gleichzeitigem Vorliegen einer Alteration der Abduktoren durch die Voroperationen empfiehlt sich der Wechsel auf ein Dual-Mobility-System (Philippot et al. 2009).

16.12 Prothesenschaftbruch bzw. Bruch der Verbindung von modularen Komponenten

Modulare Revisionsschäfte haben den Vorteil, dass sie die einzelnen Ziele der femoralen Schaftrevision Schritt für Schritt nacheinander und getrennt voneinander erreichen lassen und damit die Ergebnisse der Schaftrevision kontrolliert und reproduzierbar machen (Fink 2016). Mit der distalen Komponente wird eine kontrollierte distale Fixation in der Femurdiaphyse erreicht und hiernach mit der proximalen Probekomponente die korrekte Schäftlänge, Antetorsion und das Offset ausgesucht und durch die anschließende implantierte proximale Originalkomponente realisiert (Fink 2016). Der Nachteil modularer Revisionsschäfte liegt in einer Verbindung zweier Komponenten, auf die eine Kraft übertragen wird. Ein Versagen dieser Junction (Verbindungsstelle der modularen Komponenten) als Diskonnektierung, Korrosion oder Fraktur ist beschrieben worden (Bobyn et al. 1994; Atwood 2010; Fink et al. 2014). Die schwächste Stelle der modularen Verbindung ist hierbei der männliche Konus. Der Bruch dieses männlichen Konusstückes wird mechanisch durch sog. „fretting“ induziert, was die wiederholte mechanische Alteration der schützenden Oxidoberflächenschicht des Metalls aufgrund einer oszillierenden Relativbewegung zwischen zwei sich berührenden Oberflächen bedeutet (Krull et al. 2018). Die daraus resultierenden Schäden können durch Verschleiß, Ermüdung oder Korrosion entstehen. Der Prozess der Entfernung des passiven Oxidfilms aufgrund von „fretting“, gefolgt von Korrosion, wird als "Passungskorrosion, engl, „fretting corrosion“ bezeichnet (Krull et al. 2018). Modulare Verbindungen bei Revisionsschäften unterliegen aufgrund ihres Versatzes (Hebelarm) vom Gelenkkraftvektor hohen Biegemomenten, insbesondere in Situationen ohne proximale Knochenunterstützung. Die Anatomie und das Körpergewicht des Patienten sowie seine körperliche Aktivität beeinflussen hierbei die Biegebelastung auf den männlichen Konus der Verbindung (Krull et al. 2018; Lakstein et al. 2011). Einige Jahre nach der Implantation können dann in ungünstigen Situationen (langer Hebelarm, hohe Belastung) Ermüdungsbrüche des männlichen Konusteiles der modularen Verbindung (Junction) entstehen (Fink 2016; Norman et al. 2014) (Abb. 16.8b). Bei einem modularen Schaft wurde daher ein Härtungsprozess des männlichen Konus durchgeführt, wonach die anfänglich relativ häufigen Brüche durch eine Verbesserung der Konusstärke um den Faktor 3,5 gesenkt wurde (Lombardi Jr et al. 2007). Marshall et al. (2017) berichten über einen Vergleich von 40 modularen Revisionsschäften vor dem Härtungsprozess und 162 Schäften hiernach mit einem durchschnittlichen Follow-up von 17 Jahren für die erste und sieben Jahren für die zweite Gruppe. Bei den nicht-gehärteten modularen Konusverbindungen kam es in 15 % zu einem Bruch, bei den gehärteten in 2 %.

Krueger et al. (2020) arbeiteten alle 113 gebrochenen der 37.600 implantierten modularen MRP-Schäfte (Peter Brehm, Weisendorf, Deutschland) auf. Somit ergab sich eine Inzidenz von 0,3 %. Allerdings war keine Analyse von Röntgenbildern

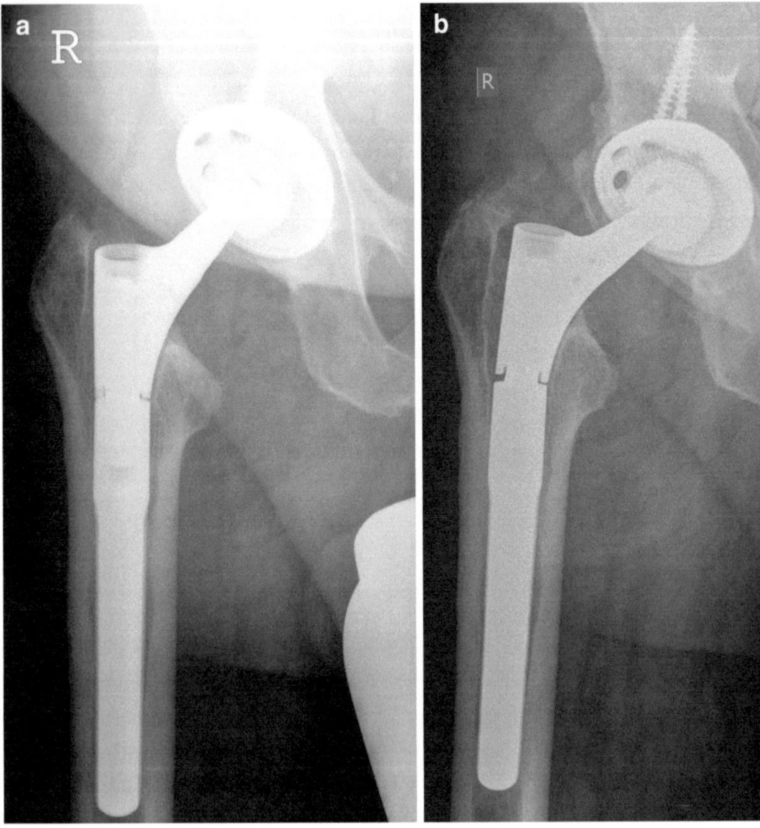

Abb. 16.8 **a,b a:** Röntgenbild vier Jahre postoperativ nach endofemoralem Wechsel bei einem Patienten mit einem BMI von 39 auf einen modularen Revisionsschaft Revitan Kurviert (ZimmerBiomet, Winterthur, Schweiz). Es zeigt sich ein proximales Schwingphänomen der proximalen Komponente mit Röntgensaum medial und lateral der proximalen Komponente. Die distale Komponente ist bis zur Junction osteointegriert. **b:** Bruch der Junction fünf Jahre postoperativ

zur Beurteilung der knöchernen medialen Abstützung der Junction möglich. Als Risikofaktoren für die Junction-Brüche errechneten sie aus den Daten ein hohes Offset durch die lateralisierte proximale Komponente und Verwendung von extralangen Offset-Köpf-Segmenten. 79 % der gebrochenen Junction hatten eine lateralisierte proximale Komponente, ein extralanges Offset-Kopfsegment oder eine Kombination aus Beidem. Die Verwendung der lateralisierten proximalen Komponente führt zu einer Erhöhung des Biegemomentes an der Junction um 33 % im Vergleich zur Standardversion der proximalen Komponente (Skendzel et al. 2011). Weiterhin stellte sich in dieser Datenanalyse heraus, dass Brüche signifikant häufiger auftraten bei:

- geraden im Vergleich zu kurvierten Schäften (60 % vs. 38 %),
- bei kurzen proximalen Komponenten im Vergleich zu den längeren proximalen Komponenten,
- beim männlichen Geschlecht und
- bei Patienten mit hohem Body-Mass-Index (BMI) (32 kg/m^2 vs. 27 kg/m^2).

Weiterhin zeigte sich, dass in einem Drittel der Brüche mechanische Verunreinigungen und Beschädigungen der Junction zu sehen waren oder die Konnektierung intraoperativ nicht mit dem notwendigen Drehmoment stattgefunden hat. Dieses sollte bei der Operation vermieden werden, da Verunreinigungen eine Korrosion an der Junction erleichtern und unterstützen können (Morlock et al. 2017; Lavernia et al. 2009).

Die modularen Revisionsschäfte sind allesamt biomechanisch nach DIN-ISO getestet (Schramm et al. 2000). Diese Testung sieht die Fixierung des Implantates an der distalen Spitze und die Belastung im Kopf vor. Dies führt zu einer Schwingung des Schaftes mit der Schwingungsamplitude fern ab von der Junction, die somit in dieser Testung nicht einer Bruchgefahr ausgesetzt wird (Fink et al. 2014; Schramm et al. 2000) (Abb. 16.9).

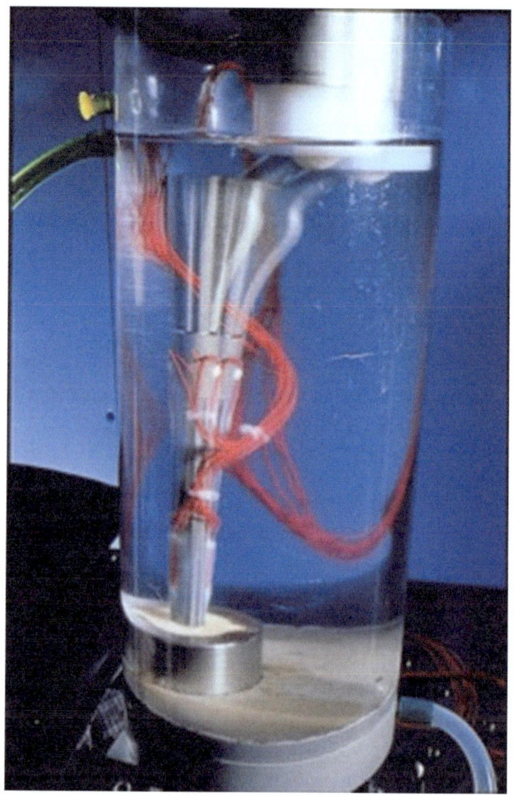

Abb. 16.9 Darstellung der Schwingung bei einer biomechanischen Dauertestung eines modularen Revisionsschaftes nach DIN-ISO. Distal ist die Schaftkombination eingespannt und die Schwingungsamplitude ist fern ab (distal) von der Junction, sodass diese nicht in eine Grenzbelastung kommt. (Firma ZimmerBiomet, Winterthur, Schweiz)

Untersucht man die selten auftretenden Brüche der Junction, entstehen diese in vivo bei anderen Situationen. Eine Durchsicht der Literatur (mit den Schlagworten „breakage" oder „fracture" und „junction" und „modular revision stem") ergab 29 Fälle von Junction-Brüchen verschiedener moderner modularer Revisionsschäfte, bei denen eine Analyse der Kombination der gewählten modularen Schaftkomponenten und der knöchernen Abstützung der Junction durchgeführt werden konnte (Duncan et al. 2016; Fink 2016; Herold und Eijer 2018; Ladurner et al. 2018; Rieger et al. 2018). Bei allen 29 Fällen zeigte sich dieselbe Situation, einer bis in die Höhe der Junction fest knöchern osteointegrierten distalen Komponente und eine fehlende mediale knöcherne Abstützung der proximalen Komponente (Abb. 16.8b). Auch die signifikant häufigere Verwendung der kurzen proximalen Komponenten bei den gebrochenen Schäften in der Arbeit von Krueger et al. (2020) unterstützt diese Hypothese. Obwohl sicherlich die Ursache für einen Junction-Ermüdungsbruch multifaktoriell ist, scheint das gerade beschriebene Szenario die Hauptursache für einen solchen Ermüdungsbruch zu sein (Rueckl et al. 2018). Hier liegt die Schwingamplitude der gesamten Schaftkonstruktion in der Höhe der Junction. Mit der Zeit kann es dadurch zu einem Ermüdungsbruch an der schwächsten Stelle des gesamten Konstruktes kommen (Fink 2016; Ladurner et al. 2018). Patienten mit hohem Körpergewicht bzw. Body-Mass-Index, hoher körperlicher Aktivität und bei Schäften mit hohem Offset haben in einer solchen Situation das höchste Risiko für einen Ermüdungsbruch (Fink 2016; Ladurner et al. 2018).

Somit sollte es das Ziel sein, bei der Implantation von modularen Revisionsschäften eine Schwingung in Höhe der Junction zu vermeiden. Hierzu kann der Chirurg mit der operativen Technik einiges beitragen:

1. Durch die Verwendung von kurzen distalen Komponenten mit der Fixation selbiger an der Spitze des Schaftes im Isthmus des Femur rückt die Junction mit dem dann verwendeten längeren proximalen Komponente mehr distal in das Femur (meist unterhalb des Trochanter minor) (Abb. 16.10). Hierdurch bekommt die Junction eine knöcherne mediale Abstützung und eine Schwingung mit Amplitude in Höhe der Junction wird vermieden. Dies lässt sich z. B. bei distal fixierenden modularen Revisionsschäften mit einem Konuswinkel von 2 Grad bei einem transfemoralen Zugang durch eine Press-Fit-Fixation am distalen Ende der kürzesten distalen Komponenten im Isthmus realisieren (Abb. 16.2a,b). Beim endofemoralen Zugang wird dies z. B. bei kurvierten konischen Schäften mit 2-Grad-Konizität durch eine Drei-Flächen-Fixation des Schaftes realisiert. Schäfte mit einer höheren Koni-

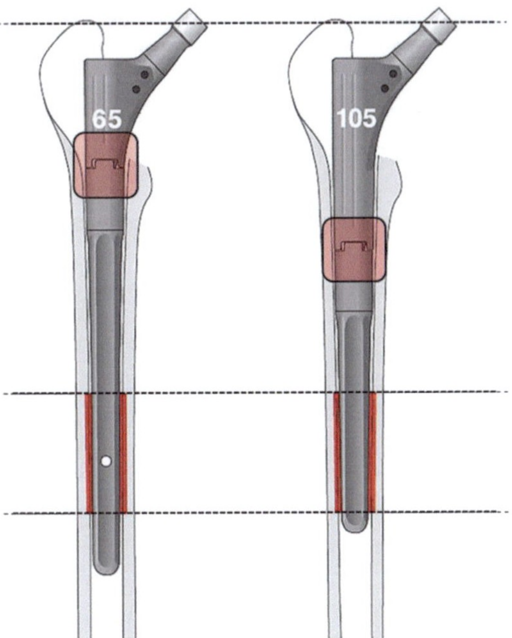

Abb. 16.10 Vergleich zweier verschiedener Schaftkombinationen mit unterschiedlicher Lokalisation der Junction. Die Kombination einer distal kurzen und proximal längeren Komponente bringt die Junction weiter nach distal in das Femur hinein mit medial knöcherner Abstützung. (Firma ZimmerBiomet, Winterthur, Schweiz)

zität haben ihre Fixationszone im Isthmus des Schaftes oberhalb seiner Spitze (Van Houwelingen et al. 2013). Aber auch bei diesen Schäften sollte eine möglichst kurze distale Komponente gewählt werden, um die Junction nach distal in das Femur mit knöcherner Abstützung zu bekommen. Huber und Morlock (2021) konnten in Berechnungen zeigen, dass der Hebelarm an der Junction mit Tiefertreten derselben kleiner wird (Abb. 16.11). Hierbei berechneten sie hinsichtlich der Hebel- und Krafteinwirkungen auf die Junction bei einem realistischen dreidimensionalen Modell einen optimalen Bereich der proximalen Komponentenlänge zwischen 70 und 90 mm.

2. Besteht nach der endofemoralen Implantation der modularen Komponenten eine Distanz der proximalen Komponente mit dem medialen Knochen im Bereich des Kalkar, sollte dieser mit autologem oder homologem Knochen aufgefüllt werden (Abb. 16.4b). Fräsmehl, das bei der Auffräsung des Markraumes und ggf. der Pfanne gewonnen wurde, kann hier verwendet werden.
3. Bei einem transfemoralen Vorgehen mit extended trochanteric osteotomy (transfemoraler Zugang) sollte bei einer nennenswerten Distanz des medialen Femurknochens mit dem proximalen Knochen auch das mediale Femur durch eine Doppelosteotomie in der Form korrigiert und der proximale Knochen durch die Cerclagen an die proximale Komponente gebracht werden (Abb. 16.12a-c).

Durch diese Maßnahmen wird aus meiner Sicht die Amplitude der Schwingung der femoralen Schaftkonstruktion fern von der Junction gebracht und das Risiko des Junctionbruches signifikant reduziert.

Darüber hinaus unterstützen Ladurner et al. (2018) die hier vertretene Hypothese. Sie fanden bei der Analyse von 54 transfemoralen Schaftwechseln drei Junctionsbrüche, allesamt bei einer Kombination von einer längeren distalen und kurzen proximalen Komponente. Sie konnten zudem zeigen, dass die Knochenregeneration nach einem transfemoralen Zugang von distal nach proximal abläuft und bei der Verwendung von kurzen proximalen Komponenten zeitlich länger und geringer ausfällt als bei Kombinationen mit längeren proximalen Komponenten.

Von manchen Autoren wird die supportive Anlagerung von kortikalen Strutgrafts an der medialen Seite des proximalen Femur bei proximalen Defekten zum Schutz der Junction empfohlen (Lim et al. 2017). Wir verwenden diese Technik in der Praxis nicht, da ein großer medialer Knochendefekt, der für die Anlagerung von kortikalen Strutgrafts infrage käme, nicht das diskutierte problematische Szenarium mit Lokalisation der Schwingungsamplitude in Höhe der Junction aufweist, sondern eine distal der Junction befindliche Schwingungsamplitude. Letztere stellt aus meiner Sicht aber nicht eine Situation dar, die ein erhöhtes Bruchrisiko für die Junction mit sich bringt. In einer eigenen Analyse ergab sich für 992 Implantationen des modularen distal fixierenden Revisionsschaftes

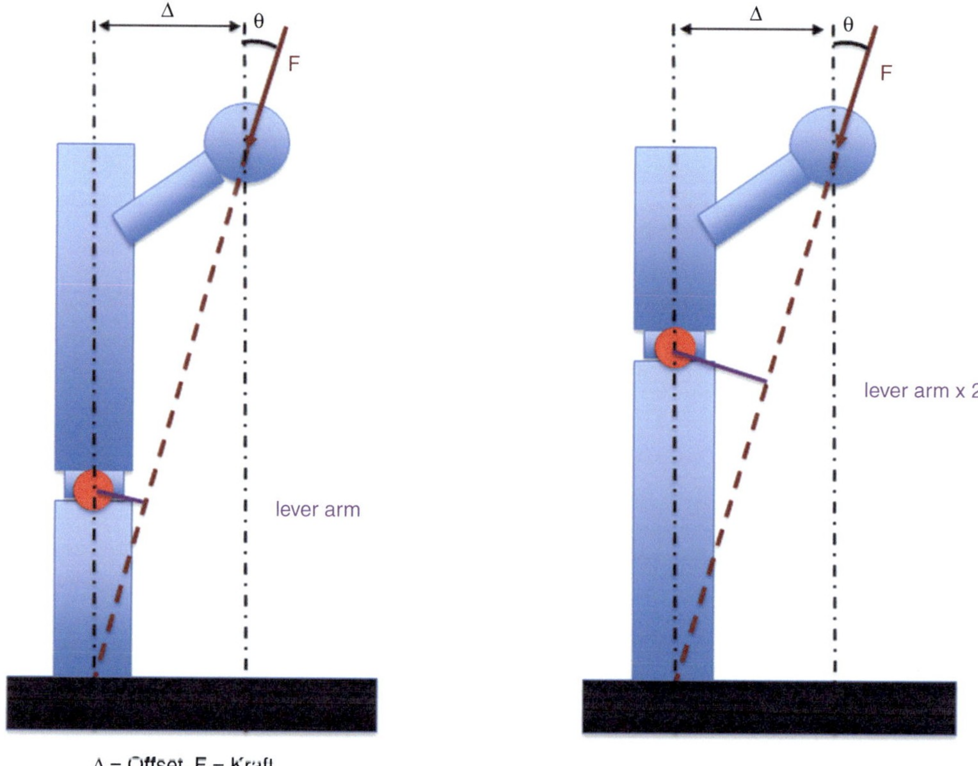

Abb. 16.11 Vereinfachte zweidimensionale Darstellung der Hebelarme an der Junction bei verschiedenen Komponentenkombinationen (lever arm = Hebelarm)

Revitan Kurviert (ZimmerBiomet, Winterthur, Schweiz) in 34 Fällen ein komplett fehlender proximaler Knochen (z. T. aufgrund Revisionen von gebrochenen Megaprothesen). In keinem dieser Fälle kam es zu einem Bruch des Prothesenschaftes bzw. einer Junction (Abb. 4.59a-c). Daher halte ich die von der Herstellerfirma gemachte Empfehlung für zu wenig differenziert, dass modulare Revisionsschäfte beim Fehlen einer medialen Abstützung der proximalen Komponente nicht verwendet werden sollten. Ein Vorhandensein der femoralen Kalkar-Region kann eine Junction-Fraktur beim Vorliegen einer Distanz zur proximalen Komponente bei aktiven schwergewichtigen Patienten entstehen lassen (Abb. 16.8a,b) und die Abwesenheit des proximalen femoralen Knochens, wie eben erläutert, nicht (Abb. 4.59a-c).

Aber auch nicht-modulare Monoblock-Revisionsschäfte können brechen (Landa et al. 2009; Locker et al. 2018). Hierbei spielt wie bei den modularen Revisionsprothesen wieder das Gewicht und die Aktivität des Patienten eine entscheidende Rolle. Weiterhin kommt es auf die Dicke des Prothesendurchmessers an (Locker et al. 2018; Landa et al. 2009). Dünne Schäfte brechen leichter (Locker et al. 2018; Landa et al. 2009). Somit gilt auch bei den Monoblockprothesen, dass die Implantation eines dickeren, kürzeren konischen Schaftes einem längeren, dünneren Revisionsschaft der Vorzug gegeben werden sollte.

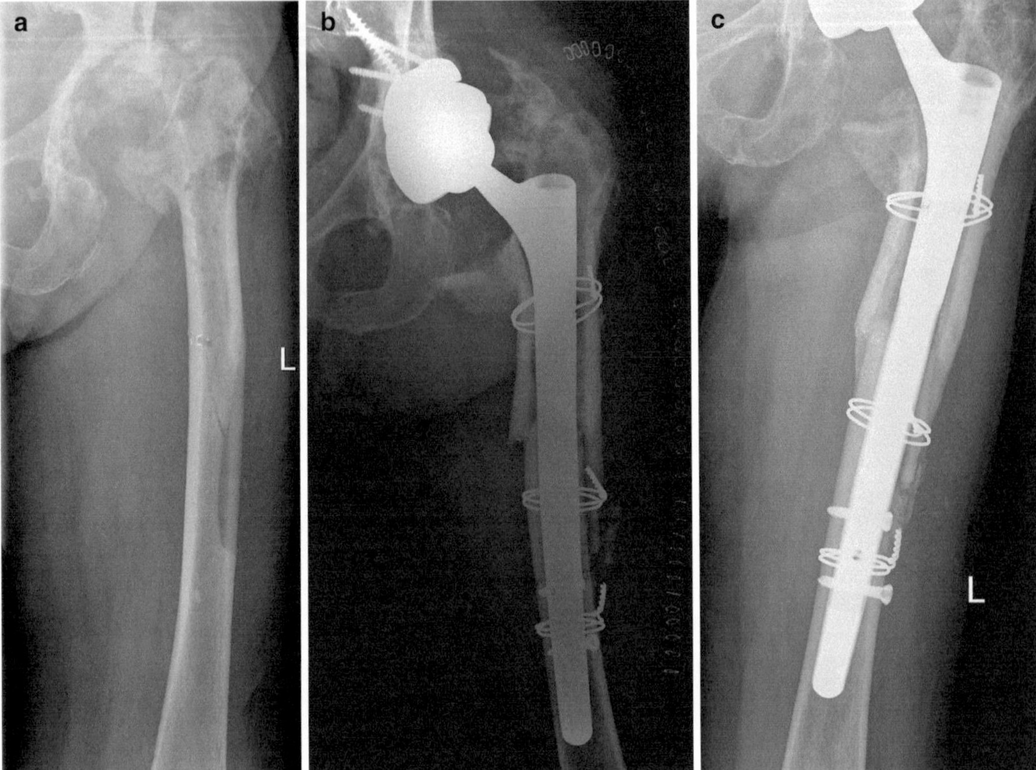

Abb. 16.12 **a-c** **a:** Girdlestone-Situation nach auswärtig durchgeführter Prothesenexplantation aufgrund eines periprothetischen Infektes mit lateralem Knochendefekt im Isthmus-Bereich und Varisation des Femur. **b:** Postoperatives Röntgenbild nach Reimplantation einer Prothese mir modularem Revisionsschaft Revitan Kurviert mit distaler Verriegelung und Trabecular Metall Pfanne mit Augmentat (ZimmerBiomet, Warwaw, IN, USA) über einen transfemoralen Zugang mit Doppelosteotomie zur Achskorrektur des Femur und medialen Abstützung der proximalen Femurkomponente. **c:** Röntgenbild sechs Monate postoperativ mit Konsolidierung der Osteotomien und Osteointegration des Schaftes

17 Begriffserläuterungen

Barnett-and-Nordin-Score: Score zur Quantifizierung einer Reduzierung der Kortikalisdicke am Femur bei Osteoporose. Wird auch verwendet zur Quantifizierung von proximaler Knochenregeneration bzw. Stress shielding am Femur (Barnett und Nordin 1960) (Abb. 17.1).

Beal-und-Tower-Klassifikation: Beschreibung des postoperativen Ergebnisses nach Behandlung einer periprothetischen Femurfraktur (Beals und Tower 1996) (Tab. 17.1)

Elastizitätsmodul: Das Elastizitätsmodul ist ein Materialkennwert aus der Werkstofftechnik, der bei linear-elastischem Verhalten den proportionalen Zusammenhang zwischen Spannung und Dehnung bei der Verformung eines festen Körpers beschreibt. Das Elastizitätsmodul wächst mit dem Widerstand, den ein Material seiner elastischen Verformung entgegensetzt. Eine Schaftprothese aus einem Material mit hohem Elastizitätsmodul (wie Cobalt-Chrom) ist somit steifer als das gleiche Bauteil aus einem Material mit niedrigem Elastizitätsmodul (wie Titan).

Engh-Klassifikation: Beschreibt das Maß der Osteointegration einer zementlosen Hüftprothese (Engh et al. 1988):
Bony ingrowth fixation: Komplette knöcherne Osteointegration
Stable fibrous fixation: Nicht vollständige knöcherne Osteointegration mit zumindest zum Teil bindegewebiger stabiler Fixation des Implantates ohne Migration
Questionable fixation: Fraglich stabile Fixation aufgrund progressiver Röntgensaumbildung

B. Fink, *Femorale Revisionsendoprothetik*, https://doi.org/10.1007/978-3-662-62954-3_17

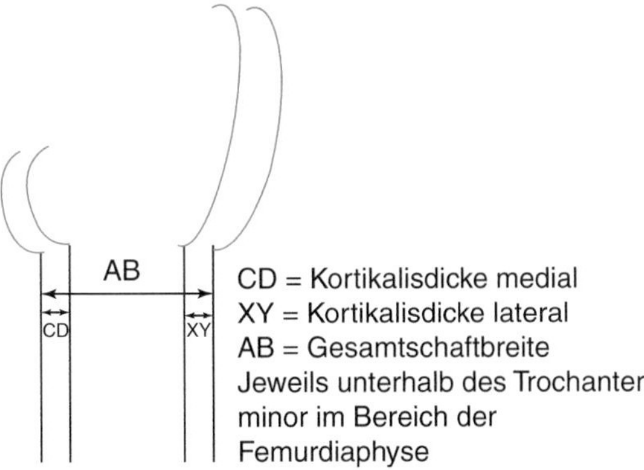

Abb. 17.1 Darstellung der Berechnung des Barnett-and-Nordin-Scores: BN = Summe der Dicke der medialen (CD) und lateralen Kortikalis (XY) direkt unterhalb des Trochanter major, wo diese parallel wird, geteilt durch die gesamte Dicke des Schaftes (AB), multipliziert mit 100

Tab. 17.1 Beal-und Tower-Klassifikation

ERGEBNIS	Prothese		Fraktur
Exzellent	Fest, stabil	Und	Verheilt mit keiner oder nur geringer Achsabweichung und ohne Verkürzung
Gut	Fest nach geringerer Subsidence	Oder	Verheilt mit moderater Achsabweichung und Verkürzung
Schlecht	Locker	Oder	Pseudarthrose, Infekt, neuer Fraktur, deutlicher Achsabweichung und Verkürzung

Unstable fixation: Definitive Lockerung mit Migration bzw. Positionsänderung des Implantates

Fretting: Wird in der deutschen Sprache Fressen genannt und beschreibt das Phänomen an tribologisch hochbeanspruchten Teilen, bei dem es aufgrund mangelhafter Schmierung zu einem wiederholten lokalen Verschweißen bzw. Verklemmen und Losreißen zweier Gleitpartner kommt. Aufgrund der hierbei resultierenden Reibung entstehen Abriebpartikel

Interface: Bezeichnet die Verbindungsschicht zweier unterschiedlicher Materialflächen, (z. B. Knochen-Zement, Zement-Prothese, Prothese-Knochen)

Junction: Ist die Verbindungsstelle von zwei modularen Komponenten einer modularen Schaftprothese. Sie besteht in der Regel aus einem männlichen und einem weiblichen Teil

ICM-Definition: International Consensus Meeting, in dem Experten 2013 und 2018 in Philadelphia bei einem Treffen wichtige Fragen um das Thema der periprothetischen Infektion be- und jeweils eine neue Definition für die periprothetische Spätinfektion erarbeitet haben.

In-situ-Montage: Zusammensetzen von modularen Prothesenkomponenten im Situs des Patienten (im Gegensatz zur Tischmontage)

Konizität: Beschreibt das Winkelmaß eines konisch geformten Materialgegenstandes. Das Maß wird in Grad oder Prozent angegeben.

Korrosion: Korrosion bezeichnet die Reaktion eines metallischen Werkstoffs mit seiner Umgebung, die eine messbare Veränderung des Werkstoffs bewirkt (Korrosionserscheinung) und zur Beeinträchtigung der Funktion eines Bauteiles oder eines ganzen Systems (Korrosionsschaden) führen kann. In den meisten Fällen ist diese Reaktion elektrochemischer Natur, in einigen

Fällen kann sie jedoch auch chemischer oder metallphysikalischer Natur sein.

Stress shielding: Verringerung der Knochendichte im Bereich eines Prothesenschaftes infolge der Entfernung typischer Spannungen vom Knochen durch ein Implantat. Der Knochen um das Implantat wird infolge des steifen Implantates weniger einer Spannung ausgesetzt und der Knochen nimmt aufgrund des Wolffschen Gesetzes ab. Das Phänomen ist nach einigen Jahren postoperativ im Röntgenbild erkennbar und tritt mehr bei zementlosen als bei zementierten Prothesenschäften auf. Hierbei ist dieser Prozess umso stärker, je steifer ein Implantat ist. Daher wird es bei den zementlosen Cobalt-Chrom-Revisionsschäften häufiger beobachtet als bei den elastischeren Titan-Schäften mit niedrigerem Elastizitätsmodul

Strutgraft: Ein allogenes kortikales Knochentransplantat von mehreren Zentimetern, das als externe biologische Platte zur Behandlung von diaphysären periprothetischen Frakturen oder zur biologischen Überbrückung und Aufbau von Knochendefekten dient. Es wird mit Cerclagen an den entsprechenden Knochen fixiert.

Subsidence: Postoperatives Nachsinken bzw. Tieferrutschen eines zementlosen Prothesenschaftes. In den meisten Arbeiten spricht man von einem Subsidence ab 5 mm Tiefertreten des Schaftes. Der Schaft kann sekundär wieder an tieferer Stelle verklemmen und fest osteointegrieren. Andernfalls spricht man von einem progressiven Subsidence, die für eine mangelnde Verklemmung und Osteointegration des Schaftes spricht und einer Lockerung des Schaftes gleichkommt

Tischmontage: Zusammensetzen von moduaren Prothesenkomponenten auf dem Operationstisch (im Gegensatz zur In-situ-Montage)

Literaturverzeichnis

Literatur Kapitel 1

Forster-Horvath C, Egloff C, Valderrabano V, Nowakowski AM (2014) The painful primary hip replacement – review of the literature. Swiss Med Wkly 144:w13974

HCUPnet, Healthcare Cost and Utilization Project (2009) Agency for Healthcare Research and Quality. United States Department of Health & Human Services, Rockville. http://hcupnet.ahrq.gov/

Kurts S, Ong K, Lau E, Mowat F, Halpern M (2007) Projections of primary and revision hip and knee arthroplasty in the United States from 2005 to 2030. J Bone Joint Surg Am 89-A:780–785

Learmonth ID, Young C, Rorabeck C (2007) The operation of the century: total hip replacement. Lancet 370:1508–1519

Mariconda M, Galasso O, Costa GG, Recano P, Cerbasi S (2011) Quality of life and functionality after total hip arthroplasty: a long-term follow-up study. BMC Musculoskelet Disord 12:222

Puhl W, Kessler S (2001) Which factors influence the long term outcome of total hip replacement? In: Rieker C, Oberholzer S, Urs W (Hrsg) World tribology forum in arthroplasty. Hans Huber, Bern/Göttingen/Toronto/Seattle, S 35–47

Weiss RJ, Stark A, Kärrholm J (2011) A modular cementless stem vs. cemented long-stem prostheses in revision surgery of the hip. A population-based study from the Swedish Hip Arthroplasty Register. Acta Orthop 82:136–142

Literatur Kapitel 2

Abdel MP, Watts CD, Houdek MT, Lewallen DG, Berry DJ (2016a) Epidemiology of periprosthetic fracture oft he femur in 32644 primary total hip arthroplasties: a 40-year experience. Bone Joint J 98-B:461–467

Abdel MP, Houdek MT, Watss CD, Lewallen DG, Berry DJ (2016b) Epidemiology of periprothetic femoral fracture in 5417 revision total hip arthroplasties: a 40-year experience. Bone Joint J 98-B:468–474

Aboltins CA, Dowsey MM, Buising KL, Peel TN, Daffy JR, Choong PFM, Stanley PA (2011) Gram-negative prosthetic joint infection treated with debridement, prosthesis retention and antibiotic regimes including a fluoroquinolone. Clin Microbiol Infect 17:862–867

Adolphson P, Jonsson U, Kalen R (1987) Fractures of the ipsilateral femur after total hip arthroplasty. Arch Orthop Trauma Surg 106:353–357

Aspenberg P, van der Vis H (1998) Fluid pressure may cause periprosthetic osteolysis. Particles are not the only thing. Acta Orthop Scand 69:1–4

Berdal JE, Skramm I, Mowinckel P, Gulbrandsen P, Bjornholt JV (2005) Use of rifampicin and ciprofloxacin combination therapy after surgical debridement in the treatment of early manifestation prosthetic joint infections. Clin Microbiol Infect 11:843–845

Berend ME, Ritter MA, Hyldahl HC, Meding JB, Redelman R (2008) Implant migration and failure in total knee arthroplasty is related to body mass index and tibial component size. J Arthroplast 23(6 Suppl 1):104–109

Bethea JS, DeAndrade JR, Fleming LL, Lindenbaum SD, Welch RB (1982) Proximal femoral fractures following total hip arthroplasty. Clin Orthop 170:95–106

Bitar D, Parvizi J (2015) Biological response to prosthetic debris. World J Orthop 6:172–189

Böhm P, Bischel O (2001) Femoral revision with the Wagner SL revision stem: evaluation of one hundred and twenty-nine revisions followed for a mean of 4.8 years. J Bone Joint Surg Am 83-A:1012–1031

Clohisy JC, Calvert G, Tull F et al (2004) Reasons for revision hip surgery.a retrospective review. Clin Orthop Relat Res 429:188–192

Cooke PH, Newman JH (1988) Fractures of the femur in relation to cemented hip prostheses. J Bone Joint Surg 70-B:386–389

Coventry MB (1975) Treatment of infections occurring in total hip surgery. Orthop Clin North Am 6:991–1003

Cui Q, Mihalko WM, Shields JS, Ries M, Saleh HJ (2007) Antibiotic-impregnated cement spacers for the treatment of infection associated with total hip or knee arthroplasty. J Bone Joint Surg Am 89-A:871–882

Davies AP, Willert HG, Campbell PA, Learmonth ID, Case CP (2005) An unusual lymphocytic perivascu-

B. Fink, *Femorale Revisionsendoprothetik*, https://doi.org/10.1007/978-3-662-62954-3

lar infiltration in tissues around contemporary metal-on-metal joint replacements. J Bone Joint Surg Am 87:18–27

Duisabeau L, Combrade P, Forest B (2004) Environmental effect on fretting of metallic materials for orthopaedic implants. Wear 256:805–816

Duncan DP, Masri BA (1995) Fractures of the femur after hip replacement. Instr Course Lect 44:293–304

Estrada R, Tsukayama D, Gustilo R (1993) Management of THA infections. A prospective study of 108 cases. Orthop Trans 17:1114–1115

Fackler CD, Poss R (1980) Dislocation in total hip arthroplasties. Clin Orthop 151:169–178

Fink B (2009) Revision of late periprosthetic infections of total hip endoprostheses: pros and cons of different concepts. Int J Med Sci 6:287–295

Fink B (2010) Treatment of infected total hip arthroplasty. Min Orthop Traumatol 61:123–133

Fink B, Lass R (2016) Diagnostischer Algorithmus für die Fehleranalyse bei schmerzhaften Hüfttotalendoprothesen. Z Orthop Unfall 154:527–544

Fink B, Urbansky K, Schuster P (2014) Mid term results with the curved modular tapered, fluted titanium Revitan stem in revision hip replacement. Bone Joint J 96-B(7):889–895

Gallo J, Kolar M, Novotny R, Rihakova P, Ticha V (2003) Pathogenesis of prosthesis-related infection. Biomed Pap 147:27–35

Gallo J, Raska M, Mrázek F, Petrek M (2008) Bone remodeling, particle disease and individual susceptibility to periprosthetic osteolysis. Physiol Res 57:339–349

Gallo J, Goodman SB, Konttinen YT, Raska M (2013) Particle disease: biologic mechanisms of periprosthetic osteolysis in total hip arthroplasty. Innate Immun 19:213–224

Garvin KL, Hanssen AD (1995) Current concepts review: infection after total hip arthroplasty. J Bone Joint Surg Am 77-A:1576–1588

George DA, Logoluso N, Castellini G, Gianola S, Scarponi S, Haddad FS, Drago L, Romano CL (2016) Does cemented or cementless single-stage exchange arthroplasty of chronic periprosthetic hip infections provide similar infection rates to a two-stage? A systematic review. BMC Infect Dis 16:553

Goldring SR, Jasty M, Roelke MS, Rourke CM, Bringhurst FR, Harris WH (1986) Formation of a synovial-like membrane at the bone-cement interface. Its role in bone resorption and implant loosening after total hip replacement. Arthritis Rheum 29:836–842

Haddad FS, Duncan CP, Berry DJ, Lewallen DG, Gross AE, Chandler HP (2002) Periprosthetic femoral fractures around well-fixed implants: use of cortical onlay allografts with or without a plate. J Bone Joint Surg 84-A:945–950

Hanssen AD, Osmon DR (2002) Evaluation of a staging system for infected hip arthroplasty. Clin Orthop Relat Res 403:16–22

Holt G, Munraghan C, Reilly J, Meek RMD (2007) Biology of aseptic osteolysis. Clin Orthop Relat Res 460:240–252

Jauch SY, Huber G, Sellenschloh K et al (2013) Micromotions at the taper interface between stem and neck adapter of a bimodular hip prosthesis during activities of daily living. J Orthop Res 31:1165–1171

Kavanagh BF (1992) Femoral fractures associated with total hip arthroplasty. Orthop Clin North Am 23:249–257

Kenney C, Dick S, Lea J, Liu J, Ebraheim NA (2019) A systematic review of the causes of failure of revision hip arthroplasty. J Orthop 16:393–395

Lachiewsicz PF, Soileau ES (2005) Changing indications for revision total hip arthroplasty. J Surg Orthop Adv 14:82–84

Larsen E, Menck H, Rosenklint A (1987) Fractures after hemialloplastic hip replacement. J Trauma 27:72–74

Lewallen DG, Berry DJ (1998) Periprosthetic fracture of the femur after total hip arthroplasty: treatment and results to date. Instr Course Lect 47:243–249

Li C, Renz N, Trampuz A (2018) Management of periprosthetic joint infection. Hip Pelvis 30:138–146

Lind M, Krarup N, Mikkelson S et al (2002) Exchange impaction allografting for femoral revision hip arthroplasty: results in 87 cases after 3.6 years' follow-up. J Arthroplast 17:158–164

Martínez-Pastor JC, Muñoz-Mahamud E, Vilchez F, García-Ramiro S, Bori G, Sierra J, Martínez JA, Font L, Mensa J, Soriano A (2009) Outcome of acute prosthetic joint infections due to gram-negative bacilli treated with open debridement and retention of the prosthesis. Antimicrob Agents Chemother 53:4772–4777

Mavrogenis AF, Dimitriou R, Parvizi J et al (2009) Biology of implant osseointegration. J Musculoskelet Neuronal Interact 9:61–71

Mert M, Oztürkmen Y, Ünkar EA, Erdoğan S, Uzümcügil O (2013) Sciatic nerve compression by an extrapelvic cyst secondary to wear debris after a cementless total hip arthroplasty: a case report and literature review. Int J Surg Case Rep 4:805–808

Messier SP, Gutekunst DJ, Davis C, DeVita P (2005) Weight loss reduces knee-joint loads in overweight and obese older adults with knee osteoarthritis. Arthritis Rheum 52:2026–2032

Mont MA, Waldman BJ, Hungerford DS (2000) Evaluation of preoperative cultures before second-stage reimplantation of a total knee prosthesis complicated by infection: a comparison-group study. J Bone Joint Surg Am 82:1552–1557

Morawietz L, Classen RA, Schröder JH et al (2006) Proposal for a histological consensus classification of the periprosthetic interface membrane. J Clin Pathol 59:591–597

Morrey BF, Kavanagh BF (1992) Complications with revision of the femoral component of total hip arthroplasty: comparison between cemented and uncemented techniques. J Arthroplast 7:71–79

Namba RS, Rose NE, Amstutz HC (1991) Unstable femoral fractures in hip arthroplasty. Orthop Trans 15:753

Niinomi M, Nakai M (2011) Titanium-based biomaterials for preventing stress shielding between implant devices and bone. Int J Biomater 2011:1–10

Oldani C, Domingeuz A (2012) Titanium as a biomaterial for implants. In: Kokter S (Hrsg) Recent advances in arthroplasty. InTech, ISBN: 978-953-307-990-5. Erhältlich unter: http://www.intechopen.com/books/recent-advances-in-arthroplasty/titanium-a-abiomaterial-for-implants

Oparaugo PC, Clarke IC, Malchau H, Herberts P (2001) Correlation of wear debris-induced osteolysis and revision with volumetric wear-rates of polyethylene: a survey of 8 reports in the literature. Acta Orthop Scand 72:22–28

Pap G, Machner A, Rinnert T et al (2001) Development and characteristics of a synovial-like interface membrane around cemented tibial hemiarthroplasties in a novel rat model of aseptic prosthesis loosening. Arthritis Rheum 44:956–963

Parithimarkalaignan S, Padmanabdhan TV (2013) Osseointegration: an update. J Indian Prosthodont Soc 13:2–6

Partridge AJ (1976) Nylon straps for internal fixation of bone. Lancet 2:1252

Parvizi J, Ghanem E, Menashe S, Barrack RL, Bauer TW (2006) Periprosthetic infection: what are the diagnostic challenges? J Bone Joint Surg 88-A:138–147

Pastides PS, Dodd M, Sarraf KM, Willis-Owen CA (2013) Trunnionosis: a pain in the neck. World J Orthop 18(4):161–166

Pivec R, Issa K, Kapadia BH, Cheriari JJ, Maheshwari AV, Bonutti M, Mont MA (2015) Incidence and ture projections of periprosthetic femoral fracture following primary total hip arthroplasty: an analysis of international registry data. J Long-Term Eff Med Implants 25:269–275

Portillo ME, Salvado M, Alier A, Sorli L, Martinez S, Horcajada JP, Puig L (2013) Prosthesis failure within 2 years of implantation is highly predictive of infection. Clin Orthop Relat Res 471:3672–3678

Propopetz JJZ, Losina E, Bliss RL, Wright J, Baron JA, Katz JN (2012) Risk factors for revision of primary total hip arthroplasty: a systematic review. BMC Musculoskelet Disord 13:251

Pulido L, Ghanem E, Joshi A, Purtill JJ, Parvizi J (2008) Periprosthetic joint infection: the incidence, timing, and predisposing factors. Clin Orthop Relat Res 466:1710–1715

Rujitanaroj PO, Jao B, Yang J et al (2013) Controlling fibrous capsule formation through long-term down-regulation of collagen type I (COL1A1) expression by nanofiber-mediated siRNA gene silencing. Acta Biomater 9:4513–4524

Sadolghi P, Liebensteiner M, Agreiter M, Leithner A, Böhler N, Labek G (2013) Revision surgery after total joint arthroplasty: a complicated-based analysis using worldwide arthroplasty registers. J Arthroplast 28:1329–1332

Sandiford NA, Garbuz DS, Masri BA, Duncan CP (2017) Nonmodular tapered fluted titanium stems osseointegrate reliably at short term in revision THAs. Clin Orthop Relat Res 475:186–192

Sansone V, Pagani D, Melaot M (2013) The effects on bone cells of metal ions released for orthopaedic implants. A review. Clin Cases Miner Bone Metab 10:34–40

Schramm M, Wirtz DC, Holzwarth U, Pitto RP (2000) The Morse taper junction in modular revision hip replacement – biomechanical and retrieval analysis. Biomed Tech (Berl) 45:105–109

Sinha RK, Shanbhag AS, Maloney WJ, Hasselman CT, Rubash HE (1998) Osteolysis: cause and effect. Instr Course Lect 47:307–320

Soriano A, Garcia S, Bori G, Almela M, Gallart X, Macule F, Sierra J, Martinez JA, Suso S, Mensa J (2006) Treatment of acute post-surgical infection of joint arthroplasty. Clin Microbiol Infect 12:930–933

Tower SS, Beals RK (1999) Fractures of the femur after hip replacement. The Oregon experience. Orthop Clin North Am 30:235–247

Tsukayma DT, Estrada R, Gustilo RB (1996) Infection after total hip arthroplasty. A study of the treatment of one hundred and six infections. J Bone Joint Surg Am 78-A:512–523

Ullmark G, Hallin G, Nilsson O (2002) Impacted corticocancellous allografs and cement for revision of the femur component in total hip arthroplasty. J Arthroplast 17:140–149

Ulrich SD, Seyler TM, Bennett D, Delanois RE, Saleh KJ, Thongtrangan I, Kuskowski M, Chen EY, Sharkey PF, Parvizi J, Stiehl JB, Mont MA (2008) Total hip arthroplasties: what are the reasons for revision? Int Orthop 32:597–604

Wataha JC (1996) Materials for endosseous dental implants. J Oral Rehabil 23:79–90

Weeden SH, Paprosky WG (2002) Minimal 11-year follow-up of extensively porous-coated stems in femoral revision total hip arthroplasty. J Arthroplast 17(Suppl 1):134–137

Wilkinson JM, Wilson AD, Stockley I, Scott IR, MacDonald DA, Hamer AJ, Gordon WD (2003) Variation in the TNF gene promotor and risk of osteolysis after total hip arthroplasty. J Bone Miner Res 18:1995–2001

Wilkinson JM, Hamer AJ, Stockley I, Eastell R (2005) Polyethylene wear rate and osteolysis: critical threshold versus continous dose-response relationship. J Orthop Res 23:520–525

Windisch C, Windisch B, Kolb W, Kolb K, Grützner P, Roth A (2012) Osteodensitometry measurements of periprosthetic bone using dual energy X-ray absorptiometry following total knee arthroplasty. Arch Orthop Trauma Surg 132:1595–1601

Wong J, Steklov N, Patil S et al (2011) Predicting the effect of tray malalignment on risk for bone damage and implant subsidence after total knee arthroplasty. J Orthop Res 29:347–353

Zimmerli W, Widmer AF, Blatter M, Frei R, Ochsner PE (1998) Role of rifampin for treatment of orthopedic implant-related staphylococcal infections: a randomized controlled trial. Foreign-Body Infection (FBI) Study Group. JAMA 279:1537–1541

Literatur Kapitel 3

D'Antonio J, McCarthy JC, Bargar WL, Borden LS, Cappelo WN, Collis DK, Steinberg ME, Wedge JH (1993) Classifixation of femoral abnomalities in total hip arthroplasty. Clin Orthop Relat Res 296:133–139

Della Valle CJ, Paprosky WG (2003) Classification and an algorithmic approach to the reconstruction of femoral deficiency in revision total hip arthroplasty. J Bone Joint Surg Am 85-A(Suppl 4):1–6

Engelbrecht E, Heinert K (1987) Klassifikation und Behandlungsrichtlinien von Knochensubstanzverlusten bei Revisionsopertionen am Hüftgelenk – mittelfristige Ergebnisse. In: Endo-Klinik (Hrsg) Primär- und Revisionsalloarthroplastik Hüft und Knieglenk. Springer, Berlin, S 189–201

Fink B, Grossmann A, Schubring S, Schulz MS, Fuerst M (2009) Short-term results of hip revisions with a curved cementless modular stem in association with the surgical approach. Arch Orthop Trauma Surg 129:65–73

Pak JH, Paprosky WG, Jalonsky WS, Lawrence JM (1993) Femoral strut allografts in cementless revision total hip arthroplasty. Clin Orthop Relat Res 295:172–178

Paprosky WG, Aribindi R (2000) Hip replacement: treatment of femoral bone loss using distal bypass fixation. Instr Course Lect 49:119–130

Paprosky WG, Lawrence J, Cameron H (1990) Femoral defect classification. Clinical application. Orthop Rev 19(Suppl 9):9–15

Paprosky WG, Greidanus NV, Antoniou J (1999) Minimum 10-year-results of extensively porous-coated stems in revision hip arthroplasty. Clin Orthop 369:230–242

Literatur Abschnitt 4.1

Amanatullah DF, Pallante GD, Floccari LV, Vasileiadis GI, Trousdale RT (2017) Revision total hip arthroplasty using the cement-in-cement technique. Orthopedics 40:e348–e351

Archibald DAA, Protheroe K, Stother IG, Campbell A (1985) A simple technique for acetabular revision: brief report. J Bone Joint Surg 70-B:838

Bavedekar A, Cornu O, Godits B et al (2001) Stiffness and compactness of morselized graft during impaction: an in vitro study with human femoral heads. Acta Orthop Scand 72:470–476

Berg AJ, Hoyle A, Yates E, Chougle A, Mohan R (2020) Cement-in-cement revision with the Exeter short revision stem: a review of 50 consecutive hips. J Clin Orthop Trauma 11:47–55

Board TN, Rooney P, Kearney JN, Kay PR (2006) Impaction allografting in revision total hip replacement. J Bone Joint Surg Br 88-B:852–857

Bolder SB, Schreurs BW, Verdonschot N et al (2003) Particle size of bone graft and method of impaction affect initial stability of cemented cups. Human cadaveric and synthetic pelvic specimen studies. Arch Orthop Scand 74:652–657

Boldt JG, Dilawari P, Agarwal S et al (2001) Revision total hip arthroplasty using impaction bone grafting with cemented nonpolished stems and Charnley cps. J Arthroplast 16:943–952

Bos GD, Goldberg VM, Gordon NH et al (1985) The long-term fate of fresh and frozen orthotopic bone allografts in genetically defined rats. Clin Orthop Relat Res 197:245–254

Brewster NT, Gillespie WJ, Howie CR et al (1999) Mechanical considerations in impaction bone grafting. J Bone Joint Surg Br 81-B:118–124

Burchardt H (1983) The biology of bone graft repair. Clin Orthop Relat Res 174:28–42

Cnudde PHJ, Kärrholm J, Rolfson O, Timperley AJ, Mohaddes M (2017) Cement-in-cement revision of the femoral stem. Analysis of 1179 first-time revisions in the Swedish hip arthroplasty register. Bone Joint J 99-B(4 Suppl B):27–32

Craig RF (2004) Soil mechanics, 7. Aufl. Son Press, London

Crawford SA, Siney PD, Wroblewsky BM (2000) Revision of failed total hip arthroplasty with a proximal femoral modular cemented stem. J Bone Joint Surg (Br) 82-B:684–688

Cross M, Broström M (2009) Cement mantle retention: filling the hole. Orthopedics 32(9):orthosupersite.com/view.asp?rID=42839. https://doi.org/10.3928/01477447-20090728-16

Czitrom AA, Axelrod T, Fernandes B (1985) Antigen presenting cells and bone allotransplantation. Clin Orthop Relat Res 197:27–31

Dohmae Y, Bechthold JE, Sherman RE, Puno RM, Gustilo RB (1988) Reduction in cement-bone interface shear strength between primary and revision arthroplasty. Clin Orthop Relat Res 36:214–220

Duncan WW, Hubble MJW, Howell JR, Whitehouse SL, Timperley AJ, Gie FA (2009) Revision of the femoral stem using a cement-in-cement technique: a five- to 15-year review. J Bone Joint Surg Br 91-B:577–582

Dunlop DG, Brewster NT, Madabhushi SP et al (2003) Techniques to improve the shear strength of impacted bone graft: the effect of particle size and washing oft he graft. J Bone Joint Surg Am 85-A:639–646

Eldridge JDJ, Hubble K, Nelson K, Smith EJ, Learmonth ID (1997) The effect of bone chip size on initial stability following femoral impaction grafting. J Bone Joint Surg Br 79-B(Suppl III):364

Elting JJ, Mikhail WE, Zicat BA et al (1995) Preliminary report of impaction grafting for exchange femoral arthroplasty. Clin Orthop Relat Res 319:159–167

Estok DM II, Harris WH (1994) Long-term results of cemented femoral revision surgery using second-generation techniques. Clin Orthop Relat Res 299:180–202

Fetzer GB, Callaghan JJ, Templeton JE et al (2001) Impaction allografting with cement for extensive femoral bone loss in revision hip surgery: a 4- to 8-year follow-up study. J Arthroplast 16:195–202

Flugsrud GB, Ovre S, Grogaard B et al (2000) Cemented femoral impaction bone grafting for severe osteolysis in revision hip arthroplasty: good results at 4-year follow-up of 10 patients. Arch Orthop Trauma Surg 120:386–389

Francés A, Moro E, Cebrian JL, Marco F, Garcia-López S, López-Durán L (2007) Reconstruction of bone defects with impacted allograft in femoral stem revision surgery. Int Orthop 31:457–464

Garcia-Cibrelo E, Garcia-Rey E, Cruz-Paros A (2011) The extent oft he bone defect affects the outcome of femoral reconstruction in revision surgery with impaction grafting: a five- to 17-year follow-up study. J Bone Joint Surg Br 93-B:1457–1464

Garvin KL, Konigsberg BS, Ommen ND, Lyden ER (2013) What is the long-term survival of impaction allografting of the femur? Clin Orthop Relat Res 471:3901–3911

Gehrke T, Gebsuer M, Kendoff D (2013) Femoral stem impaction grafting: extending the role of cement. Bone Joint J 95-B(11 Suppl A):92–94

Gie GA, Liner L, Ling RS et al (1993) Contained morselized allograft in revision total hp arthroplasty. Surgical technique. Orthop Clin North Am 24:717–725

Goto K, Kawanabe K, Akiyama H, Horimoto T, Nakamura T (2008) Clinical and radiological evaluation of revision hip arthroplasty using the cement-in-cement technique. J Bone Joint Surg Br 90-B:1013–1018

Gramkow J, Jensen TH, Varmarken JE, Retpen JB (2001) Long-term results after cemented revision of the femoral component in total hip arthroplasty. J Arthroplast 16:777–783

Greenwald AS, Narten NC, Wilde AH (1978) Points in the technique of recementing in the revision of an implant arthroplasty. J Bone Joint Surg Br 60-B:107–110

Haentjens P, De Boeck H, Opdecam P (1996) Proximal femoral replacement prosthesis for salvage of failed hip arthroplasty. Acta Orthop Scand 67:37–42

Haydon CM, Mehin R, Burnett S, Rorabeck CH, Bourne RB, McCalden RW, Mac Donald SJ (2004) Revision total hip arthroplasty with use of a cemented femoral component. Results at a mean of ten years. J Bone Joint Surg Am 86-A:1179–1185

Holsgrove TP, Pentlow A, Spencer RF, Miles AW (2015) Cement brand and preparation effects cement-in-cement mantle shear strength. Hip Int 25:67–71

Holt G, Hook S, Hubble M (2011) Revision total hip arthroplasty: the femoral side using cemented implants. Int Orthop 35:267–273

Hostner J, Hultmark P, Karrholm J, Malchau H, Tveit M (2001) Impaction technique and graft treatment in revisions of the femoral component: laboratory studies and clinical validation. J Arthroplast 16:76–82

Howie DW, Wimhurst JA, McGee MA, Carbone TA, Badaruddin BS (2007) Revision total hip replacement using cemented collarless double-taper femoral components. J Bone Joint Surg Br 89-B:879–886

Iorio R, Eftekhar NS, Kobayashi S, Greisamer RP (1995) Cemented revision of failed total hip arthroplasty. Clin Orthop Relat Res 316:121–130

Izquierdo RJ, Northmore-Ball MD (1994) Long-term results of revision hip arthroplasty. J Bone Joint Surg 76-B:34–39

Karrholm J, Hulmark P, Carlsson L et al (1999) Subsidence of a non-polished stem in revision of the hip using impaction allograft. Evaluation with radiostereometry and dual-energy X-ray absorptiometry. J Bone Joint Surg Br 81-B:135–142

Katz RP, Callaghan JJ, Sullivan PM, Johnston RC (1995) Results of cemented femoral revision total hip arthroplasty using improved cementing techniques. Clin Orthop Relat Res 319:178–183

Katz RP, Callaghan JJ, Sullivan PM, Johnston RC (1997) Long-term results of revision total hip arthroplasty with improved cementing technique. J Bone Joint Surg 79-A:322–326

Keeling P, Lennon AB, Kenny PJ, O'Reilly P, Prendergast PJ (2012) The mechanical effect of the existing cement mantle on the in-cement femoral revision. Clin Biomech (Bristol, Avon) 27:673–679

Kershaw CJ, Atkins RM, Dodd CAF, Bulstrode CJK (1991) Revision total hip arthroplasty for aseptic failure. J Bone Joint Surg 73-B:564–568

Knight JL, Helming C (2000) Collarless polished tapered impaction grafting of the femur during revision total hip arthropalsty: pitfalls of the surgical technique and follow-up of 31 cases. J Arthroplast 15:159–165

Kumar A, Porter M, Shah N, Gaba C, Siney P (2011) Outcomes of cement in cement revision, in revision total hip arthroplasty. Open Access Maced J Med Sci 15(7):4059–4065

Lamberton TD, Kenny PJ, Whitehous SL, Timperley AJ, Gie GA (2011) Femoral impaction grafting in revision total hip arthroplasty: a follow-up of 540 hips. J Arthroplast 26:1154–1160

Leopold SS, Berger RA, Rosenberg AG, Joacobs JJ, Qugley LR, Galante J et al (1999) Impaction allografting with cement for revision of the femoral component: a minimum 4-year follow-up study with use of a precoated femoral stem. J Bone Joint Surg Am 81-A:1092

Li PLS, Ingle PJ, Dowell JK (1996) Cement-within-cement revision hip arthroplasty; should it be done? J Bone Joint Surg (Br) 78-B:809–811

Liddle A, Webb M, Clement N, Green S, Liddle J, German M, Holland J (2019) Ultrasonic cement removal in cement-in-cement revision total hip arthroplasty. What is the effect on the final cement-in-cement bond? Bone Joint Res 8:246–252

Lieberman JR, Moeckel BH, Evans BG, Salvati EA, Ranawat CS (1993) Cement-within-cement revision hip arthroplasty. J Bone Joint Surg (Br) 75-B:869–871

Lind M, Krarup N, Mikkelsen S et al (2002) Exchange impaction allografting for femoral revision hip arthroplasty: results in 87 cases after 3.6 years follow-up. J Arrthoplasty 17:158–164

Linder L (2000) Cancellous impaction grafting in the human femur: histological and radiographic observations in 6 autopsy femurs and 8 biopsies. Acta Orthop Scand 71:543–552

Ling RS, Timperley AJ, Linder L (1993) Histology of cancellous impaction grafting in the femur: a case report. J Bone Joint Surg Br 75-B:693–696

Marcos L, Buttaro M, Comba F, Piccaluga F (2009) Femoral cement within cement technique in carefully selected aseptic revision arthroplasties. Int Orthop 33:633–637

Masterson EL, Masri BA, Duncan CP et al (1997) The cement mantle in femoral impaction allografting: a comparison of three systems from four centres. J Bone Joint Surg 79-B:908–913

Masterton EL, Busch CA, Duncan CP, Drabu K (1999) Impaction allografting on the proximal femur using a Charnley-type stem: a cement mantle analysis. J Arthroplast 14:59–63

Maurer SG, Baitner AC, Di Cesare PE (2000) Reconstruction of the failed femoral component and proximal femoral bone loss in revision hip surgery. J Am Acad Orthop Surg 8:354–363

McCallum JD, Hozack WJ (1995) Recementing a femoral component into a stable cement mantle using ultrasonic tools. Clin Orthop Relat Res 319:232–237

Meding JB, Ritter MA, Keating EM et al (1997) Impaction bone-grafting before insertion of a femoral stem with cement in revision total hip arthroplasty: a minimum two-year follow-up study. J Bone Joint Surg Am 79-A:1834–1841

Mikhail WE, Wretenberg PF, Weidenhielm LR et al (1999) Complex cemented revision using polished stem and morselized allograft: minimum 5-years follow-up. Arch Orthop Trauma Surg 119:288–291

Morgan HA, McCallister W, Cho MS, Casnelli MT, Leopold SS (2004) Impaction allografting for femoral component revision. Clinical update. Clin Orthop Relat Res 420:160–168

Mounsey EJ, Williams DH, Howell JR, Hubble M (2015) Revision of hemiarthroplasty to total hip arthroplasty using the cement-in-cement technique. Bone Joint J 97-B:1623–1627

Mulroy WF, Harris WH (1996) Revision total hip arthroplasty with use of so-called second generation cementing techniques for aseptic loosening of the femoral component. J Bone Joint Surg 78-A:325–330

Nelissen RG, Bauer TW, Weidenhielm LR et al (1995) Revision hip arthroplasty with the use of cement and impaction grafting: histological analysis of four cases. J Bone Joint Surg Am 77-A:412–422

Okuzu Y, Goto K, So K, Kuroda Y, Marsuda S (2016) Mid- and long-term results of femoral component revision using the cement-in-cement technique: average 10.8-year follow-up study. J Orthop Sci 21:810–814

Ornstein E, Atroshi I, Fenzén H et al (2002) Early complications after one hundred and forty-four consecutive hip revisions with impacted morselized allograft bone and cement. J Bone Joint Surg Am 84-A:1323–1328

Ornstein E, Linder L, Ranstam J, Lewold S, Eisler T, Torper M (2009) Femoral impaction bone grating with the Exeter stem – the Swedish experience. Survivorship analysis of 1305 revisions performed between 1989 and 2002. J Bone Joint Surg Br 91-B:441–446

Pekkarinen J, Alho A, Lepisto J et al (2000) Impaction bone grafting in revision hip surgery: a high incidence of complications. J Bone Joint Surg Br 82:103–107

Piccaluga F, Gonzáles Della Valle A, Encinas Fernández JC, Pusso R (2002) Revision oft he femoral prosthesis with impaction allografting and a Charnley stem. A 2- to 12 year. J Bone Joint Surg Br 84-B:544–549

Pierson JL, Harris WH (1994) Cemented revision for femoral osteolysis in cemented arthroplasties. J Bone Joint Surg 76-B:40–44

Raut VV, Siney PD, Wroblewski BM (1996) Outcome of revision for mechanical stem failure using the cemented Charnley's stem. A study of 399 cases. J Arthroplast 11:405–410

Rosenstein A, MacDonald W, Iliadis A, McLandy-Smith P (1992) Revision of cemented fixation and cement-bone interface strength. Proc Inst Mech Eng H 206:47–49

Rudol G, Wilcox R, Jin Z, Tsiridis E (2011) The effect of surface finish and interstitial fluid on the cement-in-cement interface in revision surgery of the hip. J Bone Joint Surg Br 93-B:188–193

Sandiford NA, Jameson SS, Wilson MJ, Hubble MJ, Timperley AJ, Howell JR (2017) Cement-in-cement femoral component revision in the multiply revised total hip arthroplasty: results with a minimum follow-up of five years. Bone Joint J 99-B:199–203

Sierra RJ, Charity J, Tsiridis E, Timperley JA, Gie GA (2008) The use of long cemented stems for femoral impaction grafting in revision total hip arthroplasty. J Bone Joint Surg Am 90-A:1330–1336

So K, Kuroda Y, Matsuda S, Akiyama H (2013) Revision total hip replacement with a cemented long femoral component: minimum 9-year follow-up results. Arch Orthop Trauma Surg 133:869–874

Stefanovich-Lawbuary NS, Parry MC, Whitehous MR, Blom AW (2014) Cement in cement revision of the femoral component using a collarless triple taper: a midterm clinical and radiographic assessment. J Arthroplast 29:2002–2006

Te Stroet MA, Moret-Wever SG, de Kam DC, Gardeniers JW, Schreurs BW (2014) Cement-in-cement femoral revisions using a specially designed polished short revision stem; 24 consecutive stems followed for five to seven years. Hip Int 24:428–433

Te Stroet MAJ, Rijen WHC, Gardeniers JWM, van Kampen A, Schreurs BW (2015) The outcome of femoral component revision arthroplasty with impaction allograft bone grafting and a cemented polished Exeter stem. A prospective cohort study of 208 revision arthroplasties with a mean follow-up of ten years. Bone Joint J 5:771–779

Te Stroet MAJ, Rijnen WHC, Gardeniers WM, Van Kampen A, Scheures BW (2016) Medium-term follow-up of 92 femoral component revisions using a third-generation cementing technique. Acta Orthop 87:106–112

Ten Have BL, Brower RW, van Biezen FC, Verhaar JA (2012) Femoral revision surgery with impaction bone grafting. 31 hips followed prospectively for 10 to 15 years. J Bone Joint Surg Br 94-B:615–618

Ullmark G, Obrant KJ (2002) Histology of impacted bone-graft incorporation. J Arthroplast 17:150–157

Van Biezen FC, Ten HB, Verhaar JA (2000) Impaction bone-grafting of severely defective femora in revision total hip surgery: 21 hips followed for 41–85 months. Acta Orthop Scand 71:135–142

Van der Donk S, Buma P, Slooff TJ, Gardeniers JW, Schreurs BW (2002) Incorporation of morselized bone grafts: a study of 24 acetabular biopsy specimens. Clin Orthop Relat Res 396:131–141

Van Doorn WJ, Ten HB, van Biezen FC et al (2002) Migration of the femoral stem after impaction bone grafting: first results of an ongoing, randomised study of the Exeter and elite plus femoral stems using radiostereometric analyis. J Bone Joint Surg Br 84-B:825–831

Wallace IW, Ammon PR, Day R, Lee DA, Beaver RJ (1997) Does size matter? An investigation into the effects of particle size on impaction grafting in vitro. J Bone Joint Surg Br 79-B(Suppl III):366

Wang JS, Aspenberg P (2000) Load-bearing increases new bone formation in impacted and morselized allografts. Clin Orthop Relat Res 378:274–281

Weinrauch PC, Bell C, Wilson L, Goss B, Lutton C, Crawford RW (2007) Shear properties of bilinear polymethylmethacrylate cement mantles in revision hip arthroplasty. J Arthroplast 22:394–403

Weiss RJ, Stark A, Kärrholm J (2011) A modular cementless stem vs. cemented long-stem prostheses in revision surgery of the hip. A population-based study from the Swedish Hip Arthroplasty Register. Acta Orthop 82:136–142

Wilson MJ, Hook S, Whitehaous SL, Timperley AJ, Gie GA (2016) Femoral impaction bone grafting in revision hip arthroplasty: 705 cases from the originating centre. Bone Joint J 98-B:1611–1619

Wirtz DC, Niethard FU (1997) Ursachen, Diagnostik und Therapie der aseptischen Hüftendoprothesenlockerung – eine Standortbestimmung. Z Orthop 135:270–280

Woodbridge AB, Hubble MJ, Whitehouse SL, Wilson MJ, Howell JR, Timperley AJ (2019) The Exeter short revision stem for cement-in-cement femoral revision: a five to twelve year review. J Arthroplast 34:S297–S301

Wraighte PJ, Howard PW (2008) Femoral impaction bone allografting with an Exeter cemented collarless, polished, tapered stem in revision hip replacement. A mean follow-up of 10.5 years. J Bone Joint Surg Br 90-B:1000–1004

Young J, Vallsmshetla VR, Lawrence T (2008) The polished tri-tapered stem for cement-in-cement revision arthroplasty, a reliable and reproducible technique? Hip Int 18:272–277

Literatur Abschnitt 4.2

Ahmet S, Ismet KO, Mehmet E, Eren Y, Remzi T, Önder Y (2018) Midterm results of the cylindrical fully porous-coated uncemented femoral stem in revision patients with Paprosky I-IIIA femoral defects. J Orthop Surg 26:1–5

Ammanatullah DF, Howard JL, Siman H, Trousdale RT, Mabry TM, Berry DJ (2015) Revision total hip arthroplasty in patients with extensive proximal femoral bone loss using a fluted tapered modular femoral component. Bone Joint J 97-B:312–317

Aribinidi R, Barba M, Solomon MI, Arp P, Paprosky W (1998) Bypass fixation. Orthop Clin North Am 29:319–329

Artiaco S, Boggio F, Titolo P, Zoccola K, Bianchi P, Bellomo F (2011) Clinical experience in femoral revision with the modular Profemur R stem. Hip Int 21:39–42

Baktir A, Karaaslan F, Gencer K, Karaoglu S (2015) Femoral revision using the Wagner SL revision stem: a single-surgeon experience featuring 11–19 years of follow-up. J Arthroplast 30:827–834

Berry DJ, Harmsen WS, Ilstrup D, Lewallen DG, Cabanela ME (1995) Survivorship of uncemented proximally porous-coated femoral components. Clin Orthop Relat Res 319:168–177

Bhagia UT, Corpe RS, Steflink DE, Young TR, Schnars J (2001) Cementless S_ROM femoral component: effect of stem length on stability after extended proximal osteotomy. J South Orthop Assoc 10:6–11

Bircher HP, Riede U, Lüem M, Ochsner PE (2001) Der Wert der SL-Revisionsprothese nach Wagner zur Überbrückung großer Femurdefekte, Technik und Resultate. Orthopäde 30:294–303

Böhm P, Bischel O (2001a) Das zementfreie diaphysäre Verankerungsprinzip für den Hüftschaftwechsel bei großen Knochendefekten – analyse von 12 Jahren Erfahrung mit dem Wagner-Revisionsschaft. Z Orthop 139:229–239

Böhm P, Bischel O (2001b) Femoral revision with the Wagner SL revision stem. Evaluation of one hundred and twenty-nine revisions followed for a mean of 4,8 years. J Bone Joint Surg 83-A:1023–1031

Böhm P, Bischel O (2004) The use of tapered stems in femoral revision surgery. Clin Orthop 420:148–159

Boisgard S, Moreau PE, Tixier M, Levai JP (2001) Bone reconstruction, leg length discrepancy, and dislocation rate in 52 Wagner revision total hip arthroplasties at 44-month follow-up. Rev chir Orthop Reparative Appar Mot 87:147–154

Bolognesi MP, Pietrobon R, Clifford PE, Parker VT (2004) Comparison of a hydroxyapatite-coated sleeve and a porous-coated sleeve with a modular revision hip stem. J Bone Joint Surg 86-A:2720–2725

Bono JV, Mc Carthy JC, Lee J-A, Carangei RJ, Turner RH (2000) Fixation with a modular stem in revision total hip arthroplasty. Instr Course Lect 49:131–139

Buoncristiani AM, Dorr LD, Johnson C, Wan Z (1997) Cementless revision of total hip arthroplasty using the anatomic porous replacement revision prosthesis. J Arthroplast 12:403–415

Cameron HU (1994) The two- to six-year results with a proximally modular noncemented total hip replacement used in hip revisions. Clin Orthop Relat Res 298:47–53

Cameron HU (2001) Modulare Schäfte in der Hüftprothesenrevisionschirurgie. Orthopade 30:287–293

Canella RP, de Alencar PGC, Ganev GG, de Vinceni LF (2010) Revision total hip arthroplasty using a modular cementless distal fixation prosthesis: the ZMR hip system. Clinical and radiographic analysis of 30 cases. Rev Bras Ortop 45:279–285

Chandler H, Clark J, Murphy S, Mc Carthy J, Penenberg B, Danylchuk K, Roehr B (1994) Reconstruction of major segmental loss of the proximal femur in revision total hip arthroplasty. Clin Orthop Relat Res 298:67–74

Chandler HP, Ayres DK, Tan RC, Anderson LC, Varma AK (1995) Revision total hip replacement using the S-ROM femoral component. Clin Orthop Relat Res 319:130–140

Chen WM, McAuley JP, Engh CA Jr, Hopper RH Jr, Engh CA (2000) Extended slide trochanteric osteotomy for revision total hip arthroplasty. J Bone Joint Surg 82-A:1215–1219

Christie MJ, DeBoer DK, Tingstad EM, Capps M, Brinson MF, Trick LW (2000) Clinical experience with a modular noncemented femoral component in revision total hip arthroplasty, 4- to 7-Year Results. J Arthroplast 15:840–848

Desai RR, Malkani AI, Hitt KD et al (2012) Revision total hip arthroplasty using a modular femoral implant in Paprosky III and IV femoral bone loss. J Arthroplast 27:1492–1498

Ding ZC, Ling TX, Yuan MC, Qin YZ, Mou P, Wang HY, Zhou ZK (2020) Minimum 8-year follow-up of revision THA with severe femoral bone defects using extensively porous-coated stems and cortical strut allografts. BMC Musculoskelet Disord 21:218

Dyreborg K, Petersen MM, Balle SS, Kjersgaard AG, Solgaard S (2020) Observational study of a new modular femoral revision system. World J Orthop 11:167–176

Dzaja I, Lyons MC, McCalden RW, Naudie DDD, Howard JL (2014) Revision hip arthroplasty using a modular revision system in cases of severe bone loss. J Arthroplast 29:1594–1597

Engh CA, Glassman AH, Suthers KE (1990) The case for porous-coated hip implants. The femoral side. Clin Orthop Relat Res 261:63–81

Engh CA, Culpepper WJ, Kassapidis E (1998) Revision of loose cementless femoral prostheses to larger porous coated components. Clin Orthop Relat Res 347:168–178

Ferruzzi A, Calderoni P, Gualtieri G (2003) Hip prostheses revisions with LS stem: indications and results. Chir Organi Mov 88:285–289

Fink B, Grossmann A, Schubring S, Schulz MS, Fuerst M (2007) A modified transfemoral approach using modular cementless revision stems. Clin Orthop Relat Res 462:105–114

Fink B, Grossman A, Schubring S, Schulz MS, Fuerst M (2009) Short-term results of hip revisions with a curved cementless modular stem in association with the surgical approach. Arch Orthop Trauma Surg 129:65–73

Fink B, Grossmann A, Schulz M (2011) Bone regeneration in the proximal femur following implantation of modular revision stems with distal fixation. Arch Orthop Trauma Surg 131:465–470

Fink B, Urbansky K, Schuster P (2014) Mid term results with the curved modular tapered, fluted titanium Revitan stem in revision hip replacement. Bone Joint J 96-B:889–895

Gabor JA, Padilla A, Feng JE, Schnaser E, Lujes WG, Park KJ, Incova S, Vigdorchil J, Schwarzkopf R (2020) Short-term outcomes with the REDAPT monolithic, tapered, fluted, grit-blasted, forged titanium revision femoral stem. Bone Joint J 102-B:191–197

Glassman AH, Engh CA (1995) Cementless revision for femoral failure. Orthopedics 18:851–853

Gosens T, van Langelaan EJ (2005) Clinical and radiological outcome of hydroxyapatite-coated femoral stem in revision hip arthroplasty. Int Orthop 29:219–223

Grünig R, Morscher E, Ochsner PE (1997) Three- to 7-year results with the uncemented SL femoral revision prosthesis. Arch Orthop Trauma Surg 116:187–197

Gutiérrez del Alamo J, Garcia-Cimbrelo E, Castellanos V, Gil-Garay E (2007) Radiographic bone regeneration and clinical outcome with the Wagner SL revision stem. A 5-year ot 12-year follow-up study. J Arthroplast 22:515–524

Hancock DS, Sharplin PK, Larsen PD, Phillips FT (2019) Early radiological and functional outcomes for a cementless press-fit design modular femoral stem revision system. Hip Int 29:35–40

Hartwig CH, Böhm P, Czech U, Reize P (1996) The Wagner revision stem in alloarthroplasty of the hip. Arch Orthop Trauma Surg 115:5–9

Hashem A, Al-Azzawi A, Riyadh H, Mukka S, Syed-Noor A (2018) Cementless, modular, distally fixed stem in hip revision arthroplasty: a single-center study of 132 consecutive hips. Eur J Orthop Surg Traumatol 28:45–50

Head WC, Wagner RA, Emerson RH, Malinin T (1993) Restoration of femoral bone stock in revision total hip arthroplasty. Orthop Clin North Am 24:697–703

Head WC, Wagner RA, Emerson RH, Malinin TI (1994) Revision total hip arthroplasty in the deficient femur with a proximal load-bearing prosthesis. Clin Orthop Relat Res 298:119–126

Head WC, Malinin TI, Emerson RH, Mallory TH (2000) Restoration of bone stock in revision surgery of the femur. Int Orthop 24:9–14

Head WC, Emerson RH, Higgins LL (2001) A titanium cementless calcar replacement prosthesis in revision surgery of the femur. 13-year experience. J Arthroplast 16:183–187

Hellmsn MD, Kearns SM, Bohl DD, Haughom BD, Levine BR (2017) Revision total hip arthroplasty with a monoblock splined tapered grit-blasted titanium stem. J Arthroplast 32:3698–3703

Hoberg M, Konrads C, Engelien J, Oschmann D, Holder M, Walcher M, Rudert M (2015) Outcome of a modular tapered uncemented titanium femoral stem in revision hip arthroplasty. Int Orthop 39:1709–1713

Holt G, McCaul J, Jones B, Ingram R, Stark A (2011) Outcome after femoral revision using the Restoration cone/conical femoral revision stem. Orthopaedics 34:11

van Houwelingen AP, Duncan CP, Masri BA, Greidanus NV, Garbuz DS (2013) High survival of modular tapered stems for proximal femoral bone defects at 5 to 10 years follow-up. Clin Orthop Relat Res 471:454–462

Hussamy O, Lachiewicz PF (1994) Revision total hip arthroplasty with the BIAS femoral component. J Bone Joint Surg 76-A:1137–1148

Imbuldeniya AM, Walter WK, Zicat BA, Walter WL (2014) The S-ROM hydroxyapatite proximally-coated modular femoral stem in revision hip replacement. Results of 397 hips at a minimum ten-year follow-up. Bone Joint J 96-B:730–736

Isacson J, Stark A, Wallensten R (2000) The Wagner revision prosthesis consistently restores femoral bone structure. Int Orthop 24:139–142

Jibodh SR, Schwarzkopf R, Anthony SG, Malchau H, Dempsey KE, Estik DM II (2013) Revision hip arthroplasty with a modular cementless stem: mid-term follow up. J Arthroplast 28:1167–1172

Kessler S, Kinkel S, Kafer W, Puhl W (2002) Revision total hip arthroplasty: how do metaphyseal onset, diaphyseal fill and a three-point-stem-fixation influence the postoperative subsidence of a revision straight-stem? Z Orthop 140:595–602

Kim Y-H (2004) Cementless revision hip arthroplasty using strut allografts and primary cementless proximal porous-coated prosthesis. J Arthroplast 19:573–581

Kim Y-H, Park J-W, Kim J-S, Rastogi D (2015) High survivorship with cementless stems and cortical strut allografts for large femoral bone defects in revision THA. Clin Orthop Relat Res 473:2990–3000

Klauser W, Bangert Y, Lubinus P, Kendoff D (2013) Medium-term follow-up of a modular tapered titanium stem in revision total hip arthroplasty: a single-surgeon experience. J Arthroplast 28:84–89

Kolstad K, Adalberth G, Mallmin H, Milbrink J, Sahlstedt B (1996) The Wagner revision stem for severe osteolysis. Acta Orthop Scand 67:541–544

Köster G, Walde TA, Willert H-G (2008) Five- to 10-year results using a noncemented modular revision stem without bone grafting. J Arthroplast 23:964–970

Krishnamurthy AB, MacDonald SJ, Paprosky WG (1997) 5-to 13-Year follow-up study on cementless femoral components in revision surgery. J Arthroplast 12:839–847

Kwong KL, Miller AJ, Lubinus P (2003) A modular distal fixation option for proximal bone loss in revision total hip arthroplasty: a 2- to 6-year follow-up study. J Arthroplast 18(3 Suppl 1):94–97

Lakstein D, Backstein D, Safir O, Kosashvili Y, Gross AE (2010) Revision total hip arthroplasty with porous-coated modular stem. 5 to 10 years followup. Clin Orthop Relat Res 468:1310–1315

Lawrence JM, Engh CA, Macalino GE (1993) Revision total hip arthroplasty. Long-term results without cement. Orthop Clin North Am 24:635–644

Lawrence JM, Engh CA, Macalino GE, Lauro GR (1994) Outcome of revision hip arthroplasty done without cement. J Bone Joint Surg 76-A:965–973

Li H, Chen F, Wan Z, Chen Q (2016) Comparison of clinical efficacy between modular cementless stem prostheses and coated cementless long-stem prostheses on bone defect in hip revision arthroplasty. Med Sci Monit 22:670–677

Lombardi Lombardi AV Jr, Berend KR, Mallory TH, Adams JB (2007) Modular calcar replacement prosthesis with strengthened taper junction in total hip arthroplasty. Surg Technol Int 16:206–209

Lyu SR (2003) Use of Wagner cementless self-locking stems for massive bone loss in hip arthroplasty. J Orthop Surg (Hong Kong) 11:43–47

Mahoney OM, Kinsey TL, Asayama I (2010) Durable fixation with a modern fully hydroxyapatite-coated long stem in complex revision total hip arthroplasty. J Arthroplast 25:355–362

Malkani AL, Lewallen DG, Cabanela ME, Wallrichs SL (1996) Femoral component revision using an uncemented, proximally coated, long-stem prosthesis. J Arthroplast 11:411–418

Mandellos GH, Kotsovolos H, Handes M et al (2001) Long distal fitting Wagner stem in failed total hip arthroplasty with extensive bone loss. Acta Orthop Trumat Hellencia 52:285–289

Mantelos G, Koulouvaris P, Kotsovolos H, Xenakis T (2008) Consistent new bone formation in 95 revisions: average 9-year follow-up. Orthopedics 31:654

McCarthy JC, Lee J (2007) Complex revision total hip arthroplasty with modular stems at a mean of 14 years. Clin Orthop Relat Res 465:166–169

McInnis DP, Horne G, Devane PA (2006) Femoral revision with a fluted, tapered, modular stem. Seventy patients followed for a mean of 3.9 years. J Arthroplast 21:372–380

Mehran N, North T, Laker M (2013) Failure of a modular hip implant at the stem-sleeve interface. Orthopedics 36:e978–e981

Miner TM, Momberger NG, Chong D, Paprosky WL (2001) The extended trochanteric osteotomy in revision hip arthroplasty. A critical review of 166 cases at mean 3-year, 9-month follow-up. J Arthroplast 16(Suppl):188–194

Moreland JR, Bernstein ML (1995) Femoral revision hip arthroplasty with uncemented, porous-coated stems. Clin Orthop Relat Res 319:141–150

Moreland JR, Moreno MA (2001) Cementless femoral revision arthroplasty of the hip: minimum 5 years followup. Clin Orthop Relat Res 393:194–201

Moreta J, Uriare I, Foruria X, Lorono A, Agirre U, Jáurequi I, Martinez-de Los Mozos JL (2018) Medium term outcomes of the S-ROM modular femoral stem in revision hip replacement. Eur J Orthop Surg Traumatol 28:1327–1334

Mulliken BD, Rorabeck CH, Bourne RB (1996) Uncemented revision total hip arthroplasty. Clin Orthop Relat Res 325:156–162

Mumme T, Müller-Rath R, Andereya S, Wirtz DC (2007) Zementfreier Femurschaftwechsel in der Moularen Revisions Prothese MRP-Titan-Revisionsschaft. Oper Orthop Traumatol 19:56–77

Munro JT, Garbuz DS, Masri BA, Duncan CP (2012) Role and results of tapered fluted modular titanium stems in revision total hip arthroplasty. J Bone Joint Surg Br 94(11 Suppl A):58–60

Murphy SB, Rodriguez J (2004) Revision total hip arthroplasty with proximal bone loss. J Arthroplast 19:115–119

Ngu AWT, Rowan FE, Carli AV, Haddad FS (2019) Single 3° tapered fluted femoral stems demonstrate low subsidence at mid-term follow-up in severe bone deficiency. Ann Transl Med 7:725

Ovesen O, Emmeluth C, Hofbauer C, Overgaard S (2010) Revision total hip arthroplasty using a modular tapered stem with distal fixation. Good short-term results in 125 revisions. J Arthroplast 25:348–354

Palumbo BT, Morrison KL, Baumgarten AS, Stein MI, Haidukewych GJ, Bernasek TL (2013) J Arthroplast 28:690–694

Paprosky WG, Greidanus NV, Antoniou J (1999) Minimum 10-year-results of extensively porous-coated stems in revision hip arthroplasty. Clin Orthop 369:230–242

Paprosky WG, Weeden SH, Bowling JW Jr (2001) Component removal in revision total hip arthroplasty. Clin Orthop Relat Res 393:181–193

Park YS, Lim SJ (2010) Long-term comparison of porous and hydroxyapatite sleeves in femoral revision using the S-ROM modular stem. Hip Int 20:179–186

Park YS, Moon YM, Lim SJ (2007) Revision total hip arthroplasty using a fluted and tapered modular distal fixation stem with and without extended trochanteric osteotomy. J Arthroplast 22:993–999

Pattyn C, Mulliez A, Verdonk R, Audenaert E (2012) Revision hip arthroplasty using a cementless modular tapered stem. Int Orthop 36:35–41

Pelt CE, Stagg ML, van Dine C, Anderson MB, Peters CL, Gililland JM (2019) Early outcomes after revision total hip arthroplasty with a modern modular femoral revision stem in 65 consecutive cases. Arthroplasty Today 5:106–112

Peters CL, Rivero DP, Kull LR, Jacobs JJ, Rosenberg AG, Galante JO (1995) Revision total hip arthroplasty without cement: subsidence of proximally porous-coated femoral components. J Bone Joint Surg 77-A:1217–1226

Piao S, Zhou YG, Du YQ, Ma HY, Sun JY, Gao ZS, Peng YW, Wu WM (2017) Clinical results in early and mid term of using the S-ROM femoral stem in revision. Zhongguo Gu Shang 30:322–328

Picado CHF, Savarese A, dos Santos Cardamoni V, Sugo AT, Garica FL (2019) Clinical, radiographic, and survivorship analysis of a modular fluted tapered stem in revision hip arthroplasty. J Orthop Surg 28:1–8

Regis D, Sandri A, Bonetti I, Graggion M, Bartolozzi P (2011) Femoral revision with Wagner tapered stem. A ten-to 15 year follow-up study. J Bone Joint Surg Br 93:1320–1326

Restrepo C, Mashadi M, Parvizi J, Austin MS, Hozack WJ (2011) Modular femoral stems for revision total hip arthroplasty. Clin Orthop Relat Res 469:476–482

Revision Total Hip Arthroplasty Study Group (2013) A comparison of modular tapererd versus modular cylindrical stems for complex femoral revisions. J Arthroplast 28(8 Suppl):71–73

Richards CJ, Duncan CP, Masri BA, Garbuz DS (2010) Femoral revision hip arthroplasty. A comparison of two stem designs. Clin Orthop Relat Res 468: 491–496

Rieger B, Ilchmann T, Bollinger L, Stoffel KK, Zwicky L, Clauss M (2018) Mid-term results of revision total hip arthroplasty with an uncemented modular femoral component. Hip Int 28:84–89

Riesgo AM, Hochfelder JP, Adler EM, Slover JD, Specht LM, Iorio R (2015) Survivorship and complications of revision total hip arthroplasty with a mid-modular femoral stem. J Arthroplast 30:2260–2263

Rodirguez JA, Fada R, Murphy SB, Rasquinha VJ, Ranawat CS (2009) Two-year to five-year follow-up of femoral defects in femoral revision treated with the Link MP modular stem. J Arthroplast 24:751–758

Rodriguez JA, Deshmukh AJ, Klauser WU, Rasquinha VJ, Lubinus P, Ranawat CS (2011) Patterns of osseointegration and remodeling in femoral revision with bone loss using modular, tapered, fluted, titanium stems. J Arthroplast 26:1409–1417

Sandiford NA, Garbuz DS, Masri BA, Duncan CP (2017) Nonmodular tapered fluted titanium stems osseointegrate reliably at short term in revision THAs. Clin Orthop Relat Res 475:186–192

Schofer MD, Efe T, Heyse TJ, Timmesfeld N, Velte R, Hinrichs F, Schmitt J (2010) Zementfreier Femurschaftwechsel mit einem modularen Hüftendoprothesenrekonstruktionsschaft. Orthopäde 39:209–216

Schuh A, Werber S, Holzwarth U, Zeiler G (2004a) Cementless modular hip revision arthroplasty using the MRP Titan Revision Stem: outcome of 79 hips after an average of 4 years' follow-up. Arch Orthop Trauma Surg 124:306–309

Schuh A, Holzwarth U, Zeiler G (2004b) Titanium modular revision prosthesis stem in revision hip prosthesis. Orthopade 33:63–67

Singh SP, Bhalodiya HP (2013) Results of Wagner SL revision stem with impaction bone grafting in revision total hip arthroplasty. Indian J Orthop 47:357–363

Skyttä ET, Eskelinen A, Remes V (2012) Successful femoral reconstruction with a fluted and tapered modular distal fixation stem in revision total hip arthroplasty. Scand J Surg 101:222–226

Smith JA, Dunn HK, Manaster BJ (1997) Cementless femoral revision arthroplasty, 2-to 5-year results with a modular titanium alloy stem. J Arthroplast 12:194–201

Smith MA, Deakin AH, Allen D, Baines J (2016) Midterm outcomes of revision total hip arthroplasty using a modular revision hip system. J Arthroplast 31:446–450

Spitzer AI (2005) The S-ROM cementless femoral stem: history and literature review. Orthopedics 28:S1117–S1124

Stimac JD, Boles J, Parkes N, Della Valle AG, Boettner F, Westrich GH (2014) Revision total hip arthroplasty with modular femoral stems. J Arthroplast 29:2167–2170

Sugimura T, Tohkura A (1998) THA revision with extensively porous-coated stems. Acta Orthop Scand 69:11–13

Tamvakopoulos GS, Servant CT, Clark G, Ivory JP (2007) Medium-term follow-up series using a modular distal fixation prosthesis to address proximal femoral bone deficiency in revision total hip arthroplasty. A 5- to 9-year follow-up study. Hip Int 17:143–149

Wagner H (1987) Revisionsprothese für das Hüftgelenk bei schwerem Knochenverlust. Orthopäde 16:295–300

Wagner H (1989) Revisionsprothese für das Hüftgelenk. Orthopäde 18:438–453

Wagner H, Wagner M (1993) Femur-Revisionsprothese. Z Orthop 131:574–577

Walter WL, Walter WK, Zicat B (2006) Clinical and radiographic assessment of a modular cementless ingrowth femoral stem system for revision hip arthroplasty. J Arthoplasty 21:172–178

Wang L, Dai Z, Wen T, Li M, Hu Y (2013) Three to seven year follow-up of a tapered modular femoral prosthesis in revision total hip arthroplasty. Arch Orthop Trauma Surg 133:275–281

Warren PJ, Thompson P, Flechter MDA (2002) Transfemoral implantation of the Wagner SL stem. The abolition of subsidence and enhancement of osteotomy union rate using Dall-Miles cables. Arch Orthop Trauma Surg 122:557–560

Weber M, Hempfing A, Orler R, Ganz R (2002) Femoral revision using the Wagner stem: results at 2–9 years. Int Orthop 26:36–39

Weeden SH, Paprosky WG (2002) Minimal 11-year follow-up of extensively porous-coated stems in femoral revision total hip arthroplasty. J Arthroplast 17(Suppl):134–137

Wehrli U (1991) Wagner-Revisionsprothesenschaft. Z Unfallchir Versicherungsmed 84:216–224

Wei-Li, Lian YY, Yue Q, Yue WJ, Zhao CB, Meng QG (2011) Revision hip arthroplasties with use of the modular S-ROM prosthesis. Indian J Med Sci 65:444–451

Weiss RJ, Stark A, Kärrholm J (2011) A modular cementless stem vs. cemented long-stem prostheses in revision surgery of the hip. A population-based study from the Swedish Hip Arthroplasty Register. Acta Orthop 82:136–142

Wilkes RA, Birch J, Pearse MF, Lee M, Atkins RM (1994) The Wagner technique for revision arthroplasty of the hip: a review of 24 cases. J Orthop Rheumatol 7:196–198

Wimmer MD, Randau TM, Deml MC, Ascherl R, Nöth U, Forst R, Gravius N, Wirtz D, Gravius S (2013) Impaction grafting in femur in cementless modular revision total hip arthroplasty: a descriptive outcome analysis of 243 cases with the MRP-Titan revision implant. BMC Musculoskelet Disord 14:19

Wirtz D, Gravius S, Ascherl R, Thorweihe M, Forst R, Noeth U, Maus UM, Wimmer MD, Zeiler G, Deml MC (2014) Uncemented femoral revision arthroplasty using a modular tapered, fluted titanium sem. 5- to-16-years results in 163 cases. Acta Orthop 85:562–569

Wirtz DC, Heller KD, Holzwarth U, Siebert C, Pitto RP, Zeiler G, Blencke BA, Forst R (2000) A modular femoral implant for uncemented stem revision in THR. Int Orthop 24:134–138

Wood TJ, Alzahrani M, Marsh JD, Somerville LE, Vasarhelyi EM, Lanting BA (2019) Use of the Corail stem for revision total hip arthroplasty: evaluation of clinical outcomes and cost. J Can Chir 62:78–82

Woolson ST, Delaney TJ (1995) Failure of a proximally porous-coated femoral prosthesis in revision total hip arthroplasty. J Arthroplast 10(Suppl):S22–S28

Wronka KS, Cnudde PHJ (2016) Midterm results following uncemented, modular, fully porous coated stem used in revision hip arthroplasty: comparison of two stem systems. J Orthop 13:298–300

Zang J, Uchiyama K, Moriya M, Fuksuhima K, Takahira N, Takaso M (2019) Long-term outcomes of Wagner self-locking stem with bone allograft for Paprosky type II and III bone defects in revision total hip arthroplasty: a mean 15.7 year follow-up. J Orthop Surg 27:1–6

Zhang ZD, Zhuo Q, Zhang QM, Song JL, Yang F, Chen JY (2015) Application of modular cementless femoral stems in complex revision hip arthroplasty. Zhongguo Gu Shang 28:198–204

Literatur Abschnitt 4.3

Aspinall GR, Nicholls A, Kerry RM, Hamer AJ, Stockley I (2004) The short term outcome of the Huckstep hip prosthesis. Orthop Proc 86-A(Suppl I):72

Bircher H P, Riede U, Lüem M, Ochsner PE (2001) Der Wert der SL-Revisionsprothese nach Wagner zur Überbrückung großer Femurdefekte. Technik und Resultate. Orthopäde 30:294–303

De Menezes DFA, Le Béguec P, Sieber HP, Goldschild M (2012) Stem and osteotomy lengh are critical for the transfemoral approach and cementless stem revision. Clin Orthop Relat Res 470:883–888

Eingärtner C, Ochs U, Egetemeyer D, Volkmann R (2007) Treatment of periprosthetic femoral fractures with the Bicontact revision stem. Z Orthop Unfall 145(Suppl 1):S29–S33

Fink B, Hahn M, Fuerst M, Thybaut L, Delling G (2005) Principle of fixation of the cementless modular revision stem Revitan. Unfallchirurg 108:1029–1037

Fink B, Grossman A, Schubring S, Schulz MS, Fuerst M (2009) Short-term results of hip revisions with a curved cementless modular stem in association with the surgical approach. Arch Orthop Trauma Surg 129:65–73

Fink B, Grossmann A, Fuerst M (2010) Distal interlocking screws with a modular revision stem for revision total hip arthroplasty in severe bone defects. J Arthroplast 25:759–765

Kirk KL, Potter BK, Lehman R, Xenos JS (2007) Effect of distal stem geometry on interface motion in uncemented revision total hip prostheses. Am J Orthop 36:545–549

Mohamed N, Schatzker J, Hearn T (1993) Biomechanical analysis of a distally interlocked press-fit femoral total hip prosthesis. J Arthroplast 8:129–132

Mumme T, Müller-Rath R, Andereya S, Wirtz DC (2007) Zementfreier Femurschaftwechsel in der Moularen Revisions Prothese MRP-Titan-Revisionsschaft. Oper Orthop Traumatol 19:56–77

Paprosky WG, Greidanus NV, Antoniou J (1999) Minimum 10-year-results of extensively porous-coated stems in revision hip arthroplasty. Clin Orthop 369:230–242

Pierson JL, Small SR, Rodriguez JA et al (2015) The effect of taper angle and spline geometry on the initial stability of tapered, splined modular titanium stems. J Arthroplast 30:1254–1259

Russell RD, Pierce W, Huo MH (2016) Tapered vs cylindrical stem fixation in a model of femoral bone deficiency in revision total hip arthroplasty. J Arthroplast 31:1352–1355

Tangsataporn S, Safir OA, Vincent AD, Abdelbary H, Gross AE, Kuzyk PRT (2015) Risk factors for subsidence of a modular tapered femoral stem used for revision total hip arthroplasty. J Arthroplast 30:1030–1134

Wagner H (1989) Revisionsprothese für das Hüftgelenk. Orthopäde 18:438–453

Wagner H, Wagner M (1993) Femur-Revisionsprothese. Z Orthop 131:574–577

Weeden SH, Paprosky WG (2002) Minimal 11-year follow-up of extensively porous-coated stems in femoral revision total hip arthroplasty. J Arthroplast 17(Suppl):134–137

Wimmer MD, Randau TM, Deml MC, Ascherl R, Nöth U, Forst R, Gravius N, Wirtz D, Gravius S (2013) Impaction grafting in femur in cementless modular revision total hip arthroplasty: a descriptive outcome analysis of 243 cases with the MRP-Titan revision implant. BMC Musculoskelet Disord 14:19

Literatur Abschnitt 4.4

Ammanatullah DF, Howard JL, Siman H, Trousdale RT, Mabry TM, Berry DJ (2015) Revision total hip arthroplasty in patients with extensive proximal femoral bone loss using a fluted tapered modular femoral component. Bone Joint J 97-B:312–317

Eingärtner C, Ochs U, Egetemeyer D, Volkmann R (2007) Treatment of periprosthetic femoral fractures with the Bicontact revision stem. Z Orthop Unfall 145(Suppl 1):S29–S33

Heinecke M, Layer F, Matziolis G (2019) Anchoring of a kinked uncemented femoral stem after preparation with a straight or a kinked reamer. Orthop Surg 11:705–711

van Houwelingen AP, Duncan CP, Masri BA, Greidanus NV, Garbuz DS (2013) High survival of modular tapered stems for proximal femoral bone defects at 5 to 10 years follow-up. Clin Orthop Relat Res 471:454–462

Huddleston JI, Testreault MW, Yu M, Bedair H, Hansen VJ, Choi H-R, Goodman SB, Sporer MD, Della Valle CJ (2016) Is there a benefit to modularity in „simpler“ femoral revisions? Clin Orthop Relat Res 474:415–420

Klauser W, Bangert Y, Lubinus P, Kendoff D (2013) Medium-term follow-up of a modular tapered titanium stem in revision total hip arthroplasty: a single-surgeon experience. J Arthroplast 28:84–89

Pierson JL, Small SR, Rodriguez JA et al (2015) The effect of taper angle and spline geometry on the initial stability of tapered, splined modular titanium stems. J Arthroplast 30:1254–1259

Swanson TV (2009) Tapered, fluted femoral fixation. In: Brown TF, Cui Q, Mihalko WM et al (Hrsg) Arthriits and arthroplasty. Elsevier, Philadelphia, S 354–362

Wang L, Dai Z, Wen T, Li M, Hu Y (2013) Three to seven year follow-up of a tapered modular femoral prosthesis in revision total hip arthroplasty. Arch Orthop Trauma Surg 133:275–281

Literatur Abschnitt 4.5

Al-Taki MM, Masri BA, Duncan CP et al (2011) Quality of life following proximal femoral replacement using a modular system in revision THA. Clin Orthop Relat Res 469:470–475

Amanatullah DF, Trousdale RT, Hanssen AD, Lewallen DG, Taunton MJ (2014) Non-oncologic total femoral arthroplasty: retrospective review. J Arthroplast 29:2013–2015

Artiaco S, Boggop F, Colzani G, Titolo P, Zoccola K, Bainchi P, Bellomo F (2015) Megaprostheses in the revision of infected total hip arthroplasty. Clinical series and literature review. Bull Hosp Joint Dis 73:229–232

Babis GC, Sakellariou VI, O'Connor MI et al (2010) Proximal femoral allograft prosthesis composites in revision hip replacement: a 12 year follow-up study. J Bone Joint Surg Br 92-B:349–355

Berend KR, Lombardi AV Jr, Mallory TH, Adams JB, Dodds KL (2004) Total femoral arthroplasty for salvage of end-stage prosthesis disease. Clin Orthop Relat Res 2:162–170

Bertani A, Helix M, Louis ML et al (2009) Total hip arthroplasty in severe segmental femoral bone loss situations: use of a reconstruction modular stem design (JVC IX). Retrospective study of 23 cases. Orthop Traumatol Surg Res 95:491–497

Blackley HR, Davis AM, Htichson CR et al (2001) Proximal femoral allografts for reconstruction of bone stock in revision arthroplasty of the hip. A nine to fifteen-year follow-up. J Bone Joint Surg Am 83-A:346–354

Chandler H, Clark J, Murphy S et al (1994) Reconstruction of major segmental loss of the proximal femur in revision total hip arthroplasty. Clin Orthop Relat Res 298:67–74

Colman M, Choi I, Chen A et al (2014) Proximal femoral replacement in the management of acute periprosthetic fractures of the hip: a cpmpeting risks survival analysis. J Arthroplast 29:422

Curtin M, Bryan C, Murphy E, Murphy CG, Curtin W (2016) Early results of the LPS limb preservation system in the management of periprosthetic femoral fractures. J Orthop 14:34–37

Dean BJF, Matthews JJ, Pric A et al (2012) Modular endoprosthetic replacement for faile internal fixation of proximal femur following trauma. Int Orthop 36:731–734

Fontain JR, Dalby-Bell J, Caroll FA, Stockley I (2007) The use of total femoral arthroplasty as a limb salvage procedure: the Sheffield experience. J Arthroplast 22:663–669

Friesecke C, Plutat J, Block A (2005) Revision arthroplasty with use of a total femur prosthesis. J Bone Joint Surg Am 87-A:2693–2701

Gebert C, Wessling M, Götze C et al (2010) The Modular Universal Tumour and Revision System (MUTARS) in endoprosthetic revision surgery. Int Orthop 34:1261–1265

Graham NM, Stockley I (2004) The use of structural proximal femoral allografts in complex revision hip arthroplasty. J Bone Joint Surg 86:337–343

Grammatopulos G, Alvand A, Martin H, Whitwell D, Taylor A, Gibbons CL (2016) Five-year outcome of proximal femoral endoprosthetic arthroplasty for non-tumour indications. Bone Joint J 98-B:1463–1470

Gross AE, Hutchison CR, Alexeeff M et al (1995) Proximal femoral allografts for reconstruction of bone stock in revision arthroplasty of the hip. Clin Orthop Relat Res 319:151–158

Haddad FS, Spangehl MJ, Masri BA et al (2000) Circumferential allograft replacement of the proximal femur. A critical analysis. Clin Orthop Relat Res 371:98–107

Haentjens P, De Boeck H, Opdecam P (1996) Proximal femoral replacement prosthesis for salvage of failed hip arthroplasty: complications in a 2–11 year follow-up study in 19 elderly patients. Acta Orthop Scand 67:37–42

Head WC, Berklacich FM, Malinin TI, Emerson HC Jr (1987) Proximal femoral allografts in revision total hip arthroplasty. Clin Orthop Relat Res 225:22–36

Head WC, Hillyard JM, Emerson RH, Peters Jr PC (1993) Proximal femoral allografs in revision total hip arthroplasty. Semin Arthroplast 4:92–98

Hoell S, Butschek S, Gosheger G, Dedy N, Dieckmann R, Henrichs M, Daniilidis K, Hardes J (2011) Intramedullary and total femur replacement in revision arthroplasty as a last limb-saving option: is there any benefit from the less invasive intramedullary replacement? J Bone Joint Surg Br 93:1545–1549

Kellett CF, Boscainos PJ, Maury AC et al (2007) Proximal femoral allograft treatment of Vancouver type-B3 periprosthetic femoral fractures after total hip arthroplasty. Surgical technique. J Bone Joint Surg Am 89-A(Suppl 2):S68–S79

Klein GR, Parvizi J, Rapuri V, Wolf CF, Hozack WJ, Sharkey PF, Purtill JJ (2005) Proximal femoral replacement for the treatment of periprosthetic fractures. J Bone Joint Surg Am 87-A:1777–1781

Korim MT, Esler CN, Ashford RU (2014) Systematic review of proximal femoral arthroplasty for non-neoplastic conditions. J Arthroplast 29:2117–2121

Lakstein D, Kosashvili Y, Backstein D et al (2010) Modified trochanteric slide for complex hip arthroplasty: clinical outcomes and complication rates. J Arthroplast 25:363

Lee SH, Ahn YJ, Chung SJ, Kim BK, Hwang JH (2009) The use of allograft prosthesis composite for extensive proximal bone deficiencies: a 2- to 9.8-year follow-up study. J Arthroplast 24:1241–1248

Lombardi AV Jr, Berend KR (2006) The shattered femur: radical solution options. J Arthroplast 21:107–111

Lundh F, Sayed-Noor AS, Brosjö O et al (2014) Megaprosthetic reconstruction for periprosthetic of highly comminuted fractures of the hip and knee. Eur J Orthop Surg Traumatol 24:553–557

Malkani AL, Settecem JJ, Sim FH et al (1995) Long-term results of proximal femoral replacement for non-neoplastic disorders. J Bone Joint Surg Br 77-B:351–356

Maury AC, Pressman A, Cayen B et al (2006) Proximal femoral allograft treatment of Vancouver type-B3 periprosthetic femoral fractures after total hip arthroplasty. J Bone Joint Surg Am 88:953–958

McLean AI, Patton JT, Moran M (2012) Femoral replacement for salvage of periprosthetic fracture around a total hip replacement. Injury 43:1166–1169

Muhyeddine M, Al-Taki MD, Masri BA, Duncan CP, Garbuz DS (2011) Quality of life following proximal femoral replacement using a modular system in revision THA. Clin Orthop Relat Res 469:470–475

Parvizi J, Sim FH (2004) Proximal femoral replacements with megaprostheses. Clin Orthop Relat Res 420:169–175

Parvizi J, Tarity TD, Slenker N et al (2007) Proximal femoral replacement in patients with non-neoplastic conditions. J Bone Joint Surg Am 89-A:1036–1043

Peters CJ, Hickman JM, Erickson J, Lombardi AV, Berend KR, Mallory TH (2006) Intramedullary total femoral replacement for salvage of the compromised femur associated with hip and knee arthroplasty. J Arthroplast 21:53–58

Safir O, Kellett CF, Flint M, Backstein D, Gross AE (2009) Revision of the deficient proximal femur with a proximal femoral allograft. Clin Orthop Relat Res 467:206–212

Sakellariou VI, Babis GC (2014) Management bone loss of the proximal femur in revision hip arthroplasty: update on reconstructive options. World J Orthop 5:614–622

Schoenfeld AJ, Leeson MC, Vrabec GA et al (2008) Outcomes of modular proximal femoral replacement in treatment of complex proximal femoral fractures: a case series. Int J Surg 6:140–146

Sewell MD, Hanna SA, Carrington RW et al (2010) Modular proximal femoral replacement in salvage hip surgery for non-neoplastic conditions. Acta Orthop Belg 76:493–502

Shih ST, Wang JW, Hsu CC (2007) Proximal femoral megaprosthesis for failed total hip arthroplasty. Chang Gung Med J 30:73–80

Sim FH, Chao EY (1998) Hip salvage by proximal femoral replacement. J Bone Joint Surg Am 63-A:1228–1239

Sternheim A, Rogers BA, Kuzyk PR, Safir OA, Backstein D, Gross AE (2012) Segmental proximal femoral bone loss and revision total hip replacement in patients with developmental dysplasia of the hip. J Bone Joint Surg Br 94:762–767

Sternheim A, Drexler M, Kuzyk PR, Safir OA, Backstein DJ, Gross AE (2014) Treatment of failed allograft prosthesis composites used for hip arthroplasty in the setting of severe proximal femoral bone defects. J Arthroplast 29:1058–1062

Töpfer A, Harrasser N, Petzschner I, Pohlig F, Lenze U, Gerdesmeyer L, Pförringer D, Töpfer M, Beier M, Crönlein M, von Eisenhart-Rothe R, Mühlhofer H (2016) Short- to long-term follow-up of total femoral replacement in non-oncologic patients. BMC Musculoskelet Disord 17:498

Vastel L, Lemoine CT, Kerboull M, Courpied JP (2007) Structural allograft and cemented long-stem prosthesis for complex revision hip arthroplasty: use of a trochanteric claw plate improves final hip function. Int Orthop 31:851–857

Viste A, Perry KL, Taunton MJ, Hanssen AD, Abdel MP (2017) Proximal femoral replacement in contemporary revision total hip arthroplasty for severe femoral bone loss: a review of outcomes. Bone Joint J 99-B:325–329

Wang JW, Wang CJ (2004) Proximal femoral allografts for bone deficiencies in revision hip arthroplasty: a medium-term follow-up study. J Arthroplast 19:845–852

Zmolek JC, Dorr LD (1993) Revision total hip arthroplasty: the use of solid allograft. J Arthroplast 8:361–370

Literatur Kapitel 5

Artiaco S, Fusini F, Colzani G, Aprato A, Zoccola K, Masse A (2019) Long-term results of Zweymüller SLL femoral stem in revision hip aarthroplasty for stage II and stage IIIA femoral bone defect: a 9–15-year follow-up study. Musculoskelet Surg. https://doi.org/10.1007/s12306-019-00617-y

Barnett E, Nordin BE (1960) The radiological diagnosis of osteoporosis: a new approach. Clin Radiol 11:166–174

Cavagnaro L, Formica M, Basso M, Zanirato A, Divano S, Felli L (2018) Femoral revision with primary cementless stems: a systematic review of the literature. Musculoskelet Surg 102:1–9

Desai RR, Malkani AI, Hitt KD, et al (2012) Revision total hip arthroplasty using a modular femoral implant in Paprosky III and IV femoral bone loss. J Arthroplast 27:1492

Ding ZH, Ling TX, Yuan MC, Qin YZ, Mou P, Wang HY Zhou ZK (2020) Minimum 8-year follow-up of revision THA with severe femoral bone defects using extensively porous-coated stems and cortical strut grafts. BMC Musculoskelet Disord 21:218

Dzaja I, Lyons MC, McCalden RW, Naudie DDD, Howard JL (2014) Revision hip arthroplasty using a modular revision system in cases of severe bone loss. J Arthroplast 29:1594–1597

Fink B, Grossmann A, Schubring S, Schulz MS, Fuerst M (2009) Short-term results of hip revisions with a curved cementless modular stem in association with the surgical approach. Arch Orthop Trauma Surg 129:65–73

Fink B, Grossmann A, Fuerst M (2010) Distal interlocking screws with a modular revision stem for revision total hip arthroplasty in severe bone defects. J Arthroplast 25:759–765

Fink B, Grossmann A, Schulz MS (2011) Bone regeneration in the proximal femur following implantation of modular revision stems with distal fixation. Arch Orthop Trauma Surg 131:465–470

van Houwelingen AP, Duncan CP, Masri BA, Greidanus NV, Garbuz DS (2013) High survival of modular tapered stems for proximal femoral bone defects at 5 to 10 years follow-up. Clin Orthop Relat Res 471:454–462

Iorio R, Healy WL, Presutti AH (2008) A prospective outcomes analysis of femoral component fixation in revision total hip arthroplasty. J Arthroplast 23:662–669

Li H, Chen F, Wang Z, Chen Q (2016) Comparison of clinical efficacy between modular cementless stem prostheses and coated cementless long-stem prostheses on bone defect in hip revision arthroplasty. Med Sci Monit 22:670–677

Malkani AL, ,Paiso JM, Sim FH (2000) Proximal femoral replacement with megaprosthesis. Instr Course Lect 49:141-146.

Maurer SG, Baitner AC, Di Cesare PE (2000) Reconstruction of the failed femoral component and proximal femoral bone loss in revision hip surgery. J Am Acad Orthop Surg 8:354–363

Paprosky WG, Aribindi R (2000) Hip replacement: treatment of femoral bone loss using distal bypass fixation. Instr Course Lect 49:119–130

Paprosky WG, Greidanus NV, Antoniou J (1999) Minimum 10-year-results of extensively porous-coated stems in revision hip arthroplasty. Clin Orthop 369:230–242

Raousli MR, Porat MD, Hozack WJ, Parvizi J (2012) Proximal femoral replacement and allograft prosthesis composite in the treatment of periprosthetic fractures with significant proximal bone loss. Orthop Surg 4:203–210

Tomford WW (1995) Transmission of disease through transplantation of musculoskeletal allografts. J Bone Joint Surg Am 77-A:1742–1754

Viste A, Perry KL, Taunton MJ, Hanssen AD, Abdel MP (2017) Proximal femoral replacement in contemprorary revision total hip arthroplasty for severe femoral bone loss: a review of outcomes. Bone Joint J 99-B:325–329

Wirtz DC, Heller KD, Holzwarth U et al (2000) A modular femoral implant for uncemented stem revision in THR. Int Orthop 24:134–138

Literatur Kapitel 6

Fink B (2009) Revision of late periprosthetic infections of total hip endoprostheses: pros and cons of different concepts Int J Med Sci 6:287–295

Fink B, Lass R (2016) Diagnostischer Algorithmus für die Fehleranalyse bei schmerzhaften Hüfttotalendoprothesen. Z Orthop Unfall 154:527–544

Fink B, Makowiak C, Fuerst M, Berger I, Schäfer P, Frommelt L (2008) The values of synovial biopsy and joint aspiration in the diagnostic of late periprosthetic infection of total knee arthroplasties. J Bone Joint Surg 90-B:874–878

Fink B, Grossmann A, Fuerst M, Schäfer P, Frommelt L (2009) Two-stage cementless revision of infected hip endoprostheses. Clin Orthop Relat Res 467:1848–1858

Fink B, Gebhard A, Fuerst M, Berger I, Schäfer P (2013) High diagnostic value of synovial biopsy in periprosthetic joint infection of the hip. Clin Orthop Relat Res 471:956–964

Fink B, Schuster P, Braun R, Tagtalianidou E, Schlumberger M (2020) The diagnostic value of routine preliminary biopsy in diagnosing late prosthetic joint infection after hip and knee arthroplasty. Bone Joint J 102-B(3):329–335

Lanting BA, MacDonald SJ (2013) The painful total hip replacement: diagnosis and deliverance. Bone Joint J 95-B:70–73

Parvizi J, Tan TL, Goswami K, Higuera C, Della Valle C, Chen AF, Shohat N (2018) The 2018 Definition of periprosthetic hip and knee infection: an evidence-based and validated criteria. J Arthroplast 33:1309–1314

Schäfer P, Fink B, Sandow D, Margull A, Berger I, Frommelt L (2008) Prolonged bacterial culture to identify late periprosthetic joint infection: a promising strategy. Clin Infect Dis 47:1403–1409

Trampuz A, Piper KE, Jacobson MJ, Hanssen AD, Unni KK, Osmon DR, Mandrekar JN, Cockerill FR, Steckelberg JM, Greenleaf JF, Patel R (2007) Sonication of removed hip and knee prostheses for diagnosis of infection. N Engl J Med 357:654–663

Wolff J (1892) Das Gesetz der Transformation der Knochen. August Hirschwald-Verlag, Berlin

Literatur zu Kapitel 7

Böhm P, Bischel O (2001a) Femoral revision with the Wagner SL revision stem. Evaluation of one hundred and twenty-nine revisions followed for a mean of 4.8 years. J Bone Joint Surg 83-A:1023–1031

Böhm P, Bischel O (2001b) The uncemented diaphysal fixation of femoral revision stems in case of large bone defects – analysis of twelve years experience with the Wagner SL revision stem. Z Orthop 139:229–239

Chen WM, McAuley JP, Engh CA Jr, Hopper RH Jr, Engh CA (2000) Extended slide trochanteric osteotomy for revision total hip arthroplasty. J Bone Joint Surg 82-A:1215–1219

Della Valle CJ, Berger RA, Rosenberg AG, Jacobs JJ, Sheinkop MB, Paprosky WG (2003) Extended trochanteric osteotomy in complex primary total hip arthroplasty. A brief note. J Bone Joint Surg 85-A:2385–2390

Fink B (2013) Extended approach in hip revision and preservation oft he muscles. Is that possible? Z Orthop Unfall 151:243–247

Fink B, Grossmann A, Schubring S, Schulz MS, Fuerst M (2007) A modified transfemoral approach using modular cementless revision stems. Clin Orthop Relat Res 462:105–114

Fink B, Grossmann A, Fuerst M, Schäfer P, Frommelt L (2009) Two-stage cementless revision of infected hip endoprostheses. Clin Orthop Relat Res 467:1848–1858

Glassman AH (2004) Exposure for revision: total hip replacement. Clin Orthop Relat Res 420:39–47

Grünig R, Morscher E, Ochsner PE (1997) Three- to 7-year results with the uncemented SL femoral revision prosthesis. Arch Orthop Trauma Surg 116:187–197

Halser J, Flury A, Dimitriou D, Finsterwald M, Helmy N, Antoniadis A (2020) Is revision total hip arthroplasty through the direct anterior approach feasible? Arch Orthop Trauma Surg. https://doi.org/10.1007/s00402-020-03469-5

Hartwig C-H, Böhm P, Czech U, Reize P, Küsswetter W (1996) The Wagner revision stem in alloarthroplasty of the hip. Arch Orthop Trauma Surg 115:5–9

Huffman GR, Ries MD (2003) Combined vertical and horizontal cable fixation of an extended trochanteric osteotomy site. J Bone Joint Surg 85-A:273–277

Isacson J, Stark A, Wallensten R (2000) The Wagner revision prosthesis consistently restores femoral bone structure. Int Orthop 24:139–142

Jando VT, Greidanus NV, Masri BA, Garbuz DS, Duncan CP (2005) Trochanteric osteotomies in revision total hip arthroplasty: contemporary techniques and results. Instr Course Lect 54:143–155

Kerboull L (2015) Selecting the surgical approach for revision total hip arthroplasty. Orthop Trauma Surg Res 101:S171–S178

Lakstein D, Kosashvili Y, Backstein D, et al (2010) Modified trochanteric slide for complex hip arthroplasty: clinical outcomes and complication rates. J Arthroplast 25:363

Lim SJ, Moon YW, Park YS (2011) Is extended trochanteric osteotomy safe for use in 2-stage revision of periprosthetic hip infection? J Arthroplast 26:1067–1071

Mardones R, Gonzalez C, Cabanela ME, Trousdale RT, Berry DJ (2005) Extended femoral osteotomy for revision of hip arthroplasty: results and complications. J Arthroplast 20:79–83

Masri BA, Campbell DG, Garbuz DS, Duncan CP (1998) Seven specialized exposures for revision hip and knee replacement. Orthop Clin North Am 29:229–240

Miner TM, Momberger NG, Chong D, Paprosky WL (2001) The extended trochanteric osteotomy in revision hip arthroplasty: a critical review of 166 cases at mean 3-year, 9-month follow-up. J Arthroplast 16:188–194

Morshed S, Huffman R, Ries M (2005) Extended trochanteric osteotomy for 2-stage revision of infected total hip arthroplasty. J Arthroplast 20:294–301

Nogler M, Mayr E, Krismer M (2012) The direct anterior approach to the hip revision. Oper Orthop Traumatol 24:153–164

Paprosky WG, Weeden SH, Bowling JW Jr (2001) Component removal in revision total hip arthroplasty. Clin Orthop Relat Res 393:181–193

Peters PC Jr, Head WC, Emerson RH Jr (1993) An extended trochanteric osteotomy for revision total hip replacement. J Bone Joint Surg Br 75:158–159

Picado CHF, Savarese A, dos Santos Cardamoni V, Sugo AT, Garica FL (2019) Clinical, radiographic, and survivorship analysis of a modular fluted tapered stem in revision hip arthroplasty. J Orthop Surg 28:1–8

Regis D, Sandri A, Bonetti I, Graggion M, Bartolozzi P (2011) Femoral revision with Wagner tapered stem. A ten-to 15 year follow-up study. J Bone Joint Surg Br 93-B:1320–1326

Suh KT, Roh HL, Moon KP, Shin JK, Lee JS (2008) Posterior approach with posterior soft tissue repair in revision total hip arthroplasty. J Arthroplast 23:1197–1203

Svensson O, Sköld S, Blomberg G (1990) Integrity of the gluteus medius after the transgluteal approach in total hip arthroplasty. J Arthroplast 5:57–60

Ugland TO, Haugeberg G, Svenningsen S, Ugland SH, Berg OH, Pripp AH, Nordsletten L (2019) High risk of positive Trendelenburg test after using the direct lateral approach to the hip compared with the anterolateral approach. A single-centre, randomized trial in patients with femoral neck fracture. Bone Joint J 101-B:793–799

Wagner H (1987) Revisionsprothese für das Hüftgelenk bei schwerem Knochenverlust. Orthopäde 16:295–300

Wagner H (1989) Revisionsprothese für das Hüftgelenk. Orthopäde 18:438–453

Wagner H, Wagner M (1993) Femur-Revisionsprothese. Z Orthop 131:574–577

Wagner H, Wagner M (1997) Hüftprothesenwechsel mit der Femur-Revisionsprothese. Erfahrungen von 10 Jahren. Med Orth Tech 117:138–148

Warren PJ, Thompson P, Flechter MDA (2002) Transfemoral implantation of the Wagner SL stem. The abolition of subsidence and enhancement of osteotomy union rate using Dall-Miles cables. Arch Orthop Trauma Surg 122:557–560

Wilkes RA, Birch J, Pearse MF, Lee M, Atkins RM (1994) The Wagner technique for revision arthroplasty of the hip: a review of 24 cases. J Orthop Rheum 7:196–198

Younger TI, Bradford MS, Magnus RE, Paprosky WG (1995) Extended proximal femoral osteotomy. A new technique for femoral revision arthroplasty. J Arthroplast 10:329–338

Literatur zu Kapitel 8

Kim YM, Lim ST, Yoo JJ, Kim HJ (2003) Removal of a wll-fixed cementless femoral stem using a microsagittal saw. J Arthroplast 18:511–512

Nagoya S, Okazaki S, Tateda K, Kosukegawa I, Kanaizumi A, Yamashita T (2020) Successful reimplantation surgery after extraction of well-fixed cementless stems by femoral longitudinal split procedure. Arthroplasty today 6:123–128

Paprosky WG, Weeden SH, Bowling JW Jr (2001) Component removal in revision total hip arthroplasty. Clin Orthop Relat Res 393:181–193

Park CH, Yeom J, Park JW, Won SH, Lee YK, Koo KH (2019) Anterior cortical window technique instead of extended trochanteric osteotomy in revision total hip arthroplasty: a minimum 10-year follow-up. Clin Orthop Surg 11:396–402

Pierson JL, Jasty M, Harris WH (1993) Techniques of extraction of well-fixed cemented and cementless implants in revision hip arthroplasty. Orthop Rev 22:904–916

Piyakunmala K, Sangkom Kamhang T, Chareonchonvanitch K (2009) „Rail road" proximal femoral osteotomy: a new technique to remove well.fixed femoral stem or cement mantle in revision total hip arthroplasty. J Med Assoc Thail 92(Suppl 6):152–155

Literatur für Kapitel 9

Lerch M, van Lewinski G, Windhagen H, Thorey F (2008) Revision of total hip arthroplasty: clinical outcome of extended trochanteric osteotomy and intraoperative femoral fracture. Technol Health Care 16:293–300

Lombardi AV Jr (1992) Cement removal in revision total hip arthroplasty. Semin Arthroplast 3:264–272

Mallory TH (1992) Surgical exposure and cement removal in revision total hip arthroplasty. Sem Arthoplasty 3:257–263

Moreland JR, Marder R, Anspach WE Jr (1986) The window technique for the removal of broken femoral stems in total hip replacement. Clin Orthop Relat Res 212:245–249

Mumme T, Müller-Rath R, Andereya S, Wirtz DC (2007) Uncemented femoral revision arthroplasty using the modular revision prosthesis MRP-Titan revision stem. Oper Orthop Traumatol 19:56–77

Sydney SV, Mallory TH (1988) Controlled perforation – a safe technique of cement removal from the femoral shaft. Surg Round Orthop 17:21–28

Sydney SV, Mallory TH (1990) Controlled perforation. A safe method of cement removal from the femoral canal. Clin Orthop Relat Res 253:168–171

Literatur für Kapitel 10

Beals RK, Tower SS (1996) Periprosthetic fractures of the femur. An analysis of 93 fractures. Clin Orthop Relat Res 327:238–246

Bohm P, Bischel O (2001a) Femoral revision with the Wagner SL revision stem. Evaluation of one hundred and twenty-nine revisions followed for a mean of 4.8 years. J Bone Joint Surg 83-A:1023–1031

Böhm P, Bischel O (2001b) The uncemented diaphyseal fixation of femoral revision stems in case of large bone defects – analysis of twelve years experience with the Wagner SL revision stem. Z Orthop 139:229–239

Chen WM, McAuley JP, Engh CA Jr, Hopper RH Jr, Engh CA (2000) Extended slide trochanteric osteotomy for revision total hip arthroplasty. J Bone Joint Surg 82-A:1215–1219

Della Valle CJ, Berger RA, Rosenberg AG, Jacobs JJ, Sheinkop MB, Paprosky WG (2003) Extended trochanteric osteotomy in complex primary total hip arthroplasty. A brief note. J Bone Joint Surg 85-A:2385–2390

Engh CA, Glassman AH, Suthers KE (1990) The case of porous-coated hip implants: the femoral side. Clin Orthop Relat Res 261:63–81

Fink B (2009) Revision of late periprosthetic infections of total hip endoprostheses: pros and cons of different concepts Int J Med Sci 6:287–295

Fink B (2020) The transfemoral approach for controlled removal of well-fixed femoral stems in hip revision surgery. J Clin Orthop Trauma 11:33–37

Fink B, Grossmann A (2007) Modified transfemoral approach to revision arthroplasty with uncemented modular revision stems. Oper Orthop Traumatol 19:32–55

Fink B, Oremek D (2016) The transfemoral approach for removal of well-fixed femoral stems in two-stage septic hip revision. J Arthroplast 31:1065–1071

Fink B, Grossmann A, Schubring S, Schulz MS, Fuerst M (2007) A modified transfemoral approach using modular cementless revision stems. Clin Orthop Relat Res 462:105–114

Fink B, Grossmann A, Schubring S, Schulz MS, Fuerst M (2009) Short-term results of hip revisions with a curved cementless modular stem in association with the surgical approach. Arch Orthop Trauma Surg 129:65–73

Fink B, Grossmann A, Singer J (2012) Hip revision arthroplasty in periprosthetic fractures of Vancouver Type B2 and B3. J Orthop Trauma 26:206–211

Firestone TP, Hedley EL (1997) Extended proximal femoral osteotomy for severe acetabular protrusion following total hip arthroplasty: a technical note. J Arthroplast 12:344–345

Glassman AH (2004) Exposure for revision: total hip replacement. Clin Orthop Relat Res 420:39–47

Goldstein WM, Gleason TF, Kopplin M, Branson JJ (2001) Prevalence of dislocation after total hip arthroplasty through a posterolateral approach with partial capsulotomy and capsulorrhaphy. J Bone Joint Surg Am 83-A(Suppl 2(Pt 1)):2–7

Grünig R, Morscher E, Ochsner PE (1997) Three- to 7-year results with the uncemented SL femoral revision prosthesis. Arch Orthop Trauma Surg 116:187–197

Hartwig C-H, Böhm P, Czech U, Reize P, Küsswetter W (1996) The Wagner revision stem in alloarthroplasty of the hip. Arch Orthop Trauma Surg 115:5–9

Huffman GR, Ries MD (2003) Combined vertical and horizontal cable fixation of an extended trochanteric osteotomy site. J Bone Joint Surg 85-A:273–277

Isacson J, Stark A, Wallensten R (2000) The Wagner revision prosthesis consistently restores femoral bone structure. Int Orthop 24:139–142

Ko PS, Lam JJ, Tio MK et al (2003) Distal fixation with Wagner revision stem in treating Vancouver type B2 periprosthetic femur fractures in geriatric patients. J Arthroplast 13:446–452

Ladurner A, Zurmühle P, Zdravkovic V, Grob K (2017) Modified extended trochanteric osteotomy for the treatment of Vancouver B2/B3 periprosthetic fractures of the femur. J Arthroplast 32:2487–2495

Lerch M, van Lewinski G, Windhagen H, Thorey F (2008) Revision of total hip arthroplasty: clinical outcome of extended trochanteric osteotomy and intraoperative femoral fracture. Technol Health Care 16:293–300

Levine BR, Della Valle CJ, Lewis P et al (2008) Extended trochanteric osteotomy for the treatment of Vancouver B2/B3 periprosthetic fractures of the femur. J Arthroplast 23:527–533

Mac Donald SJ, Cole C, Guerin J, Rorabeck CH, Bourne RB, McCalden RW (2003) Extended trochanteric osteotomy via the direct lateral approach in revision hip arthroplasty. Clin Orthop Relat Res 417:210–216

Mardones R, Gonzalez C, Cabanela ME, Trousdale RT, Berry DJ (2005) Extended femoral osteotomy for revision of hip arthroplasty: results and complications. J Arthoplasty 20:79–83

McInnis DP, Horne G, Devane PA (2006) Femoral revision with a fluted, tapered, modular stem. Seventy patients followed for a mean of 3.9 years. J Arthroplast 21:372–380

Meek RM, Garbuz DS, Masri BA, Greidanus NV, Duncan CP (2004) Intraoperative fracture of the femur in revision total hip arthroplasty with a diaphyseal fitting stem. J Bone Joint Surg Am 86-A:480–485

Mei XY, Gong YJ, Safir OA, Gross AE, Kuzyk PR (2018) Fixation options following greater trochanter osteotomies and fractures in total hip arthroplasty: a systemic review. J Bone Joint Surg Rev 6:e4

Miner TM, Momberger NG, Chong D, Paprosky WL (2001) The extended trochanteric osteotomy in revision hip arthroplasty: a cirtical review of 166 cases at mean 3-year, 9-month follow-up. J Arthroplast 16:188–194

Morshed S, Huffman R, Ries MD (2005) Extended trochanteric osteotomy for 2-stage revision of infected total hip arthroplasty. J Arthoplasty 20:294–301

Mulay S, Hassan T, Birtwistle S et al (2005) Management of types B2 and B3 femoral periprosthetic fractures by a tapered, fluted, and distally fixed stem. J Arthroplast 20:751–756

O'Shea K, Quinlan JF, Kutty S et al (2005) The use of uncemented extensively porous-coated femoral components in the management of Vancouver B2 and B3 periprosthetic femoral fractures. J Bone Joint Surg Br 87-B:1617–1621

Paprosky WG, Martin EL (2003) Cemented stem failure requires extended trochanteric osteotomy. Orthopedics 26:28–38

Paprosky WG, Weeden SH, Bowling JW Jr (2001) Component removal in revision total hip arthroplasty. Clin Orthop Relat Res 393:181–193

Park YS, Moon YM, Lim SJ. (2007) Revision total hip arthroplasty using a fluted and tapered modular distal fixation stem with and without extended trochanteric osteotomy. J Arthroplast 22:993–999

Pellicci PM, Bostrom M, Poss R (1998) Posterior approach to total hip replacement using enhanced posterior soft tissue repair. Clin Orthop Relat Res 355:224–228

Peters PC Jr, Head WC, Emerson RH Jr (1993) An extended trochanteric osteotomy for revision total hip replacement. J Bone Joint Surg Br 75:158–159

Pretterklieber B, Pablik E, Dorfmeister K, Pretterklieber K (2020) There are no safe areas for avoiding the perforating arteries along the proximal part of the femur: a word of caution. Clin Anat 33:507–515

Schab JH, Camacho J, Kaufman K, Chen Q, Berry DJ, Trousdale RT (2008) Optimal fixation fort he extended trochanteric osteotomy: a pilot study comparing 3 cables ves. 2 cables. J Arthroplast 23:534–538

Sledge JB 3rd, Abiri A (2002) An algorithm for the treatment of Vancouver Type B2 periprosthetic proximal femoral fractures. J Arthroplast 17:887–892

Wagner H (1987) Revisionsprothese für das Hüftgelenk bei schwerem Knochenverlust. Orthopäde 16:295–300

Wagner H (1989) Revisionsprothese für das Hüftgelenk. Orthopäde 18:438–453

Wagner H, Wagner M (1993) Femur-Revisionsprothese. Z Orthop 131:574–577

Wagner H, Wagner M (1997) Hüftprothesenwechsel mit der Femur-Revisionsprothese. Erfahrungen von 10 Jahren. Med Orth Tech 117:138–148

Wagner M, Knorr-Held F, Hohmann D (1996) Measuring stability of wire cerclage in femoral fractures when performing total hip replacement. In vitro study on a standardized bone model. Arch Orthop Trauma Surg 115:33–37

Warren PJ, Thompson P, Flechter MDA (2002) Transfemoral implantation of the Wagner SL stem. The abolition of subsidence and enhancement of osteotomy union rate using Dall-Miles cables. Arch Orthop Trauma Surg 122:557–560

White RE Jr, Forness TJ, Allman JK, Junick DW (2001) Effect of posterior capsular repair on early dislocation in primary total hip replacement. Clin Orthop Relat Res 393:163–167

Wilkes RA, Birch J, Pearse MF, Lee M, Atkins RM (1994) The Wagner technique for revision arthroplasty of the hip: a review of 24 cases. J Orthop Rheumatol 7:196–198

Wolf JH (1995) Julius Wolff und sein Gesetz der Transformation der Knochen. Orthopäde 24:378–386

Younger TI, Bradford MS, Magnus RE, Paprosky WG (1995) Extended proximal femoral osteotomy. A new technique for femoral revision arthroplasty. J Arthroplast 10:329–338

Zhu U, Ding H, Shao H, Zhou Y, Wang G (2013) An in-vitro biomechanical study of different fixation techniques for the extended trochanteric osteotomy in revision THA. J Orthop Surg Res 8:7

Literatur zu Kapitel 11

Lanting B, Naudie DD, McCalden RW.Lanting B, et al. Among authors: naudie dd. JBJS Rev. 2016 Aug 23;4(8):01874474-201608000-00003. doi: 10.2106/JBJS.RVW.15.00096.JBJS Rev. 2016.

„https://pubmed.ncbi.nlm.nih.gov/27603271/"Clinical Impact of Trunnion Wear After Total Hip Arthroplasty.
MacDonald DW, Chen AF, Lee GC, Klein GR, Mont MA, Kurtz SM, Taper Corrosion Writing Committee, Cates HE, Kraay MJ, Rimnac CM (2017) Fretting and corrosion damage in taper adapter sleeves for ceramic heads: a retrieval study. J Arthroplast 32:2887–2891
Mumme T, Müller-Rath R, Andereya S, Wirtz DC (2007) Zementfreier Femurschaftwechsel in der Moularen Revisions Prothese MRP-Titan-Revisionsschaft. Oper Orthop Traumatol 19:56–77
Paprosky WG, Greidanus NV, Antoniou J (1999) Minimum 10-year-results of extensively porous-coated stems in revision hip arthroplasty. Clin Orthop 369:230–242
Weeden SH, Paprosky WG (2002) Minimal 11-year follow-up of extensively porous-coated stems in femoral revision total hip arthroplasty. J Arthroplast 17(Suppl):134–137
Wimmer MD, Randau TM, Deml MC, Ascherl R, Nöth U, Forst R, Gravius N, Wirtz D, Gravius S (2013) Impaction grafting in femur in cementless modular revision total hip arthroplasty: a descriptive outcome analysis of 243 cases with the MRP-Titan revision implant. BMC Musculoskelet Disord 14:19

Literatur zu Kapitel 12

Artiaco S, Boggio F, Titolo P, Zoccola K, Bianchi R, Bellomo F (2011) Clinical experience in femoral revision with the modular Profemur R stem. Hip Int 21:39–42
De Menezes DFA, Le Béguec P, Sieber H-P, Goldschild M (2012) Stem and osteotomy length are critical for success of the transfemoral approach and cementless stem revision. Clin Orthop Relat Res 470:883–888
Fink B (2018) What can the surgeon do to reduce the risk of junction breakage of modular revision stems. Arthroplasty Today 31:306–309
Fink B, Urbansky K, Schuster P (2014) Mid term results with the curved modular tapered, fluted titanium Revitan stem in revision hip replacement. Bone Joint J 96-B:889–895
Fink B, Buntenbroich U, Oremek D (2019) Fixation of a modular curved revision stem with a taper of two degrees in the femur. Arch Orthop Trauma Surg 139:127–133
van Houwelingen AP, Duncan CP, Masri BA, Greidanus NV, Garbuz DS (2013) High survival of modular tapered stems for proximal femoral bone defects at 5 to 10 years follow-up. Clin Orthop Relat Res 471:454–462
Köster G, Wald TA, Willert HG. (2008) Five- to 10-year results using a noncemented modular revision stem without bone grafting. J Arthroplast 23:964–970
Kwong LM, Miller AJ, Lubinus P (2003) A modular distal fixation option for proximal bone loss in revision total hip arthroplasty. A 2- to 6-year follow-up study. J Arthroplast 18:94–97
Paprosky WG, Lawrence J, Cameron H. (1990) Femoral defect classification. Clinical application. Orthop Rev 19(Suppl):9–15
Paprosky WG, Greidanus NV, Antoniou J (1999) Minimum 10-year results of extensively porous-coated stems in revision hip arthroplasty. Clin Orthop Relat Res 369:230–242
Pattyn C, Mulliez A, Verdonk R, Audenaert E (2012) Revision hip arthroplasty using a cementless modular tapered stem. Int Orthop 36:35–41
Wirtz DC, Heller KD, Holzwarth U, Siebert C, Pitto RP, Zeiler G, Blencke BA, Forst R (2000) A modular femoral implant for uncemented stem revision in THR. Int Orthop 24:134–138

Literatur Kapitel 13

Abdel MP, Cotino U, Mabry TM (2015) Management of periprosthetic femoral fractures following total hip arthroplasty. Int Orthop 39:2005–2010
Adolphson P, Jonsson U, Kalen R (1987) Fractures of the ipsilateral femur after total hip arthroplasty. Arch Orthop Trauma Surg 106:353–357
Aigner C, Marschall C, Reischl N, Windhager R (2002) Cortical strut grafts, an alternative to conventional plating in periprosthetic fractures of the femur. Z Orthop 140:328–333
Amenabar T, Rahman WA, Avhad VV, Vera R, Gross AE, Kuzyk PR (2015) Vancouver type B2 and B3 periprosthetic fractures treated with revision total hip arthroplasty. Int Orthop 39:1927–1932
Beals RK, Tower SS (1996) Periprosthetic fractures of the femur. An analysis of 93 fractures. Clin Orthop 327:238–246
Bethea JS, DeAndrade JR, Fleming LL, Lindenbaum SD, Welch RB (1982) Proximal femoral fractures following total hip arthroplasty. Clin Orthop 170:95–106
Boesmmueller S, Baumbach S, Hofbauer M, Wozasek GE (2015) Plate failure following plate osteosynthesis in periprosthetic femoral fractures. Wien Klin Wochenschr 127:770–778
Brady OH, Garbuz DS, Masri BA, Duncan CP (1999) The treatment of periprosthetic fractures of the femur using cortical onlay allograft struts. Orthop Clin North Am 30:249–257
Cooke PH, Newman JH (1988) Fractures of the femur in relation to cemented hip prostheses. J Bone Joint Surg 70-B:386–389
Dehghan N, McKee MD, Nuth A, Ristevski B, Schemitsch EH (2014) Surgical fixation of Vancouver type B1 periprosthetic femur fractures: a systematic review. J Orthop Trauma 28:721–727
Dorotka R, Windhager R, Kotz R (2000) Periprosthetic femoral fractures in total hip prosthesis implantation. Functional and radiological comparison between plate osteosynthesis and proximal femur replacement. Z Orthop 138:440–446

Duncan CP, Haddad FS (2014) The Unified Classification System (UCS): improving our understanding of periprosthetic fractures. Bone Joint J 96-B:713–716

Duncan DP, Masri BA (1995) Fractures of the femur after hip replacement. Instr Course Lect 44:293–304

Eingartner C, Volkmann R, Pütz M, Weller S (1997) Uncemented revision stem for biological osteosynthesis in periprosthetic femoral fractures. Int Orthop 21:25–29

Eingartner C, Ochs U, Egetemeyer D, Volkmann R (2007) Treatment of periprosthetic femoral fractures with the Bicontact revision stem. Z Orthop Unfall 145:29–33

Engh CA, Glassman AH, Suthers KE (1990) The case of porous-coated hip implants: the femoral side. Clin Orthop Relat Res 261:63–81

Fink B (2014a) Periprosthetic fractures of the hip. The role of revision arthroplasty. Eur J Orthop Traumatol 5:37–41

Fink B (2014b) Revision arthroplasty in periprosthetic fractures of the proximal femur. Oper Orthop Traumatol 26:455–468

Fink B, Oremek D (2017) Hip revision arthroplasty for failed osteosynthesis in periprosthetic Vancouver B1 fractures using a cementless, tapered, modular revision stem. Bone Joint J 99-B(4 Suppl B):11–16

Fink B, Fuerst M, Singer J (2005) Periprosthetic fractures of the femur associated with hip arthroplasty. Arch Orthop Trauma Surg 125:433–442

Fink B, Grossman A, Schubring S, Schulz MS, Fuerst M (2009) Short-term results of hip revisions with a curved cementless modular stem in association with the surgical approach. Arch Orthop Trauma Surg 129:65–73

Fink B, Grossmann A, Singer J (2012) Hip revision arthroplasty in periprosthetic fractures of Vancouver Type B2 and B3. J Orthop Trauma 26:206–211

Frohberg L, Troelsen A, Brix M (2012) Periprosthetic Vancouver type B1 and C fractures treated by locking-plate osteosynthesis. Fracture union and reoperations in 60 consecutive fractures. Acta Orthop 83:648–652

Graham SM, Moazen M, Leonidou A, Tsiridis E (2013) Locking plate fixation for Vancouver B1 periprosthetic femoral fractures: a critical analysis in 135 cases. J Orthop Sci 18:426–436

Haddad FS, Duncan CP, Berry DJ, Lewallen DG, Gross AE, Chandler HP (2002) Periprosthetic femoral fractures around well-fixed implants: use of cortical onlay allografts with or without a plate. J Bone Joint Surg 84-A:945–950

Incavo SJ, Beard DM, Pupparo F, Ries M, Wiedel J (1998) One-stage revision of periprosthetic fractures around loose cemented total hip arthroplasty. Am J Orthop 27:35–41

Jukkala-Partio K, Parito EK, Solovieva S, Paavilainen T, Hirvensalo E, Alho A (1998) Treatment of periprosthetic fractures in association with total hip arthroplasty – a retrospective comparison between revision stem and plate fixation. Ann Chir Gynaecol 87:229–235

Kahn T, Grindlay D, Olliviere BJ, Scammell BE, Manktelow ARJ, Pearson RG (2017) A systematic review of Vancouver B2 and B3 periprosthetic femoral fractures. Bone Joint J 4(Suppl B):17–25

Kellett CF, Boscainos PJ, Maury AC et al (2007) Proximal femoral allograft treatment of Vancouver type-B3 periprosthetic femoral fractures after total hip arthroplasty. Surgical technique. J Bone Joint Surg Am 89-A(Suppl 2):S68–S79

Klein GR, Parvizi J, Rapuri V, Wolf CF, Hozack WJ, Sharkey PF, Purtill JJ (2005) Proximal femoral replacement for the treatment of periprosthetic fractures. J Bone Joint Surg Am 87-A:1777–1781

Ko PS, Lam JJ, Tio MK, Lee OB, Ip FK (2003) Distal fixation with Wagner revision stem in treating Vancouver type B2 periprosthetic femur fractures in geriatric patients. J Arthroplast 13:446–452

Kyle RF, Crickard GE III (1998) Periprosthetic fractures associated with total hip arthroplasty. Orthopedics 21:982–984

Laurer HL, Wutzler S, Possner S, Geiger EV, Saman AE, Marzi I, Frank J (2011) Outcome after operative treatment of Vancouver type B and C periprosthetic fractures: open reduction and internal fixation versus revision arthroplasty. Arch Orthop Trauma Surg 131:983–989

Leonidou A, Moazen M, Lepetsos P, Graham SM, Macheras GA, Tsiridis E (2015) The biomechanical effect of bone quality and fracture topography on locking plate fixation in periprosthetic femoral fractures. Injury 46:213–217

Levine BR, Della Valle CJ, Lewis P, Berger RA, Sporer SM, Paprosky W (2008) Extended trochanteric osteotomy for the treatment of Vancouver B2/B3 periprosthetic fractures of the femur. J Arthroplast 23:527–533

Lewallen DG, Berry DJ (1998) Periprosthetic fracture of the femur after total hip arthroplasty: treatment and results to date. Instr Course Lect 47:243–249

Lindahl H, Malchau H, Herberts P, Garellick G (2005) Periprosthetic femoral fractures classification and demographics of 1049 periprosthetic femoral fractures form the Swedish National Hip Arhtroplasty Register. J Arthroplast 20:857–865

Lindahl H, Garellick G, Regner H et al (2006a) Three hundred an twenty-one periprosthetic femoral fractures. J Bone Joint Surg Am 88-A:1215–1222

Lindahl H, Malchau H, Oden A, Garellick G (2006b) Risk factors for failure after treatment of a periprosthetic of the femur. J Bone Joint Surg Br 88:26–30

Marsland D, Mears SC (2012) A review of periprosthetic femoral fractures associated with total hip arthroplasty. Geriatr Orthop Surg Rehabil 3:107–112

Moazen M, Mak JH, Etchels LW, Jin Z, Wilcox RK, Jones AC, Tsiridis E (2014) Periprosthetic femoral fractures – a biomechanical comparison between Vancouver type B1 and B2 fixation methods. J Arthroplast 29:495–500

Moloney GB, Westrick ER, Siska PA, Tarkin IS (2014) Treatment of periprosthetic femur fractures around a well-fixed hip arthroplasty implant: span the whole bone. Arch Orthop Trauma Surg 134:9–14

Moran MC (1996) Treatment of periprosthetic fractures around total hip arthroplasty with an extensively coated femoral component. J Arthroplast 11:981–988

Mulay S, Hassan T, Birtwistle S, Power R (2005) Management of types B2 and B3 femoral periprosthetic fractures by a tapered, fluted, and distally fixed stem. J Arthroplast 20:751–756

Munro JT, Masri BA, Garbuz DS, Duncan CP (2013) Tapered fluted modular titanium stems in the management of Vancouver B2 and B3 periprosthetic fractures. Bone Joint J 95-B(Suppl A):17–20

Munro JT, Garbuz DS, Masri BA, Duncan CP (2014) Tapered fluted titanium stems in the management of Vancouver B2 and B3 periprosthetic femoral fractures. Clin Orthop Relat Res 472:590–598

Namba RS, Rose NE, Amstutz HC (1991) Unstable femoral fractures in hip arthroplasty. Orthop Trans 15:753

Neumann D, Thaler C, Dorn U (2012) Management of Vancouver B2 and B3 femoral periprosthetic fractures using a modular cementless stem without allografting. Int Orthop 36:1045–1050

O'Shea K, Quinlan JF, Kutty S, Mulcahy D, Brady OH (2005) The use of uncemented extensively porous-coated femoral components in the management of Vancouver B2 and B3 periprosthetic femoral fractures. J Bone Joint Surg Br 87-B:1617–1621

Paprosky WG, Greidanus NV, Antoniou J (1999) Minimum 10-year results of extensively porous-coated stems in revision hip arthroplasty. Clin Orthop Relat Res 369:230–242

Park M-S, Lim Y-J, Chung W-C, Ham D-H, Lee S-H (2009) Management of periprosthetic femur fractures treated with distal fixation using a modular femoral stem using an anterolateral approach. J Arthroplast 24:1270–1276

Rasouli MR, Porat MD, Hozack WJ, Parvizi J (2012) Proximal femoral replacement and allograft prosthesis composite in treatment of periprosthetic fractures with significant proximal bone loss. Orthop Surg 4:203–210

Schmidt AH, Kyle RF (2002) Periprosthetic fractures of the femur. Orthop Clin North Am 33:143–152

Sledge JB 3rd, Abiri A (2002) An algorithm for the treatment of Vancouver Type B2 periprosthetic proximal femoral fractures. J Arthroplast 17:887–892

Springer BD, Berry DJ, Lewallen DG (2003) Treatment of periprosthetic femoral fractures following total hip arthroplasty with femoral component revision. J Bone Joint Surg Am 85-A:2156–2162

Tangsataporn, S, Safir OA, Vincent AD, Abdelbary H, Gross AE, Kuzyk PRT (2015) Risk factors for subsidence of a modular tapered femoral stem used for revision total hip arthroplasty. J Arthroplast 30:1030–1134

Tsiridis E, Haddad FS, Gie GA (2003) Dal-Miles plates for periprosthetic femoral fractures. A critical review of 16 cases. Injury 34:107–110

Van Laarhoven SN, Vles GF, van Haaren EH, Schotanus MGM, van Hemert WLW (2020) Tapered, fluted, modular, titanium stems in Vancouver B periprosthetic femoral fractures: an analysis of 87 consecutive revisions. Hip Int. https://doi.org/10.1177/1120700020904933

Venu KM, Koba R, Garikipati R, Shenava Y, Madhu TS (2001) Dall-Miles cable and plate fixation for the treatment of periprosthetic femoral fractures – analysis of the results in 13 cases. Injury 32:395–400

Wang GJ, Miller TO, Stamp WG (1985) Femoral fractures following hip arthroplasty: brief note on treatment. J Bone Joint Surg 67-A:956–958

Wang J-W, Wang C-J (2000) Periprosthetic fracture of the femur after hip arthroplasty: the clinical outcome using cortical strut allografts. J Orthop Surg 8:27–31

Weeden SH, Paprosky WG (2002) Minimal 11-year follow-up of extensively porous-coated stems in femoral revision total hip arthroplasty. J Arthroplast 17(Suppl):134–137

Wilson D, Masri BA, Duncan CP (2001) Periprosthetic fractures: an operative algorithm. Orthopedics 24:869–870

Wong P, Gross AE (1999) The use of structural allografts for treating periprosthetic fractures about the hip and knee. Orthop Clin North Am 30:259–264

Literatur Kapitel 14

Akgün D, Müller M, Perka C, Winkler T (2019) High cure rate of periprosthetic hip joint infection with multidisciplinary team approach using standardized two-stage exchange. J Orthop Surg Res 14:78

Anagnostakos K, Kelm J, Regitz T, Schmitt E, Jung W (2005) In vitro evaluation of antibiotic release from and bacteria growth inhibition by antibiotic-loaded acrylic bone cement spacers. J Biomed Mater Res B Appl Biomater 72:373–378

Baleani M, Persson C, Zolezzi C, Andollina A, Borrelli AM, Tigani D (2008) Biological and biomechanical effects of vancomycin and meropenem in acrylic bone cement. J Arthroplast 23:1232 1238

Berend KR, Lombardi AV Jr, Morris MJ, Bergeson AG, Adams JB, Sneller MA (2013) Two-stage treatment of hip periprosthetic joint infection is associated with a high rate of infection control but high mortality. Clin Orthop Relat Res 471:510–518

Bertazzoni Minelli E, Benini A, Magnan B, Bartolozzi P (2004) Release of gentamicin and vancomycin from temporary human hip spacers in two-stage revision of infected arthroplasty. J Antimicrob Chemother 53:329–334

Burnett RS, Kelly MA, Hanssen AD, Barrack RL (2007) Technique and timing of two-stage exchange for infection in TKA. Clin Orthop Relat Res 464:164–178

Camurcu Y, Sofu H, Buyuk AF, Gursu S, Kaygusuz MA, Sahin V (2015) Two-stage cementless revision total hip arthroplasty for infected primary hip arthroplasties. J Arthroplast 30:1597–1601

Colyer RA, Capello WN (1994) Surgical treatment of the infected hip implant. Two-stage reimplantation with a one-month interval. Clin Orthop Relat Res 298:75–79

Cui Q, Mihalko WM, Shields JS, Ries M, Saleh KJ (2007) Antibiotic-impregnated cement spacers for the treatment of infection associated with total hip or knee arthroplasty. J Bone Joint Surg Am 89:871–882

Disch AC, Matziolis G, Perka C (2007) Two-stage operative strategy without local antibiotic treatment for infected hip arthroplasty: clinical and radiological outcome. Arch Orthop Trauma Surg 127:691–697

Ensing GT, van Horn JR, van der Mei HC, Busscher HJ, Neut D (2008) Copal bone cement is more effective in preventing biofilm formation than Palacos R-G. Clin Orthop Relat Res 466:1492–1498

Evans RP (2004) Successful treatment of total hip and knee infection with articulating antibiotic components: a modified treatment method. Clin Orthop Relat Res 427:37–46

Fehring TK, Calton TF, Griffin WL (1999) Cementless fixation in 2-stage reimplantation for periprosthetic sepsis. J Arthroplast 14:175–181

Fink B (2009) Revision of late periprosthetic infections of total hip endoprostheses: pros and cons of different concepts Int J Med Sci 6:287–295

Fink B, Oremek D (2016) The transfemoral approach for removal of well-fixed femoral stems in 2-stage septic hip revision. J Arthroplast 31:1065–1071

Fink B, Grossmann A, Fuerst M, Schafer P, Frommelt L (2009) Two-stage cementless revision of infected hip endoprostheses. Clin Orthop Relat Res 467:1848–1858

Fink B, Rechtenbach A, Buchner H, Vogt S, Hahn M (2011a) Articulating spacers used in two-stage revision of infected hip and knee prostheses abrade with time. Clin Orthop Relat Res 469:1095–1102

Fink B, Vogt S, Reinsch M, Buchner H (2011b) Sufficient release of antibiotic by a spacer 6 weeks after implantation in two-stage revision of infected hip prostheses. Clin Orthop Relat Res 469:3141–3147

Fink B, Schlumberger M, Oremek D (2017) Single-stage acetabular revision during two-stage THA revision for infection is effective in selected patients. Clin Orthop Relat Res 475:2063–2070

Garvin KL, Hanssen AD (1995) Infection after total hip arthroplasty. Past, present, and future. J Bone Joint Surg Am 77-A:1576–1588

Garvin KL, Evans BG, Salvati EA, Brause BD (1994) Palacos gentamicin for the treatment of deep periprosthetic hip infections. Clin Orthop Relat Res 298:97–105

George DA, Logoluso N, Castellini G, Gianola S, Scarponi S, Haddad FS, Drago L, Romano CL (2016) Does cemented or cementless single-stage exchange arthroplasty of chronic periprosthetic hip infections provide similar infection rates to a two-stage? A systematic review. BMC Infect Dis 16:553

Haddad FS, Muirhead-Allwood SK, Manktelow AR, Bacarese-Hamilton I (2000) Two-stage uncemented revision hip arthroplasty for infection. J Bone Joint Surg Br 82-B:689–694

Hanssen AD, Osmon DR (2002) Evaluation of a staging system for infected hip arthroplasty. Clin Orthop Relat Res 403:16–22

Hanssen AD, Spangehl MJ (2004) Practical applications of antibiotic-loaded bone cement for treatment of infected joint replacements. Clin Orthop Relat Res 427:79–85

Hoff SF, Fitzgerald RH Jr, Kelly PJ (1981) The depot administration of penicillin G and gentamicin in acrylic bone cement. J Bone Joint Surg Am 63-A:798–804

Hofmann AA, Goldberg TA, Tanner AM, Cook TM (2005) Ten-year experience using an articulating antibiotic cement hip spacer for the treatment of chronically infected total hip. J Arthroplast 20:874–879

Hsieh PH, Chen LH, Chen CH, Lee MS, Yang WE, Shih CH (2004) Two-stage revision hip arthroplasty for infection with a custom-made, antibiotic-loaded, cement prosthesis as an interim spacer. J Trauma 56:1247–1252

Hsieh PH, Chen LH, Chen CH, Lee MS, Yang WE, Shih CH (2004a) Two-stage revision hip arthroplasty for infection with a custom-made, antibiotic-loaded, cement prosthesis as an interim spacer. J Trauma 56:1247–1252

Hsieh PH, Shih CH, Chang YH, Lee MS, Shih HN, Yang WE (2004b) Two-stage revision hip arthroplasty for infection: comparison between the interim use of antibiotic-loaded cement Ketten and a spacer prosthesis. J Bone Joint Surg Am 86-A:1989–1997

Hsieh PH, Shih CH, Chang YH, Lee MS, Yang WE, Shih HN (2005) Treatment of deep infection of the hip associated with massive bone loss: two-stage revision with an antibiotic-loaded interim cement prosthesis followed by reconstruction with allograft. J Bone Joint Surg Br 87:770–775

Hsieh PH, Chang YH, Chen SH, Ueng SW, Shih CH (2006) High concentration and bioactivity of vancomycin and aztreonam eluted from Simplex cement spacers in two-stage revision of infected hip implants: a study of 46 patients at an average follow-up of 107 days. J Orthop Res 24:1615–1621

Jung J, Schmid NV, Kelm J, Schmitt E, Anganostakos K (2009) Complications after spacer implantation in the treatment of hip joint infections. Int J Med Sci 6:265–273

Koo KH, Yang JW, Cho SH, Song HR, Park HB, Ha YC, Chang JD, Kim SY, Kim YH (2001) Impregnation of vancomycin, gentamicin, and cefotaxime in a cement spacer for two-stage cementless reconstruction in infected total hip arthroplasty. J Arthroplast 16:882–892

Kraay MJ, Goldberg VM, Fitzgerald SJ, Salata MJ (2005) Cementless two-staged total hip arthroplasty for deep periprosthetic infection. Clin Orthop Relat Res 441:243–249

Leunig M, Chosa E, Speck M, Ganz R (1998) A cement spacer for two-stage revision of infected implants of the hip joint. Int Orthop 22:209–214

Li C, Renz N, Trampuz A (2018) Management of periprosthetic joint infection. Hip Pelvis 30:138–146

Lieberman JR, Callaway GH, Salvati EA, Pellicci PM, Brause BD (1994) Treatment of the infected total hip arthroplasty with a two-stage reimplantation protocol. Clin Orthop Relat Res 301:205–212

Masri BA, Duncan CP, Beauchamp CP (1998) Long-term elution of antibiotics from bone-cement: an in vivo study using the prosthesis of antibiotic-loaded acrylic cement (PROSTALAC) system. J Arthroplast 13:331–338

Masri BA, Panagiotopoulos KP, Greidanus NV, Garbuz DS, Duncan CP (2007) Cementless two-stage exchange arthroplasty for infection after total hip arthroplasty. J Arthroplast 22:72–78

Matar HE, Stritch P, Emms N (2019) Two-stage revisions of infected hip replacements: subspecialisation and patient-reported outcome measures. J Orthop 16:179–181

McDonald DJ, Fitzgerald RH Jr, Ilstrup DM (1989) Two-stage reconstruction of a total hip arthroplasty because of infection. J Bone Joint Surg Am 71:828–834

Mitchell PA, Masri BA, Garbuz DS, Greidanus NV, Duncan CP (2003) Cementless revision for infection following total hip arthroplasty. Instr Course Lect 52:323–330

Mont MA, Waldman BJ, Hungerford DS (2000) Evaluation of preoperative cultures before second-stage reimplantation of a total knee prosthesis complicated by infection. A comparison-group study. J Bone Joint Surg Am 82-A:1552–1557

Morshed S, Huffman GR, Ries MD (2005) Extended trochanteric osteotomy for 2-stage revision of infected total hip arthroplasty, J Arthroplast 20:294–301

Nestor BJ, Hanssen AD, Ferrer-Gonzalez R, Fitzgerald RH Jr (1994) The use of porous prostheses in delayed reconstruction of total hip replacements that have failed because of infection. J Bone Joint Surg Am 76-A:349–359

Parvizi J, Gehrke T, Chen AF (2013) Proceedings of the international consensus on periprosthetic joint infection. Bone Joint J 95-B:1450–1452

Penner MJ, Masri BA, Duncan CP (1996) Elution characteristics of vancomycin and tobramycin combined in acrylic bone-cement. J Arthroplast 11:939–944

Preininger B, Janz V, von Roth P, Trampuz A, Perka CF, Pfitzner T (2017) Inadequacy of joint aspiration for detection of persistent periprosthetic infection during two-stage septic revision knee surgery. Orthopedics 40:231–234

Pulido L, Ghanem E, Joshi A, Purtill JJ, Parvizi J (2008) Periprosthetic joint infection: the incidence, timing, and predisposing factors. Clin Orthop Relat Res 466:1710–1715

Schafer P, Fink B, Sandow D, Margull A, Berger I, Frommelt L (2008) Prolonged bacterial culture to identify late periprosthetic joint infection: a promising strategy. Clin Infect Dis 47:1403–1409

Simpson PM, Dall GF, Breusch SJ, Heisel C (2005) In vitro elution and mechanical properties of antibiotic-loaded SmartSet HV and Palacos R acrylic bone cements. Orthopäde 34:1255–1262

Svensson K, Rolfson O, Kärrholm J, Mohaddes M (2019) Similar risk of re-revision in patients after one- or two-stage surgical revision of infected total hip arthroplasty: an analysis of revisions in the Swedish Hip Arthroplasty Register 1979–2015. J Clin Med 10:485

Wilson MG, Dorr LD (1989) Reimplantation of infected total hip arthroplasties in the absence of antibiotic cement. J Arthroplast 4:263–269

Wirtz DC, Niethard FU (1997) Etiology, diagnosis and therapy of aseptic hip prosthesis loosening – a status assessment. Z Orthop Ihre Grenzgeb 135:270–280

Yamamoto K, Miyagawa N, Masaoka T, Katori Y, Shishido T, Imakiire A (2009) Cement spacer loaded with antibiotics for infected implants of the hip joint. J Arthroplast 24:83–89

Younger AS, Duncan CP, Masri BA, McGraw RW (1997) The outcome of two-stage arthroplasty using a custom-made interval spacer to treat the infected hip. J Arthroplast 12:615–623

Literatur Kapitel 15

Te Stroet MAJ, Rijen WHC, Gardeniers JWM, van Kampen A, Schreurs BW (2015) The outcome of femoral component revision arthroplasty with impaction allograft bone grafting and a cemented polished Exeter stem. A prospective cohort study of 208 revision arthroplasties with a mean follow-up of ten years. Bone Joint J 5:771–779

Literatur Kapitel 16

Abdel MP, Houdek MT, Watts CD, et al (2016) Epidemiology of periprosthetic femoral fractures in 5417 revision total hip arthroplastics. Bone Joint J 98 B:468–474

Akesson K, Önsten I, Obrant KJ (1994) Periarticular bone in rheumatoid arthritis versus athrosis. Histomorphometry in 103 hip biopsies. Acta Orthop Scand 65:135–138

Atwood SA (2010) Corrosion-induced fracture of a double-modular hip prosthesis. J Bone Joint Surg Am 92-A:1522–1525

Benoist J, Lambotte JC, Polard JL, Huten D (2013) High rate of fracture in the cementless modular Extrême™ (Mark I) femoral prosthesis in revision total hip arthroplasty: 33 cases at more than 5 years' follow-up. Orthop Traumatol Surg Res 99:915–921

Bethea JS, DeAndrade JR, Fleming LL, Lindenbaum SD, Welch RB (1982) Proximal femoral fractures following total hip arthroplasty. Clin Orthop 170:95–106

Bobyn JD, Tanzer M, Krygier JJ, Dujovne AR, Brookes CE (1994) Concerns with modularity in total hip arthroplasty. Clin Orthop Relat Res 298:27–36

Bogoch E, Hastings D, Gross A, Gschwend N (1988) Supracondylar fractures of the femur adjacent to resurfacing and MacIntosh arthroplasties of the knee in patients with rheumatoid arthritis. Clin Orthop Relat Res 229:213–220

Bogoch ER, Moran E (1998) Abnormal bone remodelling in inflammatory arthritis. Can J Surg 41:264–271

Bogoch ER, Moran EL (1999) Bone abnormalities in the surgical treatment of patients with rheumatoid arthritis. Clin Orthop 366:8–21

Bozic KJ, Kurzt SM, Lau E, Ong K, Vail TP, Berry DJ (2009) The epidemiology of revision total hip arthroplasty in the United States. J Bone Joint Surg Am 91-A:128–133

Christensen CM, Seger BM, Schultz RB (1989) Management of intraoperative femur fractures associated with revision hip arthroplasty. Clin Orthop 248:177–180

Della Rocca GJ, Leung KS, Pape HC (2011) Periprosthetic fractures: epidemiology and future projections. J Orthop Trauma 25:S66–S70

Duncan ST, Hayes CB, Nunley RM (2016) Fracture at the modular junction of a cementless revision hip system: a case report. JBJS Case Connect 6:e48

Efe T, Schmitt J (2011) Analyses of prosthetic stem failures in noncemented modular hip revision prostheses. J Arthroplast 26:665.e7–665.e12

Fink B (2009) Revision of late periprosthetic infections of total hip endoprostheses: pros and cons of different concepts Int J Med Sci 6:287–295

Fink B (2014) Periprosthetic fractures of the hip. The role of revision arthroplasty. Eur J Orthop Traumatol 5:37–41

Fink B (2016) Letter to the Editor: is there a benefit to modularity in „simpler" femoral revisions? Clin Orthop Relat Res 474:2538–2539

Fink B, Oremek D (2016) The Transfemoral Approach for Removal of Well-Fixed Femoral Stems in 2-Stage Septic Hip Revision. J Arthroplasty 31:1065–1071.

Fink B, Hahn M, Fuerst M, Thybaut L, Delling G (2005a) Principle of fixation of the cementless modular revision stem Revitan. Unfallchirurg 108:1029–1037

Fink B, Fuerst M, Singer J (2005b) Periprosthetic fractures of the femur associated with hip arthroplasty. Arch Orthop Trauma Surg 125:433–442

Fink B, Grossman A, Schubring S, Schulz MS, Fuerst M (2009) Short-term results of hip revisions with a curved cementless modular stem in association with the surgical approach. Arch Orthop Trauma Surg 129:65–73

Fink B, Grossmann A, Fuerst M (2010) Distal interlocking screws with a modular revision stem for revision total hip arthroplasty in severe bone defects. J Arthroplast 25:759–765

Fink B, Urbansky K, Schuster P (2014) Mid term results with the curved modular tapered, fluted titanium Revitan stem in revision hip replacement. Bone Joint J 96-B:889–895

Fitzgerald RH Jr, Brindley GW, Kavanagh BF (1988) The uncemented total hip arthroplasty: intraoperative femoral fractures. Clin Orthop 235:61–66

Grabuz DS, Masri BA, Duncan CP (1998) Periprosthetic fractures of the femur: principles of prevention and management. Instr Course Lect 47:237–242

Guo L, Yang Y, An B, Yang Y, Shi L, Han X, Gao S (2017) Risk factors for dislocation after revision total hip arthroplasty: a systematic review and meta-analysis. Int J Surg 38:123–129

Haddad FS, Masri BA, Garbuz DS, Duncan CP (1999) The prevention of periprosthetic fractures in total hip and knee arthroplasty. Orthop Clin North Am 30:191–207

Hancock DS, Sharplin PK, Larsen PD, Philips FT (2019) Early radiological and functional outcomes for a cementless press-fit design modular femoral stem revision system. Hip Int 29:35–40

Herold F, Eijer H (2018) Fracture of a femoral revision stem following a technical failure. Case Rep Orthop 2018:9691627

Hoell S, Moeller A, Gosheger G, Hardes J, Dieckmann R, Schulz D (2016) Two-stage revision arthroplasty for periprosthetic joint infections: What is the value of cultures and white cell count in synovial fluid and CRP in serum before second stage reimplantation? Arch Orthop Trauma Surg. 136:447-52. https://doi.org/10.1007/s00402-015-2404-6. Epub 2016 Jan 12.

Huber G, Morlock MM.Huber G, et al. Among authors: morlock mm. Clin Biomech (Bristol, Avon). 2021 Feb 4:105286. https://doi.org/10.1016/j.clinbiomech. „tel:2021105286"2021.105286. Online ahead of print. Clin Biomech (Bristol, Avon). 2021. https://pubmed.ncbi.nlm.nih.gov/33678413/"

Huddleston JI, Testreault MW, Yu M, Bedair H, Hansen VJ, Choi H-R, Goodman SB, Sporer MD, Della Valle CJ (2016) Is there a benefit to modularity in „simpler" femoral revisions? Clin Orthop Relat Res 474:415–420

Kavanagh BF (1992) Femoral fractures associated with total hip arthroplasty. Orthop Clin North Am 23:249–257

Kelley SS (1994) Periprosthetic femoral fractures. J Am Acad Orthop Surg 2:164–172

Konan S, Garbuz DS, Masri BA, Duncan CP (2016) Modular tapered titanium stems in revision arthroplasty of the hip: the risk and causes of stem fracture. Bone Joint J 98-B(1 Suppl A):50–53

Krueger DR, Guenther K-P, Deml MC, Perka C (2020) Mechanical failure of 113 uncemented modular revision femoral components. Risk factors for fracture and failure with a case control comparison analysis. Bone Joint J 102-B:573–579

Krull A, Morlock MM, Bishop NE (2018) Factors inluecing taper failure of modular revision stems. Med Eng Phys 54:65–73

Ladurner A, Zurmühle P, Zdravkovic V, Grob K (2017) Modified extended trochanteric osteotomy for the treatment of Vancouver B2/B3 periprosthetic fractures of the femur. J Arthroplast 32:2487–2495

Ladurner A, Zdravkovic V, Grob K (2018) Femoral bone restoration patterns in revision total hip arthroplasty using distally fixed modular tapered titanium stems and an extended trochanteric osteotomy approach. J Arthroplast 33:2210–2217

Lakstein D, Backstein D, Safir O, Kosashvili Y, Gross AE (2010) Revision total hip arthroplasty with a porous-coated modular stem: 5 to 10 years follow-up. Clin Orthop Relat Res 468:1310–1315

Lakstein D, Eliaz N, Levi O, Backstein D, Kosashvili Y, Safir O, Gross AE (2011) Fracture of cementless femoral stems at the mid-stem junction in modular revision hip arthroplasty systems. J Bone Joint Surg Am 93:57–65

Lamb JN, Jain S, King SW, West RM, Pandit HG (2020) Risk factors for revision of polished taper-slip cemented stems for periprosthetic femoral fracture after primary total hip replacement: a registry-based cohort study from the National Joint Registry for England, Wales, Northern Ireland and the Isle of Man. J Bone Joint Surg Am 102:1600–1608

Landa J, Benke M, Dayan A, Pereira G, Di Cesare PE (2009) Fracture of fully coated echelon femoral stems in revision total hip arthroplasty. J Arthroplast 24:322.e13–322.e18

Larsen E, Menck H, Rosenklint A (1987) Fractures after hemialloplastic hip replacement. J Trauma 27:72–74

Lavernia CJ, Baerga L, Barrack RL et al (2009) the effects of blood and fat on morse taper disassembley forces. Am J Orthop (Belle Mead NJ) 38:187–190

Lewallen DG, Berry DJ (1998) Periprosthetic fracture of the femur after total hip arthroplasty: treatment and results to date. Instr Course Lect 47:243–249

Lim CT, Amanatullah DF, Huddleston JI 3rd, Hwang KL, Maloney WJ, Goodman SB (2017) Cortical strut allograft support of modular femoral junctions during revision total hip arthroplasty. J Arthroplast 32:1586–1592

Locker PH, Arthur J, Edmiston T, Puri R, Levine BR (2018) Fracture of a titanium non-modular femoral stem after revision total hip arthroplasty. A case report and review of the literature. Bull Hosp Jt Dis 76:278–284

Lombardi AV Jr, Berend KR, Mallory TH, Adams JB (2007) Modular calcar replacement prosthesis with strengthened taper junction in total hip arthroplasty. Surg Technol Int 16:206–209

Marshall DJ, Berend KR, Morris MJ, Adams JB, Lombardi AV Jr (2017) Results of a modular femoral revision system before and after taper roller hardening in total hip arthroplasty. Surg Technol Int 30:336–340

Meek D, Garbuz DS, Masri BA, Greidanus NV, Duncan CP (2004) Intraoperative fracture of the femur in revision total hip arthroplasty with a diaphyseal fitting stem. J Bone Joint Surg 86-A:480–485

Miner TM, Momberger NG, Chong D, Paprosky WL (2001) The extended trochanteric osteotomy in revision hip arthroplasty: a critical review of 166 cases at mean 3-year, 9-month follow-up. J Arthroplast 16:188–194

Morlock M, Bünte D, Gührs J, Bishop N (2017) Corrosion of the head-stem taper junction. Are we on the verge of an epidemic?: reviwe article. HHS J 13:42–49

Morrey BF, Kavanagh BF (1992) Complications with revision of the femoral component of total hip arthroplasty: comparison between cemented and uncemented techniques. J Arthroplast 7:71–79

Munro J, Garbutz DS, Masri BA (2014) Tapered fluted titanium stems in the management of Vancouver B2 and B3 periprosthetic femoral fractures. Clin Orthop Relat Res 472:590–598

Nasr PJ, Keene GS (2015) Revision of a fractured uncemented revision stem using a custom designed punch and retrograde through-knee approach. Case Rep Orthop 2015:485729

Neumann D, Thaler C, Dorn U et al (2012) Managmenet of Vancouver B2 and B3 femoral periprosthetic fractures using a modular cementless stem without allografting. Int Orthop 36:1045–1050

Norman P, Iyengar S, Svensson I, Flivik G (2014) Fatigue fracture in dual modular revision total hip arthroplasty stems: failure analysis and computed tomography diagnostics in two cases. J Arthroplast 29:850–855

Paprosky WG, Greidanus NV, Antoniou J (1999) Minimum 10-year-results of extensively porous-coated stems in revision hip arthroplasty. Clin Orthop 369:230–242

Park YS, Moon YM, Lim SJ (2007) Revision total hip arthroplasty using a fluted and tapered modular distal fixation stem with and without extended trochanteric osteotomy. J Arthroplast 22:993–999

Pellicci PM, Inglis AE, Salvati EA (1980) Perforation of the femoral shaft during total hip replacement. J Bone Joint Surg 62-A:234–240

Philippot R, Adam P, Reckhaus M, Delangle F, Verdot F, Curvale G, Farizon F (2009) Prevention of dislocation in total hip revision surgery using a dual mobility design. Orthop Traumatol Surg Res 95:407–413

Procenca A, Cabral R (2005) Revision of the femoral side in total hip replacement. Eur Instr Course Lect 7:143

Regis D, Sandri A, Bartolozzi P (2009) Stem modularity alone is not effective in reducing dislocation rate in hip revision surgery. J Orthop Traumatol 10:167 171

Regis D, Sandri A, Bonetti I, Graggion M, Bartolozzi P (2011) Femoral revision with Wagner tapered stem. A ten-to 15 year follow-up study. J Bone Joint Surg Br 93-B:1320–1326

Richards CJ, Duncan CP, Masri BA, Garbuz DS (2010) Femoral revision hip arthroplasty. A comparison of two stem designs. Clin Orthop Relat Res 468:491–496

Rieger B, Ilchmann T, Bollinger L, Stoffel KK, Zwicky L, Clauss M (2018) Mid-term results of revision total hip arthroplasty with an uncemented modular femoral component. Hip Int 28:84–89

Rodriguez JA, Deshmukh AJ, Robinson J, Cornell CN, Rasquinha VJ, Ranawat AS, Ranawat CS (2014) Reproducible fixation with a tapered, fluted, modular, titanium stem in revision hip arthroplasty at 8–15 years follow-up. J Arthroplast 29(Suppl 2):214–218

Rueckl K, Sculco PK, Berliner J, Cross MB, Koch C, Boettner F (2018) Fracture risk of tapered modular revision stems: a failure analysis. Arthoplasty Today 4:300–305

Schramm M, Wirtz DC, Holzwarth U, Pitto RP (2000) The Morse taper junction in modular revision hip replacement – a biomechanical and retrieval analysis. Biomed Tech (Berl) 45(4):105–109

Schwartz JT, Mayer JG, Engh CA (1989) Femoral fracture during non-cemented total hip arthroplasty. J Bone Joint Surg 71-A:1135–1142

Skendzel JG, Baha JD, Urquhart AG (2011) Total hip arthroplasty modular neck failure. J Arthroplast 26:338e1–338e4

Skyttä ET, Eskelinen A, Remes V (2012) Successful femoral reconstruction with a fluted and tapered modular distal fixation stem in revision total hip arthroplasty. Scand J Surg 101:222–226

Stuchin SA (1990) Femoral shaft fracture in porous and press-fit total hip arthroplasty. Orthop Rev 19:153–159

Taylor MM, Meyers MH, Harvey JP (1978) Intraoperative femur fractures during total hip replacement. Clin Orthop 137:96–103

Tower SS, Beals RK (1999) Fractures of the femur after hip replacement. The Oregon experience. Orthop Clin North Am 30:235–247

Tsiridis E, Haddad FS, Gie GA (2003) The management of periprosthetic femoral fractures around hip replacements. Injury 34:95–105

van Houwelingen AP, Duncan CP, Masri BA, Greidanus NV, Garbuz DS (2013) High survival of modular tapered stems for proximal femoral bone defects at 5 to 10 years follow-up. Clin Orthop Relat Res 471:454–462

Wagner H, Wagner M (1993) Femur-Revisionsprothese. Z Orthop 131:574–577

Weiss RJ, Stark A, Kärrholm J (2011) A modular cementless stem vs. cemented long-stem prostheses in revision surgery of the hip. A population-based study from the Swedish Hip Arthroplasty Register. Acta Orthop 82:136–142

Younger AS, Dunwoody J, Duncan CP (1998) Periprosthetic hip and knee fractures: the scope of the problem. Instr Course Lect 47:251–256

Literatur Kapitel 17

Barnett E, Nordin BE (1960) The radiological diagnosis of osteoporosis: a new approach. Clin Radiol 11:166–174

Beals RK, Tower SS (1996) Periprosthetic fractures of the femur. An analysis fo 93 fractures. Clin Orthop Relat Res 327:238–246

Engh CA, Glassman AH, Griffin W, Mayer JG (1988) Results of cementless revision for failed cemented hip arthroplasty. Clin Orthop Relat Res 235:91–110

Literaturverzeichnis der von mir zu diesen Themen verfassten Arbeiten in wissenschaftlichen Zeitschriften

Fink B (2009) Revision of late periprosthetic infections of total hip endoprostheses: pros and cons of different concepts Int J Med Sci 6:287–295

Fink B (2010) Treatment of infected total hip arthroplasty. Min Orthop Traumatol 61:123–133

Fink B (2012) Periprothetische Fraktur – Schaftwechsel. Trauma Berufskrankheiten 14:171–176

Fink B (2013) Erweiterte Zugänge bei Hüftprothesenwechseln und Muskelschonung. Geht das? Z Orthop Unfall 151:243–247

Fink B (2014a) Periprosthetic fractures of the hip. The role of revision arthroplasty. Eur J Orthop Traumatol 5:37–41

Fink B (2014b) Revision arthroplasty in periprosthetic fractures of the proximal femur. Oper Orthop Traumatol 26:455–468

Fink B (2016) Letter to the Editor: is there a benefit to modularity in „simpler" femoral revisions? Clin Orthop Relat Res 474:2538–2539

Fink B (2018) What can the surgeon do to reduce the risk of junction breakage of modular revison stems. Arthroplasty Today 31:306–309

Fink B (2020) The transfemoral approach for controlled removal of well-fixed femoral stems in hip revision surgery. J Clin Orthop Trauma 11:33–37

Fink B, Grossmann A (2007) Modifizierter transfemoraler Zugang zum Wechsel von Hüftendoprothesen mit modularen zementlos implantierbaren Revisionsschäften. Oper Orthop Traumatol 19:32–55

Fink B, Lass R (2016) Diagnostischer Algorithmus für die Fehleranalyse bei schmerzhaften Hüfttotalendoprothesen. Z Orthop Unfall 154:527–544

Fink B, Oremek D (2016) The transfemoral approach for removal of well-fixed femoral stems in two-stage septic hip revision. J Arthroplast 31:1065–1071

Fink B, Oremek D (2017) Hip revision arthroplasty for failed osteosynthesis in periprosthetic Vancouver B1 ractures using a cementless, tapered, modular revision stem. Bone Joint J 99-B(4 Suppl B):11–16

Fink B, Fuerst M, Singer J (2005a) Periprosthetic fractures of the femur associated with hip arthroplasty. Arch Orthop Trauma Surg 125:433–442

Fink B, Fuerst M, Hahn M, Thybaud L, Sieber H-P, Delling G (2005b) Fixationsprinzipien des zementlosen modularen Hüft-Revisionsschaftes Revitan – eine anatomische Studie. Unfallchirurg 108:1029–1037

Fink B, Grossmann A, Schubring S, Schulz MS, Fuerst M (2007) A modified transfemoral approach using modular cementless revision stems. Clin Orthop Relat Res 462:105–114

Fink B, Grossmann A, Schubring S, Schulz MS, Fuerst M (2009a) Short-term results of hip revisions with a curved cementless modular stem in association with the surgical approach. Arch Orthop Trauma Surg 129:65–73

Fink B, Grossmann A, Fuerst M, Schäfer P, Frommelt L (2009b) Two-stage cementless revision of infected hip endoprostheses. Clin Orthop Relat Res 467:1848–1858

Fink B, Grossmann A, Fuerst M (2010) Distal interlocking screws with a modular revision stem for revision total hip arthroplasty in severe bone defects. J Arthroplast 25:759–765

Fink B, Grossmann A, Schulz MS (2011) Bone regeneration in the proximal femur following implantation of modular revision stems with distal fixation. Arch Orthop Trauma Surg 131:465–470

Fink B, Grossmann A, Singer J (2012) Hip revision arthroplasty in periprosthetic fractures of Vancouver Type B2 and B3. J Orthop Trauma 26:206–211

Fink B, Urbansky K, Schuster P (2014) Mid term results with the curved modular tapered, fluted titanium Revitan stem in revision hip replacement. Bone Joint J 96-B(7):889–895

Fink B, Schlumberger C, Oremek D (2017) Single-stage acetabular revision during two-stage THA revision for infection is effective in selected patients. Clin Orthop Relat Res 475:2063–2070

Fink B, Buntenbroich U, Oremek D (2019) Fixation of a modular curved revision stem with a taper of two degrees in the femur. Arch Orthop Trauma Surg 139:127–133

Krohmer G, Koleganova N, Hagjicostas P, Fink B, Berger I (2008) Degenerative changes of the interface membrane as a possible reason for prosthesis loosening. Histol Histopathol 23:925–933

Stichwortverzeichnis

B. Fink, *Femorale Revisionsendoprothetik*, https://doi.org/10.1007/978-3-662-62954-3

R

S

T

U

V

W

Z

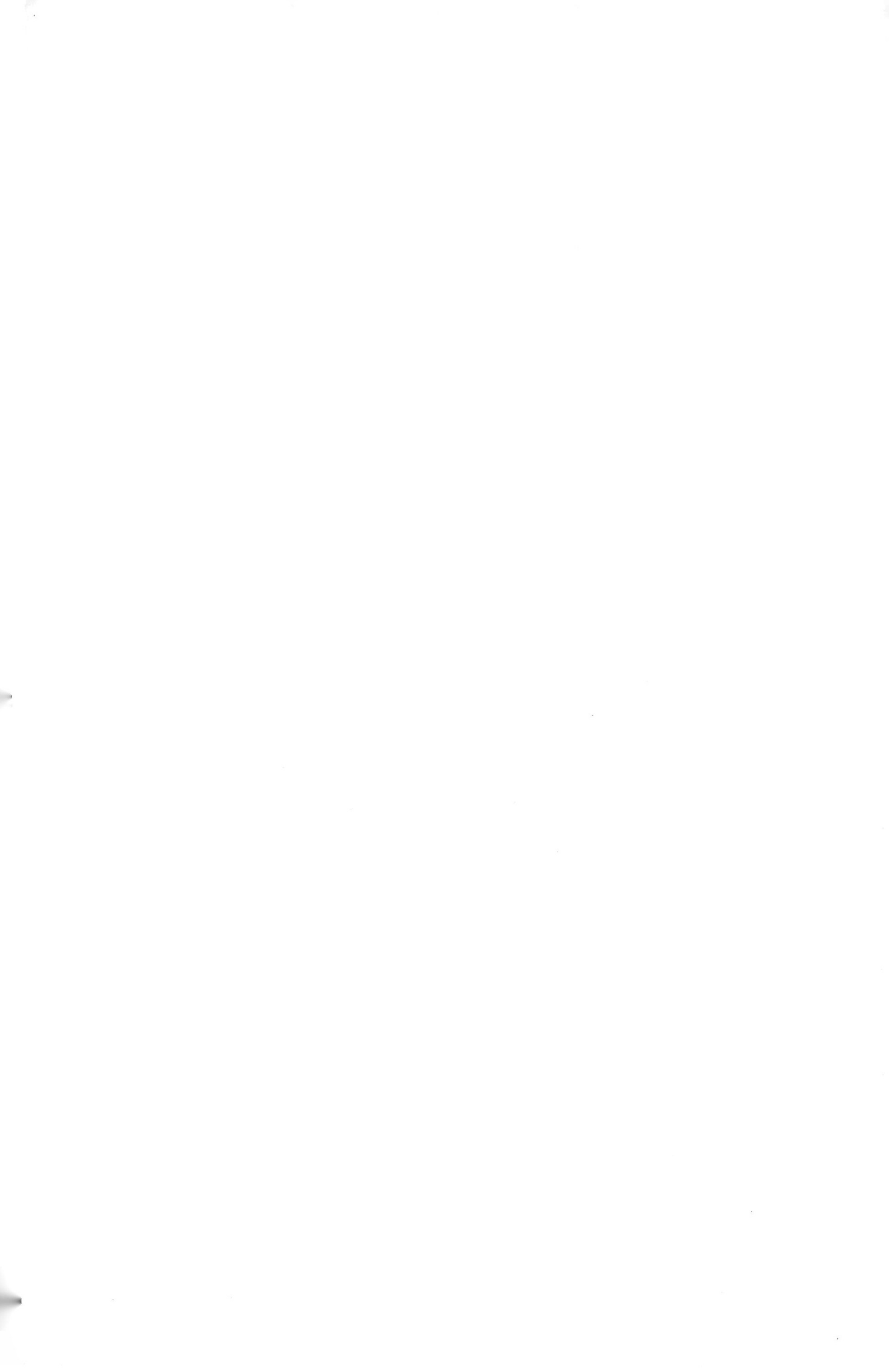

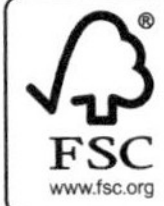

MIX
Papier aus verantwortungsvollen Quellen
Paper from responsible sources
FSC® C105338

If you have any concerns about our products,
you can contact us on
ProductSafety@springernature.com

In case Publisher is established outside the EU,
the EU authorized representative is:
Springer Nature Customer Service Center GmbH
Europaplatz 3, 69115 Heidelberg, Germany

Printed by Libri Plureos GmbH
in Hamburg, Germany